症例で学ぶ外科診療

専門医のための意思決定と手術手技

訳
安達洋祐
久留米大学教授・医学教育研究センター

Justin B. Dimick, MD, MPH
Gilbert R. Upchurch Jr., MD
Christopher J. Sonnenday, MD, MHS

Clinical Scenarios in Surgery
Decision Making and Operative Technique

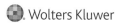
医学書院

〔編集〕

Justin B. Dimick, MD, MPH
Assistant Professor of Surgery
Chief, Division of Minimally Invasive Surgery
Department of Surgery
University of Michigan
Ann Arbor, Michigan

Gilbert R. Upchurch Jr., MD
William H. Muller, Jr. Professor
Chief of Vascular and Endovascular Surgery
University of Virginia
Charlottesville, Virginia

Christopher J. Sonnenday, MD, MHS
Assistant Professor of Surgery
Assistant Professor of Health Management & Policy
University of Michigan
Ann Arbor, Michigan

免責事項

本書には，薬の正確な指示，副作用および投与スケジュールが提供されていますが，これらは変更する可能性があります．読者は，記載されている薬についてメーカーのパッケージ情報データを確認することが強く求められます．著者，編集者，出版社，販売業者は本書の情報の適用によって生じた過失や不作為，またはいかなる結果に対しても責任を負うことはなく，本書の内容に関しては，明示あるいは黙示を問わず，一切の保証をいたしません．著者，編集者，出版社，販売業者は本書に起因する対人または対物の傷害および損害について，一切責任を負いません．

This is a translation of "Clinical scenarios in surgery : decision making and operative technique".
Copyright © 2012 by LIPPINCOTT WILLIAMS & WILKINS, a WOLTERS KLUWER business
All rights reserved
© Japanese edition 2017 by Igaku-Shoin Ltd., Tokyo
Published by arrangement with Wolters Kluwer Health Inc., USA

Wolters Kluwer Health did not participate in the translation of this title and therefore it does not take any responsibility for the inaccuracy or errors of this translation.

Printed and bound in Japan

症例で学ぶ外科診療―専門医のための意思決定と手術手技

発　行　2017年9月1日　第1版第1刷

訳　者　安達洋祐
　　　　あだちようすけ

発行者　株式会社　医学書院
　　　　代表取締役　金原　優
　　　　〒113-8719　東京都文京区本郷1-28-23
　　　　電話　03-3817-5600（社内案内）

印刷・製本　横山印刷

本書の複製権・翻訳権・上映権・譲渡権・貸与権・公衆送信権（送信可能化権を含む）は株式会社医学書院が保有します．

ISBN978-4-260-03058-8

本書を無断で複製する行為（複写，スキャン，デジタルデータ化など）は，「私的使用のための複製」など著作権法上の限られた例外を除き禁じられています．大学，病院，診療所，企業などにおいて，業務上使用する目的（診療，研究活動を含む）で上記の行為を行うことは，その使用範囲が内部的であっても，私的使用には該当せず，違法です．また私的使用に該当する場合であっても，代行業者等の第三者に依頼して上記の行為を行うことは違法となります．

JCOPY　〈出版者著作権管理機構　委託出版物〉
本書の無断複製は著作権法上での例外を除き禁じられています．複製される場合は，そのつど事前に，出版者著作権管理機構（電話 03-3513-6969，FAX 03-3513-6979，info@jcopy.or.jp）の許諾を得てください．

訳者の序

　原書『Clinical Scenarios in Surgery: Decision Making and Operative Technique』に出会ったのは，2015年に福岡市で開催された日本臨床外科学会総会の書籍コーナーでした．診療の現場を想定した実践的な構成と具体的な記載に目が釘づけになり，このような本で外科を学べる海外の医師や学生を羨ましく思いました．

　本書『症例で学ぶ外科診療―専門医のための意思決定と手術手技』には，次のような特徴があります．
　①外科の外来や病棟で専門医が患者を診ながら研修医に教えているような現場感覚の本．
　②章ごとに症例から鑑別診断や治療方針を考え手術手技や周術期管理を学べる実践的な本．
　③「…のときは」「…がある患者は」という状況設定で理解を深め意思決定力を高められる本．

　原書は672ページの厚い本ですが，本書は123章の中から55章を厳選し，日本版だけのコンパクトな「いいとこどり」になっています．翻訳にあたっては「正しくわかりやすく」を心がけ，文中の「訳注」，段落後の「補足」と「参照」で日常診療に有用な情報を追加しています．参考文献では代表的な論文の要旨を「論文紹介」で示し，発展的な学習に役立つようにしました．

　本書は専門医取得に備える外科医に最適ですが，外科の患者を担当する研修医や医学生にも役立ちます．無味乾燥な教科書よりずっとおもしろく，意識せずに疾患や治療の理解が深まります．1人でも多くの医師や学生が本書で外科の魅力に触れることを願いつつ，翻訳の機会を与えてくださった医学書院に感謝します．

2017年6月28日

安達洋祐

執筆者一覧 〔 〕内は執筆項目

Edouard Aboian, MD
Clinical Fellow in Vascular Surgery
Department of Vascular Surgery
Maimonides Medical Center
Brooklyn, New York
〔閉塞性動脈硬化症〕

Steven R. Allen, MD
Assistant Professor of Surgery
Department of Traumatology, Surgical Critical Care
 and Emergency Surgery
University of Pennsylvania
Philadelphia, Pennsylvania
〔副腎不全〕

John B. Ammori, MD
Assistant Professor
Department of Surgery
Division of General and Oncologic Surgery
Case Western Reserve University
Attending Surgeon
Department of Surgery
Division of General and Oncologic Surgery
University Hospitals Case Medical Center
Cleveland, Ohio
〔消化管間質腫瘍(GIST)〕

Stanley W. Ashley, MD
Frank Sawyer Professor of Surgery
Harvard Medical School
Chief Medical Officer
Senior Vice President for Medical Affairs
Administration
Brigham and Women's Hospital
Boston, Massachusetts
〔重症急性膵炎〕

William C. Beck, MD
Resident Physician, General Surgery
Department of General Surgery
Vanderbilt University
Vanderbilt University Medical Center
Nashville, Tennessee
〔急性胆管炎〕

Noelle L. Bertelson, MD
Laparoscopic Colorectal Surgery Fellow
Surgery
Mayo Clinic
Phoenix, Arizona
〔大腸癌による腸閉塞〕

James H. Black, III, MD
Bertram M. Bernheim, MD
Associate Professor of Surgery
Department of Surgery
Johns Hopkins University School of Medicine
Attending Surgeon
Department of Surgery
Johns Hopkins Hospital
Baltimore, Maryland
〔急性腸間膜虚血〕

Malcolm V. Brock
Associate Professor of Surgery
Associate Professor of Oncology
Director of Clinical and Translational Research
 in Thoracic Surgery
The Johns Hopkins Hospital
Baltimore, Maryland
〔孤立性肺結節〕

Richard E. Burney, MD
Professor of Surgery
Department of Surgery
University of Michigan
Attending Surgeon
University of Michigan Hospitals
Ann Arbor, Michigan
〔肛門周囲膿瘍,血栓性外痔核〕

Marisa Cevasco, MD, MPH
Clinical Fellow
Harvard Medical School
Resident
Department of Surgery
Brigham and Women's Hospital
Boston, Massachusetts
〔重症急性膵炎〕

Steven Chen, MD, MBA
Associate Professor
Department of Surgery
Division of Surgical Oncology
City of Hope National Medical Center
Duarte, California
〔進行乳癌〕

Hueylan Chern, MD
Assistant Professor
Department of Surgery
University of California
San Francisco, California
〔Crohn病の小腸狭窄〕

Albert Chi, MD
Assistant Professor of Surgery
Johns Hopkins Hospital
Division of Acute Care Surgery
Baltimore, Maryland
　〔胸部鋭的外傷〕

Sara E. Clark, MD
Resident
Department of Surgery
University of South Florida
Tampa General Hospital
Tampa, Florida
　〔腸閉塞〕

Robert A. Cowles, MD
Assistant Professor
Department of Surgery, Division of Pediatric Surgery
Columbia University College of Physicians and Surgeons
Assistant Attending Surgeon
Department of Surgery
Morgan Stanley Children's Hospital and Columbia
　University Medical Center
New York, New York
　〔肥厚性幽門狭窄症〕

Lillian G. Dawes, MD
Professor of Surgery
Department of Surgery
University of South Florida
General Surgeon
James A. Haley Veterans Hospital
Tampa, Florida
　〔腸閉塞〕

Ronald P. DeMatteo, MD
Professor of Surgery
Vice Chair, Department of Surgery
Head, Division of General Surgical Oncology
Leslie H. Blumgart Chair in Surgery
Memorial Sloan-Kettering Cancer Center
New York, New York
　〔消化管間質腫瘍（GIST）〕

Charles S. Dietrich III, MD
Chief, Gynecologic Oncology Section
Department of Obstetrics and Gynecology
Tripler Army Medical Center
Honolulu, Hawaii
　〔婦人科疾患による下腹部痛〕

Justin B. Dimick, MD, MPH
Assistant Professor of Surgery
Chief, Division of Minimally Invasive Surgery
Department of Surgery
University of Michigan
Ann Arbor, Michigan
　〔穿孔性虫垂炎，急性胆嚢炎，嵌頓や絞扼がある鼠径ヘルニア〕

Paul D. Dimusto, MD
Resident in Surgery
Department of Surgery
University of Michigan
Ann Arbor, Michigan
　〔拍動性腹部腫瘤〕

Guillermo A. Escobar, MD
Assistant Professor of Surgery
Vascular Surgeon
University of Michigan
Ann Arbor, Michigan
　〔腹部大動脈瘤破裂〕

David A. Etzioni, MD, MSHS
Associate Professor
Department of Surgery
Mayo Clinic College of Medicine
Rochester, Minnesota
Senior Associate Consultant
Department of Surgery
Mayo Clinic, Arizona
Phoenix, Arizona
　〔大腸癌による腸閉塞〕

Gavin A. Falk, MD
General Surgery Resident
Department of General Surgery
Cleveland Clinic Foundation
Cleveland, Ohio
　〔Meckel 憩室出血〕

Jonathan F. Finks, MD
Assistant Professor
Department of Surgery
University of Michigan Health System
Ann Arbor, Michigan
　〔胃食道逆流症（GERD）〕

Emily Finlayson, MD, MS
Assistant Professor
Department of Surgery
University of California, San Francisco
San Francisco, California
　〔Crohn 病の小腸狭窄〕

Samuel R.G. Finlayson, MD, MPH
Kessler Director
Center for Surgery & Public Health
Harvard Medical School
One Brigham Circle
Associate Surgeon
Department of Surgery
Brigham & Women's Hospital
Boston, Massachusetts
〔急性虫垂炎〕

Heidi L. Frankel, MD
Assistant Professor of Surgery
Departments of Surgery and Surgical Critical Care
University of Maryland Medical Cetner
Baltimore, Maryland
〔副腎不全〕

Timothy L. Frankel, MD
Surgical Oncology Fellow
Department of Surgery
Memorial Sloan-Kettering Cancer Center
New York, New York
〔膵頭部癌による閉塞性黄疸〕

Danielle Fritze, MD
House Officer
Department of Surgery
University of Michigan
Ann Arbor, Michigan
〔出血性胃潰瘍,急性胆嚢炎〕

James D. Geiger, MD
Professor of Surgery
Section of Pediatric Surgery
CS Mott Children's Hospital
University of Michigan
Executive Director
Medical Innovation Center
University of Michigan
Ann Arbor, Michigan
〔腸重積〕

Philip P. Goodney, MD, MS
Assistant Professor
Center for Health Policy Research
The Dartmouth Institute
Hanover, New Hampshire
Assistant Professor
Department of Surgery, Section of Vascular Surgery
Dartmouth Hitchcock Medical Center
Lebanon, New Hampshire
〔閉塞性動脈硬化症〕

Sarah E. Greer, MD, MPH
Clinical Fellow
Department of Surgery
Hospital of the University of Pennsylvania
Philadelphia, Pennsylvania
〔急性虫垂炎〕

Tyler Grenda, MD
Resident in General Surgery
Department of Surgery
University of Michigan Health System
Ann Arbor, Michigan
〔アカラシア〕

Erica R. Gross, MD
Research Fellow
Pediatric Surgery
College of Physicians and Surgeons, Columbia University
Pediatric ECMO Fellow
Pediatric Surgery
Morgan Stanley Children's Hospital, New York
New York, New York
〔肥厚性幽門狭窄症〕

Travis E. Grotz, MD
Resident
General Surgery
Mayo Clinic
Rochester, Minneapolis
〔乳房腫瘤〕

Adil H. Haider, MD, MPH
Associate Professor of Surgery
Anesthesiology and Health Policy and Management
Director
Center for Surgical Trials and Outcomes Research (CSTOR)
Johns Hopkins Hospital
Division of Acute Care Surgery
Baltimore, Maryland
〔胸部鈍的外傷〕

Allen Hamdan, MD
Associate Professor of Surgery
Department of Surgery
Harvard Medical School
Attending Surgeon
Division of Vascular and Endovascular Surgery
Beth Israel Deaconess Medical Center
Boston, Massachusetts
〔糖尿病足感染〕

James Harris Jr., MD
Surgical Resident
Department of Surgery
Johns Hopkins Hospital
Baltimore, Maryland
〔孤立性肺結節〕

Elliott R. Haut, MD
Associate Professor of Surgery
Anesthesiology/Critical Care Medicine (ACCM) and Emergency Medicine
Division of Acute Care Surgery, Department of Surgery
The Johns Hopkins University School of Medicine
Director
Trauma/Acute Care Surgery Fellowship
The Johns Hopkins Hospital
Baltimore, Maryland
〔重症手術患者の栄養管理〕

David W. Healy, MD, MRCP, FRCA
Assistant Professor
Anesthesiology
University of Michigan
Director, Head & Neck Anesthesia
Department of Anesthesiology Health Systems
University of Michigan Hospital and Health Systems
Ann Arbor, Michigan
〔気道緊急〕

Mark R. Hemmila, MD
Associate Professor of Surgery
Acute Care Surgery
University of Michigan
Ann Arbor, Michigan
〔穿孔性虫垂炎〕

Samantha Hendren, MD, MPH
Assistant Professor
Department of Surgery
University of Michigan
Colorectal Surgeon
Department of General Surgery
Ann Arbor VA Healthcare System
Ann Arbor, Michigan
〔難治性の潰瘍性大腸炎〕

Peter K. Henke, MD
Professor of Surgery
Surgery
University of Michigan
Ann Arbor, Michigan
〔急性肢虚血〕

Alicia Hulbert
Clinical Fellow
Department of Oncology
School of Medicine
Baltimore, Maryland
〔孤立性肺結節〕

Kamal M.F. Itani, MD
Professor of Surgery
Department of Surgery
Boston University
Boston, Massachusetts
Chief of Surgery
Department of Surgery
VA Boston Health Care System
Worcester, Massachusetts
〔腹壁創ヘルニア〕

Lisa K. Jacobs, MD
Assistant Professor of Surgery
Director of Clinical Breast Cancer Research
Departments of Surgery and Oncology
Johns Hopkins University
Baltimore, Maryland
〔マンモグラフィーの異常〕

James W. Jakub, MD
Assistant Professor of Surgery
General Surgery
Mayo Clinic
Rochester, Minnesota
〔乳房腫瘤〕

Jussuf T. Kaifi, MD, PhD
Assistant Professor of Surgery and Medicine
Department of Surgery
Penn State College of Medicine
Assistant Professor of Surgery and Medicine
Department of Surgery
Penn State Hershey Medical Center
Hershey, Pennsylvania
〔胃癌〕

Jeffrey Kalish, MD
Laszlo N. Tauber Assistant Professor
Department of Surgery
Boston University School of Medicine
Director of Endovascular Surgery
Department of Surgery
Boston Medical Center
Boston, Massachusetts
〔糖尿病足感染〕

Muneera R. Kapadia, MD
Clinical Assistant Professor
Department of Surgery
University of Iowa Hospitals and Clinics
Iowa City, Iowa
〔虚血性大腸炎〕

Srinivas Kavuturu, MD, FRCS
Assistant Professor of Surgery
Department of Surgery
Michigan State University, College of Human Medicine
Attending Physician
Department of Surgery
Sparrow Hospital
Lansing, Michigan
〔胃癌〕

Sajid A. Khan, MD
Surgical Oncology Fellow
Department of Surgery
The University of Chicago Medical Center
Chicago, Illinois
〔慢性膵炎の頑固な腹痛〕

Hyaehwan Kim, MD
Surgery Resident
Brookdale University Hospital and Medical Center
Newyork
〔直腸癌〕

Carla Kohoyda-Inglis, MPA
Program Director
International Center for Automotive Medicine
Ann Arbor, Michigan
〔腹部鈍的外傷〕

Geoffrey W. Krampitz, MD
General Surgery Resident
Department of Surgery
Stanford Hospital and Clinics
Stanford, California
〔ガストリノーマ〕

Adriana Laser, MD
Resident in Surgery
University of Maryland
Baltimore, Maryland
〔腹部大動脈瘤破裂〕

Christine L. Lau, MD
Associate Professor
Surgery, Thoracic & Cardiovascular
University of Virginia Health System
Charlottesville, Virginia
〔食道破裂〕

Constance W. Lee, MD
Surgical Resident
Department of Surgery
University of Florida College of Medicine
Gainesville, Florida
〔穿孔性十二指腸潰瘍〕

Jules Lin, MD
Assistant Professor
Section of Thoracic Surgery
University of Michigan Medical School
Assistant Professor
Section of Thoracic Surgery
University of Michigan Health System
Ann Arbor, Michigan
〔アカラシア〕

Pamela A. Lipsett, MD, MHPE
Warfield M Firor Professor of Surgery
Program Director
General Surgery and Surgical Critical Care
Co-Director of the Surgical Intensive Care Units
Johns Hopkins Hospital
Baltimore, Maryland
〔敗血症性ショック〕

Ann C. Lowry, MD
Clinical Professor of Surgery
Division of Colon and Rectal Surgery
University of Minnesota
St. Paul, Minnesota
〔虚血性大腸炎〕

Sean T. Martin, MD
Associate Staff Surgeon
Colorectal Surgery
Cleveland Clinic
Cleveland, Ohio
〔穿孔性憩室炎〕

Jeffrey B. Matthews, MD
Dallas B. Phemister Professor of Surgery
Chairman, Department of Surgery
Surgery-In-Chief
Department of Surgery
The University of Chicago
Chicago, Illinois
〔慢性膵炎の頑固な腹痛〕

Evangelos Messaris, MD, PhD
Assistant Professor
Division of Colon and Rectal Surgery
Pennsylvania State University
Faculty
Division of Colon and Rectal Surgery
Milton S. Hershey Medical Center
Hershey, Pennsylvania
〔症状がある鼠径ヘルニア〕

Arden M. Morris, MD
Associate Professor
Department of Surgery
Chief, Division of Colorectal
Surgery
University of Michigan
Ann Arbor, Michigan
〔結腸捻転〕

John Morton, MD, MPH
Associate Professor of Surgery
Director of Bariatric Surgery
Department of Surgery
Stanford University
Stanford, California
〔病的肥満〕

Michael Mulholland, MD, PhD
Professor and Chair
Department of Surgery
University of Michigan
Surgeon in Chief
University of Michigan Hospital
Ann Arbor, Michigan
〔出血性胃潰瘍〕

Alykhan S. Nagji, MD
Resident
Department of Surgery
University of Virginia Hospital System
Charlottesville, Virginia
〔食道破裂〕

Lena M. Napolitano, MD
Professor
Department of Surgery
University of Michigan
Division Chief, Acute Care Surgery
Director, Trauma & Surgical Critical Care
Department of Surgery
University of Michigan
Ann Arbor, Michigan
〔急性呼吸促迫症候群〕

Jeffrey A. Norton, MD
Professor of Surgery
Chief, Division of General Surgery
Stanford University Medical Center
Stanford, California
〔ガストリノーマ〕

Babak J. Orandi, MD, MSc
General Surgery Resident
Department of Surgery
Johns Hopkins University
Johns Hopkins Hospital
Baltimore, Maryland
〔急性腸間膜虚血〕

Mark B. Orringer, MD
Professor of Surgery
Section of Thoracic Surgery
University of Michigan
Ann Arbor, Michigan
〔食道癌〕

Pauline K. Park, MD
Associate Professor
Department of Surgery
University of Michigan
Co-Director Surgical Intensive Care Unit
Department of Surgery
University of Michigan Health System
Ann Arbor, Michigan
〔急性呼吸促迫症候群〕

Timothy M. Pawlik, MD, MPH
Associate Professor
Department of Surgery
Johns Hopkins University
Johns Hopkins Hospital
Baltimore, Maryland
〔転移性大腸癌〕

Peter D. Peng, MD, MS
Surgical Oncology Fellow
Department of Surgery
Johns Hopkins Hospital
Baltimore, Maryland
〔転移性大腸癌〕

Catherine E. Pesce, MD
Department of Medical Oncology
The Sidney Kimmel Comprehensive Cancer Center
  at Johns Hopkins
Baltimore, Maryland
〔マンモグラフィーの異常〕

Benjamin K. Poulose, MD, MPH
Assistant Professor
Department of Surgery
Vanderbilt University School of Medicine
Associate Director, Endoscopy Suite
Department of Surgery
Vanderbilt University Medical Center
Nashville, Tennessee
〔急性胆管炎〕

Sandhya Pruthi, MD
Associate Professor of Medicine
General Internal Medicine
Mayo Clinic
Rochester, Minnesota
〔乳房腫瘤〕

Krishnan Raghavendran, MD
Associate Professor
Surgery
University of Michigan Hospital and Health Systems
Ann Arbor, Michigan
　〔急性呼吸促迫症候群〕

Matthew W. Ralls, MD
Surgical House Officer
Department of Surgery
University of Michigan
Ann Arbor, Michigan
　〔嵌頓や絞扼がある鼠径ヘルニア〕

John W. Rectenwald, MD
Associate Professor of Surgery
Surgery
University of Michigan
Ann Arbor, Michigan
　〔急性肢虚血〕

Scott E. Regenbogen, MD, MPH
Assistant Professor
Department of Surgery
University of Michigan
Ann Arbor, Michigan
Staff Surgeon
Department of Surgery
University of Michigan Health System
Ann Arbor, Michigan
　〔下部消化管出血〕

Amy L. Rezak, MD
Assistant Professor
Department of Surgery
University of North Carolina at Chapel Hill School of
　Medicine
Trauma, Critical Care Surgeon
Department of Surgery
UNC Health Care
Chapel Hill, North Carolina
　〔重症急性膵炎〕

Vivian M. Sanchez, MD
Assistant Professor of Surgery
Department of Surgery
Boston University
Boston, Massachusetts
Minimally Invasive and Bariatric Surgery
Department of Surgery
VA Boston Health Care System
West Roxbury, Massachusetts
　〔腹壁創ヘルニア〕

George A. Sarosi Jr., MD
Associate Professor of Surgery
Department of Surgery
University of Florida College of Medicine
Staff Surgeon
Surgical Service
North Florida/South Georgia VA Medical Center
Gainesville, Florida
　〔穿孔性十二指腸潰瘍〕

Terry Shih, MD
House Officer
Department of Surgery
University of Michigan
University of Michigan Health System
Ann Arbor, Michigan
　〔穿孔性虫垂炎〕

Sabina Siddiqui, MD
Pediatric Surgical Critical Care Fellow
Department of Pediatric Surgery
University of Michigan, Ann Arbor
Fellow
Department of Pediatric Surgery
C.S. Mott's Children's Hospital
Ann Arbor, Michigan
　〔腸重積〕

Oliver S. Soldes, MD
Staff Pediatric Surgeon
Department of Pediatric Surgery
Cleveland Clinic Foundation
Cleveland, Ohio
　〔Meckel憩室出血〕

Christopher J. Sonnenday, MD, MHS
Assistant Professor of Surgery
Assistant Professor of Health Management & Policy
University of Michigan
Ann Arbor, Michigan
　〔慢性肝疾患の肝腫瘤, 膵頭部癌による閉塞性黄疸〕

Kevin F. Staveley-O' Carroll, MD, PhD
Professor of Surgery, Medicine, Microbiology
　and Immunology
Department of Surgery
Penn State College of Medicine
Penn State Hershey Medical Center
Hershey, Pennsylvania
　〔胃癌〕

Pierre Theodore
Associate Professor
Van Auken Chair in Thoracic Surgery
UCSF Medical Center
San Francisco, California
　〔自然気胸〕

Gilbert R. Upchurch Jr., MD
William H. Muller, Jr. Professor
Chief of Vascular and Endovascular Surgery
University of Virginia
Charlottesville, Virginia
〔拍動性腹部腫瘤，腹部大動脈瘤破裂〕

Kyle J. Van Arendonk, MD
Halsted Resident
Department of Surgery
Johns Hopkins Hospital
Baltimore, Maryland
〔重症手術患者の栄養管理〕

Jon D. Vogel, MD
Staff Colorectal Surgeon
Cleveland Clinic
Cleaveland, Ohio
〔穿孔性憩室炎〕

Stewart C. Wang, MD, PhD
Endowed Professor of Surgery
Director, International Center for Automotive Medicine
University of Michigan
Ann Arbor, Michigan
〔腹部鈍的外傷〕

Martin R. Weiser, MD
Associate Member
Surgery
Memorial Sloan-Kettering Cancer Center
New York, New York
Associate Professor
Surgery
Cornell Weill Medical School/New York Presbyterian Hospital
New York, New York
〔直腸癌〕

Bradford P. Whitcomb, MD
Associate Residency Program Director
Department of Obstetrics and Gynecology
Tripler Army Medical Center
Honolulu, Hawaii
〔婦人科疾患による下腹部痛〕

Derek T. Woodrum, MD
Assistant Professor
Department of Anesthesiology
University of Michigan Medical School
Faculty Anesthesiologist
Department of Anesthesiology
University of Michigan Medical Center
Ann Arbor, Michigan
〔気道緊急〕

巻頭言

　診療に参加しようとしている外科の研修医にいくつか助言があります．外科の教科書の執筆や編集を担当したときに気をつけてきたいくつかのルールもあります．あなたが例外的に完璧な人間で，明晰な頭脳と自信に満ちた態度で軽々と診察しているのであれば，ここで読むのをやめていいです．しかし，ふつう生まれながらの外科医はいないはずで，もう少し読んでください．次の3つの考えがあります．

1. 今すぐ読み始める
　多くの外科医が最も読みにくいのは最初の課題です．専門医試験が一か八かの賭けと思ってもよく，受験に必要な書類契約も厄介ですが，読むべき教科書にも問題があり，一見して1つの章が長く，本文は味気なく，イラストはわずかです．ところが，この本は魅力的な「症例提示」で構成され，明快な本文と豊富なイラストで視覚に訴える読みやすい本です．さあ今すぐ始めましょう．

2. 将来に期待する
　近代外科学は進歩し，治療成績の向上と合併症の回避を追求しています．現在のペースで医学研究が進歩すれば，臨床問題をすべて解決できる十分な知見を容易に検索・利用できるようになるでしょう．それでも，外科医には状況に応じて文献に基づいた指針が必要です．幸いなことに，この本の編集者は経験が豊富で情熱に溢れ，豊富な情報をバランスよく提供しています．さあ前に進みましょう．

3. 毎日少しずつ読む
　読むことも技術であり，続けることによって上達します．熟練外科医のテクニック，優先順位を判断するセンス，独自の自信や直感は，手技を磨き続けた成果なのです．本を読むのも手術のトレーニングと同じです．本もメスのように使えば使うほど愛着がわきます．さあ読書の旅を楽しみましょう．

Michael W. Mulholland, M.D., Ph.D.

序

　技術の顕著な進歩と科学の急速な発展にもかかわらず，安全で上手な外科医になるのが非常に困難な時代になっています．若い外科医は新しい情報の進歩と外科技術の専門化に遅れないように求められているからです．

　伝統的な外科の教科書は，時代の変化に合わせて改訂され，百科事典のような参考書になっており，包括的な概要を知る必要があるときに開くだけです．利用できる膨大な情報では，目前の臨床シナリオに適した安全な手術の基本方針を解決するのは困難です．若い外科医が専門医の筆記試験と口頭試問を受ける準備をしようと机についたとき，既存の教材は一般外科の基本を確実に理解しようというニーズに適していないことが明らかになります．

　若い外科医は昔の外科医とちがった方法で学習します．今の研修医は何時間もじっと座って本を読みません．複数の作業を同時に行うのが得意で，教材に効率と直接的な関連を求めます．医学部のカリキュラムは「症例に基づいた学習」(case-based learning)に移行することで，時代の変化に対応しています．「臨床の物語」(clinical narratives)は非常に効果的な学習法であり，患者の物語で外科の重要な基本を学ぶことができます．魅力ある外科の教科書の多くは医学教育の変革に追いついていません．

　この本は若い外科医と伝統的な教科書のギャップを埋めるために執筆しました．症例に基づいた教材であり，一般外科の基本原則と専門性を結びつけています．臨床シナリオにある患者の物語には，安全な外科管理の基本を学ぶための刺激になる文脈があるでしょう．医学生・研修医・若手外科医が診療の合間や病院の長い1日を終えたときに読めるほど各章は短くなっています．とくに研修医やレジデントが外科専門医の口頭試問の準備をするときにこの本が役立つことを願っています．

Justin B. Dimick
Gilbert R. Upchurch Jr.
Christopher J. Sonnenday

謝辞

妻の Anastasia，娘の Mary，息子の Paul に捧げる．

Justin B. Dimick

妻 Nancy と息子たち Rivers・Walker・Joe・Antione に捧げる．
私とバージニアまで来てくれて，ありがとう！

Gilbert R. Upchurch Jr.

いつも患者に尽くし私を励ましてくれるミシガン大学一般外科のレジデントに捧げる．

Christopher J. Sonnenday

目次

I 消化管外科　Esophagus & Gastrointestinal

1. 食道破裂 ………………………………… 2
2. アカラシア ……………………………… 6
3. 食道癌 …………………………………… 10
4. 胃食道逆流症（GERD） ………………… 19
5. 出血性胃潰瘍 …………………………… 23
6. 穿孔性十二指腸潰瘍 …………………… 29
7. 胃癌 ……………………………………… 37
8. 消化管間質腫瘍（GIST） ……………… 44
9. 腸閉塞 …………………………………… 49
10. 病的肥満 ………………………………… 53
11. Crohn病の小腸狭窄 …………………… 57
12. 急性虫垂炎 ……………………………… 61
13. 穿孔性虫垂炎 …………………………… 65
14. 下部消化管出血 ………………………… 70
15. 結腸捻転 ………………………………… 75
16. 穿孔性憩室炎 …………………………… 80
17. 難治性の潰瘍性大腸炎 ………………… 85
18. 虚血性大腸炎 …………………………… 90
19. 大腸癌による腸閉塞 …………………… 94
20. 直腸癌 …………………………………… 99
21. 肛門周囲膿瘍 …………………………… 105
22. 血栓性外痔核 …………………………… 111

II 肝胆膵外科　Hepatobiliary & Pancreas

23 慢性肝疾患の肝腫瘤 ……………………………………………… 116
24 転移性大腸癌 ……………………………………………………… 121
25 急性胆囊炎 ………………………………………………………… 127
26 急性胆管炎 ………………………………………………………… 135
27 重症急性膵炎 ……………………………………………………… 140
28 慢性膵炎の頑固な腹痛 …………………………………………… 144
29 膵頭部癌による閉塞性黄疸 ……………………………………… 150
30 ガストリノーマ …………………………………………………… 158

III 小児外科　Pediatric

31 肥厚性幽門狭窄症 ………………………………………………… 168
32 Meckel 憩室出血 ………………………………………………… 172
33 腸重積 ……………………………………………………………… 177

IV 女性外科　Gynecologic & Breast

34 婦人科疾患による下腹部痛 ……………………………………… 182
35 マンモグラフィーの異常 ………………………………………… 188
36 乳房腫瘤 …………………………………………………………… 193
37 進行乳癌 …………………………………………………………… 200

V ヘルニア　Hernia

38 症状がある鼠径ヘルニア ………………………………………… 206
39 嵌頓や絞扼がある鼠径ヘルニア ………………………………… 211
40 腹壁創ヘルニア …………………………………………………… 217

VI 胸部外科　Thoracic

- 41 孤立性肺結節　222
- 42 自然気胸　229

VII 血管外科　Vascular

- 43 拍動性腹部腫瘤　234
- 44 腹部大動脈瘤破裂　240
- 45 急性腸間膜虚血　248
- 46 閉塞性動脈硬化症　253
- 47 急性肢虚血　261
- 48 糖尿病足感染　266

VIII 外傷外科　Trauma

- 49 胸部鋭的外傷　274
- 50 腹部鈍的外傷　280

IX 救命処置　Critical Care

- 51 気道緊急　286
- 52 副腎不全　292
- 53 急性呼吸促迫症候群　296
- 54 敗血症性ショック　303
- 55 重症手術患者の栄養管理　308

索引　315

略号一覧

AAA	abdominal aortic aneurysm（腹部大動脈瘤）	APACHE Ⅱ	acute physiologic assessment and chronic health evaluation Ⅱ（生理学的重症度評価）
ABC	argon beam coagulator（アルゴンビーム凝固）	APC	activated protein C（活性化プロテインC）
ABI	ankle brachial pressure index（足関節上腕血圧比）	APRV	airway pressure release ventilation（気道陽圧開放換気）
ACC	American College of Cardiology（米国心臓病学会）	APS	acute physiology score（急性生理スコア）
ACCP	American College of Chest Physicians（米国胸部専門医学会）	APTT	activated partial thromboplastin time（活性化部分トロンボプラスチン時間）
ACS	abdominal compartment syndrome（腹部コンパートメント症候群）	ARDS	acute respiratory distress syndrome（急性呼吸促迫症候群）
ACT	activated coagulation time（活性化凝固時間）	ASA	American Society of Anesthesiologists（米国麻酔学会）
ACTH	adrenocorticotropic hormone（副腎皮質刺激ホルモン）	ASO	arteriosclerosis obliterans（閉塞性動脈硬化症）
ADAM	Aneurysm Detection and Management（動脈瘤発見治療）	AST	aspartate aminotransferase（アスパラギン酸アミノトランスフェラーゼ）
ADH	atypical ductal hyperplasia（異型乳管過形成）	ATP	adenosine triphosphate（アデノシン三リン酸）
ADL	activities of daily living（日常生活動作）	BAO	basic acid output（基礎酸分泌量）
AFP	α-fetoprotein（αフェトプロテイン/α胎児型蛋白）	BCT	breast conserving therapy（乳房温存療法）
AGML	acute gastric mucosal lesion（急性胃粘膜病変/急性胃炎）	BEE	basal energy expenditure（基礎エネルギー消費）
AHA	American Heart Association（米国心臓協会）	BI-RADS	breast imaging reporting and data system（乳房画像診断情報システム）
AIOD	aortoiliac occlusive disease（大動脈腸骨動脈閉塞症）	BISAP	bedside index for severity in acute pancreatitis（急性膵炎重症度の簡易指標）
AIT	autologous islet cell transplantation（自家膵島移植）	BMI	body mass index（肥満指数）
AJCC	American Joint Committee on Cancer（米国がん合同委員会）	BMP	basic metabolic panel（基本生化学検査）
ALI	acute limb ischemia（急性肢虚血）	BMP	bone morphogenetic protein（骨形成蛋白）
ALI	acute lung injury（急性肺傷害）	BNP	brain natriuretic peptide（脳性ナトリウム利尿ペプチド）
ALND	axillary lymph node dissection（腋窩リンパ節郭清）	BSC	best supportive care（最善支持療法）
ALP	alkaline phosphatase（アルカリホスファターゼ）	BUN	blood urea nitrogen（尿素窒素）
ALT	alanine aminotransferase（アラニンアミノトランスフェラーゼ）	BVM	bag valve mask（バッグバルブマスク）
AMI	acute mesenteric ischemia（急性腸間膜虚血）	CABG	coronary artery bypass grafting（冠動脈バイパス）

CBC	complete blood count（完全血球計算）	CVP	central venous pressure（中心静脈圧）
CBD	common bile duct（総胆管）	CVS	critical view of safety（安全のための決定的視野）
CBE	clinical breast examination（乳房診察）	D5	5%dextrose（5%ブドウ糖）
CCC	cholangiocellular carcinoma（胆管細胞癌/肝内胆管癌）	DCIS	ductal carcinoma *in situ*（非浸潤性乳管癌）
CCR	Canadian C-spine rule（カナダ頸髄ルール）	DLT	double-lumen endotracheal tube（二重管腔チューブ）
CD	*Clostridium difficile*（クロストリジウム・ディフィシル）	DSA	digital subtraction angiography（デジタル血管造影）
CD	Crohn's disease（Crohn 病）	DSPHR	duodenum sparing pancreatic head resection（十二指腸温存膵頭切除）
CEA	carcinoembryonic antigen（癌胎児性抗原）	DST	double stapling technique（二重ステイプル法）
CEGA	cervical esophagogastric anastomosis（頸部食道胃管吻合）	DVT	deep vein thrombosis（深部静脈血栓症）
CESAR	conventional ventilatory support vs extracorporeal membrane oxygenation for severe adult respiratory failure（成人重症呼吸不全の人工呼吸器・ECMO 比較試験）	EBUS-TBNA	endobronchial ultrasound-guided transbronchial needle aspiration（超音波気管支鏡ガイド下針生検）
CHA	common hepatic artery（総肝動脈）	ECMO	extracorporeal membrane oxygenation（体外式膜型人工肺）
CIA	common iliac artery（総腸骨動脈）	ED	emergency department（救急部）
CLI	critical limb ischemia（重症肢虚血）	EGD	esophagogastroduodenoscopy（上部消化管内視鏡）
CMP	comprehensive metabolic panel（包括生化学検査）	EIA	external iliac artery（外腸骨動脈）
CMT	combined modality therapy（集学的併用療法）	EIV	external iliac vein（外腸骨静脈）
CNB	core needle biopsy（コア針生検）	ELSO	extracorporeal life support organization（体外式生命維持機構）
COPD	chronic obstructive pulmonary disease（慢性閉塞性肺疾患）	EMR	endoscopic mucosal resection（内視鏡的粘膜切除術）
CPAP	continuous positive airway pressure（持続陽圧呼吸療法）	EMS	emergency medical services（救急医療サービス）
CPK/CK	creatine phosphokinase（クレアチンフォスフォキナーゼ）	ENBD	endoscopic nasobiliary drainage（内視鏡的経鼻胆道ドレナージ）
CPN	central parenteral nutrition（中心静脈栄養）	EPA	eicosapentaenoic acid（エイコサペンタ塩酸）
CR	complete response（完全奏効）	ePTFE	extended polytetrafluoroethylene（ゴアテックス）
CRP	C-reactive protein（C 反応性蛋白）	ER	estrogen receptor（エストロゲン受容体）
CT	computed tomography（コンピューター断層法）	ERC	endoscopic retrograde cholangiography（内視鏡的逆行性胆管造影）
CTA	CT angiography（CT 血管撮影）	ERCP	endoscopic retrograde cholangiopancreatography（内視鏡的逆行性胆管膵管造影）
CVD	cardio vasucular disease（心臓血管疾患/心臓病・脳卒中）	ERUS	endorectal ultrasound（直腸超音波内視鏡）

ESD	endoscopic submucosal dissection（内視鏡的粘膜下層剥離術）		HFOV	high frequency oscillatory ventilation（高頻度振動換気）
ESR	erythrocyte sedimentation rate（赤血球沈降速度）		HIDA scan	hepatobiliary iminodiacetic acid scan（肝胆道シンチ）
EUS	endoscopic ultrasound（超音波内視鏡）		HPF	high power field（高倍率）
EVAR	endovascular aneurysm repair（ステントグラフト内挿/血管内治療）		IAH	intra-abdominal hypertension（腹腔内高血圧）
FAST	focused assessment with sonography for trauma（迅速超音波検査）		IAP	intra-abdominal pressure（腹腔内圧）
			IC	intermittent claudication（間欠性跛行）
FBS	fasting blood sugar level（空腹時血糖）		ICG	indocyanine green（インドシアニングリーン）
FDA	Food and Drug Administration（米国食品医薬局）		IMA	inferior mesenteric artery（下腸間膜動脈）
FDG	fluorodeoxy glucose（フルオロデオキシグルコース）		IMD	immuno-modulating enteral diet（免疫調整経腸栄養剤）
FEE	functional end-to-end anastomosis（機能的端端吻合）		IMV	inferior mesenteric vein（下腸間膜静脈）
FLR	future liver remnant（予定残肝容積）		IMV	intermittent mandatory ventilation（間欠的強制換気）
FNA	fine needle aspiration（針生検/穿刺細胞診）		IOC	intraoperative cholangiography（術中胆管造影）
FNH	focal nodular hyperplasia（限局性結節性過形成）		IOS	intraoperative secretin test（術中セクレチン試験）
FTDS	field triage decision scheme（現場トリアージ指針）		IOUS	intraoperative ultrasound（術中超音波）
GALT	gut-associated lymphoid tissue（消化管関連リンパ組織）		IPAA	ileal pouch anal anastomosis（回腸嚢肛門吻合）
GCS	Glasgow Coma Scale（グラスゴー・コーマ・スケール）		IPDA	inferior pancreaticoduodenal arteries（下膵十二指腸動脈）
GDA	gastroduodenal artery（胃十二指腸動脈）		ISS	injury severity score（外傷重症度スコア）
GE	glycerin enema（グリセリン浣腸）		IVC	inferior vena cava（下大静脈）
GEC	galactose elimination capacity（ガラクトース除去能）		IVUS	intravascular ultrasound（血管内超音波）
GERD	gastroesophageal reflux disease（胃食道逆流症）		JSA-AMA	Japanese Society of Anesthesiologists Airway Management Algorithm（日本麻酔学会の気道管理アルゴリズム）
GIST	gastrointestinal stromal tumor（消化管間質腫瘍）			
GLA	γ-linolenic acid（γリノレン酸）		LAM	lymphangioleiomyomatosis（リンパ脈管筋腫症）
GRV	gastric residual volume（胃残留量）		LBM	lean body mass（除脂肪体重）
γGTP	γ-glutamyltransferase（γグルタミルトランスフェラーゼ）		LCIS	lobular carcinoma *in situ*（非浸潤性小葉癌）
HA	hepatic artery（肝動脈）		LDH	lactate dehydrogenase（乳酸脱水素酵素）
HCC	hepatocellular carcinoma（肝細胞癌）		LDL	low-density lipoprotein（低比重リポ蛋白）
hCG	human chorionic gonadotropin（ヒト絨毛性ゴナドトロピン）		LES	lower esophageal sphincter（下部食道括約筋）

LGIB	lower gastrointestinal bleeding（下部消化管出血）	PCA	patient controlled analgesia（自己管理鎮痛法）
LMA	laryngeal mask airway（喉頭マスク）	PD	pancreaticoduodenectomy（膵頭十二指腸切除）
LP	lipoprotein（リポ蛋白）	PD	pharmacodynamics（薬力学）
MAO	maximum acid output（最大酸分泌量）	PE	pulmonary embolism（肺塞栓症）
MCT	microwave coagulation therapy（マイクロ波凝固療法）	PEEP	positive end-expiratory pressure（呼気終末陽圧）
MEN	multiple endocrine neoplasia（多発性内分泌腫瘍症）	PEG	polyethylene glycol（ポリエチレングリコール）
MMP	matrix metalloproteinase（マトリックスメタロプロテアーゼ）	PEG	percutaneous endoscopic gastrostomy（内視鏡的胃瘻造設）
MODS	multiple organ dysfunction syndrome（多臓器不全症候群）	PEJ	percutaneous endoscopic jejunostomy（内視鏡的空腸瘻造設）
MRA	magnetic resonance angiography（MR 血管撮影）	PET	positron emission tomography（ポジトロンエミッション断層法）
MRCP	magnetic resonance cholangiopancreatography（MR 胆管膵管撮影）	PHA	proper hepatic artery（固有肝動脈）
MRI	magnetic resonance imaging（磁気共鳴画像法）	PID	pelvic inflammatory disease（骨盤内炎症性疾患）
MVT	mesenteric vein thrombosis（腸間膜静脈血栓症）	PK	pharmacokinetics（薬物動態）
NCCN	National Comprehensive Cancer Network（国際総合がん情報）	POEM	per-oral endoscopic myotomy（経口内視鏡的筋層切開術）
NET	neuroendocrine tumor（神経内分泌腫瘍）	PP	polypropylene（ポリプロピレン）
NGT	nasogastric tube（経鼻胃管）	PPI	proton pump inhibitor（プロトンポンプ阻害薬）
NIH	National Institutes of Health（国立衛生研究所）	PPN	peripheral parenteral nutrition（末梢静脈栄養）
NNT	number needed to treat（治療必要数）	PPPD	pylorus-preserving pancreaticoduodenectomy（幽門温存膵頭十二指腸切除）
NOMI	non-occlusive mesenteric ischemia（非閉塞性腸間膜虚血症）	PR	progesterone receptor（プロゲステロン受容体）
NS	normal saline（生理食塩水）	PS	performance status（全身状態）
NSAIDs	non-steroidal anti-inflammatory drugs（非ステロイド性抗炎症薬）	PS	pressure support（圧補助）
NSCLC	non-small cell lung cancer（非小細胞肺癌/通常肺癌）	PT	prothrombin time（プロトロビン時間）
NSF	nephrogenic systemic fibrosis（腎性全身性線維症）	PT	physical therapist（理学療法士）
NYHA	New York Heart Association（ニューヨーク心臓協会）	PTC	percutaneous transhepatic cholangiography（経皮経肝胆道造影）
OAM	open abdominal management（腹部開放療法）	PTCD	percutaneous transhepatic cholangio drainage（経皮経肝胆道ドレナージ）
PAD	peripheral arterial disease（末梢動脈疾患）	PTH	parathyroid hormone（副甲状腺ホルモン）
PAOD	peripheral arterial occlusive disease（末梢動脈閉塞性疾患）		

PT-INR	prothrombin time-international normalized ratio	（プロトロビン時間-国際標準比）
PTT	partial thromboplastin time	（活性化部分トロンボプラスチン時間）
PV	portal vein	（門脈）
PVE	portal vein embolization	（門脈塞栓術）
PVR	pulse volume recording	（脈容量記録）
rAAA	ruptured abdominal aortic aneurysm	（腹部大動脈瘤破裂）
REE	resting energy expenditure	（安静時エネルギー消費量）
RFA	radiofrequency ablation	（ラジオ波焼灼療法）
RHA	right hepatic artery	（右肝動脈）
RM	recruitment maneuver	（リクルートメント手技）
RQ	respiratory quotient	（呼吸商）
SBT	spontaneous breathing trial	（自発呼吸トライアル）
SCLC	small cell lung cancer	（小細胞肺癌）
SEMS	self-expandable metallic stent	（自己拡張型金属ステント）
SFJ	sapheno-femoral junction	（大伏在静脈・大腿静脈合流部）
SICU	surgical intensive care unit	（外科系集中治療室）
SILC	single incision laparoscopic cholecystectomy	（単孔式腹腔鏡下胆嚢摘出）
SIRS	systemic inflammatory response	（全身性炎症反応症候群）
SIS	Surgical Infection Society	（外科感染症学会）
SLE	systemic lupus erythematosus	（全身性エリテマトーデス）
SLN	sentinel lymph node	（センチネルリンパ節）
SMA	superior mesenteric artery	（上腸間膜動脈）
SMV	superior mesenteric vein	（上腸間膜静脈）
SOFA	sequential organ failure assessment	（段階的臓器障害評価）
SPDA	superior pancreaticoduodenal arteries	（上膵十二指腸動脈）
SPECT	single photon emission computed tomography	（単一フォトン放射断層撮影/シンチカメラ）
SPN	solitary pulmonary nodule	（孤立性肺結節）
SRS	somatostatin receptor scintigraphy	（ソマトスタチン受容体シンチ）
SSC	Surviving Sepsis Campaign	（敗血症撲滅キャンペーン）
SSI	surgical site infection	（手術部位感染）
SSRI	selective serotonin reuptake inhibitors	（選択的セロトニン再取り込み阻害薬）
SST	secretin stimulation test	（セクレチン刺激試験）
ST	speech-language-hearing therapist	（言語聴覚士）
STS	Society of Thoracic Surgeons	（呼吸器外科医協会）
TACE	transcatheter arterial chemo-embolization	（肝動脈化学塞栓療法）
TAO	thromboangiitis obliterans	（閉塞性血栓性血管炎/Burger病）
TAPP	trans-abdominal pre-peritoneal repair	（経腹的腹膜前法）
TASC	TransAtlantic Inter-Society Consensus	（大西洋学会間コンセンサス）
TBR	tumor-to-breast volume ratio	（腫瘍乳房体積比）
TC	total cholesterol	（総コレステロール）
TEP	totally extra-peritoneal repair	（完全腹膜外法）
TG	triglyceride	（トリグリセリド[中性脂肪]）
THE	transhiatal esophagectomy	（非開胸食道切除/経裂孔食道切除/経腹的食道切除）
TP	total protein	（総蛋白）
t-PA	tissue plasminogen activator	（組織プラスミノーゲン活性化因子）
TPN	total parenteral nutrition	（完全静脈栄養）
TRALI	transfusion-related acute lung injury	（輸血関連急性肺傷害）
UGIB	upper gastrointestinal bleeding	（上部消化管出血）
UKSAT	United Kingdom Small Aneurysm Trial	（英国小動脈瘤試験）
US	ultrasonography	（超音波検査）
UUN	urinary urea nitrogen	（24時間尿中尿素窒素）

VACS	Veterans Affairs Cooperative Study（退役軍人病院共同研究）	VIP	vasoactive intestinal peptide（血管作動性腸管ペプチド）
VAP	ventilator associated pneumonia（人工呼吸器関連肺炎）	VSD	venous stasis disease（静脈うっ滞疾患）
VATS	video-assisted thoracic surgery（ビデオ補助下胸部手術/胸腔鏡手術）	VTE	venous thromboembolism（静脈血栓塞栓症）
VEGF	vascular endothelial growth factor（血管内皮細胞増殖因子）	WBC	white blood cell（白血球）
VIH	ventral incisional hernia（腹壁創ヘルニア）	ZES	Zollinger-Ellison syndrome（Zollinger-Ellison 症候群）
VILI	ventilator-induced lung injury（呼吸器誘発性肺傷害）		

I 消化管外科

Esophagus & Gastrointestinal

1 食道破裂
Esophageal Perforation

ALYKHAN S. NAGJI and CHRISTINE L. LAU

> **症例**
> 60歳の男性．胸痛で救急外来を受診．数回の嘔吐のあとに胸骨後部痛を生じた．アルコール依存症と多量飲酒の既往がある．バイタルサインは，体温39.1℃，洞性頻脈，収縮期血圧85 mmHg，診察では，胸骨左縁で収縮期に捻髪音を聴取し(Hamman徴候)，胸壁に皮下気腫を触れる．血液検査では，白血球数が15,000/μLに増加しているが，ほかは正常範囲である．

鑑別診断

嘔吐・胸痛・皮下気腫の組合せはMackler 3徴であり，食道破裂の病態を示す．食道破裂の原因は，医原性破裂が外因性と内因性，外傷性破裂が刺傷・鈍的外傷・圧力外傷・食道異物・腐食物誤飲，炎症が胃食道逆流症・食道潰瘍・Crohn病，そして感染症や悪性腫瘍である．

この臨床シナリオの患者は，圧力外傷によって食道破裂を生じるBoerhaave症候群が最も考えられるが，この患者の症状を起こしうる心臓病変・血管病変・胸腔内病変を除外しないといけない．

この患者に関しては，Boerhaave症候群による食道破裂を起こしている．嘔吐のあとに自然に生じる食道破裂であり，嘔吐が続いて食道内圧が急激に高くなり，食道胃接合部の近位側2〜3 cmの左側後壁に全層性の破裂を起こす．この領域は縦走筋が食道から胃壁に移行する前に先天的に細くなっている．

> **補足** Boerhaave(1669〜1738)はオランダの医学者である．植物学・化学・物理学にも造詣が深く，「生理学の父」と呼ばれる．体温計を導入し，症状と病気の関係に着目した臨床教育の元祖であり，「真実の徴候は単純」(The simple is the sign of the true)という言葉を残した．1724年に大食家の友人海軍大将が饗宴で嘔吐して死亡した原因が食道破裂であったことを報告したのがBoerhaave症候群である．なお，1947年にBoerhaave症候群を手術で救命した例を初めて報告したのは，Barrett食道で有名なオーストラリア出身の外科医Norman Barrett(1903〜1979)である．

精密診査

食道破裂の臨床症状は原因と場所によって異なり，タイミングよく診断することが重要である．症状で食道破裂を疑ったときは，血液検査と単純X線撮影・経口食道造影・経口造影CTなどの画像検査を行い，患者によっては食道内視鏡などの直接観察する検査を行うと，診断の確定と除外に役立つ．

食道破裂の診断を確定するときは，放射線検査が重要な役割を担う．頸部食道の破裂では，頸部X線撮影の側面像で椎前筋膜に空気を認める．胸部食道や腹部食道の破裂では，正面と側面の胸部X線撮影と立位の腹部X線撮影を行う(図1)．

単純X線撮影で胸水貯留・縦隔気腫・皮下気腫・気胸・水胸・横隔膜下遊離ガスがあれば，食道破裂の疑いが高くなる．食道破裂を疑うのに単純X線撮影が正常のときは，精密検査が必要で

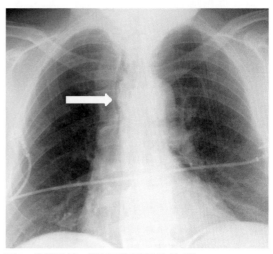

図1　胸部X線．縦隔気腫を認める(矢印)．

ある.

食道破裂の診断には食道造影も選択される.穿孔の有無と場所を特定するには,2つの方法がある.伝統的には水溶性造影剤のガストログラフィンを最初に使うことが多く,穿孔部から漏出してもすぐに吸収される(図2).

水溶性造影剤で穿孔部を同定できないときは,段階的に希釈したバリウムで食道造影を行う.誤嚥の危険性が高い患者や食道気管瘻がある患者は,必ず希釈バリウムを使う.穿孔が疑われるのに造影検査で異常がないときはバリウム造影を繰り返して行い,CT検査や食道内視鏡が必要になる(図3).食道内視鏡は穿孔部を直接観察することができる.

■ 診断と治療

食道破裂の治療は患者の年齢と健康状態,周囲組織の損傷,原因となった食道病変によって異なる.治療の目標は汚染拡大を防止,発生源の排除,消化管機能の回復,栄養補給の確保である.

胸部食道の穿孔では,胸腔のデブリドメントとドレナージ,食道穿孔部の制御,肺の完全な再膨張,胃液逆流の防止,栄養補給,適切な抗菌薬投与を行う.

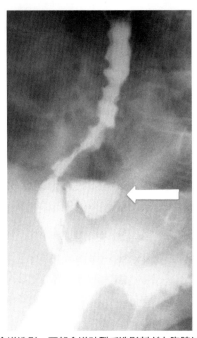

図2 食道造影.下部食道破裂で造影剤が左胸腔に漏出している(矢印).

■ 手術方法

食道破裂の手術療法には,一期的に閉鎖して修復や補強を行う方法,食道を切除して一期的か二期的に再建する方法,食道を分離して食道瘻を造設する方法,Tチューブの留置とドレナージを行う方法,ドレナージだけ行う方法などがある.

食道破裂の場所と程度と患者の状態に応じて適切な手術法を選択する.本項では詳述しないが,最近は食道ステントを使う方法と保存的治療が増えていることも注目に値する.次に記載する方法は,この臨床シナリオの患者の胸部食道破裂に利用できる.

□ 一期的修復(表1)

正常の胸部食道が穿孔したとき,外科治療の第一選択は一期的修復である.右側臥位にして左開胸の片肺換気で手術を行う.片肺換気は必須ではないが,許容できる患者であれば片肺換気がよい.

開胸したら食道を授動し,壊死組織を注意深く除去して新鮮な組織にする.食道を適切な位置にして筋層に縦走切開を加え,縦走筋と輪状筋を広げて損傷した粘膜を露出する.粘膜と筋層を2層縫合で閉鎖するが,ふつう粘膜は吸収糸(vicryl),筋層は絹糸の結節縫合で閉鎖する.

一期的修復の補強には,肋間筋・大網・広背筋などいろいろな組織を使えるが,組織に血流がないといけない.修復部の直上に経鼻胃管を挿入したら,修復部を生理食塩水で水没させ,遠位部を閉鎖して送気し,空気の漏れを調べる.漏れがなければ経鼻胃管を胃に進めておく.

この時点で経腸栄養や追加の処置が必要かどうかを判断する.経腸栄養は栄養チューブによる胃瘻か空腸瘻であり,追加の処置は胃液の逆流に対する噴門形成である.

この患者では,第7肋間で左開胸し,肋間筋片を採取した.胸膜と縦隔の壊死物質を注意して確実に除去し,下部食道を授動した.穿孔部を観察して壊死組織を除去し,筋層を切開して裂けた粘膜の全長を露出した.2層縫合で修復して肋間筋で補強した.胸腔内を洗浄し,経腸栄養に使うチューブを空腸に留置して上腹部の小切開に誘導した.胸腔ドレーンを留置して閉胸した.

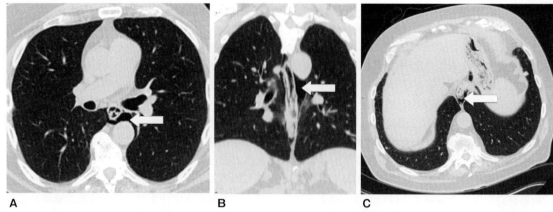

図3 CT検査．(A) 胸部CTの横断面で縦隔気腫がある（矢印）．(B) 冠状面で縦隔気腫がある（矢印）．(C) 腹部CTで下部食道から食道胃接合部の高さで縦隔気腫がある（矢印）．

表1 食道破裂の一期的修復

1. 開胸は穿孔部位によって異なる．上部食道穿孔は左側頸部切開（ドレナージだけで開放してガーゼを詰める），中部食道穿孔は第4〜6肋間で右開胸，下部食道穿孔は第7肋間で左開胸する．
2. 肋間筋弁を採取する必要があるかどうかは，開胸する前に決めておく．
3. 胸膜と縦隔のデブリドメントを行う．
4. 食道を授動する．
5. 食道のデブリドメントを行う．
6. 食道の筋層を切開して広げ，損傷した粘膜の全長を露出する．
7. 2層縫合による閉鎖で修復し，補強を行うこともある．
8. 必要に応じて経腸栄養ルートを造設する．

- 落とし穴
  - 一期的に修復できない．
  - 遠位側に閉塞がある．
  - 逆流による高度の狭窄で拡張できない．

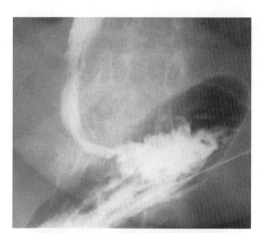

図4 食道造影．一期的修復後の状態で造影剤の漏出はない．

注意事項

一期的修復ができないときや，食道の病変で一期的修復が望ましくないときは，食道を切除して一期的か二期的に再建する方法か，食道を分離して食道瘻を造設する方法がある．

アカラシアによる巨大食道，食道癌，腐食物の誤飲，逆流による高度の狭窄で拡張できないときは，食道切除を考慮する．食道切除の外科手技は，外科医の経験と食道の病変によって決まる．

食道に高度の虚血がある患者や，根治的な修復術に耐えられない患者は，食道空置を考慮する．穿孔部を閉鎖して食道を分離し，胸腔をドレナージして頸部に食道瘻を造設する．

食道の穿孔部にTチューブを留置してドレナージを行う方法もあり，Tチューブの長いほうを胃側，短いほうを食道近位側に向け，Tチューブを別の小切開に誘導する．食道切除や食道分離を行ったときは，栄養補給に空腸瘻を造設する．

術後管理

食道破裂の術後管理は手術の方法によって大きく異なる．一期的修復を行った患者では，食道造影を行って修復部を評価する（図4）．修復部に漏れがあるときは，手術中に留置した胸腔ドレーンを排液用ドレーンに代用する．

ドレナージが不十分なときは，CTガイド下に

ピッグテール・カテーテルを留置する．胸腔ドレーンの吸引をやめ，肺が完全に膨らんでいる限り吸引せず，5〜7日後に経口造影を行って穿孔が治癒していることを確認する．

症例の結末

手術後の経過は順調であり，胸腔ドレーンの吸引をやめても肺は膨らんだままであった．術後5日目に経口造影を行って食道に漏れがないことを確認した（図4）．経鼻胃管を抜去し，流動食を開始した．

重要事項

- 食道破裂を早期に同定することが決定的である．
- 適切な画像検査や直接観察できる検査が必要である．
- 手術の方法は穿孔部位で決まる．
- 損傷した粘膜を完全に露出して穿孔部を2層縫合で閉鎖する．
- 一期的修復ができない状況を手術中に認識する．
- 手術後に経口造影を行って穿孔部の修復を確認する．

参考文献

Altorjay A, Kiss J, Voros A, et al. The role of esophagectomy in the management of esophageal perforations. Ann Thorac Surg. 1998 ; 65 : 1433-1436.

Bladergroen MR, Lowe JE, Postlethwait RW. Diagnosis and recommended management of esophageal perforation and rupture. Ann Thorac Surg. 1986 ; 42 : 235-239.

Brinster CJ, Singhal S, Lee L, et al. Evolving options in the management of esophageal perforation. Ann Thorac Surg. 2004 ; 77 : 1475-1483.
　論文紹介 食道破裂の文献レビューによると，原因は内視鏡損傷が59％と最も多く，特発性が15％，異物が12％，外傷が9％であり，破裂の原因と場所，食道疾患の併存，発症から治療までの期間が予後に影響する．死亡率は18％であり，外科的修復が12％，切除が17％，ドレナージが36％であり，頸部や縦隔内の損傷で造影剤が食道内腔に排出され敗血症の所見がなければ，保存的治療でも死亡率は17％である．

Bufkin BL, Miller JI Jr, Mansour KA. Esophageal perforation : emphasis on management. Ann Thorac Surg. 1996 ; 61 : 1447-1451 ; discussion 1451-1452.

Derbes VJ, Mitchell RE Jr. Hermann Boerhaave's Atrocis, nec descripti prius, morbi historia, the first translation of the classic case report of rupture of the esophagus, with annotations. Bull Med Libr Assoc. 1955 ; 43 : 217-240.

Foley MJ, Ghahremani GG, Rogers LF. Reappraisal of contrast media used to detect upper gastrointestinal perforations : comparison of ionic water-soluble media with barium sulfate. Radiology. 1982 ; 144 : 231-237.

Han SY, McElvein RB, Aldrete JS, et al. Perforation of the esophagus: correlation of site and cause with plain film findings. AJR Am J Roentgenol. 1985 ; 145 : 537-540.

Lee SH. The role of oesophageal stenting in the non-surgical management of oesophageal strictures. Br J Radiol. 2001 ; 74 : 891-900.

Menguy R. Near-total esophageal exclusion by cervical esophagostomy and tube gastrostomy in the management of massive esophageal perforation: report of a case. Ann Surg. 1971 ; 173 : 613-616.

Morgan RA, Ellul JP, Denton ER, et al. Malignant esophageal fistulas and perforations: management with plastic-covered metallic endoprostheses. Radiology. 1997 ; 204 : 527-532.

Nicholson AA, Royston CM, Wedgewood K, et al. Palliation of malignant oesophageal perforation and proximal oesophageal malignant dysphagia with covered metal stents. Clin Radiol. 1995 ; 50 : 11-14.

Richardson JD, Tobin GR. Closure of esophageal defects with muscle flaps. Arch Surg. 1994 ; 129 : 541-547 ; discussion 547-548.

Sabanathan S, Eng J, Richardson J. Surgical management of intrathoracic oesophageal rupture. Br J Surg. 1994 ; 81 : 863-865.

Shaffer HA Jr, Valenzuela G, Mittal RK. Esophageal perforation. A reassessment of the criteria for choosing medical or surgical therapy. Arch Intern Med. 1992 ; 152 : 757-761.

Urschel HC Jr, Razzuk MA, Wood RE, et al. Improved management of esophageal perforation : exclusion and diversion in continuity. Ann Surg. 1974 ; 179 : 587-591.

White RK, Morris DM. Diagnosis and management of esophageal perforations. Am Surg. 1992 ; 58 : 112-119.

Whyte RI, Iannettoni MD, Orringer MB. Intrathoracic esophageal perforation. The merit of primary repair. J Thorac Cardiovasc Surg. 1995 ; 109 : 140-144 ; discussion 144-146.

Wu JT, Mattox KL, Wall MJ Jr. Esophageal perforations : new perspectives and treatment paradigms. J Trauma. 2007 ; 63 : 1173-1184.

2 アカラシア
Achalasia

TYLER GRENDA and JULES LIN

> **症 例**
> 48歳の男性．嚥下障害でかかりつけ医を受診．とくに病気はなかったが，4〜5年前から固形物と流動物に対して嚥下障害があり，徐々にひどくなっている．不消化物の逆流が毎日あり，9か月で9kgの体重減少がある．就寝時にも逆流することがあり，睡眠中に咳嗽で覚醒することもある．嘔気・胸痛・腹痛はない．バイタルサインは正常であり，診察でも異常はない．

■ 鑑別診断

この患者の進行性の嚥下障害については，いくつかの原因が考えられる．固形物と流動物に対する無痛性の嚥下障害で不消化物の逆流を伴うのはアカラシアであるが，下部食道の腫瘍や壁外からの圧迫による閉塞である偽性アカラシアも同じような症状を呈するので，鑑別診断に挙げないといけない．

上部消化管内視鏡が必須であり，腫瘍や狭窄のほかにも食道や胃の病変を調べて症状の原因を探る．鑑別診断には，食道運動障害・食道痙攣・消化性潰瘍・Zenker憩室・横隔膜上憩室などがある．

びまん性食道痙攣は食道全長の同時性収縮が頻繁に生じるが，下部食道括約筋（LES）の弛緩は正常であり，症状は胸痛のことが多い．手術は不要であり，手術しても患者の症状は解決しない．Chagas病もアカラシアと同じ症状を呈するが，原虫のトリパノソーマが筋間神経叢を破壊することによって生じ，南米に多い［訳注：巨大食道megaesophagusを呈する］．

■ 精密診査

アカラシアは原発性の食道運動障害であり，原因は不明である．嚥下によって生じる食道の蠕動運動とLESの弛緩反応が消失しているのが特徴である．背側運動核から筋間神経叢までの神経が変性しており，迷走神経支配が欠如している．

アメリカでは10万人に1人の頻度で罹患しており，20〜50歳で発症することが多いが，どの年齢層にも見られる．LESの弛緩不全は食道胃接合部が機能的に閉塞した状態である．

この臨床シナリオの患者はバリウムで経口造影を行ったところ，食道が拡張しており，食道胃接合部は狭窄して「鳥のくちばし」（bird beak）を呈していた（図1A）．

上部消化管内視鏡でも食道が拡張しており，液体と食物残渣が貯留していたが，腫瘤や狭窄はなく，LESはしっかりしており，内視鏡を通過させるときに軽度の抵抗があった．

食道内圧検査を行うと，飲水負荷で蠕動波の消失，LES圧の低下不全，LESの弛緩消失を認めた（図2，図3）．血液検査は正常範囲であった．

> **補足** アカラシアは噴門の無弛緩症（achalasia）であり，小児のHirschsprung病も似た疾患である．直腸壁の筋間神経叢が消失しており，下部直腸肛門の弛緩不全と近位側直腸結腸の拡張（megacolon）が特徴的である．便の流入に対する排便反射が起こらず，肛門が機能的に閉塞した状態である．

■ 診断と治療

上部消化管内視鏡は必須であり，食道癌や消化性潰瘍の狭窄による偽性アカラシアを除外する．胸部CTも有用であり，壁外性に圧迫する病変を除外する．胸部X線では，胃泡の消失や食道の拡張があればアカラシアを疑う．

診断の確定にはバリウムの経口造影が有用であり，水面形成（air-fluid level）を伴う食道の拡張，bird beakを呈する食道胃接合部の狭窄を認める．食道内圧検査も重要であり，嚥下によって生じる食道蠕動運動の消失とLESの弛緩不全を認める．この臨床シナリオの患者は，検査所見から

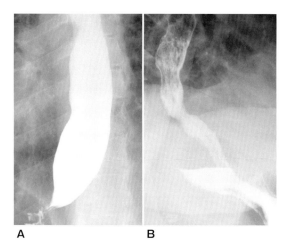

図1 経口造影．(A) 食道は蠕動が欠如して軽度に拡張し，食道胃接合部は鳥のくちばしのように狭窄してバリウムが貯留している．(B) 手術後は造影剤が食道胃接合部を容易に通過していて漏れもない．

アカラシアによる嚥下障害と考えられる．

アカラシアの治療の目標は，LESに見られる機能的閉塞を軽減して患者の症状を緩和することである．どのような治療を行っても，食道を正常の状態に戻すことはできず，食道本体は蠕動運動が消失したままである．また，下部食道の閉塞の軽減と食道胃接合部の逆流の危険については，慎重にバランスをとらないといけない．

薬物療法にはカルシウム拮抗薬や亜硝酸塩があり，平滑筋が弛緩してLES圧が低下する．薬物療法の効果は短期間であり，しばしば重大な副作用を起こすため，実際は一時的に適用する治療法であり，手術ができない患者にも適用する．

ボツリヌス毒素(Botox)の内視鏡的注入療法は，LES線維を弛緩させるので，嚥下障害が改善する．効果の持続期間は6か月以下であり，症状の寛解を維持するには繰り返して注入する必要がある．ボツリヌス毒素を注入すると炎症反応を起こして瘢痕を生じ，食道筋層切開がやりにくくなるので，バルーン拡張術や手術ができない患者に適用する．

バルーン拡張術はLESの線維を分断する治療であり，1回の拡張術で60%～75%，複数回の拡張術で85%の患者において嚥下障害が寛解する．拡張術に伴う穿孔の頻度は3%～5%であるが，若い患者は効果が乏しいため，腹腔鏡でも食道筋層切開を行えそうにない患者に適用する．

食道筋層切開はアカラシアに選択される治療法であり，とくに40歳以下の患者に選択される治療法である．この臨床シナリオの患者は，症状の程度や画像所見と併存疾患がないことを考えると，腹腔鏡下食道筋層切開(Heller手術)と噴門形成(Dor法)が最も適切な治療法である．

食道筋層切開は，以前は開胸手術か開腹手術であったが，現在は腹腔鏡手術であり，筋層切開角度が容易であり，逆流防止の噴門形成を追加できる．腹腔鏡下食道筋層切開は90%の患者で症状が寛解し，内視鏡治療に比べて効果が長期的である．手術死亡は0.1%，術後合併症は6.3%であり，噴門形成を追加すると胃食道逆流症が少ない(31.5% vs 8.8%)．

筋層を切開しても食道の蠕動運動は消失したままであり，巨大食道の患者や高度の屈曲や屈折があるS状食道の患者は食道からの排出が遅いので，経腹的食道切除を行ったほうがよい(図4)．筋層切開の既往がある患者も，前回の手術が不完全でない限り，食道切除を行ったほうがよい．

> 補足 日本食道学会の『食道アカラシア取扱い規約』では，X線造影による拡張型は直線型(straight type，縦軸の蛇行が軽い)とシグモイド型(sigmoid type，縦軸の蛇行が強い)，最大横径による拡張度はⅠ度(<3.5cm)・Ⅱ度(3.5～6.0cm)・Ⅲ度(≧6.0cm)に分類される．内視鏡像による分類は，正常タイプ・貯留タイプ・拡張タイプ・貯留拡張タイプであり，食道内圧検査による分類は完全型(下部食道括約部の弛緩不全と食道蠕動波の消失)と不完全型である．内視鏡治療はボツリヌス注入療法とバルーン拡張術のほかに内視鏡的筋層切開術(per-oral endoscopic myotomy，POEM)があり，食道の粘膜を切開して粘膜下層に入り，下部食道輪状筋を10cmほど切開し，粘膜をクリップで閉鎖する(高度先進医療)．

手術方法

手術前の2日間は清澄流動食に制限する．拡張した食道に液体や食物残渣が大量に貯留しているかもしれないので，全身麻酔を導入する前に経鼻胃管を挿入し，胃を減圧して誤嚥を予防することが非常に重要である．

患者を仰臥位にして臍上にカメラ用ポートを挿入し，15mmHgまで気腹する．4本のポートを直視下に刺入するが，2本の5mm操作用ポートは心窩部に刺入し，1本の5mmポートは肝臓の牽引に右側腹部に刺入し，1本の5mmポートは胃の牽引に左側腹部に刺入する．

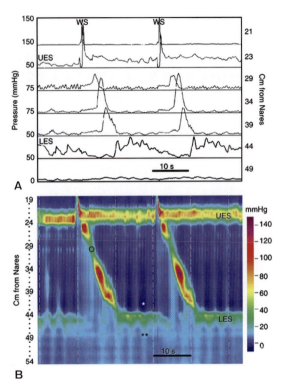

図2 食道内圧検査．通常法(A)と多チャンネル法(B)．健常者は嚥下によって食道の蠕動波が伝播し，LESが弛緩してLES圧がゼロになる．

(From Jee SR, et al. A high-resolution view of achalasia. J Clin Gastroenterol. 2009 ; 43(7) : 646.)

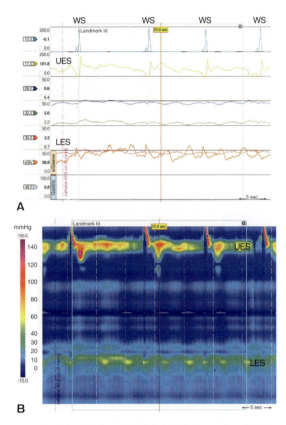

図3 食道内圧検査．通常法(A)と多チャンネル法(B)．アカラシアの患者は飲水負荷で食道に蠕動波が見られず，LES圧は高いままでLESが弛緩しない．

胃肝間膜を切開し，横隔膜裂孔の右脚を同定する．食道の前面を鈍的に剥離し，食道裂孔ヘルニアがなければ後面は剥離せずに放置する．

食道胃壁の脂肪塊を除去して食道胃接合部を露出する．迷走神経前幹（左枝）を注意深く同定して温存する．筋層切開はフック型電気メスを使って食道胃接合部の直上から始め，食道側に6 cm，胃側に2 cm進めて縦走筋と輪状筋を切開する．

筋層切開の両端では，食道の半周分だけ筋層を粘膜から鈍的に剥離する．筋層切開部を水没させたら内視鏡から送気し，空気の漏れを探して粘膜損傷を調べる．内視鏡下に食道胃接合部を同定し，胃側の筋層切開が2 cm以上あることを確認する．

筋層切開が終わったら，前方（Dor法）か後方（Toupet法）の噴門形成を行う．Dor法による噴門形成では，筋層切開部を補強できる利点があり，食道裂孔の片側で噴門・切離した食道筋層・横隔膜脚に2針かけて噴門形成を完成する．

> 補足　噴門形成（fundoplication）は，Nissen法が後方から360度（全周），Toupet法が後方から270度（3/4周），Dor法が前方から180度（1/2周）の被覆（wrapping）である．
> 参照『ゾリンジャー外科手術アトラス』「噴門形成」(100～107ページ)．

注意事項

筋線維を粘膜から分離するとき，損傷して穿孔することがあり，とくにボツリヌス毒素の注入療法で瘢痕がある患者は穿孔することがある．外科医が体腔内縫合の手技に熟達していないときは，開腹手術に移行する．損傷した粘膜を修復するときは，4-0の吸収糸で縫合して閉鎖し，表面の筋層を結節縫合して修復部を補強する．そのあと食道の反対側に筋層切開を加える．

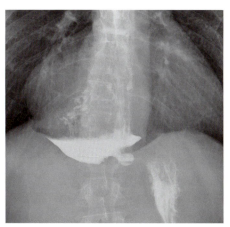

図4 経口造影．食道筋層切開から20年経過した患者のバリウム造影であり，高度に拡張した巨大食道（横径12 cm）と食道胃接合部の顕著な通過障害があり，アカラシアの末期状態である．

表1 食道筋層切開と噴門形成

1. 麻酔を導入する前に経鼻胃管を留置して誤嚥を防ぐ．
2. カメラ用ポートと4本の操作用ポートを挿入する．
3. 下部食道の前面を食道裂孔から鈍的に剥離する．
4. 注意して迷走神経前間を温存しながら，食道胃壁の脂肪塊を除去して食道胃接合部を露出する．
5. 食道胃接合部から食道側に6 cm，胃側に2 cm，縦走筋と輪状筋を切開する．
6. 筋層切開の両端で食道の半周分だけ筋層を粘膜から剥離する．
7. 水没させた食道に送気して筋層切開部の漏れを調べる．
8. 前方（Dor法）か後方（Toupet法）で噴門形成を行う．
9. ポート部を閉鎖する．

- 落とし穴
  - 麻酔を導入するときに食道に食物残渣が貯留していると誤嚥する．
  - 粘膜を損傷して穿孔する．とくにボツリヌス毒素の注入療法で瘢痕があるときは穿孔しやすい．
  - 胃を牽引して脾臓を損傷する．
  - 胃側の筋層切開が不十分であると，筋層切開が不完全になる．

■ 術後管理

術後1日目に食道造影を行い，穿孔の有無を評価する（図1B）．造影剤の漏れがなければ，清澄流動食を開始し，自宅に退院する．術後3日目に機械的軟食にして3週間続ける．40％〜50％の患者に軽度の嚥下障害・胸焼け・逆流を生じるが，食事内容の変更やプロトンポンプ阻害薬の投与で制御でき，追加の処置が必要になることはほとんどない．

- 標準手術は腹腔鏡下筋層切開（Heller手術）であり，幽門形成を追加して逆流を防止する．
- 巨大食道の患者や高度の屈曲や屈折がある患者は経腹的食道切除を行ったほうがよい．

症例の結末

この患者は腹腔鏡下食道筋層切開（Heller手術）と噴門形成（Dor法）を問題なく行った．術後1日目に行った食道造影では，造影剤の漏れはなく，食道からの排出は非常に改善した．清澄流動食を開始して自宅に退院し，6か月後の再診では通常の食事を摂取しており，嚥下障害や胸焼けなどの症状はない（表1）．

重要事項

- 嚥下障害が進行する患者は上部消化管内視鏡を行い，食道癌による偽性アカラシアを除外する．
- 食道内圧検査の典型的な所見は，食道蠕動波の消失とLESの弛緩不全である．
- ボツリヌス毒素の注入療法とバルーン拡張術は手術が困難な患者に適用する．

参考文献

Campos GM, Vittinghoff E, Rabl C, et al. Endoscopic and surgical treatments for achalasia : a systematic review and meta-analysis. Ann Surg. 2009 ; 1 : 45-57.
　論文紹介　105の臨床研究のメタ分析（N＝7,855）では，ボツリヌス毒素注入と内視鏡的バルーン拡張を比べると，症状寛解率は41％と68％，追加治療の頻度は47％と25％である．腹腔鏡下筋層切開は症状寛解率が90％と最も高く，81％が噴門形成（部分的ラップが88％）を併施しており，噴門形成の有無で胃食道逆流症の合併率に差があるため（9％ vs 32％），アカラシアの標準治療は内視鏡的筋層切開＋噴門形成である．

Devaney EJ, Iannettoni MD, Orringer MB, et al. Esophagectomy for achalasia : patient selection and clinical experience. Ann Thorac Surg. 2001 ; 72 : 854-858.

SSAT patient care guidelines. Esophageal achalasia. J Gastrointest Surg. 2007 ; 11 : 1210-1212.

Williams VA, Peters JH. Achalasia of the esophagus : a surgical disease. J Am Coll Surg. 2009 ; 208 : 151-162.

3 食道癌
Esophageal Cancer

MARK B. ORRINGER

> **症例**
> 65歳の男性．嚥下障害で来院．3か月前から胸骨後部に嚥下障害を感じ，徐々に増悪し，7kgの体重減少がある．15年間，苦痛を伴わない胃内容の逆流と胸焼けがあり，とくに仰臥位になったときや食後に症状がひどく，市販の制酸薬を服用していた．5年前から胸焼けが軽くなり，制酸薬の使用も減り，腹痛・吐血・黒色便はない．診察では，軽度の慢性的な脱水のほかは全体的に異常がない．

■鑑別診断

嚥下障害を新たに生じた成人は，まず食道癌を念頭におく．上部消化管の悪性腫瘍を除外せずに胃食道逆流症（GERD）のような良性疾患のせいにしてはいけない．

北米では腺癌が扁平上皮癌を上回り，食道癌の最も多い組織型である．慢性的に逆流症がある患者は，Barrett化生を起こし，異型上皮を経て腺癌に進展する．Barrett粘膜は腺癌の危険性が30～40倍と高く，生検で高度異型上皮があれば癌化しそうな状態であり，一部の患者は外科治療の契機になる．

この臨床シナリオの患者のように，Barrett腺癌の患者は長年にわたるGERDの既往があり，そのあと扁平上皮が胃酸に感受性のない円柱上皮に変化して逆流症状が鎮静化する期間があり，最後に癌による狭窄で嚥下障害を生じることは，決してまれではない．

患者の病歴を聴取するとき，下部胸骨後部を指で示して嚥下障害（sticking＝行き詰まり）を訴える患者は，下部食道の機械的閉塞の可能性が高い．

成人の嚥下障害で食道癌のほかに考慮すべき鑑別診断には，再発性食道炎による慢性逆流性狭窄症，アカラシアやびまん性食道痙攣などの神経筋機能不全，逆流に起因する食道運動障害，食道憩室が挙げられる．

補足 Barrett上皮は胃粘膜に連続する下部食道の全周性の円柱上皮である．Norman Barrett（1903～1979）はオーストラリア出身の外科医．米国で消化器外科から胸部外科に転向，英国で臨床に従事，1937年に喀痰細胞診による肺癌診断（J Thorac Surg 1937；8：169-83），1947年に特発性食道破裂（Boerhaave症候群）の救命例（Br J Surg 1947；35：216-8），1950年に逆流性食道炎による食道狭窄（Br J Surg 1950；38：175-82），1957年に下部食道の円柱上皮（Surgery 1957；41：881-94）を報告している．

■精密診査

食道癌の身体診察は異常所見がほとんどなく，脱水徴候，体重減少，左鎖骨上窩リンパ節腫大（Virchowリンパ節），高度肝転移による結節状肝腫大が見られることがある．

血液検査では，慢性出血による貧血，栄養障害による低アルブミン血症，肝転移による肝酵素上昇が見られるが，社会経済状態が高い患者は医療施設を受診しやすいので，血液検査の異常はまれである．

嚥下障害を新たに生じた成人には画像検査が勧められ，バリウム嚥下検査と食道内視鏡検査を行う．バリウム嚥下検査では，滑脱型食道裂孔ヘルニアの近位側の下部食道に全周性狭窄（apple core）が見られる（図1）．

透視下嚥下試験や通常の上部消化管造影では，胸部食道病変をルーチンに描出できない．食道内視鏡は擦過細胞診による生検を行うと，95％の患者で食道癌の確定診断が得られる．

食道癌の診断がついたら，次は腫瘍の進行度を評価して治療方針を決める．硬いVirchowリンパ節を触れたときは細い針で穿刺細胞診（FNA）を行い，癌転移が判明すればステージIVの診断に

3 食道癌

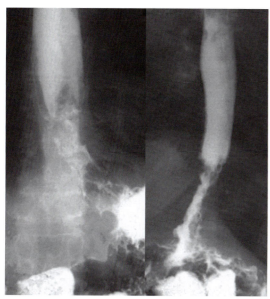

図1 バリウム嚥下検査．滑脱型食道裂孔ヘルニアの近位側に典型的な全周性狭窄（apple core）があり，Barrett食道に発生した腺癌である．

なり，外科医の役割はなく，化学療法や照射療法を紹介する．

診断と治療（表1）

　食道癌の進行度の評価は，胸部と腹部のCTで局所の進展，縦隔や上腹部のリンパ節転移，遠隔転移を評価し，PETで腫瘍が限局性であって隠れた遠隔転移がないことを証明し，超音波内視鏡（EUS）で腫瘍の深達度と食道周囲や胃周囲のリンパ節転移を判定する．

　ステージIAの患者や75歳以上で術前化学療法に耐えられない患者には，食道切除を勧める．75歳以下でステージIB～IIIの患者には，術前化学照射療法（通常はシスプラチン・5-FUと45～50 Gy照射）を勧める．ステージIV（遠隔転移）の患者には，食道切除の適応はない．

　食道切除で良好な結果を得るには，患者の選択，注意深い術前評価，術前準備が重要である．喫煙歴がある患者には，スパイロメトリーと肺拡散能検査による肺機能検査を行う．心臓病の既往がある患者には，心筋シンチや心エコーを行って心機能を評価する．

　臓器機能検査の結果と患者の身体能力の評価を熟考し，食道切除の生理的侵襲に患者が耐えられるかどうか，臨床判断を行って手術患者を決定する．

表1 食道癌のTNM分類

原発巣（T）
　TX：評価不能　T0：なし　Tis：高度異型上皮
　T1：粘膜下層までの浸潤　T1a：粘膜に限局
　T1b：粘膜下層まで　T2：固有筋層に浸潤
　T3：外膜に浸潤　T4：周囲臓器に浸潤
　T4a：胸膜/心膜/横隔膜浸潤で切除可能
　T4b：大動脈/椎体/気管浸潤で切除不能

リンパ節（N）
　NX：評価不能　N0：転移なし　N1：1～2個の転移
　N2：3～6個の転移　N3：7個以上の転移

遠隔転移（M）
　M0：転移なし　M1：転移あり

異型度（G）
　GX：判定不能　G1：高分化型　G2：中分化型
　G3：低分化型　G4：未分化型

ステージ分類（扁平上皮癌）

Stage	T	N	M	Grade	Tumor location
0	Tis (HGD)	N0	M0	1, X	Any
IA	T1	N0	M0	1, X	Any
IB	T1	N0	M0	2-3	Any
	T2-3	N0	M0	1, X	Lower, X
IIA	T2-3	N0	M0	1, X	Upper, middle
	T2-3	N0	M0	2-3	Lower, X
IIB	T2-3	N0	M0	2-3	Upper, middle
	T1-2	N1	M0	Any	Any
IIIA	T1-2	N2	M0	Any	Any
	T3	N1	M0	Any	Any
	T4a	N0	M0	Any	Any
IIIB	T3	N2	M0	Any	Any
IIIC	T4a	N1-2	M0	Any	Any
	T4b	Any	M0	Any	Any
	Any	N3	M0	Any	Any
IV	Any	Any	M1	Any	Any

ステージ分類（腺癌）

Stage	T	N	M	Grade
0	Tis (HGD)	N0	M0	1, X
IA	T1	N0	M0	1-2, X
IB	T1	N0	M0	3
	T2	N0	M0	1-2, X
IIA	T2	N0	M0	3
IIB	T3	N0	M0	Any
	T1-2	N1	M0	Any
IIIA	T1-2	N2	M0	Any
	T3	N1	M0	Any
	T4a	N0	M0	Any
IIIB	T3	N2	M0	Any
IIIC	T4a	N1-2	M0	Any
	T4b	Any	M0	Any
	Any	N3	M0	Any
IV	Any	Any	M1	Any

患者の適切な術前準備は非常に重要である．初診から手術まで3週間以上，喫煙者は禁煙し，呼吸訓練を行い(incentive spirometer)を行い，毎日3～5km歩いて体調を維持し，手術後の早期離床に備える．

手術前の体液管理も重要であり，とくに照射療法で食道炎がある患者は必要であり，嚥下障害が高度の患者は細径経鼻胃管を挿入して経腸栄養剤と水分を補給する．胃瘻は食道の再建に使う胃を損傷し，上腹部正中切開に近い場所に造設して術後創感染の頻度が高くなるので，胃瘻の造設は避ける．

脱水があると血栓塞栓症の原因になり，抗凝固療法の導入と手術の延期が必要になるので，水分を十分とって希釈尿になるように患者を指導する．

■手術方法

食道切除は複数の到達法があり，伝統的な開胸法，非開胸法(経腹法)，低侵襲法(ビデオ補助下)などである．食道切除の目標は，腫瘍の完全切除(R0)と快適な嚥下機能の回復である．

非開胸食道切除(THE)による頸部食道胃管吻合(CEGA)は，伝統的な開胸開腹食道切除(Ivor-Lewis法)と比べて肺合併症が少なく，胸腔内吻合なので吻合不全による縦隔炎はないという利点もある．開胸で行う縦隔リンパ節郭清が，非開胸で行うリンパ節郭清に比べて，腫瘍学的に有意義な成果が得られるという証拠もほとんどない．

低侵襲法は縦隔リンパ節郭清を徹底的にやりやすく，手術後の疼痛が軽いという利点があるが，胃を完全に授動して頸部に届くようにまっすぐに伸ばすため，CEGA部が漏れる頻度が高くなるという欠点がある．

食道切除の後遺症は，手術創の長さや数によるものではなく，消化管の生理学的な変化による機能的なものであり，低侵襲法よりもTHEによるCEGAを好んで行っている．

参照『消化器外科医のエビデンス』「食道手術」(3～4ページ)．

□非開胸食道切除(THE)(表2)

THE(食道抜去)の絶対的禁忌には，生検で証

表2 非開胸食道切除(17頁に続く)

1. 上腹部正中切開で開腹し，腹腔内を検索し，食道の代用に適した胃であることを確認する．
2. 三角間膜を切離し，固定式牽引鉤で肝臓を右方に牽引する．
3. 胃上部で短胃動静脈・左胃大網動静脈・左胃動静脈を結紮・切離して胃を授動し，右胃動静脈と右胃大網動静脈を温存する．
4. Kocher法で十二指腸を十分に授動する．
5. 幽門筋切開で幽門形成を行う．
6. 14Frの栄養チューブを空腸に挿入する．
7. 腹膜を切開して食道裂孔を開放し，直視下に鈍的剥離と鋭的剥離を行って下部食道の10cmを授動する．側壁の付着物を長い直角鉗子で把持・結紮して電気メスで切離する．
8. 胸鎖乳突筋の前縁に左頸部斜切開を加え，頸部食道を全周性に剥離して授動する．気管食道溝に金属製の牽引鉤や鉗子を直接かけることを避ける．
9. 食道を後方・前方・側方の順に後縦隔から剥離して胸部食道を授動する．
10. 食道の8～10cmを頸部切開創に引き出し，自動切離器で頸部食道を切離する．食道がついた胃を腹腔外に引き出す．
11. 食道裂孔から下縦隔を観察して止血を確認し，縦隔胸膜が損傷して胸腔ドレーンが必要かどうかを調べる(必要なときは即座に挿入する)．食道裂孔から後縦隔にガーゼを詰め込み，頸部切開創から上縦隔にガーゼを詰め込んで止血を確実にする．
12. 食道胃接合部から4～6cm離し，小弯から大弯に向かい，先端を引っ張って胃を直線化しながら，自動切離器で少しずつ胃を切離する．切除標本を手術野から摘出し，胃の切除断端を凍結切片にする必要があるかどうかを評価する．
13. 胃のステイプル線を縫合閉鎖し，胃を後縦隔に通して先端が頸部切開創に3～5cm見えるまで持ち上げる．
14. 食道裂孔をゆるく閉鎖し，裂孔脚に胃を縫着し，肝左葉を戻して裂孔部をふさぐ．
15. 空腸の栄養チューブを左側腹部に誘導し，挿入部を腹壁に固定し，チューブを皮膚に固定する．腹壁を閉鎖して敷布で被覆し，頸部吻合を行う間，口腔内の常在菌による汚染を防ぐ．
16. 自動切離器で食道と胃の側側吻合を行う．吻合部の近くにPenroseドレーンを留置して切開創を閉鎖する．
17. 抜管する前に手術室でポータブルの胸部X線撮影を行い，手術中に気づかなかった気胸や血胸を同定して治療する．

明された遠隔転移（ステージⅣ），気管支鏡で証明された気管や気管支への浸潤，CT・MRI・EUS・血管内超音波（IVUS）で指摘された大動脈浸潤がある．

絶対的禁忌で最も重要なのは，外科医が横隔膜裂孔から食道を触診し，縦隔で食道が非常に強く固着していて非開胸で食道切除を安全に行えないと判断したときである．食道手術の既往や6～12か月以上前の照射療法は，食道周囲に線維化を生じている可能性が高く，THEの禁忌である．

THEは，決して食道を乱暴にねじって縦隔から抜き取るのではない．手術は規則的な方法で行い，腹部操作・頸部操作・縦隔剥離・頸部吻合という4つの明確な段階に分けられる．

第1段階の腹部操作は，臍上の正中切開で行う（図2）．腹腔内を検索して遠隔転移を除外し，食道の代用として満足な胃であることを確認する．胃を授動するには，胃上部の大弯に沿って短胃動静脈と左胃大網動静脈を結紮・切離し，小弯で左胃動静脈を結紮・切離し，右胃動静脈と右胃大網動静脈を温存する［訳注：図2のように右胃大網動静脈の大網枝は結紮・切離する］．

Kocher法で十二指腸を授動し，幽門筋切開で

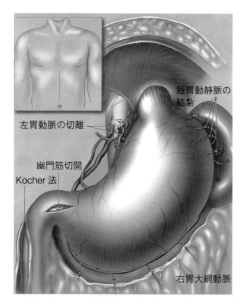

図2 手術イラスト．非開胸食道切除は，臍上の正中切開と胸鎖乳突筋の前縁に沿った5～7 cmの左頸部斜切開で行う．胃を授動するには，胃上部の大弯に沿って短胃動静脈と左胃大網動静脈を結紮・切離し，胃上部の小弯で左胃動静脈を結紮・切離し，右胃動静脈と右胃大網動静脈を温存する．Kocher法で十二指腸を授動し，幽門筋切開で幽門形成を行い，栄養チューブを空腸に挿入し，腹部操作を終了する．

(From Orringer MB. Transhiatal esophagectomy without thoracotomy. Oper Tech Thorac Cardiovasc Surg. 2005 ; 10 : 63, with permission.)

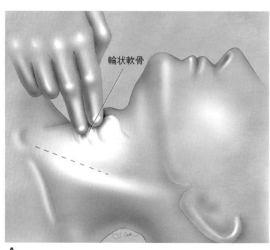
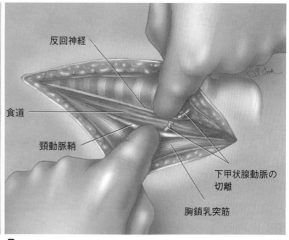

図3 手術イラスト．（A）輪状軟骨を触れて輪状咽頭筋の高さに印をつけ，胸鎖乳突筋の前縁に沿って5～7 cmの左頸部低位斜切開を加え，輪状軟骨の上方2～3 cmを越えないようにする．（B）気管食道溝を走行する反回神経に金属製の牽引鉤をかけてはならず，外科医が指をかけるだけにする．輪状軟骨は下甲状腺動脈の位置を確認するときの解剖学的な目印であり，輪状軟骨の層の深部に起始部がある．胸鎖乳突筋と頸動脈鞘を外側に牽引し，後方の椎前筋膜に向かって剥離を進める．指による鈍的剥離を上縦隔に進めたあと，気管食道溝にある反回神経を損傷しないように注意しながら，頸部食道に2.5 cm幅のPenroseドレーンを通す．

(From Orringer MB. Transhiatal esophagectomy without thoracotomy. Oper Tech Thorac Cardiovasc Surg. 2005 ; 10 : 63, with permission.)

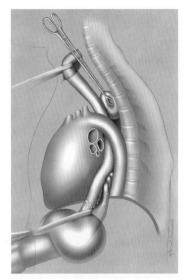

図4 手術イラスト．頸部食道を前方と右方に牽引し，半ガーゼがついた鉗子を頸部の切開創から食道の後方に挿入する．椎前筋膜に沿って上縦隔を通り，食道裂孔から挿入した手に届くまで下方に向かって剥離を進める．縦隔剥離を行っている間，橈骨動脈にカテーテルを留置して血圧を監視し，長期間の低血圧を防ぐ．

(From Orringer MB. Transhiatal esophagectomy without thoracotomy. Oper Tech Thorac Cardiovasc Surg. 2005 ; 10 : 63, with permission.)

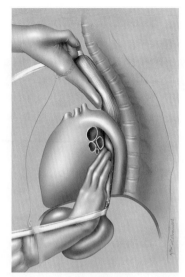

図5 手術イラスト．心嚢や気管膜様部の後面から剥離して食道の前方を授動する．

(From Orringer MB. Transhiatal esophagectomy without thoracotomy. Oper Tech Thorac Cardiovasc Surg. 2005 ; 10 : 63, with permission.)

幽門形成を行い(Heineke-Mikulicz 法)，空腸に栄養チューブを挿入する．腹膜を切開して食道裂孔を開放し，鈍的剥離と鋭的剥離を行って下部食道の 5～10 cm を授動する．

第 2 段階の頸部操作は，胸鎖乳突筋の前縁に沿って 5～7 cm の左頸部低位斜切開を加える(図 3)．頸動脈鞘を外側に牽引し，甲状腺と気管を内側に牽引する．下甲状腺動脈を結紮・切離し，気管食道溝の後方で食道を剥離し，頸部食道に Penrose ドレーンを通す［訳注：気管食道溝は反回神経が走行する］．

第 3 段階の縦隔剥離は，食道の後方・前方・側方を授動する．後方を授動するには，食道裂孔の後方から手を挿入し，ガーゼがついた鉗子を頸部から挿入し，食道を椎前筋膜から剥離する(図 4)．食道の前方は指で心嚢・気管・気管支から剥離し(図 5)，側方の付着物を切離して食道を授動する(図 6)．

自動切離器で頸部食道を切離し，食道がついた胃を腹腔外に引き出す(図 7)．食道裂孔から下縦隔の出血を観察し，胸腔ドレーンが必要な気胸を調べる．下縦隔に大きな腹部ガーゼを詰め込み，上縦隔に小さな胸部ガーゼを 2 つ詰め込んで止血を確実にする．

食道胃接合部から 4～6 cm 離して自動切離器で胃を切離し，再建用の胃を作成し(図 8)，ステイプル線は縫合閉鎖する．再建用の胃を食道裂孔から片手で挿入し，頸部切開創から入れた指で椎体の前方に胃底部を触れるまで挿入する．再建胃の先端を頸部切開創に 4～5 cm 引き出したら(図 9)，空腸チューブを腹壁外に誘導し，腹壁を閉鎖する．

第 4 段階の頸部吻合は，自動切離器(Endo-GIA)を使って食道と胃の側側吻合を行う(図 10)．経鼻胃管を胸腔内の胃に留置し，頸部に Penrose ドレーンを留置し，切開創を閉鎖する．

参照『ゾリンジャー外科手術アトラス』「幽門形成」(46～47 ページ)，「胃切除」(64～71 ページ)．

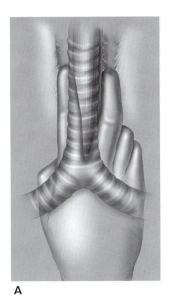
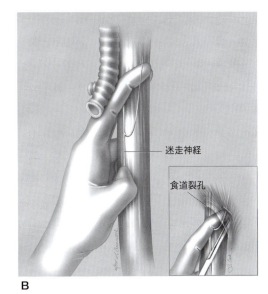

図6 手術イラスト．（A）食道の前面に沿って食道裂孔から挿入した手を，全周性に剥離した頸部食道の高さまで進める．（B）示指と中指で食道を椎前筋膜からつかみ上げ，下方に向かって引っ掻くようにして上部食道周囲の残存する付着物を剥がす．迷走神経の細い分枝も引き剥がすが，肺門部の下方にある太い分枝は食道裂孔に接近する下方まで追跡し，鉗子で挟んで電気メスで切離するか結紮する．

(From Orringer MB. Transhiatal esophagectomy without thoracotomy. Oper Tech ThoracCardiovasc Surg. 2005 ; 10 : 63, with permission).

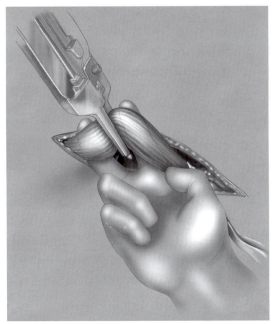

図7 手術イラスト．胸部食道を完全に授動したら，食道の8～10 cmを頸部切開創に引き出し，後方の角よりも前方の角のほうが少し長くなるように，自動切離器（GIA）で前方から後方に斜めに切離する．

(From Orringer MB. Transhiatal esophagectomy without thoracotomy. Oper Tech Thorac Cardiovasc Surg. 2005 ; 10 : 63, with permission).

注意事項

手術中に大網表面の播種結節や肝臓の小転移巣が見つかってステージⅣと判定されたとき，食道切除を続行するのは禁忌である．食道切除の手術死亡や術後合併症を考慮すると，長期生存が期待できない患者に嚥下障害の症状を緩和する手術は正当化されない．

食道裂孔から食道を評価し，腫瘍の固着や周囲の線維化がひどく，安全に操作できないと判断したときは重大な禁忌である．困難な非開胸手術に固執して起こる災難を避けるため，外科医は必要に応じて開胸手術に移行することを躊躇してはいけない．

上部食道や中部食道に到達するには，右後側方切開（第5肋間）で開胸するのが最もよく，下部食道を授動するには，左後側方切開で開胸することが多い［訳注：左開胸開腹連続切開（第6/7肋間）が最もよい］．

術後管理

抜管する前に手術室でポータブルの胸部X線撮影を行い，手術中に気づかなかった気胸や血胸を同定し，胸腔ドレーンを挿入して治療する［訳

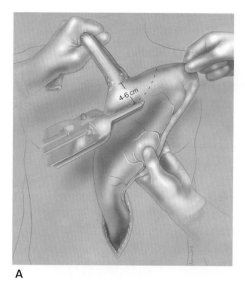 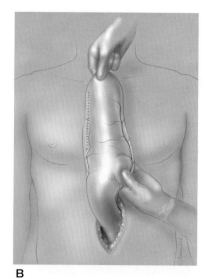

図8 手術イラスト．（A）食道と胃を腹腔外に引き出したら，2番目のカラスの足跡の高さで胃上部の小弯の脂肪や血管をきれいにし，食道胃接合部から4～6cm離して胃底部に向かって自動切離器（GIA）を進め，胃を切離する［訳注：カラスの足跡（crow's foot）は胃小弯の血管や神経の分枝が前後壁に出入りする状態］．細い胃管にする必要はなく，胃の容量をできるだけ温存する．（B）胃上部を完全に切離したら，胃の小弯とステイプル線が患者の右側になるようにして，胃底部が鎖骨の上まで容易に届くことを確認する．胃のステイプル線は4-0のモノフィラメントの吸収糸による連続縫合で二重に閉鎖する．

(From Orringer MB. Transhiatal esophagectomy without thoracotomy. Oper Tech Thorac Cardiovasc Surg. 2005 ; 10 : 63, with permission.)

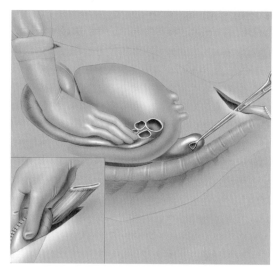

図9 手術イラスト．胃底部を愛護的に扱って食道裂孔に通し，用手的に後縦隔内を上方に進め，頸部切開創から入れた示指で先端を触れるようにする．Babcock鉗子で胃の先端を把持するが，胃壁の損傷を防ぐために鉗子の歯止め（ratchet）はかけないでおく．胃は頸部切開創から引き上げるのではなく，下方から縦隔を通して押し上げるようにする．胃の小弯と切離線が患者の右側に向け，先端の4～5cmを鎖骨の上に引き出す．

(From Orringer MB. Transhiatal esophagectomy without thoracotomy. Oper Tech Thorac Cardiovasc Surg. 2005 ; 10 : 63, with permission).

注：無気肺も同定し，強制陽圧換気を加えて治療する］．疼痛管理に硬膜外チューブをルーチンに利用すると，手術室で抜管できる．麻酔から郭清して4～5時間後には呼吸訓練を再開する（incentive spirometer）．

手術の夕方には咽頭の違和感に氷片を許可する（＜30mL/時）．手術の翌日に歩行を開始し，経鼻胃管はふつう術後3日目に抜去する．患者が許容できれば食事を徐々に上げていき，1日に4～5回腸管麻痺（ileus）を調べながら，術後4日目に水分，5日目に流動食，6日目に粥食，7日目に軟飯とする．

術後7日目に経口バリウム造影を行い，吻合部に異常がなく，胃排泄遅延がなく，空腸チューブ挿入部に狭窄がないことを確認する［訳注：吻合不全が疑われるときは水溶性造影剤を使うが，誤嚥すると肺水腫を起こすので食道切除後の経口造影は注意して行う］．経口摂取が不十分な患者は，夜間に空腸チューブで栄養を補給する．

手術後の経過が良好な患者は，ふつう術後7日目に退院する．空腸チューブは術後3～4週目に抜去する．吻合不全を起こしたときは，頸部切開

3 食道癌　17

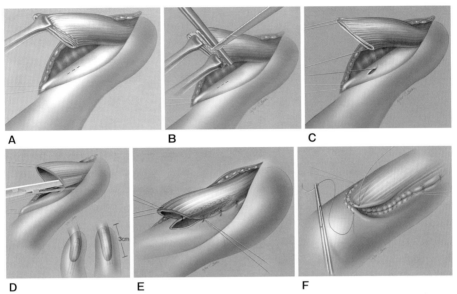

図10　手術イラスト．（A）胃底部前面を頸部切開創に引き上げ，3-0 牽引糸で近くの敷布に固定する．胃壁の前面に 1.5～2.0 cm の縦切開を加える（破線）．（B）頸部食道の断端に DeBakey 鉗子をかけて閉鎖するとともに牽引の補助に使い，鉗子の遠位側でステイプル線を切離する．切離したステイプル線は，食道の近位側断端として病理診断に提出する．（C）1 本の牽引糸を食道の前壁先端にかけ，もう 1 本の牽引糸（固定糸）を食道の後壁先端と胃切開部の上端にかけると，食道の後壁と胃の前壁が密着する．（D）カートリッジが食道内，アンビルが胃内になるように，自動切離器（Endo-GIA30-3.5）を挿入する．ハンドルを握ってステイプルを打ち込みながらナイフで切っていくと，3 cm の長さの食道胃側側吻合が完成する．自動切離器を抜去し，麻酔科医が経鼻胃管を挿入し，外科医が胃に誘導する．（E）（F）食道の開口部と胃の切開部を 2 層で閉鎖する．内層は 4-0 のモノフィラメントの吸収糸で連続縫合，外層は 4-0 のモノフィラメントの吸収糸で結節縫合である［訳注：（E）は内層の縫合なのに結節縫合である］．

(From Orringer MB. Transhiatal esophagectomy without thoracotomy. Oper Tech Thorac Cardiovasc Surg. 2005；10：63, with permission).

表2　非開胸食道切除（続き）

- **落とし穴**
  - 腹部操作では，とくに食道裂孔ヘルニアがあって胃の大弯が上方に移動している患者では，短胃動静脈を結紮・切離する前に胃を食道裂孔から引き下ろして確実に胃上部の大弯で剥離を始めるように注意しないと，大網を胃から切離するときに右胃大網動脈を損傷することがある．
  - 短胃動静脈を胃壁の近くで結紮・切離すると，胃が虚血になって壊死する．
  - 胃を授動するときに大網や胃を引っ張りすぎると，脾臓の被膜が裂ける．
  - 胃肝間膜を走行する変異型の左肝動脈に気づかず切離する．
  - 幽門筋切開のときに幽門や十二指腸の粘膜を損傷する．粘膜を損傷したときは，5-0 のモノフィラメント糸 4～5 本で縫合して大網を被覆する（Graham パッチ）．
  - 頸部操作では，気管食道溝に金属製の牽引鉤や鉗子を直接かけると，反回神経を損傷する．
  - 縦隔剥離では，縦隔内に挿入した手で心臓を圧迫すると，低血圧を起こす．橈骨動脈カテーテルをルーチンに留置して血圧を監視し，手はできるだけ脊椎に平行で平坦にする．手袋のサイズが 8 以上の手は非開胸食道切除に向かない［訳注：日本人は患者の体格が小さいので，手袋サイズが 5.5 か 6.0 の女性外科医の手がよい］．
  - 食道を授動するときに片側か両側の胸膜を損傷して気胸を起こす．食道を縦隔から取り出したら食道裂孔から直視下に観察し，気胸があれば再建胃を作成する前に胸腔ドレーンを挿入する．
  - 大動脈や奇静脈を損傷して出血する．最初にガーゼを詰め込んで圧迫し，止血しないときは開胸に移行して直接に結紮や縫合で止血する．
  - 食道周囲に高度の癒着があると，胸管を損傷して乳び胸を起こす．食道の授動が終わったとき，大動脈と奇静脈の間の椎前筋膜に 2-0 の吸収糸（chromic catgut）［訳注：ウシやヒツジの腸線維で作った天然吸収糸］を 4～5 針かけて食道裂孔から胸管を予防的に集束結紮する．
  - 再建胃のねじれを生じる．頸部切開創に胃の先端を引き出すときに小弯のステイプル線が患者の右側になっていることを確認し，食道裂孔から見て大弯の右胃大網動静脈が患者の左側になっていることを確認する．
  - 頸部吻合では，吻合不全には常に原因があり，たとえば胃の不十分な授動による吻合部の緊張，頸部食道の過剰な切除による吻合部の緊張，授動中の胃損傷による吻合部の出血や虚血がある．

創を完全に開放し，生理食塩水で濡らしたガーゼを詰めて管理し，空腸チューブで栄養療法を行う．

頸部切開創を開放して7日目には，拡張器（Maloney）で食道ブジーを行い，36 Fr・40 Fr・46 Fr と徐々に太くして，飲み込んだものが優先的に胃に流れ込むようにするとともに，吻合部が狭窄しないようにする．吻合不全が食道ブジーを開始して1週間以内に治癒することはまれではない．

吻合不全を起こした患者で発熱が続くとき，頸部から膿性の排液が続くとき，腐敗組織の悪臭があるときは，胃の先端部の壊死の問題があるので，手術室に搬送し，適切な照明と十分な切開創を確保して食道の内視鏡検査を行う．

胃の先端部が壊死していたときは，食道裂孔から胃を引き抜き，自動切離器で胃の壊死部を切除し，頸部食道瘻を造設する．食道癌がすぐに再発するかもしれないので，6～12か月間は食道の再建手術を行わない．実際に結腸間置による再建手術を受けるのは半数以下である．

重要事項

- 十分に授動した胃は実際に必ず頸部に届き，緊張がない状態で吻合できる．
- 吻合不全を避けるのに最も重要なことは，胃を損傷しないように丁寧に授動し，腹腔内でも頸部でも胃の血行がよいこと（pink in the belly and pink in the neck）である．
- 指先で甲状腺と気管を内側に牽引し，気管食道溝に金属製の牽引鉤をかけるのを避ければ，反回神経損傷の機会を最小限に抑えられる．
- 腫瘍の固着や周囲の線維化があって安全な非開胸手術が困難なときに開胸手術に移行するという臨床的な判断や経験による決断は，決して弱さの表れではない！
- 幽門筋切開のような胃ドレナージ術をルーチンに行い，迷走神経切離や食道切除で起こりやすい胃排泄障害を避ける．
- 頸部食道を過剰に近位側で切離することを避け，吻合部に緊張がかかるのを防ぐ．
- 食道胃接合部から4～6 cm 離して胃上部を切離する．細い胃管にする必要はなく，胃の容量と血流をできるだけ温存する．
- 授動した胃を用手的に縦隔内に置き，小弯のステイプル線が患者の右側，大弯の右胃大網動静脈が患者の左側になるように適切な位置であることを確認し，胃がねじれないようにする．縫合糸や吸引器で引っ張ることを避け，胃の損傷を最小限にする．
- 食道裂孔をゆるく閉鎖し，裂孔脚縁に胃を縫着し，肝左葉をもとの位置に戻し，小腸が食道裂孔から胸腔内に迷入するのを回避する．
- 自動切離器による側側吻合は頸部吻合不全の頻度を最小限に抑える．

参考文献

Davis J, Zhao L, Chang A, Orringer, MB. Refractory cervical esophagogastric anastomotic strictures: management and outcomes. J Thorac Cardiovasc Surg. 2011；141：444-448.

Iannettoni MD. White RI, Orringer MB. Catastrophic complications of the cervical esophagogastric anastomosis. J Thorac Cardiovasc Surg. 1995；110：1493-1501.

Orringer MB. Transhiatal esophagectomy without thoracotomy. Oper Tech Thorac Cardiovasc Surg. 2005；10：63-83.

Orringer MB, Marshall B, Chang AC, et al. Two thousand transhiatal esophagectomies: changing trends, lessons learned. Ann Surg. 2007；246：363-372.
　論文紹介　アメリカの症例登録（N＝2,007）では，1976～2006年の経腹的食道切除（食道癌76％）を前期と後期に分けると，手術死亡率は4％と1％，出血量は677 mL と368 mL，吻合不全は14％と9％，早期退院（＜10日）は52％と78％，腺癌は69％と86％で差がある．中央値59.4か月の追跡で，5年生存率は29％であり，腺癌は31％，扁平上皮癌は23％，部位では上部が30％，下部が32％であるが，中部が18％で低い．

Orringer MB, Marshall, B, Iannettoni, MD. Eliminating the cervical esophagogastric anastomotic leak with a sideto-side stapled anastomosis. J Thorac Cardiovasc Surg. 2000；119：277-288.

4 胃食道逆流症(GERD)
Gastroesophageal Reflux Disease

JONATHAN F. FINKS

> **症例**
> 55歳の女性．胸焼けと逆流で来院．軽度の肥満(BMIは33)があるが，健康である．症状は約10年前に始まり，なかなか治らない．最初は生活習慣を変え，タバコとコーヒーをやめて減量したが，症状は改善しなかった．プロトンポンプ阻害薬(PPI)を1日2回服用すると症状は改善するが，突然の再燃を繰り返しており，とくに食後や横になったときに再燃する．

■ 鑑別診断

頑固な胸焼けで最も多いのは胃食道逆流症(GERD)である．考慮すべき重要な点は食道裂孔ヘルニアの有無であり，治療の選択に影響する．アカラシアも鑑別診断に挙がるが，アカラシアの患者は大部分が嚥下障害で発症し，ときに胸焼けを伴う．アカラシアの胸焼けは食後4～5時間後に生じ，原因は食道内の不消化物の発酵のことが多い．嚥下障害・嚥下時痛・体重減少・貧血・消化管出血などの警告症状(alarm symptom)があるときは，食道癌や噴門癌を検索する．

> **補足** 嚥下は口内の物が胃に入る過程であり，嚥下障害(dysphagia)は咽喉や食道の異常で起こる．嘔吐(vomiting)は胃内の物が口から出る状態であり，胃や小腸の異常で起こる．逆流(regurgitation)は飲み込んでも胃に入らずロに戻る状態であり，噴門や食道の異常で起こる．食道癌が進行して狭窄や閉塞を起こしたときに生じるのは，食後の嘔吐ではなく食事中の逆流である．なお，本章での「逆流」は胃液が食道に流入する現象である(gastroesophageal reflux)．

■ 精密診査

胸焼けと逆流という典型的な症状がある患者は，PPIを投与して治療効果があれば，GERDの診断になる．ただし，50歳以上の患者，頻繁に再燃する患者，5年以上続く患者，警告症状がある患者には，精密検査が必要である．

嚥下障害の患者は，最初にバリウム検査を行うのがよく，食道の狭窄(良性と悪性)と憩室を調べ，胃・食道・横隔膜の解剖学的関係から食道裂孔ヘルニアを調べることができ(図1)，さらにアカラシアの内圧測定の所見を確認することもできる．

上部消化管内視鏡は食道粘膜を直接観察することができ，食道炎・Barrett食道・食道癌・噴門癌を同定できる．非特異的な症状や咳嗽・嗄声・咽頭痛など食道以外の症状がある患者では内視鏡がとくに有用であり，逆流防止術を考慮する患者では全員に内視鏡を行う．典型的な胸焼けと逆流を説明できる食道炎が内視鏡で確認されれば，逆流防止術を正当化する十分な証拠になる．

24時間食道pHモニターは，非特異的な症状の患者や内視鏡で食道炎がない患者に逆流防止術を考慮するときに行い，ふつうPPIのような制酸薬をすべて中止して行う．最近ではpHとイン

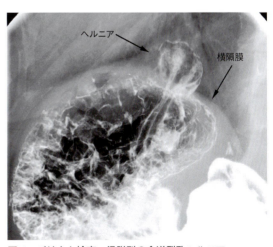

図1 バリウム検査．滑脱型の食道裂孔ヘルニア．

ピーダンスを同時に測定する装置があり，胃液と胆汁の逆流を別々に検出できるので，非特異的な症状の患者だけでなく，最大限の薬物療法にもかかわらず症状が持続する患者には，とくに有用である．

食道内圧検査は，下部食道括約筋(LES)の機能と食道の蠕動運動を評価することができる．嚥下障害があり，バリウム検査や内視鏡検査で食道癌と食道裂孔ヘルニアを除外した患者に行う．アカラシアや強皮症などの重要な運動障害を除外するためにも，逆流防止術の前には食道内圧検査が必要であると，大部分の外科医が考えている．

診断と治療

この臨床シナリオの患者は典型的な逆流症状があり，PPIを服用すると改善している．年齢と症状の期間を考えて内視鏡を行うと，小さい食道裂孔ヘルニアがあり，食道炎の所見はなかった．24時間食道pHモニターでは，酸逆流時間(pH<4の割合)が8%(正常は4%以下)であり，食道内圧検査では異常を認めなかった．

この臨床シナリオのように頑固な症状がある患者やPPIの服用が許容できない患者は，逆流防止手術が勧められる．GERDの治療には多数の管腔内治療法(内視鏡手術)があり，食道胃移行部直下の胃粘膜縫縮(EndoCinch)や胃壁全層縫合(full-thickness plication)などの逆流防止弁形成手術がある．ただし，初期の臨床試験は長期成績が不明であり，本章では外科治療，とくに腹腔鏡下噴門形成(Nissen手術)に焦点を当てる．

手術方法(表1)

逆流防止術の内容は，胃と食道胃接合部を解剖学的に正常な位置に戻し，逆流防止弁を再建することであり，手術を成功させるにはいくつかの要因がある．

最初に食道裂孔ヘルニアを完全に修復することであり，縦隔を広く剥離して食道を十分に授動する．次に横隔膜脚にある欠損を十分に閉鎖すること，さらに短胃動静脈を切離して胃底部を完全に授動し，ラップのねじれを避けることである．最後に太いブジーを挿入した状態で下部食道周囲に長さ2cmの緩い噴門形成(floppy fundoplication)にすることであり，嚥下障害の合併症を防ぐのに

表1 腹腔鏡下噴門形成

1. 無血管野から胃肝間膜を切開し，右横隔膜脚を露出する．
2. 鈍的剥離で食道と横隔膜脚の間を展開し，横隔膜脚の交差が見えるところまで剥離を進める．
3. 胃底部を完全に授動する．
4. 食道を広く授動し，腹腔内の食道の長さを2.5～3.0cm以上にする．
5. 緩衝材(pledget)つきの非吸収糸を使い，横隔膜脚間を閉鎖する．
6. 非吸収糸を使い，長さ2cmの360度ラップを後面から作る．

●落とし穴
- 左肝動脈(副動脈や代替動脈)を損傷する．胃肝間膜内を迷走神経肝枝に沿って走行している．
- 迷走神経の前幹や後幹を損傷する．後幹は食道から離れていることが多く，損傷しやすい．
- 短胃動静脈を損傷する．近位側は脆弱で裂けると止血がむずかしい．
- 食道を損傷する．縦隔を剥離しているときに不注意で超音波メスが接触する．

重要である．

患者を開脚位にして全身麻酔で行う．閉鎖法(Veress針)か開放法(Hasson法)で気腹し，5本のポートを使う．剣状突起の先端から15cm離れた場所にスコープ用のポートを留置する．

術者は股間に立ち，両上腹部の2本の鉗子を操作する．助手は患者の左側に立ち，左上腹部の鉗子とスコープを操作する．最後のポートは剣状突起下に刺入して肝臓の牽引に使う．5本のポートを刺入したら，患者を骨盤低位(逆Trendelenburg位)にして肝臓鉤(Nathanson牽引鉤)を挿入し，肝左葉外側区域を挙上・圧排する．

食道裂孔ヘルニアがあるときは，最初に胃を腹腔内に引き込む．超音波メスで胃肝間膜を切開し，無血管野から横隔膜に向かって切開を進め，右横隔膜脚を露出する．迷走神経の肝枝を温存し，左肝動脈(12%が走行異常)の損傷と胆石の発生を避ける(図2)．

次に食道と迷走神経前幹(左枝)を損傷しないように注意して食道の前面で横隔食道靱帯を切開する．鈍的剥離で右横隔膜脚と食道の間を展開し，横隔膜脚の交差が見えるところまで剥離を進め，右側から食道の後面を少しだけ剥離する．迷走神経後幹(右枝)を損傷しないように注意して迷走神経が食道から離れないようにする．

ここで胃底部の授動に移る(図3)．超音波メス

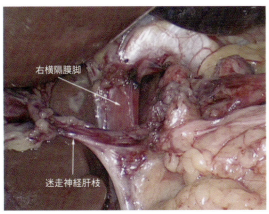

図2　腹腔鏡手術．右横隔膜脚を露出する．

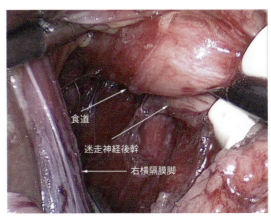

図4　腹腔鏡手術．縦隔を剥離する．

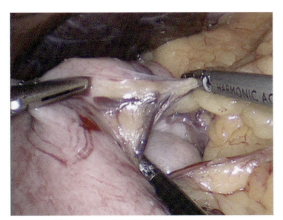

図3　腹腔鏡手術．胃底部を授動する．

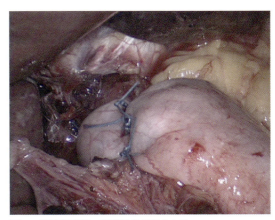

図5　腹腔鏡手術．噴門形成が完成する．

で短胃動静脈を切離し，脾臓の下極部から始めて左横隔膜脚に向かって切離を進める．胃の後面の付着物を切離し，胃底部が完全に授動できるようにする．この時点で左側から食道の後面の剥離を完成させ，Penroseドレーンを食道の周囲に巻きつけ，ループを使って両端を前方に固定する．Penroseドレーンは食道を牽引するのに役立つ．

次に縦隔を広く剥離する．鈍的剥離と超音波メスによる剥離を行い，食道を周囲の付着から遊離する（図4）．迷走神経の前幹と後幹を損傷しないように注意して剥離を続け，胃を引っ張らなくても腹腔内にある食道の長さが2.5〜3.0 cm以上あるようにする．横隔膜の筋肉が裂けないように緩衝材（pledget）つきの非吸収糸を使い，両側の横隔膜脚を縫合する．横隔膜脚の閉鎖はちょうどよい程度に行い，食道を締めすぎないようにする．

この閉鎖には，口径が56〜60 Frのブジーが役立つ．

胃底部を食道の後面に持ち上げ，食道内に太いブジー（56〜60 Fr）を挿入した状態で360度巻きつける（図5）．3本の非吸収糸を使ってラップを食道の右側前方で固定する．この縫合は手前から1 cm間隔で行い，最上部は食道胃接合部から2 cm離れた場所におく．食道の左右で胃壁の全層にかけて縫着するとともに，食道壁の一部にもかけて噴門がラップから滑らないようにする．

参照『ゾリンジャー外科手術アトラス』「噴門形成（腹腔鏡）」（104〜107ページ）．

■ 注意事項

縦隔を剥離するときは胸膜を損傷しやすく，とくに食道裂孔ヘルニアがあるときは胸膜がヘルニ

ア囊に癒着しているので損傷しやすい．胸膜を損傷すると炭酸ガス気胸になり，結果的に高炭酸ガス血症・アシドーシス・低酸素血症・肺気量減少を起こすことがある．ふつう気腹を解除するとすぐに炭酸ガスが吸収されて気胸は続かないが，処置を怠ると炭酸ガス気胸のために開腹手術への移行が必要になる．

胸膜が裂けたときに患者への影響を最小限に抑える方法がある．まず，裂け目を広げて緊張性気胸が起こらないようにする．次に14 Frの赤いゴムチューブを腹腔内に投入し，一方を胸腔内に挿入し他方を腹腔内に残しておくと，胸腔と腹腔が同じ圧になる．

手術が終わるときは，腹腔内のチューブの端を左季肋部のポートから引き出して気腹を解除する．チューブの先端を水封（water seal）にして胸腔内を加圧すると（Valsalva法），胸腔内に残存していたガスが抜ける．ゴムチューブを抜いたら胸部X線撮影を行い，肺が膨らんでいることを確認する．

術後管理

手術が終わったら，Foleyカテーテルを抜去する．術後24～48時間はオンダンセトロンのような制吐薬を予防的に投与し，状況によって追加すると，嘔気やむかつきが起こらず，ラップの破綻や食道裂孔ヘルニアの早期再発を防げる．手術当日の夜や翌朝には水分摂取を開始して流動食に進め，術後1日目か2日目に退院する．最初の1週間は軟飯食に上げてもよい．

逆流防止術の合併症は嚥下障害と腹部膨満である．術後1～2週間は軽度の嚥下障害がまれでなく，術後4～6週間は固形食・乾燥食・生野菜・パンを避けるように指導する．高度の嚥下障害がある患者や6～8週間たっても嚥下障害が続く患者は，バリウム検査を行って食道裂孔ヘルニアの再発や噴門形成の滑脱（噴門がラップから滑脱）を除外する．再発と滑脱がなければ，内視鏡下拡張術を行う．

逆流防止術後の腹部膨満は原因が不明であり，手術中に迷走神経を過伸展した影響や，単にラップの結果で手術前のように自由にげっぷができないためである．症状はふつう4～5週間で改善し，炭水化物を避けて1日5～6回の分割食にすると，最小限に抑えることができる．

重要事項

- 逆流防止術を成功させるには，注意して患者を選択することが重要であり，客観的な逆流の証拠と逆流で説明できる症状がないといけない．
- 逆流防止術を行う患者は，全員に上部消化管内視鏡と食道内圧検査を行い，食道炎がない患者や非特異的な症状（咳嗽や嗄声）の患者には，24時間食道pHモニターを行う．
- 逆流防止術後の嚥下障害はよくある合併症であり，胃底部を完全に授動し，56～60 Frのブジーを挿入して緩い噴門形成にすると起こりにくい．
- 逆流防止手術の失敗の原因は食道裂孔ヘルニアの再発が最も多く，横隔膜脚の適切な閉鎖と食道の十分な授動によって腹腔内の食道の長さを2.5～3.0 cm以上にすると，発症の危険性が減る．

参考文献

Campos GM, Peters JH, DeMeester TR, et al. Multivariate analysis of factors predicting outcome after laparoscopic Nissen fundoplication. J Gastrointest Surg. 1999；3(3)：292-300.
  論文紹介 アメリカの症例調査（N＝199）では，胃食道逆流症（GERD）に腹腔鏡手術（Nissen噴門形成）を行った患者を中央値15か月追跡して調査したところ，良好（excellent/good）は87％，不良（fair/poor）は13％であり，成績良好の予測因子は，24時間pHスコア不良（オッズ比5.4[1.9-15.3]），典型的な逆流症状（オッズ比5.1[1.9-13.6]），制酸薬で症状改善（オッズ比3.3[1.3-8.7]）であり，重症度とは無関係である．

Hunter JG, Trus TL, Branum GD, et al. A physiologic approach to laparoscopic fundoplication for gastroesophageal reflux disease. Ann Surg. 1996；223(6)：673-685.

Jobe BA, Kahrilas PJ, Vernon AH, et al. Endoscopic appraisal of the gastroesophageal valve after antireflux surgery. Am J Gastroenterol. 2004；99(2)：233-243.

Malhi-Chowla N, Gorecki P, Bammer T, et al. Dilation after fundoplication：timing, frequency, indications and outcome. Gastrointest Endosc. 2002；55(2)：219-223.

5 出血性胃潰瘍
Bleeding Gastric Ulcer

DANIELLE FRITZE and MICHAEL MULHOLLAND

> **症例**
>
> 58歳の男性．吐血で救急外来を受診．コーヒー残渣様の嘔吐が4〜5回あった．検査の待機中に大量の新鮮血の突然の嘔吐があり，救急治療室に搬送された．夫人の説明によると，患者は健康であったが，昨年，胃潰瘍を指摘され，2種類の抗菌薬を服用して除菌したあと，オメプラゾールを毎日服用している．ほかに服薬はなく，手術の既往もない．
>
> 診察では，元気がないが，意識は清明で失見当識はない．最初のバイタルサインは，脈拍が115回/分で頻脈があり，血圧は100/70 mmHgである．深い触診で心窩部に軽度の不快感があるが，そのほかはとくに異常がなく，その後は吐血もない．

■ 鑑別診断

上部消化管出血（吐血）で来院した患者は，出血源が口腔・咽頭・食道・胃・十二指腸のTreitz靱帯までにある（図1）．消化性潰瘍は上部消化管出血で最も多く，入院が必要な患者の半数近くを占める．

Mallory-Weiss症候群・食道静脈瘤・びらん性胃炎が10％ずつである［訳注：図では潰瘍34％，炎症22％，静脈瘤21％，Mallory-Weiss 10％，その他10％，腫瘍3％］．胃腫瘍（腺癌やGIST）は少なく，Dieulafoy潰瘍・胃静脈瘤・胆道出血はまれであるが，正確な出血源の同定は治療計画に重要である．

上部消化管出血の鑑別診断は多岐にわたるが，個々の患者の危険因子を見れば出血源を指摘できる．たとえば門脈圧亢進症がある患者は，食道静脈瘤の確率が高く，腹部大動脈瘤修復を受けた既往がある患者は，致命的な出血源として大動脈腸管瘻をすぐに考えないといけない．

この臨床シナリオの患者は胃潰瘍の既往歴があり，吐血の原因は胃潰瘍の再発の可能性が最も高い．

補足 『ハリソン内科学』（メディカル・サイエンス・インターナショナル，2013年）によると，上部消化管出血の入院患者の原因（2003〜2009年の論文）は，消化性潰瘍31〜67％，食道胃静脈瘤6〜39％，胃十二指腸びらん2〜18％，びらん性食道炎1〜13％，Mallory-Weiss症候群2〜8％，胃腫瘍2〜8％，毛細血管拡張症0〜6％，不明5〜14％であり，『内科診断学』（医学書院，2016年）によると，吐血の原因（1986年の全国集計）は，胃潰瘍34％，食道胃静脈瘤15％，急性胃炎（AGML）14％，十二指腸潰瘍12％，Mallory-Weiss症候群6％，胃腫瘍5％，食道炎/潰瘍2％である．

■ 精密診査

上部消化管出血の救急処置は，患者の臨床状態によって指示が異なる．出血や意識障害で気道閉塞の危険がある患者は，気管挿管を行う．適切な静脈路を確保し，患者のバイタルサインや出血量に応じて晶質液か血液製剤を投与する．抗血栓薬

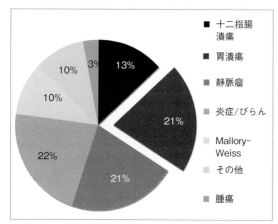

図1 上部消化管出血の原因

を服用している患者は，血小板凝集能や血液凝固能を回復させる．経鼻胃管の留置は診断に有用であり，とくに新鮮血を吸引したときは診断に有用である．経鼻胃管を留置すると胃内容を除去することができ，出血速度を推定することもできる．

問診と診察で出血性胃潰瘍を診断できることはめったにないが，患者の管理に役立つ情報が得られることはある．胃潰瘍の患者は大部分が心窩部に刺しこむような痛みや焼けるような痛みがあり，次第に増強したり減弱したりする．典型的には，胃潰瘍の症状は食事で増悪する．

少量の慢性出血では下血や貧血を起こす．消化性潰瘍の危険因子は鎮痛薬(NSAIDs)・喫煙・多発性内分泌腫瘍症1型(MEN-Ⅰ)であり，抗血小板薬や抗凝固薬を服用している患者は，出血傾向に適切に対処しないといけない．

消化性潰瘍の患者の身体診察はとくに異常がないが，心窩部に圧痛を伴うことがある．腹膜刺激症状は潰瘍の穿孔を示唆するが，出血に合併することはまれである．急性出血の患者の身体診察が重要なのは，ショックの徴候を評価して出血量を推定できるからである．

初期の救命処置と並行して診断のための検査を進める．ヘマトクリット値・凝固機能検査・血液型/不規則抗体検査(type & screen)を行い，ヘマトクリット値を連続測定する．腹膜刺激徴候があれば，立位で胸部X線撮影を行い，横隔膜下の遊離ガスを調べるが，腹膜刺激徴候がなければ，腹部X線検査を行う必要はない．

出血源の同定には，上部消化管内視鏡(EGD)が最も有効であり，95%の患者で出血源を同定できる．最初の内視鏡検査で出血源を同定できなかった患者では，再度の内視鏡・血管造影・出血シンチ(^{99m}Tc標的赤血球)が役立つかもしれない．

補足 吐血の患者に投与するのは，晶質液(crystalloid)か濃厚赤血球液であり，膠質液(colloid，アルブミン製剤)ではない．経鼻胃管の留置は出血の評価と緊急内視鏡の準備に必須であるが，胃洗浄には異論があり，氷水で胃を冷やすのは益が少なく害が多い．抗血栓薬への緊急対応は，血小板製剤や新鮮凍結血漿の投与しかない．MEN Ⅰ型には膵内分泌腫瘍を合併し，ガストリノーマは胃・十二指腸・空腸に潰瘍が多発し，制酸薬が無効である．急性出血では，出血量(L)＝脈拍数÷収縮期血圧であり，血液検査は無用である．

診断と治療

胃潰瘍を同定したら，再出血の危険性と患者の臨床的な状態を考慮して，内視鏡的治療を計画する．出血は突然に止まることが多いが，持続性出血や再発性出血を予測する特異的な徴候が知られており，治療の必要性がわかる(表1)．

活動性出血がある潰瘍と露出血管がある潰瘍(Forrest分類Ⅰa/Ⅰb/Ⅱa)は，再出血の危険性が最も高く，凝血塊が付着している潰瘍と滲出性出血がある潰瘍(Forrest分類Ⅱb)も，再出血の危険性が高いので，内視鏡治療が必要である．

内視鏡治療の手技には，血管クリップ・熱凝固・薬剤注入(血管収縮薬や組織硬化薬)がある．可能であれば潰瘍の辺縁を生検して悪性腫瘍の有無を調べ，胃前庭部の複数の生検でピロリ菌感染の有無を調べておく．

出血性胃潰瘍における初回の内視鏡治療の成功率は90%であり，臨床試験によると，内視鏡治療後の再出血でも，再度の内視鏡治療が手術より安全である．ただし，2回の内視鏡治療で止血できない患者や出血性ショックの患者では，手術を行って救命する．

止血のあとは，潰瘍の原因を明らかにする．鎮痛薬とピロリ菌感染は胃潰瘍の発症に関与する重要な因子であり(表2)，それぞれ患者の50%に関与

表1 出血性胃潰瘍のForrest分類

グレード	徴候	内視鏡治療後30日再出血率
Ⅰa	出血あり(活動性出血/拍動性出血)	20%
Ⅰb	出血あり(滲出性出血/非拍動性出血)	<10%
Ⅱa	出血なし(露出血管)	15%
Ⅱb	出血なし(凝血付着)	<5%
Ⅱc	出血なし(ヘマチン被覆/黒色潰瘍底)	7%
Ⅲ	出血なし(凝血/ヘマチンなし)	3%

表2 胃潰瘍の原因

NSAIDs, ピロリ菌, Zollinger-Ellison症候群, 悪性腫瘍

表3 胃潰瘍のJohnson分類

タイプ	場所	原因
I	小弯	多様, 胃酸の過剰分泌と無関係
II	胃体部と十二指腸	胃酸の過剰分泌
III	幽門前	胃酸の過剰分泌
IV	食道胃接合部	多様, 胃酸の過剰分泌と無関係
V	不定	NSAIDs

し, 両者は相加効果もあるが, 喫煙も関与する. 胃潰瘍の4%は悪性腫瘍, とくに胃癌であり, まれに孤発性か遺伝性(MEN I型)のZollonger-Ellison症候群が関与する. 潰瘍がある場所も原因の参考になり, 幽門前潰瘍と十二指腸潰瘍は胃酸の過剰分泌が原因であるが, NSAIDsが原因の潰瘍は胃のどこにでも生じる(表3).

潰瘍の原因に応じた薬物療法は, 内視鏡治療と外科手術とともに重要であり, プロトンポンプ阻害薬(PPI)で胃酸分泌を抑制すると, 内視鏡治療後の再出血が減り, 潰瘍の治癒が早くなり, 潰瘍の再発が減る. 医学的に可能であればNSAIDsを中止するが, NSAIDsを継続するときは, 制酸薬とミソプロストール(PGE1製剤)が欠かせない. 喫煙者は禁煙を強く勧め, ピロリ菌が陽性の患者は除菌を行うと, 潰瘍の再発が減る.

除菌療法では, 3剤併用療法(triple therapy)を1コース行えば, 90%以上の患者で成功し, 2剤はピロリ菌に感受性がある抗菌薬(アモキシシリンとクラリスロマイシン, 耐性菌はメトロニダゾール), 1剤はPPIである.

除菌が成功してPPIを継続している患者では, 最初の1年間に潰瘍出血が再発する頻度は2%以下である. 6週間後に内視鏡を行って潰瘍が治癒していることを確認する. 潰瘍の再発の原因は, ほとんどがピロリ菌の再感染かNSAIDsの服用である.

手術方法

消化性潰瘍の解剖学的な合併症を制御する方法として, 手術は第一選択であるが, 胃酸分泌の抑制やピロリ菌の除菌などの効果的な薬物療法の進歩によって, 原因に対処する手術の役割は減少している.

潰瘍の解剖学的な合併症を治療するとき, 手術は個々の患者の臨床シナリオに応じて慎重に適用する. 出血性胃潰瘍に対する手術の適切な適用は, 患者の状態によって決まる(図2).

状態が不安定な患者では, 上腹部正中切開で開

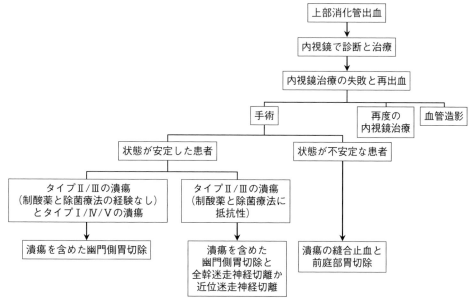

図2 出血性胃潰瘍の治療アルゴリズム

腹して前庭部胃切除を行う．このとき潰瘍を同定して縫合止血を行い，可能であれば潰瘍の辺縁を生検する．状態が安定している患者では，難治性の潰瘍の既往があれば，全幹迷走神経切離や幽門側胃切除などの減酸手術を考慮する．

> 補足 迷走神経切離には3種類の術式があり，全幹迷走神経切離（truncal vagotomy）は，下部食道で前幹（左枝）と後幹（右枝）を切離（長さ2cmを切除）する．選択的迷走神経切離（selective vagotomy）は，噴門部で前幹の前胃枝と後幹の後胃枝を切離して肝枝と腹腔枝を温存し，近位迷走神経切離（proximal vagotomy）は，超選択的迷走神経切離（highly selective vagotomy）や壁細胞性迷走神経切離（parietal cell vagotomy）とも呼ばれ，胃上部2/3で前胃枝と後胃枝の分枝が胃壁に入るところで切離して肝枝・腹腔枝とともに胃下部1/3の幽門洞枝（Latarjet神経）を温存する．

全幹迷走神経切離（表4）

出血性胃潰瘍の患者では，過去に薬物療法が失敗していれば，全幹迷走神経切離の適応である．このような患者は長期間の潰瘍歴があり，制酸薬（PPI）やピロリ除菌に抵抗性であり，制酸薬の継続が困難な患者もいる．

迷走神経を切離すると，コリン作動性の胃酸分泌が顕著に減少するが，幽門機能も低下するので，幽門形成や前庭部胃切除を同時に行い，胃のドレナージを確実にしておく必要がある．

全幹迷走神経切離を行うには，まず三角靱帯を切開して肝左葉を頭側外側に牽引し，食道裂孔を露出する．被覆している腹膜を切開して食道を全周性に剥離し，食道胃接合部から2〜3cmを遊離する．

前方では，前幹（左枝）が食道壁に密接しているのが見つかるが，後方では，後幹（右枝）は食道の1cm以上離れた後方外側に存在しており，迷走神経の同定には触診も有用である．

迷走神経の位置を確認したら，近位側と遠位側に2cm離してクリップをかけ，挟まれた部分の神経を切除し，病理に提出して神経であることを組織学的に確認する．

前幹と後幹は4〜5本の分枝を出していることがあるので，食道胃接合部を注意深く観察し，迷走神経が完全に切除されていることを確認する．閉腹する前に，必要があれば横隔膜脚を形成して食道裂孔ヘルニアを回避する．

> 参照『ゾリンジャー外科手術アトラス』「迷走神経切離」（50〜55ページ）．

幽門側胃切除（表5）

出血性胃潰瘍で状態が安定している患者では，幽門側胃切除を考慮すべきいくつかの臨床シナリオがある．全幹迷走神経切離のときと同様に，過去に薬物療法が失敗していれば，幽門側胃切除を適用し，とくに容易に縫合止血ができない前庭部の大きな潰瘍や悪性の疑いがある潰瘍は，幽門側胃切除を適用するのがよい．

幽門側胃切除は単純な縫合止血や迷走神経切離に比べて手術死亡や術後合併症の危険性が非常に高いので，明らかな適応があるときにだけ適用する．

幽門側胃切除を行うには，まず臍上までの上腹部正中切開で大部分の患者は十分な露出が得られる．腹腔内を検索したあと，Kocher法で十二指腸を授動する．

胃結腸間膜を切離して遠位側の胃を授動し，網嚢に入るときは胃の後壁で癒着や浸潤を調べる．十二指腸から食道胃接合部までの半分の場所まで，胃の大弯に沿って大網を切離する．胃十二指腸動脈の近くで右胃大網動静脈を結紮・切離する．

胃結腸間膜を切離し，十二指腸の上縁で右胃動脈を同定して結紮・切離する．胃の小弯に沿って左胃動静脈の分枝を切離し，切除と吻合の準備をする．十二指腸の近位側で健常部を選び，切離器を使って切離する．

潰瘍がある場所と胃壁の状態を見て，近位側の

表4 全幹迷走神経切離

1. 仰臥位で全身麻酔をかけ，経鼻胃管で胃を減圧する．
2. 臍上までの上腹部正中切開をで開腹する．
3. 三角間膜を切離して肝左葉を外側に牽引し，食道裂孔を露出する．
4. 腹膜を切開して食道を全周性に剥離する．
5. 迷走神経の前幹（左枝）と後幹（右枝）を同定して剥離する．
6. 前幹と後幹のそれぞれに2cm離してクリップをかけ，挟まれた部分の神経を切除する．
7. 食道を観察して迷走神経が完全に切除されていることを確認する．
8. 必要があれば横隔膜脚を形成して食道裂孔ヘルニアを回避する．
9. 経鼻胃管の位置を確認して閉腹する．

● 落とし穴
・胃癌があるのを見落とす．

表5　幽門側胃切除

1. 仰臥位で全身麻酔をかけ，経鼻胃管で胃を減圧する．
2. 臍上までの上腹部正中切開をで開腹する．
3. Kocher法で十二指腸を授動する．
4. 胃結腸間膜を切開して網嚢に入る．
5. 胃を調べて潰瘍がある場所を同定し，適切な切除範囲を決める．
6. 胃十二指腸動脈の近くで右胃大網動静脈を結紮・切離する．
7. 胃結腸間膜を切開する．
8. 十二指腸の上縁で右胃動脈を結紮・切離する．
9. 切離器を使って十二指腸と胃を切離する．
10. 吻合部を残して切離線に縫合を加えて補強する．
11. BillrothⅠ法かⅡ法で再建する．

● 落とし穴
- 胃癌があるのを見落とす．
- Kocher法で十二指腸授動するときに門脈や下大静脈を損傷する．
- 胃結腸間膜を切離するときに中結腸動静脈を損傷する．
- BillrothⅠ法の再建を緊張がかかる状態や十二指腸に炎症がある状態で行う．
- 迷走神経の分枝を完全に切離していない．

切除範囲を決め，切離器を使って切離する．切離線に縫合を加えて補強し，十二指腸断端の長さや状態を見て，BillrothⅠ法かⅡ法で再建する．

参照『ゾリンジャー外科手術アトラス』「胃半切除（BillrothⅠ）」（56～63ページ），「胃切除（亜全摘）」（64～79ページ）．

注意事項

高位潰瘍（Ⅳ型）は食道胃接合部に近いので手術がむずかしい．大部分は小弯に沿って切除範囲を広げると，幽門側胃切除で潰瘍も切除できる．食道胃接合部が引っ張られて狭くなりそうなときは，伝統的なBillrothⅠ法やⅡ法を避け，代わりにRoux-en-Y法を行い，胃切離線の全長で広く吻合する．

まれな状況であるが，潰瘍を切除せずに縫合止血して残すことがあるが，同時に減酸手術を追加してピロリ除菌を行い，NSAIDsをやめてPPIを続ければ，大部分の患者は潰瘍が治癒して良好な結果である．

術後管理

出血性胃潰瘍の手術を受けた患者では，経鼻胃管による胃腸の安静を続ける．胃排泄が回復したら，経鼻胃管を抜去して胃腸の安静を解除する．

手術部位感染（SSI）・出血・吻合不全などの術後合併症に注意して患者を観察する．BillrothⅡ法の手術を受けた患者では，とくに重篤な術後合併症は十二指腸断端の漏れ（閉鎖不全）である．

経口摂取を始めたら，胃切除を受けた患者はダンピング症状に注意する．特徴的な症状は食後の嘔気・腹痛・めまい・意識消失などの消化器症状と血管運動症状である．大部分の患者は一時的であり，少量ずつ頻繁に食べれば容易に改善する．ただし，一部の患者は症状が続いて衰弱し，オクトレオチドが有効のことがある．

退院するときは，タバコとNSAIDsをやめてPPIを続けるようにカウンセリングする．ピロリ菌が陽性の患者は3剤併用の除菌療法を行い，経過中に除菌を確認する．

症例の結末

この患者は2本の静脈を確保して晶質液の輸液を行い，パントプラゾール（PPI）を投与した．初診時の血液検査でヘマトクリット値は28％であったが，血液凝固検査は異常がなかった．救急治療室で緊急内視鏡検査を行うと，幽門前に大きさ2cmの潰瘍があり（Ⅲ型），露出血管を認めたが，活動性出血や滲出性出血はなかった．血管にクリップをかけ，潰瘍の辺縁を生検した．

入院して経過を観察したところ，翌日に吐血があり，再度の内視鏡を行ったが，止血できなかった．2単位の濃厚赤血球を輸血して患者の状態は安定しており，緊急手術を行った．ピロリ除菌と長期間の制酸薬にもかかわらず再発した幽門前潰瘍であり，減酸手術の適応と考え，全幹迷走神経切離と幽門側胃切除を併施した．患者は手術に耐え，手術後の再出血や合併症は起こらなかった．最終的な病理診断で良性潰瘍であることを確認した．

重要事項

- 消化性潰瘍は減少傾向にあるが，今でも上部消化管出血の原因で最も多く，死亡率が高い．
- 出血性胃潰瘍の主要な原因はピロリ菌とNSAIDsである．

- 診断の第一選択は内視鏡検査であり，大部分の患者で有効な治療になる．
- 手術の適応は，内視鏡治療の失敗・大量出血・再出血・悪性腫瘍である．
- 潰瘍の治療歴がない患者では，潰瘍の縫合止血と前庭部胃切除を行い，潰瘍の辺縁を生検する．
- 適切な制酸薬（PPI）とピロリ除菌に抵抗性の潰瘍がある患者では，全幹迷走神経切離を行う．
- 前庭部の大きな抵抗性の潰瘍があり，状態が安定している患者では，幽門側胃切除を行う．
- 胃酸分泌抑制とピロリ除菌を行うと，出血性潰瘍の再発が減る．

参考文献

Enestvedt BK, Gralnek IM, Mattek N, et al. An evaluation of endoscopic indications and findings related to nonvariceal upper-GI hemorrhage in a large multicenter consortium. Gastrointest Endosc. 2008;67(3): 422-429.

Gisbert JP, Khorrami S, Carballo F, et al. H. pylori eradication therapy vs. antisecretory non-eradication therapy (with or without long-term maintenance antisecretory therapy) for the prevention of recurrent bleeding from peptic ulcer. Cochrane Database Syst Rev. 2004(2):CD004062.

論文紹介 7つの臨床試験のメタ分析（N=578）では，胃潰瘍出血の患者をピロリ除菌と制酸薬投与に分けると，胃潰瘍再出血の頻度は3％と20％で差がある．3つの臨床試験のメタ分析（N=470）では，胃潰瘍出血の患者をピロリ除菌と長期制酸療法に分けると，胃潰瘍再出血の頻度は1.6％と5.6％で差があり，除菌による再出血のリスク比は0.25［0.08-0.76］，再出血を1人減らすのに必要な除菌患者数（NNT）は20人である．

Gralnek IM, Barkun AN, Bardou M. Management of acute bleeding from a peptic ulcer. N Engl J Med. 2008;359(9):928-937.

6 穿孔性十二指腸潰瘍
Perforated Duodenal Ulcer

CONSTANCE W. LEE and GEORGE A. SAROSI Jr.

症例

70歳の男性．腹痛で救急外来を受診．1時間前の突然の発症で腹部全体に広がり，現在は両肩に放散する．消化性潰瘍の既往があるが，現在は制酸薬を服用しておらず，末梢血管疾患で低用量アスピリンを服用している．腹部手術の既往はなく，薬物アレルギーもなく，喫煙と飲酒もない．診察では，体温36.5℃，脈拍100回/分，血圧125/70 mmHg．腹部は全体に圧痛がある．

■ 鑑別診断

この臨床シナリオの患者の鑑別診断には，消化性潰瘍・胃癌・ガストリノーマ関連潰瘍による消化管穿孔のほかに，腸間膜虚血・腸閉塞・Crohn病・Boerhaave症候群・急性膵炎・虫垂炎・憩室炎・腹部大動脈瘤破裂・（男性だけど）異所性妊娠破裂・肺炎・肺梗塞・尿路結石・胆石が挙げられる．

消化性潰瘍は胃と十二指腸に生じる．ピロリ菌感染とNSAIDs服用（アスピリンも）が関与し，NSAIDs潰瘍の危険因子は，高齢・潰瘍の既往・重篤な疾患の合併・抗血栓薬・ステロイド薬・高用量NSAIDsである．消化性潰瘍の原因には，ガストリノーマ・全身性肥満細胞症・悪性腫瘍・サルコイドーシス・Crohn病・カルチノイド腫瘍もある．

潰瘍の合併症には，出血・穿孔・狭窄/閉塞がある．穿孔性潰瘍88人の調査では，穿孔部位は十二指腸球部62%，幽門部20%，胃体部18%であり，穿孔の危険因子は潰瘍の既往とNSAIDsの服用であり，NSAIDsを服用していた患者では，穿孔の危険因子は潰瘍の既往・高齢（>60歳）・ステロイド・抗凝固薬・SSRI（抗うつ薬）・ビスホスホネート（骨粗鬆症治療薬）であった．

消化性潰瘍の穿孔による典型的な臨床経過は3段階に分けられる．第1段階（初期）は発症〜2時間であり，突然に腹痛を生じ，発症時刻を正確に言えるほどである．最初は心窩部に限局しており，すぐに腹部全体に広がる．横隔膜が刺激を受けると，腹痛が肩に放散する．診察で体温は低く，頻脈があり，腹部に圧痛がある．

第2段階（中期）は発症後2〜12時間であり，患者は腹痛が軽減したと言うことがあるが，身体を動かすと腹痛が増強し，診察で腹壁が硬い（板状硬）．穿孔部から胃腸内容が流れ出すと，触診で下腹部や右下腹部が痛むようになる．

第3段階（晩期）は発症後12時間以降であり，患者は腹痛が増強したと言い，発熱・脱水・腹部膨満などの徴候が見られる．嘔吐はどの時期にも見られるが，この時期のことが多い．

■ 精密診査

消化性潰瘍の穿孔は迅速に診断することが重要であり，発症から6時間以内に治療すれば予後がよいが，12時間以上遅れて治療すると死亡や合併症が増える．

画像診断では，立位の胸部X線撮影で横隔膜下に遊離ガス像が見られる．CT検査を行うと，腹腔内の遊離ガスと液体貯留を確認できる．ただし，穿孔性十二指腸潰瘍の10%〜20%は穿孔の直接的な証拠が得られない．

遊離ガスがあれば，診断を確定するための検査は不要であるが，遊離ガスがなく，診断を確定する検査が必要なときは，水溶性造影剤を使った経口造影や腹部CTが漏れの同定に役立つ．

穿孔性十二指腸潰瘍の診断に血液検査は不要であるが，患者の評価や管理に利用する．完全血球計算（CBC）は左方移動を伴った白血球増加があ

り，基本生化学検査(BMP)は水・電解質の補正の指針になる．血性ガストリン値はガストリノーマの診断に役立つかもしれないが，結果は手術方針の決定に間に合う時期までに戻らない．

ピロリ菌感染の頻度が，十二指腸潰瘍で70%〜90%，胃潰瘍で30%〜60%であることを考えると，消化性潰瘍の患者はピロリ菌感染を調べたほうがよく，非侵襲的な検査に尿素呼気試験・便抗原検査・血清抗体検査がある．理想的には手術前にピロリ菌感染を同定できれば，手術方針に反映させられる．

モノクローナル抗体を用いた便抗原検査は，結果が1時間でわかり，感度94%，特異度97%である．迅速便抗原検査は結果が5分でわかり，特異度は98%であるが，感度は76%と低い．

この臨床シナリオでは，患者の症状・身体所見・危険因子から，鑑別診断リストの上位に消化性潰瘍穿孔が挙がる．立位の胸部X線で腹腔内に遊離ガス像を認め，便抗原検査でピロリ菌が陽性であった．救急医は外科医に相談したあと輸液療法を始め，オメプラゾール・アンピシリン・セフトリアキソン・メトロニダゾール・フルコナゾールを投与し，経鼻胃管と膀胱カテーテル(Foley)を留置した．

補足 手術前に強力な制酸薬と複数の抗菌薬を投与し，手術後に強力な抗菌薬を継続すると，重篤な術後合併症であるMRSA腸炎の危険性が高い．

▍診断と治療

穿孔性十二指腸潰瘍で腹膜炎がない患者では，保存的治療の適用が提唱されており，とくに手術リスクが高い患者は非手術療法が勧められる．穿孔性十二指腸潰瘍の保存的治療は，輸液管理・経鼻胃管・減酸処置・経験的抗菌薬であり，抗菌薬には腸内細菌叢(グラム陰性桿菌と嫌気性菌)・口腔内細菌叢・真菌をカバーする薬剤を使用する．

穿孔性十二指腸潰瘍の外科的修復が12時間以上経って遅れて行われた患者では，術後合併症と手術死亡の危険性が高く，保存的治療の臨床試験では，70歳以上の患者は改善が乏しいことが明らかになり[訳注：N Engl J Med 1989；320：970-3]，穿孔性十二指腸潰瘍の治療は手術療法のほうがよく，とくに高齢者は手術療法がよい．

この臨床シナリオの患者は，発症から2時間で患者を診察でき，腹部全体の痛みは軽減していたが，脈拍110回/分，血圧90/50 mmHg，腹壁は板状硬であり，体位の変換に敏感であった．この患者の問題を解決するには手術室への搬送を決断すべきであり，手術では十二指腸球部前壁に1 cmの穿孔を認めた．

▍手術方法

胃酸とピロリ菌の薬物療法が成功するようになり，消化性潰瘍の待機手術は少なくなったが，潰瘍の穿孔には手術療法がほとんど全員に適用されており，とくに循環動態が不安定な患者，腹膜炎の所見がある患者，造影剤の流出が見られる患者は手術療法が適用される．手術療法は適切な治療法であるが，手術室を準備する前に十分な輸液を行い，抗菌薬を投与しておく．

消化性潰瘍の穿孔に対する緊急手術は，手術死亡率が30%と高く，とくに併存疾患がある患者は手術死亡率が高い．消化性潰瘍で緊急手術が必要になった患者の手術死亡の危険因子は，年齢・全身状態(ASA分類)・ショック・低アルブミン血症・代謝性アシドーシス・クレアチニン高値である．

補足 米国麻酔学会(ASA)による全身状態の分類は，Ⅰが正常で健康(非喫煙)，Ⅱが軽症の全身性疾患(服薬管理されていて機能制限がない)，Ⅲが重症の全身性疾患(服薬管理できず機能制限がある)，Ⅳが致命的な全身性疾患(3か月以内の冠疾患・ステント・脳卒中・敗血症・心不全・腎不全)，Ⅴが手術しないと死亡する患者(大動脈瘤破裂・多発外傷・頭蓋内大出血・広汎腸管虚血・多臓器不全)である．

▯ 大網被覆(表1)

大網被覆は穿孔性十二指腸潰瘍の手術で最も安全であり，とくに手術が遅くなった患者(＞24時間)，循環動態が不安定な患者，腹腔内の汚染がひどい患者は，有茎大網を被覆して修復する．ピロリ菌感染やNSAIDs服用の既往がある患者では，手術後に薬物療法を行えば十分に対処できる．

表1 大網被覆

1. 腹腔鏡か開腹法で行う．
2. 有茎大網の一部を固定する．
3. 穿孔部を方向閉鎖する必要はない．
4. 腹腔内を洗浄する．

大網被覆は腹腔鏡でも開腹法でもよい．修復の運針は，最初に穿孔部の片方の漿膜筋層を通し，次に大網に通し，最後に穿孔部の反対側の漿膜筋層に通す．糸を結んで有茎大網を正しい位置に固定する．通常は3～4針で大網を被覆する．修復のあとで大量の温かい生理食塩水で腹腔を洗浄する．

落とし穴があり，大きさが2cm以上の穿孔は修復がむずかしく，大網被覆は失敗する危険性が高い．修復を確実にするには，十二指腸瘻チューブのような非定型的な方法を加える．

開腹すると，すでに大網・肝臓・胆囊が穿孔部を被覆していることがある．そのようなときは，自然に生じた被覆を剥がして外科的に欠損部を修復するか，剥がさず腹腔を洗浄するだけにするか，外科医は決めないといけない．穿孔が幽門洞の遠位部にあるときは，十二指腸を授動して欠損部を十分に露出して修復する．

全幹迷走神経切離と幽門形成（表2，図1）

循環動態が安定している患者で腹腔内の汚染が軽度であり，消化性潰瘍の既往があってピロリ菌感染が不明のときやNSAIDs服用をやめられないときは，確実な潰瘍手術が必要である．

全幹迷走神経切離は胃酸の基礎分泌を80％抑制し，胃酸の刺激分泌を50％抑制する．コリン作動性神経の直接刺激による胃酸分泌が減少し，ヒスタミンやガストリンに対する壁細胞の反応も減少する．一方で全幹迷走神経切離は，受容的な弛緩や前庭部の撹拌を阻害し，幽門括約筋の協調による胃排泄を阻害する．

このような変化を埋め合わせるには，幽門形成を行って胃のドレナージを促進する．迷走神経切離と幽門形成は安全な手技であり，比較的短時間に行える．有害事象として10％の患者が下痢やダンピング症状を生じ，10％の患者が潰瘍の再発を起こす．

全幹迷走神経切離の手技は，左三角間膜を切離して肝左葉外側区域を牽引し，食道裂孔に到達する．小網と食道横隔間膜を切開し，食道を被覆する腹膜を切開する．食道と横隔膜脚の間を鈍的に剥離し，食道の後方に2本の指が入るようにする．食道を損傷や穿孔に十分に注意して剥離する．食道胃接合部を下方に牽引すると，迷走神経を同定しやすくなる．

迷走神経の前幹と後幹を同定したら，食道から剥離して切離する（図2）．切離断端に血管クリップをかけて目印にし，前幹と後幹の神経組織を生検して病理に提出し，切離したのが迷走神経であることを確認する．

迷走神経を食道の下方で切離すると，後幹から出る「嘆きの神経」（Grassi）を見落とすことがあ

表2　全幹迷走神経切離

1. 下部食道を遊離する．
2. 迷走神経の前幹と後幹を同定・剥離・切離し，病理に提出する．
3. 下部食道を6cmの範囲で剥離して迷走神経の分枝を完全に切離する．
4. 十二指腸を授動する．
5. 胃の前庭部から十二指腸の近位部に向かって縦切開する．
6. 切開部の頭側と尾側に固定糸を置き，横縫合しやすくする．

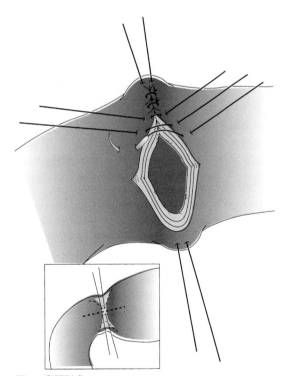

図1　幽門形成．

(Figure 46.2 in Mulholland MW. Gastroduodenal ulceration. In: Mulholland MW, Lillemoe KD, Doherty GM, et al., eds. Greenfield's Surgery：Scientific Principles and Practice. 4th ed. Baltimore, MD：Lippincott Williams & Wilkins, 2006：722-735)

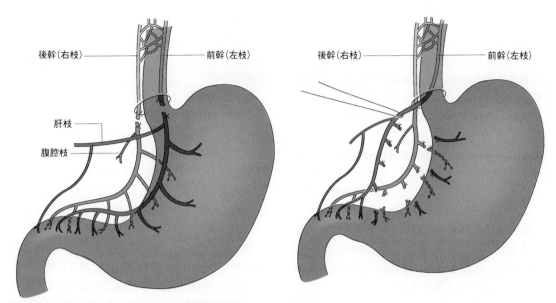

図2 全幹迷走神経切離(左)と近位迷走神経切離(右).
(Figure 46.1 in Mulholland MW. Gastroduodenal ulceration. In: Mulholland MW, Lillemoe KD, Doherty GM, et al., eds. Greenfield's Surgery : Scientific Principles and Practice. 4th ed. Baltimore, MD : Lippincott Williams & Wilkins, 2006 : 722-735)

るので注意し，下部食道を6cmの範囲で全周性に剝離して迷走神経の分枝を完全に切離する．

Kocher法で十二指腸の下行部を授動し，Heineke-Mikulicz法で幽門形成を行う．5cmの縦切開を胃の前庭部から始め，幽門を越えて十二指腸の球部まで進める．切開部の頭側と尾側に固定糸を置き，横縫合しやすくする(図1)．

閉鎖は1層縫合でも2層縫合でもよく，2層縫合のときは，内層は結節縫合で全層を閉鎖し，外層はLembert縫合で漿膜筋層を縫着する．代わりに4.8mmの高さのステイプルを装着した自動閉鎖器(TA-55)を使ってもよい．十二指腸に高度の瘢痕や炎症があるときは注意し，幽門形成の代わりに胃十二指腸吻合を行ってもよい．

落とし穴があり，食道の剝離は注意して行わないと，食道の損傷や穿孔を起こす．迷走神経の生検を忘れると，迷走神経を適切に切離したことを確認できない．胃を牽引するときは，注意しないと脾臓を損傷する．迷走神経切離のあとに食道裂孔を閉鎖するのを忘れると，食道裂孔ヘルニアの原因になる．

補足 「嘆きの神経」(criminal nerve of Grassi)は，食道の背側を少し離れて走行する迷走神経の後幹であり，手術中に見落としやすく，手術後に不完全な手技が明らか

になるので，外科医にとっても「罪つくりな神経」である．なお，胃十二指腸吻合には，Finney法とJaboulay法がある．
参照 『ゾリンジャー外科手術アトラス』「幽門形成，胃十二指腸吻合」(46～49ページ)．

迷走神経切離と前庭部胃切除(表3)

迷走神経切離と前庭部胃切除は，胃液の基礎分泌と刺激分泌をともに80%抑制する．利点はいろいろな状況に行えることであり，潰瘍の再発率も非常に低い．欠点は手術死亡率が高いことであり，全幹迷走神経切離や超選択的迷走神経切離よりも高く，Billroth Ⅰ法やⅡ法の再建に伴う術後合併症の危険性もある．

現在では，循環動態が安定している元気な患者で，薬剤抵抗性の潰瘍や解剖学的に特殊な潰瘍(大きな前庭部の潰瘍や幽門に瘢痕がある潰瘍)に対して行われる．

迷走神経切離の手技は，前述のとおりである．前庭部胃切除の手技は，大弯の下半分を遊離することから始め，胃大網動静脈の分枝を結紮・切離しながら，横行結腸の近位側から大網を切離する．十二指腸球部の後壁を膵臓から剝離し，小弯に沿って，胃の近位側で胃肝間膜を切開し，左胃動静脈を結紮・切離する．

表3 前庭部胃切除

1. 胃の大弯を遊離する．
2. 十二指腸球部を膵臓から剥離する．
3. 胃を前庭部で切離する．
4. 幽門の近くで右胃動脈を結紮・切離する．
5. 幽門の直下で十二指腸を切離し，断端を病理に提出する．
6. Billroth I 法か II 法で再建する．

胃を切除する目標は，前庭粘膜を完全に切除することであり，小弯で食道胃接合部と幽門の中間点を同定して切離線にする．4.8 mm の高さのステイプルを装着した自動切離器（GIA）を使って胃を切離する．

幽門の表面で右胃動脈を同定して結紮・切離し，十二指腸の後壁を 1.5 cm ほど膵臓から剥離してあとの操作をしやすくする．GIA を使って十二指腸を幽門の遠位側で切離し，断端を病理に提出して Brunner 腺があることを確認し，前庭粘膜が遺残しないようにする．

再建は胃十二指腸吻合（Billroth I 法）か胃空腸吻合（Billroth II 法）である．Billroth I 法は十二指腸に 1 cm 以上の健常部が必要であり，高度の瘢痕があるとむずかしいが，Billroth II 法は状況に指定がなく，いつでも行える．

Billroth I 法では，ステイプル線を切り取り，2 層縫合で胃と十二指腸を端端吻合する．内層は連続縫合で全層を閉鎖し，外層は結節縫合で漿膜筋層を縫着する．胃十二指腸吻合の「悲しみの角」には「冠縫合」を追加する．

Billroth II 法では，近位側の空腸ループを的確に選択し，結腸前ルートか結腸後ルートで残胃まで持ち上げる．結腸後で再建するときは，結腸間膜を閉鎖して内ヘルニアが起こらないようにする．残胃の断端と空腸ループが平行になるように並べ，2 層縫合で吻合する．胃空腸吻合の「悲しみの角」には「冠縫合」を追加し，ステイプル線が露出しているところは縫い込む．

落とし穴があり，前庭粘膜の切除が不完全になれば，吻合部潰瘍を生じる危険性が高くなる．Billroth II 法の再建では，十二指腸の断端をきちんと閉鎖しないと，漏れ（閉鎖不全）を生じて瘻孔形成や術後膵炎の原因になる．胃の大弯を牽引するとき，脾臓を損傷することもある．

補足 「悲しみの角」（angle of sorrow, Jammerecke）は，残胃を十二指腸や空腸を吻合するときの胃の小弯部であり，血管を処理しすぎると血行が悪くなり，とくに Billroth I 法で残胃が小さいと緊張がかかり，縫合不全が起こりやすい．この場所を補強するのが「冠縫合」（crown stitch）であり，胃壁に漿膜筋層縫合を追加して前壁と後壁を密着させる．

超選択的/近位側迷走神経切離（表4）

超選択的迷走神経切離の目標は，迷走神経の刺激による胃酸分泌を除去し，前庭と幽門の運動機能を温存することである．胃の受容的な弛緩は影響を受け，液体の排泄は加速されるが，固体の排泄は正常である．胃液の基礎分泌を 75% 抑制し，刺激分泌を 50% 抑制する．手術死亡（< 0.5%）と術後合併症は少ないが，潰瘍の再発率は高く，とくに経験が乏しい外科医は再発率が高い．

超選択的迷走神経切離の手技は，全幹迷走神経切離と同じように開始し，前幹（左枝）の最終枝である前胃枝（Latarjet 神経）を同定し，全周性に剥離する．網嚢を調べて膵臓に癒着してないことを確認し，胃大網動脈を温存しながら胃結腸間膜を切離する．

小網を小弯から切離し，胃角部から噴門部にかけて小弯に入る血管と神経の分枝をすべて 3-0 か 4-0 の絹糸で結紮・切離する．この切離は Latarjet 神経の「カラスの足跡」のすぐ近位側から始め，小弯に沿って近位側に進め，食道胃接合部の左側で終わる．

胃を反転させて小弯の後壁側を露出し，後幹（右枝）の最終枝である後胃枝（Latarjet 神経）を同定し，同様の方法で胃角部から噴門部にかけて小弯に入る血管と神経の分枝をすべて結紮・切離する．最後に下部食道を 5～7 cm の範囲で剥離して迷走神経の分枝を完全に切離する．

落とし穴があり，近位側迷走神経切離が不十分のときは，潰瘍が再発する．胃の小弯は注意して

表4 超選択的迷走神経切離

1. 小網を小弯から切離する．
2. 迷走神経に Penrose ドレーンを通し，緊張をかけて分枝を露出する．
3. 迷走神経の分枝を Latarjet 神経の「カラスの足跡」の近位側まで血管と一緒に結紮・切離する．
4. 下部食道を 6 cm の範囲で全周性に剥離し，「嘆きの神経」も完全に切離する．

剥離しないと，胃壁を損傷する危険がある．

補足 「Latarjet 神経」は，迷走神経の前幹(左枝)の前胃枝と後幹(右枝)の後胃枝からなる幽門洞枝である．「カラスの足跡」(crow's foot)は Latarjet 神経の口側端であり，幽門から近位側に向かって約 6 cm の距離にある．

注意事項

腹腔鏡による大網被覆があり，1 cm 以下の穿孔は腹腔鏡でも開腹法でもよい．消化性潰瘍穿孔の患者 121 人の臨床試験によると，腹腔鏡の患者は開腹法の患者に比べて，鎮痛薬の使用が少なく，入院期間が短く，社会復帰が早く，手術死亡・術後合併症(腹腔内液体貯留)・再手術の頻度は差がない．

潰瘍穿孔が大きいことがあり，2〜3 cm 以上の穿孔は標準的な術式がない．推奨できる修復法として，大網被覆(十二指腸瘻チューブ留置)・遊離大網充填・有茎空腸移植・空腸漿膜被覆・幽門側空置・胃半切除などがあり，患者の状態・穿孔の大きさ・腹腔内の汚染度・外科医の経験などで決まる．

胃癌の穿孔はまれであるが(<1％)，胃に穿孔がある患者は全員に生検を行って凍結標本を作製する．穿孔性胃癌に選択できる術式には，大網被覆・緊急胃切除・二期的胃切除がある．食道胃接合部の穿孔では，潰瘍を含めた胃亜全摘を行って Roux-en-Y 法で再建するか，迷走神経切離と前庭部胃切除を行う．

補足 アジア人は胃癌が多く，台湾の胃癌穿孔の調査(34人)では，88％に緊急胃切除を行い(残りは穿孔閉鎖)，手術死亡率は 20％，50％生存期間は 10 か月である(Arch Surg 1995；130：177-81)．日本人は早期胃癌が多く，日本の胃癌穿孔の集計(155人)では，ステージⅠが 19％，Ⅱが 12％，Ⅲが 30％，Ⅳが 39％であり，83％に緊急胃切除を行い，手術死亡率は 7％，5 年生存率は 40％，ステージⅠ/Ⅱに限ると 5 年生存率は 74％である(Am J Gastroenterol 1997；92：516-8)．

術後管理

ピロリ菌感染があれば 3 剤併用療法を行う．標準的な処方はアモキシシリン・クラリスロマイシン・オメプラゾールを 10〜14 日間投与し，あとで除菌を確認する．NSAIDs については担当医に相談する．

術後合併症には次のようなものがある．まずは潰瘍の早期再発による漏れであり，しばしば再手術が必要であり，適切に対処するには胃切除が必要になる．次は大網被覆で避けられなかった漏れであり，再手術が必要になり，胃切除を行って Billroth Ⅱ法で再建する．

手術まで 12 時間以上遅れた患者は，横隔膜下膿瘍や肝下膿瘍を起こす危険性があり，術後 8 日目になっても胃排泄遅延がある患者は，十二指腸閉塞(吻合部狭窄)を疑って調べる．そのほかの術後合併症として，創感染・肺炎・術後膵炎がある．

確実な潰瘍手術を行った患者では，次のような後遺症がある．まずは下痢であり，前幹迷走神経切離を行った患者の 5％〜10％に生じる．典型的には食後 1〜2 時間で生じ，ふつうはとくに治療せずに軽快する．

症状が続くときはコレスチラミン(胆汁酸吸着作用による整腸)やロペラミド(オピオイド受容体刺激による蠕動抑制)で症状は軽快する．薬物療法でも症状が軽快しないときは，手術を行って Traitz 靱帯から 100 cm 遠位側で逆蠕動の空腸を間置する方法がある．

次はダンピング症候群であり，胃切除・幽門形成・幽門筋切開を行った患者の 5％〜10％に生じる．早期ダンピングは食事を始めて 30〜60 分以内に起こり，晩期ダンピング食後 2〜3 時間たって起こる．

早期ダンピング症状は，腹痛・嘔気・嘔吐・下痢・発汗・動悸・疲労感・ふらつき・顔面紅潮であり，晩期ダンピング症状は，低血糖による空腹感・脱力感・疲労感・意識障害，交感神経緊張による振戦・頻脈・動悸・冷汗・顔面蒼白である．

ほとんど食事療法で軽快し，ときにオクトレオチド(ソマトスタチン様作用で消化管ホルモンを抑制)が有用であり，食前に投与すると，消化管症状と血管運動症状がともに改善する．薬物療法に抵抗性のダンピング症状に対して，救済処置としての手術があるが，実際には大部分の患者が保存的治療に反応するので，通常は行われない．

幽門機能が廃絶すると胆汁が胃に逆流し，アルカリの逆流による胃炎が 2％の患者に起こる．典型的な症状は食事によって軽快する心窩部痛と嘔気であり，コレスチラミンの薬物療法で症状が改善する．薬物療法で改善しない患者には手術療法があり，Billroth Ⅱ法の胃空腸吻合(Braun 吻合を併施)を行う方法，Roux-en-Y 法の胃空腸吻合を行う方法，Henley 法で順蠕動の空腸を間置す

る方法がある．

　食事を始めてすぐに生じる満腹感・心窩部膨満・嘔吐は，胃停滞（胃排泄遅延）であり，残胃が小さいことや手術後の麻痺が原因である．固形食排泄テストで診断し，消化管機能改善薬で治療し，薬物療法が成功しない患者には，ペースメーカーを装着する手術（gastric pacing）や残胃全摘を行うが，ふつう少量ずつ頻繁に食べれば小胃症状は改善する．

　Billroth Ⅱ法の再建では，空腸脚が狭窄すると輸入脚症候群や輸出脚症候群を起こす．輸入脚症候群は食後の心窩部痛と非胆汁性嘔吐が特徴的であり，症状は胆汁性嘔吐によって改善する．輸出脚症候群は心窩部痛・腹部膨満・胆汁性嘔吐が特徴的であり，どちらも再手術を行って治療する．

重要事項

- 早期診断と早期手術で予後が改善する．
- NSAIDsの服用歴を確認する．
- ピロリ菌感染を確認する．
- 手術の目標は穿孔の修復と腹腔の洗浄である．
- まれではあるが，一部の患者は確実な潰瘍手術が必要である．
- 胃の穿孔は胃癌の可能性を考慮する．

参考文献

Adachi Y, Mori M, Maehara Y, et al. Surgical results of perforated gastric carcinoma: an analysis of 155 Japanese patients. Am J Gastroenterol. 1997; 92: 516-518.
［訳者執筆論文］
　論文紹介　1985～1994年に日本で報告された胃癌穿孔患者（自験例を含む）の集計解析（N＝155）では，胃癌穿孔の頻度は0.49～3.64％（平均0.63％），平均年齢は61.5歳，男女比は3/1，進行度はステージⅠが18％，ステージⅡが12％，ステージⅢが30％，ステージⅣが40％，緊急手術は胃切除が83％，手術死亡率は7％，5年生存率は40％，予後因子は肉眼型・漿膜浸潤・リンパ節転移・ステージ・治癒度である．

Ashley SE, Evoy D, Daly JM. Stomach. In: Schwartz S, ed. Principles of Surgery. New York: McGraw-Hill, 1999: 1181.

Bank S, Marks IN, Louw JH. Histamine- and insulin-stimulated gastric acid secretion after selective and truncal vagotomy. Gut. 1967; 8: 36-41.

Cellan-Jones CJ. A rapid method of treatment in perforated duodenal ulcer. BMJ. 1929; 1: 1076-1077.

Crofts TJ, Park KG, Steele RJ, et al. A randomized trial of nonoperative treatment for perforated peptic ulcer. N Engl J Med. 1989; 320: 970-973.

Dempsey DT. Stomach. In: Brunicardi FC, Andersen DK, Billiar TR, et al., eds. Schwartz's Principles of Surgery. 9th ed. Columbus: McGraw-Hill, 2010: 889-948, Chapter 26.

Donovan AJ, Berne TV, Donovan JA. Perforated duodenal ulcer: an alternative therapeutic plan. Arch Surg. 1998; 133: 1166-1671.

Gabriel SE, Jaakkimainen L, Bombardier C. Risk for serious gastrointestinal complications related to use of nonsteroidal anti-inflammatory drugs. A meta-analysis. Ann Intern Med. 1991; 115: 787-796.

Gisbert JP, de la Morena F, Abraira V. Accuracy of monoclonal stool antigen test for the diagnosis of H. pylori infection: a systematic review and meta-analysis. Am J Gastroenterol. 2006; 101: 1921-1930.

Grabowski MD, Dempsey DT. Concepts in surgery of the stomach and duodenum. In: Scott-Conner C, ed. Chassin's Operative Strategy in General Surgery: An Explosive Atlas. New York: Springer Science Business Media, 2002.

Graham DY, Malaty HM. Alendronate and naproxen are synergistic for development of gastric ulcers. Arch Intern Med. 2001; 161: 107-110.

Grassi R, Romano S, Pinto A, et al. Gastro-duodenal perforations: conventional plain film, US and CT findings in 166 consecutive patients. Eur J Radiol. 2004; 50: 30-36.

Gunshefski L, Flancbaum L, Brolin RE, et al. Changing patterns in perforated peptic ulcer disease. Am Surg. 1990; 56: 270-274.

Gupta S, Kaushik R, Sharma R, et al. The management of large perforations of duodenal ulcers. BMC Surg. 2005; 5: 15.

Jordan PH Jr, Thornby J. Perforated pyloroduodenal ulcers. Long-term results with omental patch closure and parietal cell vagotomy. Ann Surg. 1995; 221: 479-486; discussion 486-488.

Lal P, Vindal A, Hadke NS. Controlled tube duodenostomy in the management of giant duodenal ulcer perforation: a new technique for a surgically challenging condition. Am J Surg. 2009; 198: 319-323.

Lanas A, Serrano P, Bajador E, et al. Evidence of aspirin use in both upper and lower gastrointestinal perforation. Gastroenterology. 1997; 112: 683-689.

Lanza FL. A guideline for the treatment and prevention of NSAID-induced ulcers. Members of the Ad Hoc Committee on Practice Parameters of the American College of Gastroenterology. Am J Gastroenterol. 1998; 93: 2037-2046.

Lee SC, Fung CP, Chen HY, et al. Candida peritonitis due to peptic ulcer perforation: incidence rate, risk factors, prognosis and susceptibility to fluconazole and amphotericin B. Diagn Microbiol Infect Dis. 2002; 44: 23-27.

Leodolter A, Wolle K, Peitz U, et al. Evaluation of a near-patient fecal antigen test for the assessment of Helicobacter pylori status. Diagn Microbiol Infect Dis. 2004; 48: 145-147.

Lew E. Peptic ulcer disease. In: Greenberger RBN, Burakoff R, eds. Current Diagnosis and Treatment: Gastroenterology, Hepatology, and Endoscopy. Columbus, OH: McGraw-Hill, 2009: 175-183.

Li-Ling J, Irving M. Therapeutic value of octreotide for patients with severe dumping syndrome-a review of randomised controlled trials. Postgrad Med J. 2001；77：441-442.

McColl KE. Clinical practice. Helicobacter pylori infection. N Engl J Med. 2010；362：1597-1604.

Moller MH, Shah K, Bendix J, et al. Risk factors in patients surgically treated for peptic ulcer perforation. Scand J Gastroenterol. 2009；44：145-152, 2 p following 152.

Mort JR, Aparasu RR, Baer RK. Interaction between selective serotonin reuptake inhibitors and nonsteroidal antiinflammatory drugs：review of the literature. Pharmacotherapy. 2006；26：1307-1313.

Roviello F, Rossi S, Marrelli D, et al. Perforated gastric carcinoma：a report of 10 cases and review of the literature. World J Surg Oncol. 2006；4：19.

Sarosi GA Jr. Dumping Syndrome. In：Johnson LR, ed. Encyclopedia of Gastroenterology. Academic Press, San Diego, CA, 2003：634-636.

Shan YS, Hsu HP, Hsieh YH, et al. Significance of intraoperative peritoneal culture of fungus in perforated peptic ulcer. Br J Surg. 2003；90：1215-1219.

Sharma SS, Mamtani MR, Sharma MS, et al. A prospective cohort study of postoperative complications in the management of perforated peptic ulcer. BMC Surg. 2006；6：8.

Silen W. Cope's Aarly Diagnosis of the Acute Abdomen. 19th ed. New York：Oxford University Press, 1996：xiv, 315 p., 24 p. of plates.

Siu WT, Leong HT, Law BK, et al. Laparoscopic repair for perforated peptic ulcer：a randomized controlled trial. Ann Surg. 2002；235：313-319.

論文紹介 中国の臨床試験（N＝130）では，消化性潰瘍穿孔の大網充填を腹腔鏡手術と開腹手術に割りつけると，手術時間は42分と52分，術後合併症は創イベントが8％と14％，肺炎が0％と12％，腹腔内滲出液貯留が3％と0％，再手術が8％と2％であり，疼痛スコアは1日目が3.5と6.4，3日目が1.6と3.3，鎮痛薬注射の中央値は0回と6回，入院日数の中央値は6日と7日，日常生活への復帰は10.4日と26.1日で差がある．

Svanes C, Lie RT, Svanes K, et al. Adverse effects of delayed treatment for perforated peptic ulcer. Ann Surg. 1994；220：168-175.

Wolfe MM, Lichtenstein DR, Singh G. Gastrointestinal toxicity of nonsteroidal antiinflammatory drugs. N Engl J Med. 1999；340：1888-1899.

Wong CH, Chow PK, Ong HS, et al. Posterior perforation of peptic ulcers：presentation and outcome of an uncommon surgical emergency. Surgery. 2004；135：321-325.

Yamada TA, Alpers DH, Kaplowitz N, et al. Textbook of Gastroenterology. 4th ed. Philadelphia, PA：Lippincott Williams & Wilkins, 2003.

7 胃癌
Gastric Cancer

SRINIVAS KAVUTURU, JUSSUF T. KAIFI, and KEVIN F. STAVELEY-O'CARROLL

> **症例**
>
> 52歳の男性．心窩部不快感と嚥下障害で来院．6か月前に発症し，2回の黒色便があり，3か月で14kgの体重減少がある．既往歴は高血圧・高脂血症・前立腺肥大症・虫垂切除（小児期）．生活歴はビール8本/日とタバコ30箱年（pack-year）．家族歴は心臓病と高血圧．服薬歴はメトプロロール（β遮断薬）・アトルバスタチン（HMG-CoA還元酵素阻害薬）・タムスロシン（α_1受容体拮抗薬）・オメプラゾール（H_2受容体拮抗薬）．薬物アレルギー歴なし．

■ 鑑別診断

この男性は年齢と症状（嚥下障害・体重減少・黒色便）から，鑑別診断の最初に胃癌と食道癌を挙げるべきであるが，ほかの診断も考慮する．良性疾患には食道炎・胃炎・消化性潰瘍・食道静脈瘤があり，悪性疾患には胃癌と食道癌のほかに，MALTリンパ腫・悪性リンパ腫・消化管間質腫瘍（GIST）がある．

■ 精密診査

徹底的な問診と診察，血液検査と画像検査，侵襲的検査（内視鏡）を行う．悪性疾患と判明したときは精密診査を進め，病気の進行度（臨床ステージ）と患者の手術リスクを明らかにする．胃の手術の既往と消化管癌の家族歴（Lynch症候群・BRCA2変異・家族性大腸腺腫症）は，悪性疾患を示唆する．

悪性疾患の患者は大部分が診察で異常がない．陽性所見があるのは局所進行癌か転移性癌がある患者であり，腹部腫瘤触知・転移性肝腫大・両側性卵巣腫瘍（Krukenberg腫瘍）・左鎖骨上窩リンパ節腫大（Virchow転移）・臍周囲結節（Sister Mary Joseph結節）・骨盤腹膜播種（Blummer shelf/Schnitzler）・黄疸・腹水・腸閉塞である．腫瘍随伴症候群には，血栓性静脈炎・黒色表皮腫・遠心性環状紅斑・皮膚筋炎・類天疱瘡・脂漏性角化症がある．

悪性疾患が疑われるときに選択すべき診断的検査は内視鏡である．内視鏡による胃癌の診断精度は98％であり，無作為抽出した患者100人の研究では，感度と特異度は内視鏡が92％と100％，二重造影が54％と91％であり，内視鏡のほうが精度は高く，二重造影は良性潰瘍と悪性潰瘍を識別できない．

臨床ステージは，腫瘍の局所進展・リンパ節転移・遠隔転移である．画像検査には，CT検査・超音波内視鏡（EUS）・ポジトロン断層法（PET）・磁気共鳴画像法（MRI）・腹腔鏡検査がある．腹部CTは肝転移（≧1cm）・塊状リンパ節腫大・他臓器転移・腹水・周囲臓器浸潤（切除不能）の決定に有用であり，他臓器合併切除が必要なときに切除範囲を予定するのにも役立つ．ただし，腹膜播種と小さい肝転移（＜1cm）の検出には限界がある．噴門癌のときは胸部CTを行い，縦隔進展を評価する．

EUSは深達度（T因子）と所属リンパ節転移（N因子）を評価でき，精度は約80％である．技術的に熟練が必要であるが，EUSガイド下針生検（FNA）を行うこともでき，リンパ節腫大・少量の腹水・遠隔転移（肝臓や縦隔リンパ節）を調べれば，臨床ステージの診断が正確になり，不必要な開腹が避けられる．

胃癌の術前ステージ診断はPET-CTで改善し，約20％の患者が治療方針を修正している．PET-CTはPT単独やCT単独と比べて術前ステージ診断の精度が高く，リンパ節転移状況を把

握して治癒切除が可能な患者の選択に役立つ．肝転移の診断に関しても，PET-CT は最も感度が高い非侵襲的検査である．

手術前に診断的腹腔鏡（腹腔鏡検査）を行うと，いくつか利点がある．CT 検査で治癒切除が可能と判断した患者の約40％に小さい肝転移（＜0.5 cm）や腹膜播種が同定でき，腹水や腹腔洗浄液を細胞診に提出して腹腔内の遊離癌細胞を調べることもでき，噴門狭窄や幽門狭窄がある患者の空腸に栄養チューブを留置することもでき，進行胃癌患者の試験開腹を回避することで緩和ケアにも役立つ．

現在では，胃癌の場所や進展（噴門癌や胃全体癌）で腹膜播種の可能性がある患者と，非侵襲的検査で切除不能の進展や転移がある患者は，ステージ診断のために腹腔鏡検査を行う．胃癌のステージ診断における腹腔鏡下超音波検査の意義は，そのうち系統的レビューによって明らかになるだろう．

患者の手術リスクには，栄養状態・心機能・呼吸機能・脳機能が含まれ，問診・診察・検査で評価し，併存疾患があれば状態を改善させる．

この臨床シナリオの患者は，問診と診察でとくに異常がなく，特別な家族歴もなかった．上部消化管内視鏡検査では，噴門直下に不整形の腫瘍があり，生検で中分化管状腺癌であり，診断は食道胃接合部癌（Siewert Ⅲ型）であった．

胸部・腹部・骨盤の造影 CT では，食道胃接合部直下の胃壁肥厚と少数の胃周囲リンパ節腫大（＜1 cm）があり，他臓器浸潤・遠隔転移・腹膜播種はなかった．PET-CT では，CT で指摘された病変に一致する噴門側胃に集積があり，胃周囲リンパ節にも集積があり，転移と診断された．EUS では，腫瘍は筋層に浸潤しており（T2），EUS-FNA では，胃周囲リンパ節に腺癌の転移があった（N1）．

補足 食道胃接合部癌（esophagogastric cancer）の Siewert 分類は，腫瘍の中心が食道胃接合部から食道側＞1 cm であればⅠ型，食道側 1 cm〜胃側 2 cm にあればⅡ型，胃側 2〜5 cm にあればⅢ型であるが，日本の取扱い規約では，腫瘍の中心が食道胃接合部の上下 2 cm 以内にある癌としている．

■ 診断と治療

胃癌の診断は生検の組織検査か，胃腫瘍の擦過や洗浄による細胞検査で診断を確定する．胃癌の病理診断には2つの有名な分類があり，1つは Lauren 分類であり，腸型（intestinal type）とびまん型（diffuse type）に分けている．腸型は慢性萎縮性胃炎（ピロリ菌胃炎と自己免疫性胃炎）を背景に発生するが，びまん型は環境の影響が少なく，正常腺管内の1つの細胞が遺伝子変異を起こして発生する．

もう1つは WHO 分類であり，乳頭状腺癌・管状腺癌・低分化腺癌・印環細胞癌・粘液癌という5つの組織型に分けている．胃癌のステージ診断は，米国がん合同委員会（AJCC）の推奨に基づいた TNM 分類が使われており，2010年の第7版では，「R」は切除断端（resection margin）の状態を示しており，R0 は断端陰性，R1 は顕微鏡的遺残，R2 は肉眼的遺残である［訳注：取扱い規約で「R」は腫瘍遺残（residual tumor）であり，切除断端は近位断端（proximal margin）と遠位断端（distal margin）である］．

胃癌は外科的切除が治療の主体である．ただし，手術・照射・薬物療法を併用した集学的治療が有効であり，とくに局所進行胃癌に有効である．臨床的には，早期癌・局所進行癌・切除不能癌・転移性癌に分けられる［訳注：日本は早期癌と進行癌に大別しており，診療現場では誤解や混乱を招く］．

早期癌の患者では，胃切除とリンパ節郭清（D1/D2）が標準治療であり，一部の患者には内視鏡的粘膜切除（EMR）も行われているが，標準治療ではない［訳注：日本ではリンパ節転移がない粘膜内癌は，2 cm 以下の高分化型で潰瘍や瘢痕がなければ，内視鏡治療（EMR/ESD）の適応である］．

局所進行癌で切除可能な患者では，最近の研究は術前化学療法（neoadjuvant chemotherapy）を支持しており，最近の臨床試験によると，術前化学療法の患者は，治癒切除（R0）の頻度が高く，局所再発率が低く，生存率が高い（MAGIC trial）［訳注：文献は J Clin Oncol 2010；28：5210-8］．

局所進行癌で切除不能な患者では，化学療法や化学照射療法を行い，意図的に治癒切除可能な病変に進行度を落とす戦略（downstaging）があるものの標準化された方法ではない．転移性癌の患者では，症状と全身状態によって緩和ケアが必要である［訳注：日本の診療ガイドラインでは，「M1」の治療選択は「化学療法・放射線療法・緩和手術・対症療法」となっている］．

胃切除を受けた患者では，術後化学療法（adjuvant chemotherapy）を行い，国際総合がん情報（NCCN）のガイドラインでは，局所進行胃癌（T3/T4）やリンパ節転移陽性胃癌の治癒切除（R0）では，5-FU を使った化学療法が推奨されている［訳注：日本の診療ガイドラインでは，T3/N0 を除く病理ステージⅡ/Ⅲが術後補助化学療法の対象であり，薬剤は 5-FU/UFT/TS-1/CDDP/CPT-11/MTX/DTX/PTX など多数ある］．

> 補足 胃癌は2つのタイプがあり，肉眼的には1923年にBorrmann が限局型（localized）と浸潤型（infiltrative）に分類し，組織学的には1965年に Lauren が腸型（intestinal type）とびまん型（diffuse type），1977年に Ming が膨張型（expanding type）と浸潤型（infiltrating type），1982年に菅野＆中村が分化型（differentiated）と未分化型（undifferentiated）に分類した．いわゆる高分化型は高齢男性・萎縮性胃炎・腸上皮化生・限局型・膨張性発育・腺腔形成・血行転移（肝転移），低分化型は若年女性・正常粘膜・浸潤型・間質線維化・腹膜播種（卵巣転移）などの特徴がある．

手術方法（表1）

胃の切除範囲は手術の計画で非常に重要である．胃癌は粘膜下と漿膜下のリンパ管を進展する性質があり，切除断端を5cm以上とるのがよい．治癒切除（R0）の条件は，断端が顕微鏡的に陰性であり，所属リンパ節を一括切除し，直接浸潤がある周囲臓器（たとえば膵尾部や脾臓）を合併切除することなので，腫瘍がある場所・リンパ節転移の状態・周囲臓器への浸潤によって適切な術式を選択する．

近位側の胃癌（上部1/3）とSiewertⅢ型の食道胃接合部胃癌は，胃全摘と食道空腸吻合による再建を行う．広い範囲で食道浸潤があるSiewertⅠ型の胃癌は，経横隔膜的下部食道切除と胸部食道胃管吻合（胸腔内）か開胸下食道亜全摘と頸部食道胃管吻を行う．

軽度の食道浸潤があるSiewertⅡ型の食道胃接合部胃癌は，経験豊富な外科医が術中診断で断端を評価して胃全摘か経横隔膜的下部食道切除を行う．遠位側の胃癌（下部2/3）は，幽門側胃切除とBillrothⅡ法かRoux-en-Y法の再建を行う．

リンパ節郭清の範囲は異論がある．いくつかの臨床研究では，血管周囲リンパ節郭清（D2）は術後合併症や手術死亡が多く，ヨーロッパの臨床試験では，長期生存率は胃周囲リンパ節郭清（D1）と差がなく，AJCCの現在のガイドラインでは，15個以上のリンパ節を郭清して病理に提出し，正確なステージ診断を行うことになっている（表2，表3）．

私たちの好みと経験から，術前化学療法を行ったあとに，胃切除とリンパ節郭清（D2）を行っている．腫瘍の進展によっては遠位側膵切除や脾臓摘出（膵脾合併切除）を行い，切除断端が陰性の治癒切除（R0）になる機会を最大にするとともに，正確なステージ診断に必要な数のリンパ節を病理に提出している．

この臨床シナリオの患者は，SiewertⅢ型の中分化管状腺癌であり，進行度はT3・N1・M0，ステージⅡBであり，切除可能な局所進行胃癌と言える．集学的治療の一環としてエトポシド・シスプラチン・フルオロウラシルを併用した術前化学療法を行い，手術は胃全摘と食道空腸吻合の再建を行った．

患者を仰臥位にするが，食道胃接合部胃癌のときは右開胸や頸部操作の可能性も考えた体位にする．下顎部から恥骨結合まで消毒して敷布をかける．上腹部正中切開を加えるが，胃全摘のときは大部分が剣状突起から臍直下まで切開する．

固定式開創器（Thompson）をかけ，食道胃接合部を十分に露出する．腹腔内を注意深く検索し，肝転移と腹膜播種を除外し，周囲臓器への局所進展を調べ，切除可能であることを確認して切除範囲を決める．

表1 胃全摘
1. 上腹部正中切開を加え，腹腔内を十分に検索する．
2. 食道と食道胃接合部を授動し，横隔膜脚の切除断端を十分にとる．
3. 大網と網嚢を一緒に横行結腸から分離する．
4. 短胃動静脈を切離し，腹腔動脈・脾動脈・総肝動脈を露出し，リンパ節を郭清する．
5. 左胃動脈・右胃動脈・左胃大網動脈・右胃大網動脈を根部で結紮・切離する．
6. 食道と十二指腸を切離して胃を摘出する．
7. 食道空腸吻合と空腸空腸吻合を行って再建する．

- **落とし穴**
  - 左肝動脈（副肝動脈）が左胃動脈から分枝している（15％〜20％）．
  - 脾臓を損傷する．
  - 食道の断端が陽性になる．
  - 十二指腸の断端が虚血になる．

表2 胃癌のTNM分類（AJCC）

原発巣（T）	
TX	評価不能
T0	病巣なし
Tis	非浸潤癌：上皮内癌で粘膜固有層への浸潤がない
T1a	粘膜固有層や粘膜筋板までの浸潤
T1b	粘膜下層への浸潤
T2	固有筋層までの浸潤
T3	漿膜下層への浸潤
T4a	漿膜（臓側腹膜）への浸潤
T4b	周囲臓器への浸潤
所属リンパ節（N）	
NX	評価不能
N0	リンパ節転移なし
N1	リンパ節転移が1〜2個
N2	リンパ節転移が3〜6個
N3a	リンパ節転移が7〜15個
N3b	リンパ節転移が16個以上
遠隔転移（M）	
M0	遠隔転移なし
M1	遠隔転移あり
組織学的分化度（G）	
GX	評価不能
G1	高分化（well）
G2	中分化（moderately）
G3	低分化（poorly）
G4	未分化（undifferentiated）

補足　「G4 未分化」は腺癌と判定できない癌のことであり，菅野＆中村の2分類で分化型に対する「未分化型」は意味が異なり，誤解されやすい．

表3 胃癌のTNM分類（AJCC）

ステージ	原発巣	リンパ節	遠隔転移
0	Tis	N0	M0
IA	T1	N0	M0
IB	T2	N0	M0
	T1	N1	M0
IIA	T3	N0	M0
	T2	N1	M0
	T1	N2	M0
IIB	T4a	N0	M0
	T3	N1	M0
	T2	N2	M0
	T1	N3	M0
IIIA	T4a	N1	M0
	T3	N2	M0
	T2	N3	M0
IIIB	T4b	N0	M0
	T4b	N1	M0
	T4a	N2	M0
	T3	N3	M0
IIIC	T4b	N2	M0
	T4b	N3	M0
	T4a	N3	M0
IV	anyT	anyN	M1

補足　9つの分類に22のパターンがありややこしい．日常診療では，①筋層を越えているか，②リンパ節転移があるか，③高分化型か低分化型かが重要であり，高分化型はリンパ節転移があると予後不良（肝転移），低分化型は筋層を越えていると予後不良（腹膜播種）である（Cancer 2000；89：1418-24）．

　左肝動脈に注意しながら，胃肝間膜（小網）を肝臓の近くで切開し，もし副肝動脈があれば温存する．左右の横隔膜脚を開き，途中で横隔静脈を切離し，噴門周囲リンパ節を一括して摘出しながら，食道と胃底部の周囲で剥離を進める（図1）．
　大網と小腹膜嚢（網嚢）を一緒に横行結腸から分離し，胃の大弯に沿って脾臓の近くで短胃動静脈を切離するが（図2），超音波メスを使うとやりやすい．
　腹腔動脈・脾動脈・総肝動脈を露出し，左胃動脈のリンパ節も郭清する．左胃動脈・右胃動脈・左胃大網動脈・右胃大網動脈を根部で結紮・切離してリンパ節を郭清する．自動切離器（GIA）を使って幽門静脈から2〜3 cm離れたところで十二指腸を切離する（図3）．
　食道胃接合部を授動し，自動切断器（TA）を使って食道を切断する．切除標本を病理に提出し，近位側と遠位側の断端を凍結標本で評価し，完全に切除できていることを確認する．
　胃全摘後の再建はRoux-en-Y法による食道空腸吻合であり，自動吻合器（EEA）を使って端側吻合を行う（図4）．代わりに手縫い吻合でもよく，食道に空腸パウチを吻合してもよい．栄養チューブを空腸に必ず留置し，十二指腸断端と食道空腸吻合部に閉鎖式吸引ドレーンを留置する．
　胃切除ではいくつか落とし穴に気をつける．胃肝間膜には左肝動脈（副肝動脈）が15％〜20％の頻度で存在し，ときに肝左葉を支配する唯一の動脈であるため，結紮すると虚血になる．脾臓や周囲の血管を損傷すると，ときに出血をコントロールするために脾臓摘出が必要になる．胃全摘で近位側の切除断端が陽性のときは，下部食道の追加切除が必要になる．

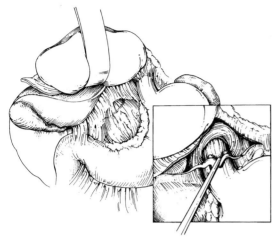

図1 胃全摘：腹膜反転を横隔膜から剥がして食道裂孔部を授動する．
(From Fischer et al. Mastery of Surgery. 5th ed. Philadelphia, PA：Lippincott Williams & Wilkins, 2007, with permission.)

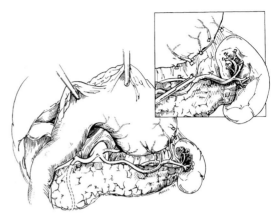

図2 胃全摘：脾臓の近くで短胃動静脈を切離する．
(From Fischer et al. Mastery of Surgery. 5th ed. Philadelphia, PA：Lippincott Williams & Wilkins, 2007, with permission.)

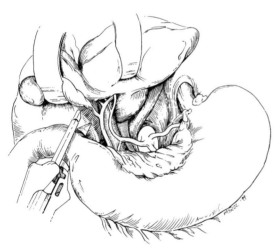

図3 胃全摘：自動切離器(GIA)で十二指腸を切離する．
(From Fischer et al. Mastery of Surgery. 5th ed. Philadelphia, PA：Lippincott Williams & Wilkins, 2007, with permission.)

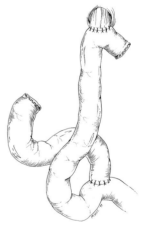

図4 胃全摘：Roux-en-Y法による再建が完成する．
(From Fischer et al. Mastery of Surgery. 5th ed. Philadelphia, PA：Lippincott Williams & Wilkins, 2007, with permission.)

　食道胃接合部の胃癌に対して経横隔膜的食道切除を行った患者で近位側の切除断端が陽性のときは，食道亜全摘が必要になり，再建は結腸間置や空腸間置になる．GIAを使って十二指腸を切離した断端には，縫合を追加して補強する必要はないが，断端の血行がよくないときは漿膜筋層縫合(Lembert縫合)をかけ，悲惨な術後合併症である十二指腸断端の漏れを予防する．

　補足　日本は伝統的に膵脾合併切除や広範囲リンパ節郭清(D3/D4)などの拡大手術を行ってきたが，欧米は懐疑的に臓器温存手術や縮小リンパ節郭清を行っており，1990年代前半にオランダとイギリスで日本の外科医が参加して臨床試験(D1郭清 vs D2郭清)が行われたが，短期成績でD2郭清は手術死亡・術後合併症・再手術が多く，長期成績で全生存率に差がなく，D2手術が否定された(N Engl J Med 1999；340：908-14, Br J Cancer 1999；79：1522-30)．その後の解析では，D2郭清(膵脾温存)は手術死亡や術後合併症が少なく，生存率の向上が期待されることが明らかになり(Lancet Oncol 2010；11：439-49, Br J Surg 2015；102：1388-93)，現在ではD2郭清が標準術式になっている．ステージには外科医が郭清するリンパ節の数だけでなく，病理医が検鏡する

リンパ節の数も影響するため(ステージ移動，Will Rogers現象)，十分な数(≧15)のリンパ節を病理に提出しないといけない．
参照『消化器外科のエビデンス』「胃手術」(4～7ページ)，『外科医のためのエビデンス』「消化器がん手術：リンパ節郭清で再発が減るか」(119～124ページ)，『ゾリンジャー外科手術アトラス』「胃全摘」(80～95ページ)．

注意事項

胃体部に広がる食道胃接合部の胃癌で近位側に5 cmの切除断端を確保できないときは，下部食道合併切除が必要になり，再建は結腸間置を利用する．左結腸動静脈の上行枝の血流による左側結腸を使い，結腸切除の既往がある患者や結腸憩室が多数ある患者は空腸間置を利用する．

術後管理

手術中に食道空腸吻合部を越えて経鼻胃管を挿入しておき，手術後は間欠的に低圧で吸引する．早期回復には疼痛管理と早期離床が重要であり，術後2日目に経腸栄養を開始する．術後4日目にドレーンのビリルビン値とアミラーゼ値が血清値の3倍以下であることを確認したら，ドレーンを抜去する．

食道空腸吻合の漏れ(吻合不全)がないことを確認したら，経口摂取を開始する．吻合不全が疑われるときは，経口造影を行って漏れがないことを確認する．

少量ずつ頻繁に食べる習慣を身につけるには，栄養士の指導が役立つ．術後合併症がなければ，術後6～7日目に自宅に退院できる．胃全摘を受けた患者は，鉄・総合ビタミン薬・ビタミンB_{12}の補給(B_{12}は筋肉内注射)がずっと必要である．

重要事項

- 上部消化管内視鏡で診断し，超音波内視鏡で深達度とリンパ節転移を評価する．
- PET-CTはリンパ節転移と遠隔転移の診断に有用な機器として普及している．
- Siewert Ⅱ型の食道胃接合部胃癌は，大部分が食道癌に似た治療になる．
- 局所進行胃癌は，術前化学療法が生存率の向上に役立ち，多くの外科医と腫瘍医が勧めている．
- 近位側の胃癌(胃上部1/3)は，胃全摘とRoux-en-Y法による食道空腸吻合が標準術式である．
- NCCNの現在のガイドラインでは，D2郭清を行って15個以上のリンパ節を病理に提出し，正確なステージ診断を行う．
- 局所進行胃癌は，術後化学療法と照射療法が勧められる．

参考文献

Ajani JA, Komaki R, Putnam JB, et al. A three-step strategy of induction chemotherapy then chemoradiation followed by surgery in patients with potentially resectable carcinoma of the esophagus or gastroesophageal junction. Cancer. 2001；92(2)：279-286.

Avella D, Garcia L, Staveley-O' Carroll K, et al. Esophageal extension encountered during transhiatal resection of gastric or gastroesophageal tumors：attaining a negative margin. J Gastrointest Surg. 2009；13(2)：368-373.

Bonenkamp JJ, Hermans J, Sasako M, et al. Extended lymph-node dissection for gastric cancer. N Engl J Med. 1999；340(12)：908-914.

Bozzetti F, Bonfanti G, Bufalino R, et al. Adequacy of margins of resection in gastrectomy for cancer. Ann Surg. 1982；196(6)：685-690.

Cascinu S, Scartozzi M, Labianca R, et al. High curative resection rate with weekly cisplatin, 5-fluorouracil, epidoxorubicin, 6S-leucovorin, glutathione, and filgastrim in patients with locally advanced, unresectable gastric cancer：a report from the Italian Group for the Study of Digestive Tract Cancer (GISCAD). Br J Cancer. 2004；90(8)：1521-1525.

Chen J, Cheong JH, Yun MJ, et al. Improvement in preoperative staging of gastric adenocarcinoma with positron emission tomography. Cancer. 2005；103(11)：2383-2390. Chua YJ, Cunningham D. The UK NCRI MAGIC trial of perioperative chemotherapy in resectable gastric cancer：implications for clinical practice. Ann Surg Oncol. 2007；14(10)：2687-2690.

Cunningham D, Allum WH, Stenning SP, et al. Perioperative chemotherapy versus surgery alone for resectable gastroesophageal cancer. N Engl J Med. 2006；355(1)：11-20.

論文紹介 イギリスの臨床試験(N＝503)では，切除可能な胃癌(下部食道腺癌を含む)を手術単独と化学療法併用(エピルビシン・シスプラチン・フルオロウラシル)に割りつけると，中央値49か月の追跡で5年生存率は23%と36%，局所再発は21%と14%，遠隔転移は37%と24%，死亡は67%と60%で差があり，化学療法による再発のリスク比は0.66[0.53-0.81]，死亡のリスク比は0.75[0.60-0.93]である．

Cuschieri A, Fayers P, Fielding J, et al. Postoperative morbidity and mortality after D1 and D2 resections for gastric cancer：preliminary results of the MRC randomized controlled surgical trial. The Surgical Cooperative Group. Lancet. 1996；347(9007)：995-999.

Dooley CP, Larson AW, Stace NH, et al. Double-contrast barium meal and upper gastrointestinal endoscopy. A comparative study. Ann Intern Med. 1984 ; 101(4) : 538-545.

Ganpathi IS, So JB, Ho KY. Endoscopic ultrasonography for gastric cancer : does it infl uence treatment? Surg Endosc. 2006 ; 20(4) : 559-562.

Gotoda T, Iwasaki M, Kusano C, et al. Endoscopic resection of early gastric cancer treated by guideline and expanded National Cancer Centre criteria. Br J Surg. 2010 ; 97(6) : 868-871.

Kinkel K, Lu Y, Both M, et al. Detection of hepatic metastases from cancers of the gastrointestinal tract by using noninvasive imaging methods (US, CT, MR imaging, PET) : a meta-analysis. Radiology. 2002 ; 224 (3) : 748-756.

Lee YT, Ng EK, Hung LC, et al. Accuracy of endoscopic ultrasonography in diagnosing ascites and predicting peritoneal metastases in gastric cancer patients. Gut. 2005 ; 54(11) : 1541-1545.

Power DG, Schattner MA, Gerdes H, et al. Endoscopic ultrasound can improve the selection for laparoscopy in patients with localized gastric cancer. J Am Coll Surg. 2009 ; 208(2) : 173-178.

Saikawa Y, Kubota T, Kumagai K, et al. Phase II study of chemoradiotherapy with S-1 and low-dose cisplatin for inoperable advanced gastric cancer. Int J Radiat Oncol Biol Phys. 2008 ; 71(1) : 173-179.

Sarela AI, Lefkowitz R, Brennan MF, et al. Selection of patients with gastric adenocarcinoma for laparoscopic staging. Am J Surg. 2006 ; 191(1) : 134-138.

Smith JW, Moreira J, Abood G, et al. The infl uence of (18) fl ourodeoxyglucose positron emission tomography on the management of gastroesophageal junction carcinoma. Am J Surg. 2009 ; 197(3) : 308-312.

Yang SH, Zhang YC, Yang KH, et al. An evidence-based medicine review of lymphadenectomy extent for gastric cancer. Am J Surg. 2009 ; 197(2) : 246-251.

8 消化管間質腫瘍(GIST)
Gastrointestinal Stromal Tumor

JOHN B. AMMORI and RONALD P. DEMATTEO

症例

68歳の男性．早期満腹感と上腹部痛で来院．高血圧と高脂血症で服薬しているが，健康である．4〜5週間前から食事に伴う早期満腹感と上腹部の鈍痛を生じ，徐々に増悪した．制酸薬(PPI)を服用しても改善せず，最近2週間で症状がひどくなり，かかりつけ医に相談した．手術歴はなく，系統的な問診でほかに症状はなく，バイタルサインは正常である．診察では，上腹部に腫瘤を触れるが，リンパ節腫大や黄疸はない．腹部と骨盤の造影CTでは，左上腹部に胃底部と連続する大きな腫瘤があり，内部が不均一で一部に壊死を伴うが，遠隔転移はない(図1)．

▌鑑別診断

胃腫瘍の鑑別診断には，胃癌(腺癌)・消化管間質腫瘍(GIST)・平滑筋腫・平滑筋肉腫・胃リンパ腫・神経内分泌腫瘍(NET)が挙げられる．

この臨床シナリオの患者では，腫瘍が大きく胃壁外に発育しており，腹腔内に進展していないことから，胃癌とNETは考えにくい．身体診察と画像検査でリンパ節腫大がないので胃リンパ腫も考えにくい．平滑筋腫は境界が明瞭で内部が均一であり，この患者では考えにくい．

なお，胃壁外に発育する大きな腫瘍で内部が不均一で壊死を伴うときは，悪性のGISTか平滑筋肉腫である[訳注：切除が容易で予後が良好な平滑筋芽腫 leiomyoblastoma のこともある]．

▌精密診査

上部消化管内視鏡検査では，胃体部に粘膜下腫瘍があり，腫瘍を被覆する粘膜の生検で病的な所見はなかった．超音波内視鏡(EUS)では，胃壁に連続する内部が不均一な腫瘍があり，胃周囲のリンパ節に腫大はなく，穿刺細胞診(FNA)で紡錘形の細胞が見られたが，免疫組織化学的検査は行わなかった．

この患者のように，ふつう粘膜下腫瘍は生検で診断できない．胃粘膜にびらんや出血があれば，生検で診断がつくこともある．EUSは必須ではないが，患者によっては腫瘍の進展を評価するのに有用である．

手術できる患者の切除できる腫瘍であれば，針生検は不要であり，生検による出血・破裂・腫瘍播種を避ける．細い針(fine needle)や太い針(core needle)による生検が必要なのは，切除できない腫瘍や転移がある腫瘍，術前化学療法を行う腫瘍，リンパ腫(化学療法の適応)を疑う腫瘍である．

腹部と骨盤のCT検査は，局所の進展と遠隔転移を評価するのに重要である．典型的な所見は，内部が不均一な大きな腫瘍であり，胃壁外に発育して血管に富む．肝転移と腹膜播種を起こしやすいので，肝臓と腹膜を注意深く評価する(図1)．

▌診断と治療

アメリカでは1年間に3,000人のGISTが診断されている．GISTは胃に最も多く，60%は胃に生じ，30%は空腸か回腸に生じ，残りは5%が十二指腸，5%が直腸に生じる．

GISTの症状は大きさと場所で決まる．ふつうは胃壁外からの圧迫症状であり，嘔気・むかつき・早期満腹感・腹部膨満感・腹痛などの非特異的な症状である．約30%は無症状で偶然に発見される．症状がある患者の腫瘍は平均9cmであるが，無症状の患者の腫瘍は平均3cmである．

臨床的に不顕性の消化管出血を生じ，小球性貧血を呈することがあり，一部の患者では粘膜に潰瘍を生じたり腹腔内に穿破したりして，明らかな出血症状を呈することもある．

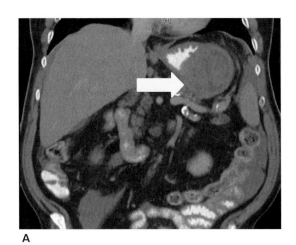 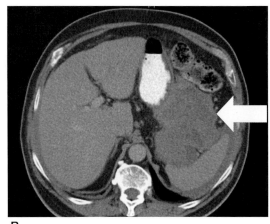

図1 腹部CT(冠状面). 左上腹部に胃底部と連続する大きな腫瘤(矢印)があり, 内部が不均一で一部に壊死を伴うが, 肝転移や腹膜播種はない.

　GISTの組織型は3種類あり, 紡錘細胞型(70％)・類上皮細胞型(20％)・混合型(10％)に分けられる. 診断の確定には, KIT受容体チロシンキナーゼ(CD117抗原)の発現を免疫組織学的に証明する.

　GISTの95％はKIT陽性であり, KIT陰性のGISTは80％が血小板由来成長因子受容体(PDGFRA)に変異がある. KITの遺伝子変異が見られる領域はエクソン11が多く(70％), エクソン9もあるが(10％), エクソン13やエクソン17はまれである.

　GISTの治療は手術が主体である. 目標は断端が陰性の切除であり, 原発巣の臓器の区域切除でよい. たとえば胃のGISTは形式的な胃切除や胃全摘ではなく, 解剖学的に可能であれば胃区域切除を行う.

　腫瘍が周囲臓器に癒着しているときは, 合併切除を行って切除断端が陰性になるようにする. リンパ節転移は非常にまれであり, リンパ節郭清をルーチンに行う必要はない. ただし, 所属リンパ節に転移が疑われるときは, リンパ節郭清を行う.

　GISTの補助療法はイマチニブが主体である. チロシンキナーゼを阻害する分子標的薬であり, KITを競合的に抑制する. 抗腫瘍効果は部分奏効(PR)が65％, 不変(NC)が25％であり, エクソン11に変異がある腫瘍はエクソン9に変異がある腫瘍に比べて部分奏効が高い(75％ vs 45％).

　治癒切除後の補助療法としてのイマチニブは第Ⅲ相臨床試験で検証されており, プラセボを対照群にした二重盲検法による多施設共同のランダム化比較試験によると, 1年無再燃生存率はイマチニブ群がプラセボ群より有意に高い(98％ vs 83％)[訳注:参考文献のLancet 2009;373:1097-1104]. イマチニブは1年投与後6か月たつと再発が増えるため, 現在は長期投与を検証する臨床試験が行われている.

　大きなGISTで他臓器を合併切除する必要がある患者では, 手術前にイマチニブを投与し, 腫瘍を縮小させて切除断端が陰性になるようにする方法を考慮する. 食道胃接合部・十二指腸・直腸など外科的に切除がむずかしい場所にあるGISTも手術前のイマチニブ投与が役立ち, 6か月投与したあと画像検査を行って病変を再評価する.

　イマチニブの効果を評価するには, CT検査を利用する. 腫瘍の実質的な大きさが変わらなくても薬物療法で腫瘍の性状が変わり, 血流が豊富で内部が不均一だったのが, 血流が乏しく内部が均一で囊腫状になる(図2A).

　GISTの15％は最初からイマチニブに抵抗性であるが, イマチニブに感受性があったGISTであっても投与期間が18か月を超えると, KIT遺伝子に新たな変異が生じ, イマチニブに二次的に抵抗性になる.

　CT検査では, イマチニブが奏効した腫瘍の内

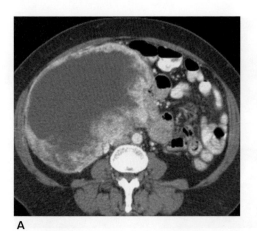 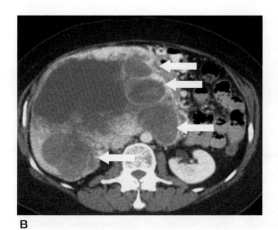

図2 腹部CT．A：血流が乏しく内部が均一で囊腫状になっており，イマチニブが奏効している．B：イマチニブが奏効した腫瘍の内部に新たな充実性の病巣（矢印）が出現しており，イマチニブに二次的に抵抗性になっている．

表1　GIST切除後の再発率

核分裂像	大きさ	発生臓器			
		胃	空腸・回腸	十二指腸	直腸
≦5個/50HPF	≦2cm	0%	0%	0%	0%
	2〜5cm	2%	4%	8%	9%
	5〜10cm	4%	24%	—	—
	>10cm	10%	52%	34%	57%
>5個/50HPF	≦2cm	0%	50%	—	54%
	2〜5cm	16%	73%	50%	52%
	5〜10cm	55%	85%	—	—
	>10cm	86%	90%	86%	71%

＊HPF：高倍率（high power field），—：データが不十分

部に新たな充実性の病巣が出現する（図2B）．イマチニブに抵抗性になったGISTでも，2次療法のスニチニブに反応する可能性がある．

転移があるGISTや再発したGISTの標準治療はイマチニブである．転移するのは肝臓と腹膜であり，腫瘍切除後の再発の危険因子は，発生臓器（胃以外）・大きさ（10cm以上）・核分裂像（50HPFに5個以上）である（表1）．

GISTの転移や再発では，腫瘍減量手術（cytoreductive surgery）を適用できる状況が3つあり，腫瘍出血・腸管穿孔・腸閉塞などの緊急状態，イマチニブの投与で増大がなく切除できる状態（PRやSD），イマチニブ投与中に生じた限局した再燃（＜4〜5個）である．

限局した再燃で完全切除できないときは，イマチニブに二次的に抵抗性になって増大する病変だけ切除すればよい．塊状で切除不能の腫瘍，進行性で切除不能の腫瘍，びまん性の進展で進行病変が多数ある腫瘍は，腫瘍減量手術を適用しない．

補足　イマチニブの長期投与に関する臨床試験では，KIT陽性GISTの治癒切除患者をイマチニブ（400mg/日）の3年投与と1年投与に割りつけると，中央値54か月の追跡期間では，5年生存率は92%と82%，5年無再発生存率は66%と48%で差があり，イマチニブ長期投与による死亡のリスク比は0.45[0.22-0.89]，再発のリスク比は0.46[0.32-0.65]であり（JAMA 2012；307：1265-72），中央値90か月の追跡期間でも，5年生存率は92%と85%，5年無再発生存率は71%と52%で差があり，イマチニブ長期投与による死亡のリスク比は0.53[0.30-0.93]，再発のリスク比は0.60[0.37-0.97]である（J Clin Oncol 2016；34：244-50）．なお，イマチニブは代表的な分子標的薬であり，先発薬のグリベックは1錠100mgの薬価が2,500円であり，1日4錠で1万円になり，3年服用すると1千万円を超える．

■手術方法

転移がなく切除できるGISTに選択する治療は，顕微鏡的に断端が陰性の完全な腫瘍の切除である．胃や小腸の区域切除でよく，切除断端を広くとるための定型的な胃切除や胃全摘は不要である．リンパ節転移はまれであり，臨床的にリンパ節転移の疑いがないかぎり，リンパ節郭清は不要である．

ふつうGISTは胃や小腸の壁外性に発育しており，周囲の臓器から離して持ち上げることができる．有茎性の腫瘍や部分的に付着している腫瘍は楔状切除で摘出できる．局所切除で摘出できない広基性の腫瘍は幽門側胃切除が必要であり，Billroth II 法で胃空腸吻合を行う．食道胃接合部に近い大きな腫瘍は胃全摘が必要になることがあり，Roux-en-Y法で食道空腸吻合を行う．

腫瘍によっては周囲の臓器に強く癒着しており，腫瘍を完全に切除するには合併切除が必要になる．GISTの手術は開腹法と腹腔鏡のどちらでもよく，技術的な問題や外科医の好みや経験で決まる．

GISTの切除法は次のとおりである(表2)．腹腔内を検索し，とくに肝臓と腹膜の表面に注意を払う．胃結腸間膜を切開して網嚢に入り，腫瘍を同定する．肉眼的に1cmの距離をとって胃の部分切除で腫瘍を摘出する．ふつう自動切離器(GIA)を使うが，胃の内腔が狭窄しないように注意する．腫瘍が幽門・胃角部・食道胃接合部に近いときは，定型的な幽門側胃切除や胃全摘を行う．

この臨床シナリオの患者では，大きな腫瘍で複雑な切除が予想されたため，開腹法で手術を行った．開腹すると，肝転移や腹膜播種はなく，胃の大弯に発生した大きな腫瘍を同定できた．腫瘍は膵尾部と脾門部に強く癒着しており，胃楔状切除・遠位側膵切除・脾臓摘出を行って腫瘍を完全に摘出した．

GISTの手術中は腫瘍を注意深く慎重に取り扱うことが非常に大切である．腫瘍は出血や壊死を生じてもろくなっており，被膜が裂けると出血や破裂を起こし，腹膜再発の危険性が高くなる．

■注意事項

腹腔内を検索したときに転移巣が見つかることがある．転移巣が少数で切除できれば，腫瘍の摘出と転移巣の切除を行い，肝切除や部分的な腹膜の切除が必要になる．

■術後管理

多くの腹部手術の患者と同様に，手術後の回復には疼痛管理や早期離床と積極的な喀痰排泄が重要である．間欠的な空気圧迫法やヘパリンの皮下注射を行い，深部静脈血栓症を予防する．外科医の裁量で経鼻胃管による胃の減圧を行い，患者が耐えられれば食事を進めていく．

術後合併症には，手術部位感染(SSI)・出血・縫合不全がある．SSIは最も頻度が高い術後合併症であり，創部の蜂窩織炎から臓器や腹腔内の感染症までである．出血は頻度が低いが，術後早期に起こりうる．縫合不全(漏れ)はまれであり，術後1週くらいして明らかになる．経皮的ドレナージと抗菌薬の投与で制御できるが，漏れが腹腔内に広がるときは再手術が必要である．

手術後の完全に回復したあとは長期間の追跡が必要であり，最初の3～5年間は3～6か月ごとに，その後は1年ごとに問診・診察・CT検査を行うが，再発の危険性が低い患者は間隔をもっと空けてよい．

表2 GISTの手術

1. 上腹部正中の開腹法か腹腔鏡で行う．
2. 腹腔内を検索して転移を調べる．
3. 非解剖学的な局所切除か定型的な胃切除や胃全摘を決める．
4. 断端が陰性(>1cm)になるように腫瘍を切除する．
5. 幽門側胃切除ではBillroth II 法，胃全摘ではRoux-en-Y法で再建する．

- 落とし穴
  - 被膜が裂けると出血や破裂を起こし，腫瘍細胞が腹腔内に播種する．

症例の結末

この患者は術後合併症なく順調に回復した．手術から9か月が経過し，補助療法でイマチニブを服用して再発はない．

重要事項

- 消化管間質腫瘍（GIST）は消化管の間葉系腫瘍で最も多い．
- GIST の特徴は KIT 受容体チロシンキナーゼの発現である．
- GIST は非特異的な腹部症状や出血症状で発症する．
- GIST は壁外に発育し，出血や壊死を伴うことが多い．
- 内視鏡検査では粘膜下腫瘍に見え，表面に潰瘍を伴うことがある．
- 転移がない GIST の治療の主体は断端が陰性の外科的切除である．
- 再発の危険性が高い患者はイマチニブの補助療法を 1 年以上行う．
- 転移性 GIST に選択する治療はイマチニブであり，二次的な抵抗性を生じるまで続ける．
- 限局した再燃とイマチニブの投与で増大しない転移には手術の役割がある．

参考文献

Dematteo RP, Ballman KV, Antonescu CR, et al. Adjuvant imatinib mesylate after resection of localised, primary gastrointestinal stromal tumour: a randomised, double-blind, placebo-controlled trial. Lancet. 2009 ; 373 : 1097-1104.

　論文紹介　アメリカの臨床試験（N＝713）では，消化管間質腫瘍（GIST ＞ 3 cm，KIT 陽性）の切除患者をイマチニブ（400 mg/日 ×1 年）の有無で割りつけると，イマチニブによる重篤な有害事象（Grade Ⅲ/Ⅳ）は皮膚炎が 3％，腹痛が 3％，下痢が 2％である．中央値 19.7 か月の追跡で死亡は 1％ と 2％，再発は 8％ と 20％，1 年無再発生存率は 98％ と 83％で差があり，イマチニブによる再発のリスク比は 0.35［0.22-0.53］である．

Demetri GD, von Mehren M, Antonescu CR, et al. NCCN Task Force report : update on the management of patients with gastrointestinal stromal tumors. J Natl Compr Canc Netw. 2010 ; 8(suppl 2) : S1-S41 ; quiz S2-S4.

Gold JS, Gonen M, Gutierrez A, et al. Development and validation of a prognostic nomogram for recurrence-free survival after complete surgical resection of localised primary gastrointestinal stromal tumour : a retrospective analysis. Lancet Oncol. 2009 ; 10 : 1045-1052.

Miettinen M, Lasota J. Gastrointestinal stromal tumors : pathology and prognosis at different sites. Semin Diagn Pathol. 2006 ; 23 : 70-83.

van der Zwan SM, DeMatteo RP. Gastrointestinal stromal tumor : 5 years later. Cancer. 2005 ; 104 : 1781-1788.

Zalinski S, Palavecino M, Abdalla EK. Hepatic resection for gastrointestinal stromal tumor liver metastases. Hematol Oncol Clin North Am. 2009 ; 23 : 115-127, ix.

9 腸閉塞
Small Bowel Obstruction

SARA E. CLARK and LILLIAN G. DAWES

> **症例**
> 78歳の男性．腹痛・嘔気・嘔吐で来院．高血圧・糖尿病・冠動脈疾患の既往歴があり，腹部大動脈瘤修復・胆嚢摘出・右側結腸切除（結腸癌）の手術歴がある．2日前から腹部全体が痛く，嘔気と4～5回の嘔吐があり，経口摂取ができていない．排便は正常で，昨日は水様便であり，2日間は排ガスがない．診察では，腹部正中と右季肋部に手術痕があり，腹部は膨隆して打診で鼓音があり，腹部全体に圧痛があるが，筋性防御はない．

■ 鑑別診断

腹痛・嘔気・嘔吐・排ガス停止・排便停止という一連の症状は，非特異的ではあるものの，腸閉塞の代表的な症状である．機械的な腸管閉塞は小腸内腔の閉塞によって生じ，神経学的な腸管拡張は麻痺性イレウスのような腸蠕動の欠如によって生じる．この臨床シナリオの患者は複数回の腹部手術の既往があり，機械的な腸閉塞が考えられる．

小腸の閉塞で最も多いのは腹部手術による癒着であり，全体の2/3を占め，次に多いのはヘルニアの嵌頓と腫瘍である．炎症性腸疾患のCrohn病も腸閉塞を起こし，そのほかのまれな原因には，腸捻転・腸重積・胃石(bezoar)・胆石（胆嚢十二指腸瘻を通った大きい結石が回盲部を閉塞）・異物（誤飲）・炎症性腸疾患（二次的な炎症の波及や腸管壁の線維化）がある（表1）．

ヘルニアの嵌頓は腸閉塞で発症することがあるので，系統的な身体診察を行って鼠径部を観察する．身体診察で気づかない内ヘルニアには，閉鎖孔ヘルニアと癒着や手術でできた空隙への脱出（たとえば傍ストーマヘルニア）がある．

小腸の腫瘍は徐々に内腔を閉塞したり，先進部となって腸重積を起こしたりする．発症は緩徐で症状は間欠的であり，ふつう慢性的な貧血を伴う．小腸の壁外の腫瘍は小腸ループを巻き込んだり圧迫したりして腸閉塞を起こす．

腸捻転は腸管ループの回転によって生じ，先天的な奇形や後天的な癒着で固定された場所に生じる．ふつう腸捻転は突然に発症し，しばしば急激に絞扼（腸管虚血）を生じる．腸回転異常症は小児の腸捻転の原因であり，成人ではまれである．

> **補足** 腸閉塞の三大原因は「癒着・脱腸・腫瘍」である．腹部手術（腹腔鏡も）の既往があれば癒着を考え，手術歴がなければ鼠径部を診察して鼠径ヘルニアと大腿ヘルニアを調べ，多産の高齢者は閉鎖孔ヘルニアを疑う（Howship-Romberg徴候）．どちらもなければ大腸癌（S状結腸）を考え，臥位の腹部X線で結腸の拡張を確認する．小腸腫瘍は空腸起始部の腺癌か回腸遠位部のリンパ腫であり，腸重積は回腸末端の脂肪腫である．欧米は肺癌・乳癌・悪性黒色腫の血行性転移が多いが，日本は胃癌の腹膜播種が多い．成人の腸捻転はS状結腸と盲腸（回盲部）に多く，胆石による回盲部の閉塞は胆嚢十二指腸瘻があり，胆道気腫像(pneumobilia)が見られる．

■ 精密診査

血液検査では，軽度の白血球増加・低カリウム血症・低クロール血症があり，クレアチニン値は正常でアシドーシスはなかった．立位の腹部X線では，小腸ループの拡張と水面像があり，腹腔内遊離ガスはなかった．腹部・骨盤CTでは，液

表1 腸閉塞の原因

原因	頻度
癒着	60%～74%
ヘルニア	8%～15%
腫瘍（転移性が80%，原発性が20%）	8%～10%
炎症（Crohn病）	5%
その他（腸捻転・腸重積・胆石・胃石・膿瘍）	10%

体で拡張した胃と小腸ループを認め，骨盤内に移行点（閉塞部）と考えられる場所があり，遠位部の回腸と結腸は虚脱した状態であった（図1）．

この臨床シナリオの患者では，3つのことを考えないといけない．まず機械的な腸閉塞か，それともイレウスか．次に腸閉塞なら，部分的な閉塞か，それとも完全閉塞か．最後に単純な閉塞か，それとも絞扼性の閉塞か．

このような疑問に答えるのに役立つ精密検査は，血液検査と画像検査の併用である．初期の画像検査は腹部X線撮影を行い，遊離ガス・拡張した胃・拡張した小腸・小腸の水面像を確認し，結腸の水面像があるかどうかを調べる．二次的な画像検査は造影CTを行い，小腸の異常・小腸の虚血（腸管気腫症を含む）・移行点（完全閉塞）・腸捻転・腸重積・ヘルニア・腫瘍を調べる．

血液検査では，白血球増加・貧血（出血性の腫瘍）・ヘマトクリット高値（血液濃縮）が見られ，嘔吐があれば電解質の異常，脱水があればクレアチニン値の上昇が見られる．腸管の虚血があれば乳酸が高値かもしれない．

ときにイレウスが腸閉塞に似た症状を呈する．イレウスの原因は表に挙げているが（表2），腸管全体が影響を受け，移行点がなく，ふつう大腸も拡張している．

> 補足　この記載のように，欧米のイレウスは腸管麻痺であり，腸閉塞とは異なる．イレウスの原因は「手術・腹痛・偽閉塞」であり，腹部手術後の2〜3日間，急性腹症の患者（汎発性腹膜炎・急性膵炎・SMA閉塞），高齢者や全身性疾患の偽性腸閉塞（Ogilvie症候群）である．急性腹症に詳しい窪田忠夫さんは，「イレウスと診断する医者をなくそう」と言い，高著『ブラッシュアップ急性腹症』（中外医学社，2014年）の「イレウス撲滅運動」（187〜189ページ）は外科医に必読である．『週刊医学界新聞』の拙文「腸閉塞をイレウスと呼ぶのはやめよう」（第3094号，医学書院，2014年）も参照されたい．

診断と治療

この臨床シナリオの患者では，経鼻胃管を挿入すると，1Lの胆汁性内容物が排液され，腹痛は部分的に軽快した．保存的治療を計画し，絶飲食にして輸液を行った．

癒着による部分的な腸閉塞と考えたときは，まず保存的治療を行い，経鼻胃管留置・絶飲食・輸液・電解質補正を行う．48時間たっても臨床的な改善が見られないときは，手術が必要かもしれない．

腸閉塞の治療は手術時期を決めるのがむずかしい．「腸閉塞の手術をするのに日の出を待ってはいけない」（Never let the sun rise nor set on a bowel obstruction）という古い格言は今でも正しく，完全閉塞の患者は手術が遅れると不可逆的な腸管虚血に陥るため，完全閉塞・大腸閉塞・絞扼性閉塞があるときは緊急手術を行う．

一方で部分的な腸閉塞の患者は保存的治療で65％〜85％が治癒するので，急いで手術すると不必要な手術に終わることがある．

緊急手術の適応は，腹膜炎・敗血症・循環動態不安定・アシドーシス・画像異常（腸管気腫症・腸管穿孔・腸管虚血・内ヘルニア・腸捻転）である．緊急手術を示唆する身体所見は，発熱と頻脈，そして身体所見に比べてひどい腹痛であるが，CT検査は有用な情報が得られる．

移行点の存在は手術の必要性を示す確証ではないが，外科医に緊急手術を勧める所見がある．たとえば腸管虚血は腹腔内に液体貯留があり，腸管壁の造影効果が低い．腸管壁のガスや門脈のガスも腸管虚血の所見であり，「渦巻き像」（whirl sign）は腸捻転や内ヘルニアを示唆する（図2）．

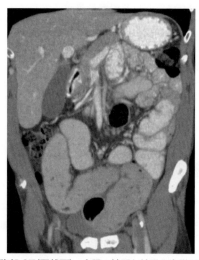

図1　腹部CT（冠状面）．小腸の拡張と結腸の虚脱が目立つ．

表2　イレウスの原因

腹部手術後，代謝性疾患，電解質異常（低K血症・低Na血症・低Mg血症），尿毒症，薬剤性，腹膜炎，敗血症

肥満で減量手術（Roux-en-Y 胃バイパス）を受けた患者の腸閉塞は，特別な注意が必要である．胃空腸吻合（多くは結腸前ルート）と空腸空腸吻合の腸間膜は空隙があり，内ヘルニアの危険性が非常に高い．大量の小腸が巻き込まれていれば，破滅的な中腸捻転（midgut volvulus）を起こしているかもしれず，短腸症候群になりかねない．内ヘルニアや腸捻転（腸間膜「渦巻き像」）を注意して探し，少しでも疑いがあれば緊急手術を行う．

成人の腸重積による腸閉塞は，しばしば先進部に腫瘍がある．CT 検査での特徴的な所見は「標的像」（target sign）であるが，正常の蠕動でも見られることがある．CT 検査で腸重積の所見が腸閉塞や腫瘤と関連しているときは（図3），手術を行って病変部を含めた小腸を切除する．

手術方法（表3）

腸閉塞の手術は正中切開で開腹することが多い．できれば前回の手術痕から離れた場所で腹腔内に入るほうがよく，たとえば前回の手術部位の少し頭側や尾側で腹腔内に入る．鋭的剥離で開腹し，腸管の損傷を避ける．腸管を腹壁から剥離して注意深く観察する．

腸閉塞の原因になっている可能性がある癒着をすべて剥離し，小腸の全長を観察する．ここで重要なのは閉塞部位の同定である．腸管が拡張から虚脱に変わる「移行点」（transition point）を同定でき，原因になった癒着を剥離できれば満足であるが，移行点がはっきりしないこともある．

癒着がひどいときは，メスで剥離するのがよく，腸管を損傷したら修復する．腸管の血行が悪いときや損傷が広範囲のときは，腸管を切除しないといけない．腸管の血行を判定するには，腸間膜の血流を評価するが，臨床的には色調や性状で評価し，ドプラ超音波や蛍光血管造影を行うこともある．

癒着以外のまれな原因は，ふつう小腸を見ればわかる．腸捻転があれば捻転を解除し，腸重積があれば注意して整復し，腫瘤や腫瘍があれば切除する．どのような状況であっても，腸管の血行が大丈夫であることを確認する．

ヘルニアは臍部や鼠径部のヘルニアがある場所で皮膚切開し，絞扼があって腹腔内の腸管を観察する必要があるときは，迷わず開腹手術に移行す

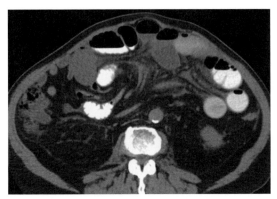

図2 腹部CT．中央部に腸間膜の血管が円状になったところがあり，「渦巻き像」（swirl/whirl sign）と呼ばれ，腸捻転を示唆する．手術では，内ヘルニアで小腸が捻転しており，捻転を解除すると腸閉塞は解除され，血行も回復した．

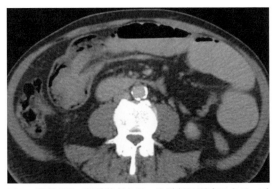

図3 腹部CT．腸重積があり，先進部は腫瘤である．手術では，紡錘形細胞腫瘍であり，腸重積による腸閉塞を起こしていた．

表3 腸閉塞の手術

1. 閉塞部位が複数あるかもしれないので，小腸を前腸にわたって検索する．
2. 腸管の血行を評価し，血行が不確実なときは再開腹（second look）を考慮する．
3. 腸管損傷を見落とすと，漏れを生じて重篤な術後合併症になるので，注意深く観察して腸管損傷を調べる．腸瘻（腸液漏）は予防が最善の治療である．
4. できるだけ長い腸管を温存する．十二指腸と結腸が正常のときは，小腸が 200 cm 以上あれば短腸症候群にならない．それ以上の長さの小腸を切除するときは，残存小腸の長さを正確に測定し，短腸症候群を起こしそうな患者の手術後の管理に役立てる．

- 落とし穴
  - 腸管損傷を見落とす．
  - 腸管内の病変を見落とす．
  - 腸管虚血を見落とす．
  - あとで腸閉塞が再発する．

る．嵌頓や絞扼が示唆されるヘルニアでは，ヘルニア内容を意図的に還納せず，手術中に腸管を観察してもよい．

手術中は腸管の損傷や腸内容の漏れに十分に気をつける．腸管損傷や腸液漏を見落とすと，腹膜炎・敗血症・腹腔内膿瘍などの術後合併症を起こす．

注意事項

小腸閉塞で手術するときはCrohn病に気をつける．Crohn病の開腹所見は腸管の線維性狭窄であり，ふつう短い狭窄が多発していて，狭窄の間に正常の領域があり(skip)，腸管壁と腸間膜の境界に「匍匐脂肪」(creeping fat)がある．Crohn病は腹痛や腸閉塞を起こすが，腸切除ではなく狭窄形成を行い，広範囲の腸管を切除して短腸症候群になるのを回避する．

回盲弁のすぐ近位側の回腸腸閉塞の原因になる結石を見つけたときは，胆石による腸閉塞(いわゆる胆石イレウス)であり，胆嚢を見て胆嚢腸管瘻を調べる．ふつう乳頭切開や腹部手術の既往がないのに胆道系に空気があることで手術前に診断がつく．胆石は複数のこともあり，小腸の全長を見て調べる．回腸を切開して結石を除去して閉塞を解除すればよい．胆嚢腸管瘻は放置してもよいが，手術リスクが低い患者は修復を考慮する．

術後管理

腸閉塞の手術後は，腸管機能が回復して排ガスがあるまで経鼻胃管を留置しておく．注意して水分のバランスを維持し，積極的に電解質の異常を修正する．飢餓状態が長期に及んだ患者では，静脈栄養を考慮する．腸閉塞が慢性的に生じていた患者は，癒着を解除したあとも腸管麻痺が続くかもしれない．創感染や創離開などの術後合併症を避けるには，栄養状態が重要である．

症例の結末

この患者は入院後2日目になっても経鼻胃管の排液が各シフトで600 mLあり[訳注：2交代制なら1,200 mL/日]，排ガスもないため，手術を行ったところ，回腸に移行点を示す高度の癒着があり，癒着剥離術を行い，手術後の経過は良好であった．

重要事項

- 完全閉塞や腸管虚血が疑われるときは，緊急手術を行う．
- 部分的な腸閉塞では，経鼻胃管による減圧と輸液で保存的に治療し，注意深く観察する．
- CT検査は腸閉塞の診断に役立ち移行点があることを確認し，内ヘルニア・腸捻転・腸管虚血などの緊急手術が必要な合併症を同定する．
- 注意深く観察して腸管損傷を調べると，腸瘻(腸液漏)という重篤な術後合併症を回避できる．
- 腸管の血行の評価は重要であり，虚血があれば切除し，疑いがあれば再開腹(second look)を考慮する．
- 腸管をできるだけ長く温存する．大量の腸管を切除するときは，残存小腸の長さを測定する．

参考文献

Colon MJ, Telem DA, Wong D, et al. The relevance of transition zones on computed tomography in the management of small bowel obstruction. Surgery. 2010 ; 147(3) : 373-377.

Diaz JJ Jr, Bokhari F, Mowery NT, et al. Guidelines for management of small bowel obstruction. J Trauma. 2008 ; 64(6) : 1651-1664.

Kendrick ML. Partial small bowel obstruction : clinical issues and recent technical advances. Abdom Imaging. 2009 ; 34 : 329-334.

O'Day BJ, Ridgway PF, Keenan N, et al. Detected peritoneal fluid in small bowel obstruction is associated with the need for surgical intervention. Can J Surg. 2009 ; 52(3) : 201-206.

Olasky J, Moazzez A, Barrera K, et al. In the era of routine use of CT scan for acute abdominal pain, should all adults with small bowel intussusceptions undergo surgery? Am Surg. 2009 ; 75(10) : 958-961.

Zielinski MD, Eiken PW, Bannon MP, et al. Small bowel obstruction-who needs an operation? A multivariate prediction model. World J Surg. 2010 ; 34(5) : 910-929.

論文紹介 アメリカの臨床研究(N=100)では，腸閉塞で手術した患者を腫瘍や絞扼で手術が必要であった患者と保存的に治療できた患者に分けると，手術の必要性に関連する予測因子は，嘔吐(オッズ比 4.7[1.5-14.4])，腹水(オッズ比 3.8[1.5-9.9])，腸間膜浮腫(オッズ比 3.6[1.3-9.6])，小腸糞便徴候(オッズ比 0.19[0.05-0.68])であり，4因子が揃えば手術の必要性の判断は感度96%，陽性的中率90%である．

10 病的肥満
Morbid Obesity

JOHN MORTON

> **症 例**
>
> 42歳の女性．病的肥満の外科的相談で来院．糖尿病・うつ病・高血圧・高脂血症・胃食道逆流症の既往がある．以前に何度も減量を試み，最初は成功したが，以降は失敗して体重が増加し，現在のBMIは55である［訳注：身長が165cmなら体重は150kgで白鵬と同じ］．2回の帝王切開と右膝の半月板損傷で関節鏡検査の既往がある．インスリン注射・フルオキセチン(SSRI)・ヒドロクロロチアジド（利尿薬）・シンバスタチン・ラベプラゾール(PPI)を常用している．

■ 鑑別診断

この臨床シナリオの患者は肥満に起因する病気と高度の肥満（ステージIV）に苦しんでいる．圧倒的に多いのは原発性肥満であるが，二次性肥満の原因も考慮すべきであり，まれな原因疾患として，遺伝性疾患(Prader-Willi症候群)・内分泌疾患（甲状腺機能低下症）・医原性疾患（ステロイドや下垂体手術）がある．この患者は診断（一次性肥満）も病期（ステージIV）も問題ない．

■ 精密診査

病的肥満で減量手術を考慮する患者では，包括的な病歴聴取と身体診察を行い，肥満が原因の負担と肥満が関与する病気を評価する．

肥満の合併症に関する総合的なリストを作成し，手術後の寛解や改善を報告する必要があり，優れた減量手術センターに必須の要件である．肥満患者は診断や治療がされていない医学的な問題を持っており，減量外科医はプライマリケア医としての役目も負っている．

肥満患者の身体診察はむずかしいが，それでも重要である．身体測定では，首回りは睡眠時無呼吸と関連があり，胴回り（腹囲）はメタボリック症候群と関連する．腹部診察で鼠径ヘルニアが見つかれば，手術の意思決定に影響する．静脈うっ滞の痕跡は重要な所見であり，手術後の深部静脈血栓症(DVT)の危険性が高い．

肥満患者の術前評価には，上部消化管内視鏡検査・栄養カウンセリング・心理カウンセリングも重要である．上部消化管内視鏡検査では，胃食道逆流症(GERD)の重症度と手術後に到達できなくなる胃腫瘍を評価する．栄養カウンセリングと心理カウンセリングは，肥満患者の根深い食生活を変えるのに重要な手法である．

減量手術の精神的禁忌は，統合失調症・発達遅滞・薬物乱用・うつ病（入院治療や自殺企図）・高度双極性障害などがある．心理カウンセリングはストレスの対処法も習得できる．

血液検査では，完全血球計算(CBC)・肝機能(AST/ALT)・心機能(TC/LDL/TG/BNP)・糖代謝(FBS/HbA1c)・凝固系(PT/PTT)・栄養マーカー(TP/Alb)を調べる．しばしば肥満患者はカロリー面で充足していても，栄養面で不足している．

肥満患者は心臓の評価が非常に重要である．しばしば潜在的な心疾患があり，喘息と誤診されていることがある．初期検査は心電図であり，一部の患者は負荷心エコーを行う．

まれではあるが，フェンフルラミンやフェンテルミンなどのダイエット薬を服用していた患者は，心エコーで弁膜症を除外する．さらに生化学的心臓リスク因子(TC/LDL/TG/LP/CRP)を調べて心臓リスクを評価する．

この臨床シナリオの患者は，問診と診察で4年間の糖尿病，深部静脈血栓症，高度の静脈うっ滞疾患があった．血液検査では，HbA_{1c}は9.8％であり，中性脂肪は250mg/dLであった．

■ 診断と治療

この患者はステージⅣの肥満であり，薬物療法は何度も失敗している．心理カウンセリングで手術の禁忌となる異常はなかった．深部静脈血栓症の既往と静脈うっ滞疾患があることから，静脈血栓塞栓症（VTE）の積極的な予防策が必要である．

この患者の肥満度（BMI > 50）では，どのような手術もリスクが高い．手術リスクを減らすには手術前の減量が重要であり，術前化学照射療法でステージ（進行度）を軽くするように，手術前の減量で肥満のステージ（重症度）を軽くする．

手術前の減量の目的は，減量する程度や期間ではなく，手術後に必要になる手法の教育や理解の準備である．体重が少しでも減れば肝臓が小さくなり，手術時間は短くなる．

胃バンディング・胃スリーブ・胃バイパスなどの減量手術の選択肢をすべて患者に説明する．手術前の話し合いでは，それぞれの手術の利点と欠点を詳しく話す．

この患者の肥満度と合併症を考えると，胃バイパスが最適であり，患者は同意した．この患者のように特別な肥満では，胃バイパスが最も確実かつ十分に減量でき，胃食道逆流症や糖尿病などの併存疾患が改善する．

■ 手術方法（表1）

腹腔鏡による胃バイパスを計画した．腹腔鏡は開腹法に比べて術後合併症が少なく，とくに創関連の合併症が少ない．手術前に体重が5%減り，メトホルミンを2倍量にしてHbA1cが8%に改善した．一時的な下大静脈フィルターを留置した．

手術では，注意して適切な体位をとり，挿管をやりやすくし，神経の圧迫や皮膚の壊死を予防する．手術後の嘔気や嘔吐を予防するには，十分な輸液・少量のステロイド投与・オンダンセトロン投与などの処置を行う．経口胃管を挿入して胃の膨隆と胃液の誤嚥を予防する．

手術前のタイムアウトでは，間欠的空気圧迫帯の装着，ヘパリン5,000単位の皮下注射，セフォキシチン（第2世代セファロスポリン）2gの静脈注射を行ったことを確認する．胃内視鏡や長い操作用鉗子などの特別な機器が使用可能な状態であることも，タイムアウトのときに確認しておく．

Veress針で気腹して手術を開始し，剣状突起から18cm下方の上腹部正中にトロッカーを挿入する．残りのトロッカーを挿入し，腹腔内を腹腔鏡で観察する．大網を持ち上げてTreitz靱帯を同定する．Treitz靱帯から20cm離れた場所で空腸を切離し，胆汁膵液脚（消化液ループ）とRoux脚（飲食物ループ）に分ける．

Roux脚を75〜150cmたどった場所に胆汁膵液脚を吻合して空腸脚を作成し，内ヘルニアを起こさないように腸間膜をできるだけ閉鎖する．肝臓鉤を装着し，小弯の噴門から2番目の血管アーケードの場所で水平方向の切離で始め，His角に向かって垂直方向の切離で終わり，小弯を使った大きさ15〜30mLの胃パウチを作成する．

最後に胃パウチと空腸脚を吻合し，腹腔内に吸引ドレーンを留置する．胃空腸吻合法は自動吻合器・自動切離器・手縫い法のどれでもよい．

手術中の落とし穴には出血があり，空腸脚を胃パウチまで緊張なく挙上できないこともあり，腸回転異常・腫大した肝臓・大量の大網・肥厚した腹壁などの予想外の異常に遭遇することもある．

参照 『ゾリンジャー外科手術アトラス』「Roux-en-Y 胃バイパス（腹腔鏡）」（108〜109ページ），「調節性胃バンディング（腹腔鏡）」（110〜111ページ）．

■ 注意事項

まれではあるが，予想外の手術中の所見が手術に影響することがある．たとえば以前の手術で強固な癒着があれば解除する必要があり，腸回転異常（中腸軸捻転）でTreitz靱帯が形成されていないときは鏡像法が必要になり，腹壁にヘルニアが

表1 腹腔鏡による胃バイパス

1. 気腹してトロッカーを挿入し，腹腔内を観察する．
2. Treitz靱帯を同定し，空腸を切離する．
3. 腸間膜を切離し，75〜150cmの空腸脚（Roux脚）を作成する．
4. 空腸と空腸を吻合し，内ヘルニアを起こさないように腸間膜をできるだけ閉鎖する．
5. 肝臓鉤を装着し，小弯を使った胃パウチを作成する．
6. 胃パウチと空腸脚を吻合する．

- 落とし穴
  - 切離線・肝臓・脾臓から出血する．
  - 肥厚した腹壁や大量の大網によって鉗子の操作が阻害される（fulcrum効果）．
  - 胃空腸吻合部に緊張がかかる．

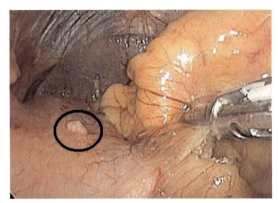

図1 腹腔鏡手術．胃前壁のGIST．

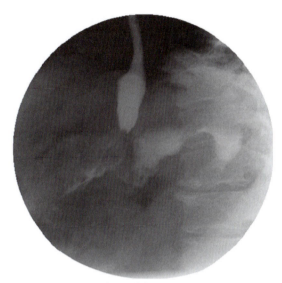

図2 経口造影．胃空腸吻合部に漏れがある．

あればポートの刺入部位を変更する必要があり，肝硬変があれば生検が必要になり，食道静脈瘤や腹水があれば手術を中断しないといけない．

この患者では，手術前の検査で指摘されなかった消化管間質腫瘍（GIST）が手術中に発見され（図1），局所切除で完全に摘出して胃バイパスを完遂した．

術後管理

患者は手術後に息切れと頻脈を生じ，吸引ドレーン（Jackson-Pratt）の排液は混濁していた．

減量手術は非常に安全な手術になっており，30日死亡率は0.2％である．まれではあるが，手術死亡の原因になる術後合併症が2つあり，肺塞栓症（PE）と吻合不全である．この患者は，手術前に下大静脈フィルターを留置して肺塞栓症の危険性は減っていたが，吻合不全の危険性は残っていた．

手術中は胃内視鏡で吻合部を観察すれば，吻合不全を同定でき，手術後はドレーンのアミラーゼ値を調べたり，経口造影を行って吻合部を見たりして，吻合不全を同定する（図2）．吻合不全の治療には，絶飲食・抗菌薬静注・ドレナージがあり，患者の状態が不安定なときは再手術を行う．

早期の術後合併症には，出血・肺塞栓症・吻合不全があるが，晩期の術後合併症には，内ヘルニアによる腸閉塞と吻合部の潰瘍や狭窄があり，そのほかの術後合併症には，薬物中毒や抑うつなどの心理的なものがある．術後合併症の追跡は優れた減量手術センターに必須の要件であり，ほかにも減量手術で効果的な体重減少が得られたかどうか，併存疾患が改善したかどうかなど，手術の成果を報告する．

重要事項

- 減量手術を受ける患者は病的肥満という大きな重荷を背負っており，術前評価を十分に行う．
- 減量手術を受ける患者には手術の適応・利点・欠点を詳しく説明する．
- 肥満患者には腹腔鏡による手術が非常に有用である．
- 減量手術の重篤な術後合併症は，肺塞栓症・吻合不全・出血である．
- 肥満は慢性疾患であり，手術後の患者は全員に長期間の追跡が必要である．

参考文献

Birkmeyer NJ, Dimick JB, Share D, et al. Hospital complication rates with bariatric surgery in Michigan. JAMA. 2010；304(4)：435-442.
　論文紹介　ミシガン州の症例登録（N＝15,275）では，減量手術の患者は37〜54歳（中央値46歳），女性79％，BMIは42〜52（中央値46）であり，術式は胃バイパスが59％，調節性胃バンディングが35％，スリーブ胃切除が6％である．手術死亡率は0.04％，術後合併症は7.3％（局所5.9％），腹腔/創感染が3.2％，腸閉塞/狭窄が1.5％，吻合不全/穿孔が0.6％であり，重篤な合併症の頻度は施設の年間手術件数と関連がある．

Buchwald H, Avidor Y, Braunwald E, et al. Bariatric surgery：a systematic review and meta-analysis. JAMA. 2004；292(14)：1724-1737.

Flum DR, Belle SH, King WC, et al. Perioperative safety in the longitudinal assessment of bariatric surgery. Longitudinal Assessment of Bariatric Surgery (LABS) consortium. N Engl J Med. 2009 ; 361(5) : 445-454.

Hernandez-Boussard T, Ahmed SM, Morton JM. Obesity disparities in preventive care : findings from the National Ambulatory Medical Care Survey, 2005-2007. Obesity. 2011.

Lee JK, Van Dam J, Morton JM. Endoscopy is accurate, safe, and effective in the assessment and management of complications following gastric bypass surgery. Am J Gastroenterol. 2009 ; 104(3) : 575-582.

Raman R, Raman B, Raman P, et al. Abnormal findings on routine upper GI series following laparoscopic Roux-en-Y gastric bypass. Obes Surg. 2007 ; 17(3) : 311-316.

Sanchez BR, Morton JM, et al. Incidental finding of gastrointestinal stromal tumors (GISTs) during laparoscopic gastric bypass. Obes Surg. 2005 ; 15 : 1384-1388.

Schuster R, Hagedorn JC, Morton JM. Retrievable inferior vena cava filters may be safely applied in gastric bypass surgery. Surg Endosc. 2007 ; 21(12) : 2277-2279.

Solomon H, Liu GY, Alami R, et al. Benefits to patients choosing preoperative weight loss in gastric bypass surgery : new results of a randomized trial. J Am Coll Surg. 2009 ; 208(2) : 241-245.

Santry HP, Gillen DL, Lauderdale DS. Trends in bariatric surgical procedures. JAMA. 2005 ; 294(15) : 1909-1917.

Williams DB, Morton JM. Gastric bypass reduces biochemical cardiac risk factors. Surg Obes Relat Dis. 2007 ; 3(1) : 8-13.

Woodard GA, Downey J, Hernandez-Boussard T, et al. Impaired alcohol metabolism after gastric bypass surgery : a case-crossover trial. J Am Coll Surg. 2011 ; 212(2) : 209-214.

11 Crohn 病の小腸狭窄
Crohn's Disease with Small Bowel Stricture

HUEYLAN CHERN and EMILY FINLAYSON

> **症 例**
> 19歳の女性．腹痛と下痢で来院．鋭く持続性の右下腹部痛であり，黒色便や血性下痢はない．食後の嘔気と鼓腸があるが，嘔吐はない．元来健康であり，月経周期は規則的であり，渡航歴はなく，家族歴に特別なものはない．診察では，右下腹部に圧痛がある．

▍鑑別診断

右下腹部痛の鑑別診断には，急性虫垂炎・炎症性腸疾患・大腸憩室炎・Meckel 憩室・尿路結石・尿路感染症・感染性胃腸炎などがあり，カンピロバクターやエルシニアの感染は食物の取扱いが悪いことが原因であり，回盲部に炎症を生じて Crohn 病（CD）に似た症状を呈する．女性では，卵巣茎捻転・卵管卵巣膿瘍・骨盤内炎症性疾患・異所性妊娠なども考慮しないといけない．

Crohn 病は消化管の慢性炎症の病気であり，軽快することがなく，治癒しない．病変は消化管のどこにでも生じ，多発して連続性がなく，異常のない部分が間にある．粘膜から漿膜まで全層性に炎症があるのが特徴である．

Crohn 病の原因は不明である．好発年齢は 2 峰性を示し，最初のピークは 15〜30 歳，2 番目のピークは 60〜80 歳である．好発部位は回盲部であり，40％の患者は回盲部に病変がある．

そのほかに小腸・大腸・胃/十二指腸に病変を生じる［訳注：重層扁平上皮の食道にも生じる］．病型は炎症型・狭窄型・瘻孔型の 3 つに分けられるが，病変の部位や病型は患者によって時間とともに変わる．

> 補足 Crohn 病の危険因子は，家族歴・喫煙・NSAIDs・経口避妊薬であり，腸管合併症には，狭窄・瘻孔・膿瘍形成・大量出血・大腸癌（直腸癌）があり，肛門病変には裂肛・肛門潰瘍・皮垂（skin tag）・痔瘻・肛門周囲膿瘍・肛門管癌があり，腸管外合併症には原発性硬化性胆管炎・関節病変（急性末梢型関節炎）・皮膚病変（結節性紅斑・壊疽性膿皮症）・眼病変（虹彩炎・強膜炎）がある．

▍精密診査

この臨床シナリオの患者は経口と経静脈性の造影を使った腹部と骨盤の CT 検査を行い，回腸末端の炎症による壁肥厚と内腔狭窄が見られた（図1）．血液検査では，ヘモグロビン 11 g/dL，アルブミン 3.4 g/dL，C 反応性蛋白（CRP）86 mg/dL であった．

Crohn 病の診断の鍵は，病変がある場所と範囲の同定と診断のための生検である．画像検査としては消化管造影・CT 検査・MRI 検査があり，急性発症の患者では，腹部と骨盤の造影 CT を行うのがよく，膿瘍・閉塞・穿孔などの合併症を探すとともに，急性腹症を起こすほかの疾患を除外する．

CT 検査では，肥厚した腸管，狭窄した腸管，周囲臓器への炎症の波及，瘻孔，蜂窩織炎（phlegmon），膿瘍を探すのにも役立つ（図2）．膀胱瘻を合併したときは，膀胱内に空気があり，

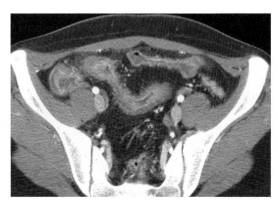

図1　骨盤 CT．回腸末端の壁肥厚と内腔狭窄が見られる．

経口造影で造影剤を認める(図3).

経口小腸造影のような消化管造影は,回腸末端より近位側に病変があるときに役立つ.CT腸管画像・MRI腸管画像・カプセル内視鏡などの検査法も,近位側小腸の病変を診断するのに利用できる.

最近はMRI腸管画像が普及しており,追跡や診断のために画像検査が生涯ずっと必要になる若い患者の放射線被曝を避けることができる.消化管造影とちがって,管腔内だけでなく管腔外の異常もわかる.

精査・監視・管理のための内視鏡検査は重要である.食道/胃/十二指腸内視鏡と大腸内視鏡は,粘膜の炎症を観察し,診断のための組織を採取できる.回腸末端は大腸内視鏡のときに挿管して検査する.Crohn病の典型的な内視鏡所見には,アフタ性潰瘍・不均一紅斑・線状蛇行潰瘍・深いクマ鉤爪潰瘍(deep bear claw ulcer)・狭窄がある.

急性炎症があるときは,大腸内視鏡は穿孔の危険性が高いので,ふつう急性症状の患者は大腸内視鏡を避ける.急性症状の患者であっても,検査の結果によって治療が変わるときは,軟性S状鏡のような限定的な内視鏡検査を考慮してもよい.

補足 Crohn病の下部消化管内視鏡所見には,非連続/区域性病変,敷石像・縦走潰瘍・不整形潰瘍・多発アフタ・狭窄・瘻孔があり,上部消化管内視鏡所見には,竹の節様外観・ノッチ状外観・びらん・数珠状隆起・顆粒状粘膜もある.日本の診療ガイドラインでは,Crohn病の診断基準は,(1)主要所見:A縦走潰瘍,B敷石像,C非乾酪性類上皮性肉芽腫,(2)副所見:a広範囲の不整形/類円形潰瘍,b特徴的な肛門病変,c特徴的な胃十二指腸病変の中で,確診はA,B,C+a/b,a+b+cである.

▌診断と治療
▍薬物療法

この患者は新しく診断されたCrohn病であり,炎症が原因と考えられる狭窄があるので,最初の最も適切な治療は薬物療法である.最初に発症したとき手術が必要になる患者はまれである.

一般に,Crohn病の初回治療や一次治療は薬物療法であり,よく使われる薬剤は,アミノサリチル酸(5-ASA)・抗菌薬・ステロイド・免疫調節薬(アザチオプリン・シクロスポリン)・抗TNFα抗体(インフリキシマブ)である.

閉塞症状を呈する患者には,経鼻胃管を留置して腸管の安静を図る.この患者はCRPが高値であり,線維化による狭窄ではなく,炎症による狭窄である.ステロイドの静脈注射で急性炎症の治療を行う.腹腔内膿瘍がある患者には,経皮的ドレナージで対処する.

症状が持続して手術を行うようになったときは,患者の状態が安定し症状がひどくなくなるまで手術を遅らせて待機的に行うのがよい.急性炎症の時期を避けて計画的に手術を行う目的は,過剰な出血を避けて可及的に腸管を温存することにある.

補足 日本の診療ガイドラインでは,Crohn病の活動期の治療は,禁煙・食事療法(低脂肪・低残渣・低刺激・高蛋白・高カロリー)・経腸栄養(成分栄養)があり,薬物療法には5-ASA製剤(メサラジン)・ステロイド・免

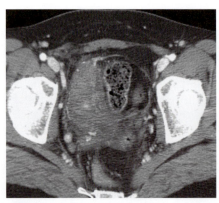

図2 骨盤CT.骨盤内に蜂窩織炎がある.

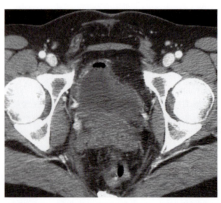

図3 骨盤CT.膀胱内に空気があり,腸管膀胱瘻を示唆する.

疫調整薬（アザチオプリン・メルカプトプリン）・抗TNFα抗体製剤（インフリキシマブ・アダリムマブ）・抗菌薬（メトロニダゾール・シプロフロキサシン）がある．著しい栄養低下，頻回の下痢，高度狭窄，瘻孔，膿瘍形成，大量出血，広範囲の病変で病勢が重篤，高度の肛門部病変があるときは，絶食にして静脈栄養（完全静脈栄養）を行う．

手術療法

この患者では，もし薬物療法にもかかわらず，腹痛と続いて閉塞症状が改善しなければ，外科治療が必要になる．一般に，Crohn病の外科治療の適応は，薬物療法が失敗したときと，急性に高度の合併症を起こしたときである（表1）．

Crohn病は完全に治癒することがないので，手術を行うのは，合併症に対処するときと症状を改善してQOLを向上させるときだけである．

手術の適応で最も多いのは狭窄による閉塞である．手術法には，腸切除±吻合，狭窄形成，バイパス術などがあり，術式の選択には，患者の栄養状態，手術の回数，狭窄の長さや数，周囲組織の炎症，免疫抑制の有無などが関与する．

複数の狭窄がある患者では，1回の手術で腸切除・狭窄形成・バイパス術をすべて行うこともある．この患者は回腸末端に長い範囲の孤立性の狭窄があるので，回盲部切除が勧められる．

補足 日本の診療ガイドラインでも，Crohn病の手術適応として，腸管狭窄・瘻孔・膿瘍・肛門病変などを有する場合と内科的治療に抵抗する場合を挙げており，手術の目的は，合併症による症状を改善してQOLの向上を図ることを示している．

手術方法（表2）

経験豊富な外科医であれば，炎症性腸疾患の手術は腹腔鏡で行う．手術前の画像検査で消化管全体の病状を把握しておく．ふつうは1本のカメラ用ポートと3本の操作用ポートが必要である（図4）．小腸全体を検索し，病変の広がりを評価する．病変のない腸管が炎症に引き込まれているときには，腸管を分離して温存する．

回盲部のCrohn病では炎症・蜂窩織炎・膿瘍があり，内側から外側に向かう操作法がむずかしいことがある．ただし，十二指腸を同定して回結腸動静脈を正しく識別することができれば，回結腸動静脈の表面の腹膜に切れ目を入れ，腸間膜と後腹膜の間の血管がない層に入ることができる．それができなければ，外側から内側に向かう操作法がよく，傍結腸溝を切開して癒合筋膜（Toldt）に沿って剥離する．

表2　Crohn病の回盲部切除

1. ポートを留置する．
2. 小腸の全長を視診で評価する．
3. 外側から内側へ，または内側から外側へ上行結腸と腸間膜を授動する．
4. 十二指腸を同定する．
5. 回結腸動脈を結紮・切離する．
6. 病変部の近位側と遠位側で腸管を切離する．
7. 回腸と上行結腸を吻合する．

- 落とし穴
  - 腸間膜に炎症があり出血すると腸切除が必要になる．
  - 十二指腸を損傷する．
  - 尿管を損傷する．

表1　Crohn病の手術適応

難治性
薬剤の副作用
大量出血
穿孔
急性閉塞
悪性腫瘍
経皮的ドレナージで治癒しない膿瘍
症状がある瘻孔

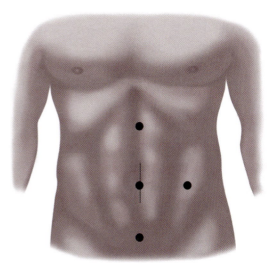

図4　腹腔鏡下回盲部切除におけるポートの挿入場所を示す．

回盲部・上行結腸・肝弯曲部を完全に授動し，回結腸動静脈を結紮・切離すると，明らかな病変部を切除できる．腸管を切離したら，腸管の方向を確かめ，血行がよく緊張がない状態で吻合する．吻合は器械を使っても手縫いでもよく，側側吻合でも端端吻合でもよい．腹腔内を洗浄して閉腹する．

注意事項

　Crohn病の手術では，腸間膜を切離するときに注意する．Crohn病の腸間膜は，脂肪の蓄積（deposit）や増生（creeping）とリンパ節腫大で肥厚しており，切離するのがむずかしい．腸間膜内に出血して血腫ができると，長い範囲の腸管を失うことになる．

　非病変部の腸管が炎症に引き込まれているときは，炎症性癒着のこともあれば瘻孔形成のこともあるが，正常な腸管は可及的に温存するように注意する．非病変部の腸管は楔状切除して瘻孔を閉鎖すれば十分であり，腸管を合併切除しても再発が減ることはなく，組織学的に断端を陰性にする必要はない．腸管を可及的に長く残すには，肉眼的に正常な腸管で断端を決めるのがよい．

術後管理

　手術後の内視鏡では，1年再発率が80％と高い．1年で20％の患者に閉塞症状が再燃する．10年間で50％の患者が合併症を生じて手術が必要になる．

　アミノサリチル酸・抗菌薬・アザチオプリンは，再発の減少に中等度の効果があるが，抗TNFα抗体は再発の予防に最も有用であり，再発の危険性が非常に高い患者には抗TNFα抗体を考慮する．喫煙は再発の危険因子なので，禁煙するように励ます．

　補足　日本人のCrohn病の累積手術率は，5年で30％，10年で70％である．再発の危険因子として切除断端・吻合法（器械vs手縫い，端端vs側側vs FEE）・狭窄部位数・発症年齢・罹病期間・寛解期間が検証されているが，喫煙は明らかに悪い（Lancet 2015；385：1406-17，JAMA Surg 2016；151：452-60）．

症例の結末

　この患者は腹部と骨盤のCT検査を行い，回腸末端の炎症が明らかであった．最大限の薬物療法にもかかわらず閉塞症状が続き，最終的には腹腔鏡下回盲部切除を行った．

重要事項

- Crohn病（CD）は消化管の慢性炎症の病気であり，薬物療法に依存し，手術しても治癒しない．
- 閉塞や膿瘍などの急性合併症も保存的に治療できるので，緊急手術が必要なのはまれである．
- Crohn病の手術では健常部の腸管を可及的に温存する．
- 手術の目的は合併症の対処と症状の改善によるQOLの向上である．

参考文献

Lichtenstein GR, Hanauer SB, Sandborn WJ ; Practice Parameters Committee of American College of Gastroenterology. Management of Crohn's disease in adults. Am J Gastroenterol. 2009；104(2)：465-483.

Strong SA, Koltun WA, Hyman NH, et al. Standards Practice Task force of The American Society of Colon and Rectal Surgeons. Practice parameters for the surgical management of Crohn's disease. Dis Colon Rectum. 2007；50：1735-1746.

Yamamoto T, Fazio VW, Tekkis PP. Safety and efficacy of strictureplasty for Crohn's disease : a systematic review and meta-analysis. Dis Colon Rectum. 2007；50(11)：1968-1986.

　論文紹介　臨床研究のメタ分析（N=1,112）では，Crohn病の患者が3,259回の狭窄形成を受け，部位は空腸か回腸が94％，前回吻合部が4％であり，術式はHeineke-Mikulicz法が81％，Finney法が105，側側吻合が5％，感染性合併症（漏れ/瘻孔/膿瘍）は4％である．再発のリスク比は23％[17％-30％]，5年再発率は28％であるが，狭窄形成部の再発は3％だけであり，狭窄形成部に腺癌を生じたのは0.2％である．

12 急性虫垂炎
Acute Appendicitis

SARAH E. GREER and SAMUEL R.G. FINLAYSON

> **症 例**
> 24歳の女性．腹痛・嘔気・嘔吐で救急外来を受診．前日の夕方に発症し，腹痛は初め臍周囲であったが，来院時は右下腹部に限局していた．体温は37.9℃，血圧や脈拍は異常なし．診察では，腹部は平坦で柔らかく，McBurney点に圧痛があるが，腹膜炎の徴候はない．

■ 鑑別診断

アメリカでは，時間に制限がある外科的疾患で最も多いのは虫垂炎である．虫垂炎の症状と所見は，虫垂の内腔が閉塞することによって生じ，細菌の増殖を伴い，虫垂壁の壊死や穿孔に至る．

右下腹部に移動する腹痛と嘔気・嘔吐という典型的な症状は，虫垂炎の患者の大部分に見られるが，症状が特異的でなく，鑑別診断として消化器・泌尿器・生殖器の病気を広く考えないといけないことがある．

消化器疾患には，胃腸炎・結腸炎・回腸炎・大腸憩室炎・炎症性腸疾患があり，感染症には，腸間膜リンパ節炎・尿路感染症・腎盂腎炎があり，女性では，排卵痛（中間痛Mittelschmerz）・卵管炎・卵管卵巣膿瘍・卵巣茎捻転・卵巣嚢腫破裂が鑑別診断に挙げられる．

■ 精密診査

虫垂炎の診断には，詳細な問診と身体診察を行うことが重要である．症状の内容と時間的変化を聞き出すとともに，炎症性腸疾患の家族歴や月経と妊娠の情報を尋ねないといけない．

身体診察では，McBurney点（上前腸骨棘と臍を結ぶ線の外側1/3の点）の圧痛が典型的な虫垂炎の徴候である．

虫垂炎の可能性がある診察所見として，Rovsing徴候は左下腹部を押さえたときの右下腹部の疼痛，閉鎖筋徴候（obturator sign）は股関節と膝関節を屈曲させた状態で大腿を内旋させたときの疼痛，腸腰筋徴候（psoas sign）は左側臥位で股関節を過伸展させたときの疼痛（虫垂が結腸の背側にあり腸腰筋に密着しているときに陽性）がある．妊娠可能な女性は骨盤診察（内診）を行う必要があり，症状と関係のある婦人科疾患が明らかになることがある（Ⅵ 女性外科）．

> **補足** 虫垂炎の個々の症候で「○○があれば確定的」「○○がなければ否定的」という決定的なものはない．『論理的診察の技法』（日経BP社，2010年）の「この患者に虫垂炎はあるか」（55～61ページ）によると，虫垂炎の診断における感度と特異度は，右下腹部痛が84%と90%，臍周囲から右下腹部への移動が64%と82%，食欲不振が68%と36%，嘔気が58%と37%，嘔吐が51%と45%，嘔吐に先行する腹痛が100%と64%，発熱が67%と79%，反跳痛が63%と69%，筋硬直が20%と89%，筋性防御が73%と52%，腸腰筋徴候が16%と95%，直腸指診の圧痛が41%と77%であり，陽性尤度が高いのは，右下腹部痛（LR＋8.0）・筋硬直（LR＋4.0）・臍周囲から右下腹部への移動（LR＋3.2）・嘔吐に先行する腹痛（LR＋2.8）である．筋硬直（rigidity，反射的筋収縮）と筋性防御（guarding/defense，随意的筋収縮）は区別や判定がむずかしく，腹膜刺激徴候は咳による疼痛（Dunphy徴候）と打診痛（percussion tender）が有用であり，小児は跳躍試験と踵落とし試験が役立つ．
> **参照**『外科研修ハンドブック』「虫垂炎」（66～67ページ）．

■ 画像診断

虫垂炎に特徴的な症状と徴候がある若い男性では，手術前に診断を確認する画像検査は不要である．ただし，問診と診察で診断が不明確なときは，多くの患者で手術すべきかどうかを決めるのに画像検査が有用である．若い女性では，鑑別診断に婦人科疾患があり，診断が遅れて穿孔性虫垂炎になったときは不妊のリスクがあるため，臨床

医は画像検査を行うのに抵抗がない.

虫垂炎の診断に利用する画像検査は，超音波検査(US)とCT検査である．虫垂炎の診断における画像検査の感度は，USが83％〜88％，CTが94％であり，CTのほうが感度は高い（見落としが少ない）．ただし，CTは被曝の危険があるので慎重に行い，とくに小児では慎重に行う．

CT検査は高価な医療機器であるが，虫垂に限定した造影CTは費用の節約になる．Raoの研究によると，虫垂炎を示唆する患者に虫垂に限定したCT検査をルーチンに行うと，不必要な虫垂切除が減り，経過観察のための不必要な入院も減り，病院資源と患者単価の実質的な減少が認められる．

提示された患者では，CT検査を行うと虫垂の壁肥厚と内腔拡張があり，周囲に炎症性変化があり，虫垂炎の診断に合致する所見であった（図1）.

補足 虫垂炎の病歴聴取・身体診察・画像検査・確定診断・治療方針については，『ブラッシュアップ急性腹症』（窪田忠夫，中外医学社，2014年）が具体的な記載と画像で診療の実践に役立つ.
参照 『外科の「常識」—素朴な疑問50』「虫垂炎にCT検査は必要か」(37〜42ページ).

■ 診断と治療

外科系の文献では，非穿孔性虫垂炎の非手術療法が少数の研究で支持されているが，アメリカでは，虫垂炎の治療は外科的切除が標準である．穿孔性虫垂炎で発症する15％〜30％の患者の治療については異論があり，膿瘍性虫垂炎では，最初に抗菌薬と画像ガイド下ドレナージで治療し，6〜12週後に虫垂切除（delayed appendectomy）を行って再発を防ぐ方法が勧められており，穿孔性虫垂炎の緊急手術に伴う合併症と再入院が減る．ただし，穿孔性虫垂炎は緊急手術のほうが長期成績はよく，医療費の削減になるという異論もある．

補足 穿孔性虫垂炎と膿瘍性虫垂炎は病態が異なる．穿孔性虫垂炎は虫垂壁が壊死して穿孔し，腹膜炎があるが，膿瘍性虫垂炎は虫垂周囲に膿瘍を形成しているが，腹膜炎はない．穿孔性虫垂炎は反跳痛のような腹膜刺激徴候があり，患者に重篤感があるが，膿瘍性虫垂炎は発熱や圧痛があるが，腹膜刺激徴候はなく，患者の全身状態がよい.
参照 『外科の「常識」—素朴な疑問50』「膿瘍性虫垂炎に緊急手術は必要か」(51〜53ページ)，『消化器外科のエビデンス 第2版』「遅延手術」(342ページ).

■ 手術方法

1894年にMcBurneyが記載してから20世紀を通じて，虫垂切除の術式はほとんど変わらなかった．1983年にSemmが腹腔鏡手術を導入したあと，開腹法と腹腔鏡の優劣についていろいろな議論が起こっており，腹腔鏡は虫垂が正常だったときに診断的腹腔鏡（diagnostic laparoscopy）の役割を果たすことができ，疼痛が軽く回復が早く，創合併症が少ないが，開腹法は費用が少なく，手術時間が短い．

補足 虫垂切除の歴史については，1880年にイギリスのTaitが17歳の少女の壊疽性虫垂炎に行った手術が最初の虫垂切除であり，1883年にカナダのGrovesが行った手術や1884年にドイツのMikuliczやスイスのKronleinが行った手術もある(Ann Surg 1983；197：495-506).
参照 『消化器外科のエビデンス』「虫垂炎」(134〜137ページ).

▢ 開腹による虫垂切除 (表1)

患者を仰臥位にして全身麻酔を導入し，抗菌薬の予防投与を行う．右下腹部のMcBurney点に斜切開か横切開を加え，皮下組織の浅層（Camper筋膜）から深層（Scarpa筋膜）まで切開する．外腹斜筋腱膜を露出したら，線維に沿って鋭的に切開する．内腹斜筋と腹横筋を鈍的に開き，腹膜を創内に持ち上げ，切開創と同じ方向に鋭的に切開する．

腹腔内に入ったら，膿性の腹水や悪臭を調べ

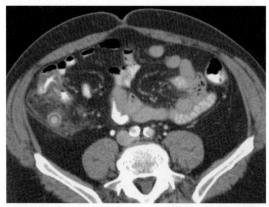

図1 腹部CT. 虫垂の壁肥厚と内腔拡張があり，虫垂周囲の脂肪組織に混濁像が見られ，虫垂炎に合致する所見である.

る．虫垂がすぐに見つからないときは，示指で探すと炎症性腫瘤を触れることがある．別の方法として，結腸ひもを口側にたどると，虫垂の根部に到達する．虫垂がちぎれないように注意しながら，虫垂を創内にそっと引っ張り出す．

虫垂動脈と一緒に虫垂間膜を鉗子で挟んで結紮・切離する．虫垂間膜を剥がしたあと，虫垂の根部を結腸の近くで二重結紮して鋭的に切離する．断端の粘膜を電気凝固して粘液腫の形成を防ぎ，巾着縫合かZ縫合で断端を結腸内に埋め込む．

腹腔内を洗浄して止血を確認し，吸収糸で創別に閉鎖する．皮膚は真皮縫合で一次的に閉鎖し，術野が明らかに汚染したときは，初めは縫合せずに開けておき，数日後に縫合・閉鎖する（delayed primary closure）．

腹腔鏡による虫垂切除（表2）

開腹法と同様に，患者を仰臥位にして全身麻酔を導入し，抗菌薬の予防投与を行う．経口胃管を挿入して胃をへこませ，膀胱カテーテルを挿入して膀胱をへこませる．腹壁を消毒して敷布をかけたら，3ポート法を用い，1本は臍部に挿入し，2本は外科医の好みの場所に挿入する．腹腔内を観察して虫垂炎を確定し，ほかの病変を除外する．

虫垂を授動して根部を露出する．鈍的剥離を行って虫垂の根部で虫垂間膜に穴を開け，自動切離器（Endo-GIA）を使って虫垂を根部で切離する．虫垂の根部組織が見えないと判断したときは，虫垂と一緒に盲腸の一部を授動し，あとできちんと治るように切離線を確実に横断させる．

虫垂動脈をクリップで処理して虫垂間膜を電気メスで切離するか，虫垂動脈と虫垂間膜を一緒に自動切離器で切離する．通常は標本バッグを使って最も大きいポート部から虫垂を取り出す．

右下腹部を十分に洗浄して止血を確認する．異常がなければ直視下にポートを引き抜き，ポート部に出血がないことを確認する．5mm以上のポートは吸収糸で筋膜を閉鎖し，皮膚は真皮縫合で閉鎖する．

■注意事項

虫垂が正常のときは，腹腔内を徹底的に検索し，患者の症状を説明できる異常を見つけないといけない．女性のときは，卵巣と子宮を注意深く観察し，卵管卵巣膿瘍・卵巣茎捻転・卵巣腫瘍・卵巣囊腫などの異常を調べる．小腸を系統的に観察し，Crohn病やMeckel憩室炎などの炎症を調べる．胆嚢も観察して胆嚢炎の所見を調べる．

伝統的に開腹法では，虫垂が正常でも切除する．その理由は，あとで腹痛を生じたときに右下腹部に手術痕がある患者は虫垂がない（虫垂炎でない）と外科医が確信できるための配慮であるが，この伝統は腹腔鏡の導入によって疑問視されている．

患者の症状の原因となるCrohn病が見つかったときは，正常の虫垂の適切な処理には判断が必要である．Crohn病の炎症が虫垂と盲腸の根部まで波及していなければ，虫垂切除は安全に行える（炎症が波及していると内瘻や外瘻の原因になる）．Crohn病のときの虫垂切除の最大の利点は，あとで右下腹部痛を生じても虫垂炎で迷わずにすむことである．

表1 開腹による虫垂切除

1. McBurney点で斜切開（McBurney）か横切開（Rockey-Davis）で皮膚と皮下組織を切開する．
2. 外腹斜筋腱膜・内腹斜筋・腹横筋を線維に沿って開く．
3. 腹膜を持ち上げて鋭的に切離する．
4. 腹腔内を示指で検索し，虫垂を創内に引き出す．
5. 虫垂間膜を切離する．
6. 虫垂を根部で結紮・切離する．
7. 巾着縫合かZ縫合で虫垂の断端を埋め込む．
8. 腹腔内を生理食塩水で洗浄する．
9. 腹壁を層別に閉鎖する．

表2 腹腔鏡による虫垂切除

1. 臍の近くで皮膚を切開し，Hasson法かVeress針で気腹する．
2. 臍部に11mmトロッカーを留置する．
3. 腹腔鏡で腹腔内を観察して診断を確定する．
4. 右下腹部を操作するのに2本の5mmトロッカーを追加する．
5. 虫垂の根部近くの虫垂間膜に穴を開ける．
6. 虫垂を根部で切離する．
7. 虫垂間膜を切離する．
8. 11mmトロッカーの切開部から虫垂を取り出す．
9. 腹腔内を生理食塩水で洗浄する．
10. トロッカー部を閉鎖する．

虫垂腫瘍はまれであるが，虫垂切除は頻繁に行われており，多くの外科医が虫垂腫瘍に遭遇しうる．虫垂腫瘍で最も多いのはカルチノイド腫瘍であり，手術中にカルチノイド腫瘍を疑ったときは，虫垂を病理検査室に提出し，凍結切片で組織診断をつける．2 cm以下の腫瘍は虫垂切除だけでよく，2 cm以上の腫瘍は右側結腸切除を行って回結腸動脈リンパ節を郭清する．組織診断が腺癌のときも，右側結腸切除が勧められる．

補足 日本の外科医は正常の虫垂を「カタラーリス」と呼んで切除し，患者や家族に「早期の虫垂炎」と説明する習慣があった．「カタル性炎 catarrhalis」は粘膜表層の炎症であり，外見的には正常の虫垂であり，組織学的には虫垂炎と言えない．正常の虫垂の切除(negative appendectomy)は臨床的に避けられず，文献的な頻度は10%〜20%である．カルチノイド腫瘍は神経内分泌腫瘍(neuroendocrine tumor, NET)である．消化管のカルチノイド腫瘍は，欧米では中腸(小腸や虫垂)に多く，肝転移を生じるとカルチノイド症候群(セロトニン症状)を呈するが，日本では前腸(胃や十二指腸)と後腸(直腸)に多く，肝転移を生じてもカルチノイド症候群を呈さない．

参照 『消化器外科のエビデンス』「虫垂のカルチノイド腫瘍」(137ページ)．

▌術後管理

虫垂炎の患者で壊疽・穿孔・膿瘍がなかったときは，抗菌薬の予防投与は1回で十分である．腹腔内に炎症があったときは，発熱や白血球増加などの炎症所見が消退するまで抗菌薬の投与を続ける．

参考文献

Addiss DG, Shaffer N, Fowler BS, et al. The epidemiology of appendicitis and appendectomy in the United States. Am J Epidemiol. 1990 ; 132 : 910-925.

Chung RS, Rowland DY, Li P, et al. A meta-analysis of randomized controlled trials of laparosopic versus conventional appendectomy. Am J Surg. 1999 ; 177 : 250-256.

Rao PM, Rhea JT, Novelline RA, et al. Effect of computed tomography of the appendix on treatment of patients and use of hospital resources. N Engl J Med. 1998 ; 338 : 141-146.

論文紹介 アメリカの前向き研究(N=100)では，外科医の医療面接・身体診察・血液検査で虫垂炎の疑いがあり入院治療が必要とされた救急患者にCT検査を行ったところ，53人は虫垂炎であり，検査特性は感度98%，特異度98%，陽性的中率98%，陰性的中率98%である．100人中13人は無用な虫垂切除を回避でき，50日分の入院治療を省略でき，CT検査費を含めて医療費は100人あたり44,731ドルの節約である．

Silen W, ed. Cope's Early Diagnosis of the Acute Abdomen. 19th ed. New York, NY : Oxford University Press, 1996.

Simillis C, Symeonides P, Shorthouse AJ, et al. A meta-analysis comparing conservative treatment versus acute appendectomy for complicated appendicitis. Surgery. 2010 ; 147 : 818-829.

13 穿孔性虫垂炎
Perforated Appendicitis

TERRY SHIH, MARK R. HEMMILA, and JUSTIN B.DIMICK

> **症 例**
> 25歳の男性．腹痛で救急外来を受診．病気や手術の既往はない．5日前に腹痛が出現し，最初は臍の周囲であったが，次第に右下腹部に移動し，最後は腹部全体に広がった．最近3日間は嘔気・嘔吐・発熱があり，現在は経口摂取ができない．バイタルサインは，39.2℃の発熱と110回/分の頻脈がある．診察では，腹部に膨隆はないが，右下腹部に圧痛があり，反跳痛と随意的な筋性防御がある．

■ 鑑別診断

 右下腹部痛に嘔気・嘔吐・発熱と限局性の圧痛があり，虫垂炎の典型的な症候である．若くて元気な男性では，ほかに考えられる疾患は限られており，胃腸炎かCrohn病の初期症状くらいである．女性では婦人科疾患を考える必要があり，卵巣茎捻転・異所性妊娠・卵巣嚢腫破裂・骨盤内炎症性疾患(PID)がある．

 この臨床シナリオの患者は発症から5日たって受診しており，高熱がある．一般に，虫垂炎は発症から24〜36時間で穿孔するので，穿孔性虫垂炎の可能性が高い．穿孔を伴う患者はしばしば高熱や頻脈を含む高度の全身性炎症反応が見られる．

 背景には高度の炎症過程(虫垂周囲の蜂窩織炎や膿瘍)があり，高度の腹痛と圧痛があるだろう．高熱と頻脈は通常の症候ではなく，早期の虫垂炎ではない．鑑別診断として，右側結腸憩室炎・穿孔性右側結腸癌・盲腸穿孔(原因は遠位側大腸癌や憩室炎による狭窄)・盲腸炎(免疫抑制患者)が挙げられる．

■ 精密診査

 虫垂炎が疑われる患者では，早期であっても進行していても，完全血球計算(CBC)と基本生化学検査(BMP, Na/K・BUN/Cr)を行う．この患者は白血球数が18,000/μLに増加し，クレアチニン値が1.8 mg/dLに上昇していたが，ほかの検査値は正常であった．

 典型的な虫垂炎の症状と徴候がある元気な男性では，手術前にCT検査をルーチンに行う必要はない．ただし，女性は右下腹部にある臓器の異常が虫垂炎に類似した症候を呈するため，CT・経腹的US・経腟的CTなどの画像検査を行って評価したほうがよい．

 この患者は早期の虫垂炎と異なる複数の重要な所見(5日間の腹痛・高熱・頻脈)があり，虫垂周囲の蜂巣炎・膿瘍・穿孔の確率が高い．CT検査を選択的に行う早期の虫垂炎と異なり，穿孔が疑われるときはCT検査をルーチンに行う．この患者は腹部〜骨盤CTで長径1.2 cmに拡張した虫垂があり，虫垂壁外に空気，脂肪組織に混濁像，虫垂周囲に辺縁が造影される5 cm×4 cmの膿瘍を認めた(図1)．

■ 診断と治療

 穿孔性虫垂炎の診断が確定したら，治療方針は炎症の進展形式によって決まる．穿孔からの時間経過が短く，膿瘍を形成していない患者は，早期の虫垂切除がよいが，穿孔からの時間経過が長く，高度の炎症(蜂巣炎 phlegmonや膿瘍)がある患者は，緊急手術を行うと益よりも害のほうが大きく，ふつうの手術に比べて術後合併症の頻度が高く，腸切除(回盲部切除や右側結腸切除)の頻度も高い．

 蜂巣炎があるが，明らかな膿瘍がない患者は(図2)，抗菌薬の静脈内投与で改善する．CT検

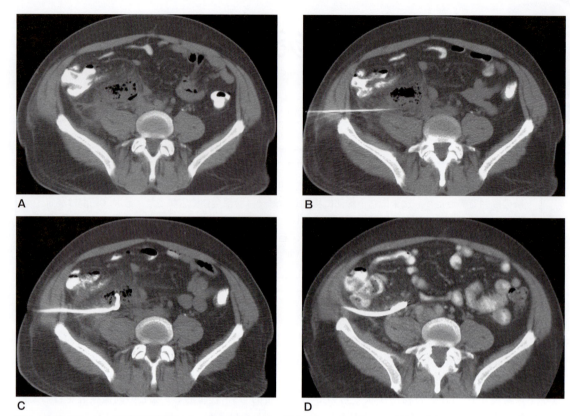

図1　腹部CT．A：右下腹部の膿瘍，B：膿瘍の穿刺，C：膿瘍のドレナージ，D：膿瘍の消失．

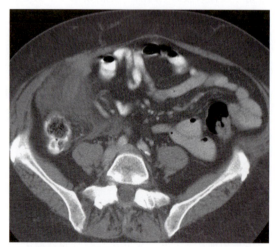

図2　腹部CT．蜂巣炎(phlegmon)があり，膿瘍はない．

査で空気と液体の貯留を示す膿瘍の所見がある患者は(図1，図3)，画像ガイド下の経皮的ドレナージと抗菌薬の静脈内投与がよい．抗菌薬の投与期間は症状と白血球数の改善によって決まり，通常は経口投与に切り替えて，外来で1～2週間継続する．

　6～8週間たって炎症が消退すれば，虫垂切除を行ってもよい．最近の研究では，待機的虫垂切除(delayed/interval appendectomy)は，無症状の患者にルーチンに行う必要はないが，虫垂炎の再発を避けるために虫垂切除を行うのが慣例である．50歳以上の患者やCT検査で異常が疑われる患者は，大腸癌を除外するために大腸内視鏡検査を行う．

手術方法

　穿孔性虫垂炎の患者で手術を決めるときは，炎症の程度を注意深く評価しないといけない．大部分の患者は手術せずに抗菌薬を静脈内投与し，虫垂周囲に膿瘍があるときは経皮的ドレナージを施行する．高度の炎症がある患者に手術を行うときは，虫垂の根部に炎症が波及していて虫垂切除を安全に行うことができず，大きな手術(回盲部切除)になることがある．

　穿孔性虫垂炎で手術を考慮しないといけない特

別な臨床シナリオが2つある．1つは虫垂炎の穿孔で汎発性腹膜炎がある患者であり，開腹時に正確な診断が不明なことが多いが，すぐに開腹手術を行う．穿孔性虫垂炎に保存的治療を行っていて臨床的な悪化（汎発性腹膜炎の出現や全身性炎症反応の増悪）を認めたときは，緊急に開腹手術を行い，腹腔内を検索し，回盲部切除を行い，腹腔内を洗浄する．

もう1つは穿孔後早期の患者であり，すぐに虫垂切除を行う．炎症反応が軽く，CT検査で虫垂周囲に少量の空気と液体があり，穿孔から短時間であることがわかる．この方針については異論があり，臨床実践は外科医によって異なるが，穿孔後早期の虫垂炎は，腹腔鏡で虫垂切除と腹腔洗浄を行うことができ，抗菌薬の静脈内投与と絶食による腸管の安静で入院が長くなる患者に比べて，面倒なことが少ない．

早期の虫垂炎と同様に，虫垂切除は開腹法と腹腔鏡のどちらでも行える．臨床研究によると，腹腔鏡による手術は創感染の頻度が低いものの，腹腔内膿瘍の頻度が高い．腹腔鏡の患者は疼痛が軽く，入院期間が短く，社会復帰が早いが，利点はわずかである．

開腹法よりも腹腔鏡のほうがよい状況がいくつかある．たとえば女性や診断が不確実な男性であり，腹腔鏡による手術は腹腔内を徹底的に検索することができる．肥満の患者は開腹法がむずかしく，腹腔内にきちんと到達するには大きく深い切開が必要になるが，腹腔鏡なら腹腔内に容易に到達できる．

腹腔鏡による虫垂切除（表1）

患者を仰臥位にして左上肢を巻き込み，全身麻酔で手術を行う．経口胃管と膀胱カテーテルを留置して胃と膀胱をへこませ，腹部全体を消毒して敷布をかける．臍下部の正中で弧状か垂直方向に12 mmの皮膚切開を加える．Veress針かHasson法で腹腔に到達し，炭酸ガスを送気して15 mmHg圧で気腹する．5 mmの30度斜視型スコープを挿入し，腹腔内を検索する．

穿孔性虫垂炎では，腹腔内の検索が極めて重要である．炎症の程度を注意深く評価し，膿瘍や蜂巣炎があるときや，右下腹部が爆弾の爆発した状態（bomb went off）になっているときは，手術を中断し，抗菌薬で保存的に治療し，必要があれば経皮的ドレナージを行う．

手術を継続すると決めたときは，2本の5 mmポートを追加し，恥骨結合直上の下腹部正中と左下腹部に刺入する．ポートを刺入するときは，腹腔内のスコープで腹壁を照らすと，腹壁の血管損傷を避けることができる．

ポートの場所は虫垂の位置や患者の体形によって異なる．たとえば細身の若い患者では，虫垂から十分に離れた場所に刺入して広い作業空間を確保する．骨盤高位（Trendelenburg位）にして右側を上げると，盲腸と虫垂の露出が改善する．

右下腹部に注意を集中し，盲腸にある結腸ひもをたどって虫垂の根部に至り，回腸末端や小腸ループを骨盤から追い出す．しばしば癒着があり，とくに穿孔性虫垂炎で発症した患者に待機的な手術を行うときは癒着があるが，多くは鈍的に剥離でき，一部は鋭的に剥離したり電気メスで剥離したりする．

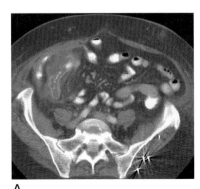 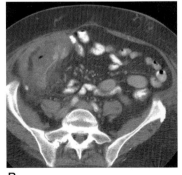 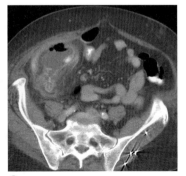

図3　腹部CT．A：虫垂壁の小穿孔，B：穿孔による空気の貯留，C：虫垂周囲の膿瘍．

表1　腹腔鏡による虫垂切除

1. 臍下部に12 mmの皮膚切開を加え，Veress針かHasson法で腹腔に到達する．
2. 2本の5 mmポートを恥骨結合直上の下腹部正中と左下腹部に刺入する．
3. 右下腹部の癒着を剥離して虫垂を露出する．
4. Maryland剥離鉗子を使って虫垂の根部近くの虫垂間膜に穴を開ける．
5. 虫垂間膜と虫垂の根部を自動切離器(Endo-GIA)で切離する．
6. 虫垂を標本バッグ(Endocatch)に回収する．
7. 臍下部のポートを引き抜き，吸収糸で筋膜を閉鎖し，皮膚を閉鎖する．

● 落とし穴
- ポートを刺入するとき，下腹壁動静脈や腹腔内臓器を損傷する．
- 癒着がひどいときは，開腹法に移行する．
- 剥離しているとき，盲腸・小腸・腸骨動静脈を損傷する．
- 炎症があるのに虫垂の根部で切離すると，漏れ(leak)を起こす．

表2　開腹法による虫垂切除

1. McBurney点か圧痛の最強点に皮膚切開を加える．
2. 外腹斜筋腱膜を鋭的に切離し，内腹斜筋と腹横筋を鈍的に分ける．
3. 腹膜を切開する．
4. 虫垂を同定して創内に引き出す．
5. 虫垂間膜を切離する．
6. 虫垂の根部に巾着縫合をおく．
7. 虫垂の根部を鉗子で挫滅して結紮・切離する．
8. 断端を盲腸内に埋め込む．
9. 腹膜・筋膜・皮膚を層別に閉鎖する．

● 落とし穴
- 盲腸を損傷する．
- 盲腸の裏にある虫垂は露出しにくい．
- 小さい切開では腹腔内の構造が見えない．

癒着がなくなったら虫垂を前方に持ち上げ，Maryland剥離鉗子を使って虫垂の根部近くの虫垂間膜に穴を開ける．虫垂を切離する前に，根部の炎症の程度を注意深く評価し，根部に炎症が波及しているときは，炎症がない盲腸壁を含めて切離する．盲腸に炎症が波及して盲腸壁でも切離ができないときは，回盲部切除を考慮する．

虫垂間膜は自動切離器(Endo-GIA)に2.5 mmの血管用ステイプルを装着して切離し，虫垂の根部は3.5 mmの腸管用ステイプルを装着して切離する．虫垂を標本バッグ(Endocatch)に回収し，臍下部のポートから取り出す．

虫垂の切離断端と虫垂間膜の切離断端を詳細に観察し，止血を確認する．穿孔性虫垂炎のときは，腹腔内を十分に洗浄する．腹腔内からスコープで見ながら5 mmポートを引き抜いたら，気腹を解除する．臍下部のポートを引き抜き，吸収糸で筋膜を閉鎖する．皮膚はモノフィラメント糸による縫合か接着剤(Indermil糊)を使って閉鎖する．

開腹法による虫垂切除(表2)

患者を仰臥位にして全身麻酔をかけ，腹部全体を消毒して敷布をかける．McBurney点(上前腸骨棘と臍を結ぶ線の外側1/3の点)に横切開を加え，電気メス(Bovie)で切開して外腹斜筋腱膜に至る．外腹斜筋膜を線維に沿って鋭的に切離し，内腹斜筋を露出し，筋線維を直角鉗子で鈍的に分ける．腹膜を同定して挙上し，腹腔内の臓器を避けながら，腹膜を鋭的に切開する．

虫垂を同定して創内に引き出す．虫垂を見つけるには，盲腸を同定してBabcock鉗子で把持しながら結腸ひもをたどり，盲腸基部に集束する場所で虫垂に到達する．虫垂間膜を鉗子で挟み，絹糸で結紮・切離する．

虫垂の根部に絹糸で巾着縫合をおき，虫垂の根部を直の鉗子で挫滅し，末梢にずらして鉗子で把持する．鉗子の口側を吸収糸で結紮し，虫垂の根部を鋭的に切離する．断端の粘膜を電気凝固で閉鎖し，巾着縫合を結んで断端を盲腸内に埋め込む．

術野を洗浄し，腹膜・筋膜・皮膚を層別に閉鎖する．汚染がひどいときは，創を閉鎖せずに開放しておくか，ゆるく閉鎖しておくとよい．

注意事項

虫垂の根部や盲腸まで広く炎症が波及していたときは，口側と肛門側で切離線を炎症がない健常部に設定しなければならず，回盲部切除や右側結腸切除などの広範囲切除が必要になる．腹腔鏡で行うかどうかは外科医の経験によって決まり，吻合は外科医の好みで器械吻合でも手縫い吻合でもよい．

術後管理

　穿孔性虫垂炎の患者はイレウスがある．広域スペクトラムの抗菌薬を静脈内投与し，絶飲食にする．症状が改善すれば経口摂取を開始し，抗菌薬を経口投与に変更して自宅退院し，外来で経過観察する．

　疼痛は経口麻薬かNSAIDsでコントロールできる．患者には発熱・悪寒・倦怠感・嘔気・嘔吐・下痢（原因は骨盤膿瘍）など，術後感染症の徴候について具体的に指導する．6〜8週間して炎症が消退したら，待機的虫垂切除（interval appendectomy）を行ってもよく，外来手術で行える．

> **補足**　この記載のように，欧米の「イレウス」は腸管麻痺であり，腸閉塞ではない．穿孔性虫垂炎や汎発性腹膜炎のときに生じ，腹部手術後にも生じ，術後合併症ではない．手術後は，イレウスの遷延と腸閉塞の出現を区別することが重要であり，イレウスの遷延であれば，日にちが解決するが，腸閉塞の出現であれば，再手術を覚悟しないといけない．

症例の結末

> 　この患者は入院させ，超音波ガイド下に経皮的ドレナージを行った．絶食にして輸液を行い，腸内細菌叢を標的にした広域スペクトラムのピペラシリン・タゾバクタム（合成ペニシリンとβラクタマーゼ阻害薬の配合剤）を静脈内投与した．3日目に白血球数が正常に戻り，経口摂取が可能になり，抗菌薬を経口のアモキシシリン・クラブラン酸に変更した．
> 　自宅退院し，2週間の抗菌薬の内服が終了した時点で再来した．ドレーンの排液量は1日30 mL以下であり，ドレーンを抜去した．最初の発症から8週目に再来し，CT検査で膿瘍の遺残がないことを確認した．その日に待機的虫垂切除を腹腔鏡で行って自宅退院した．術後2週目の再来で患者は元気であった．

重要事項

- 右下腹部痛がある患者のうち，受診までの経過が長く，高熱や高度の白血球増加がある患者は，早期の虫垂炎よりも穿孔性虫垂炎の可能性が高いのでCT検査を行う．
- 穿孔性虫垂炎で腹腔内膿瘍を伴う患者は，最初に抗菌薬の静脈内投与と経皮的ドレナージを行って保存的に治療する．
- 穿孔性虫垂炎の虫垂切除は，開腹法と腹腔鏡で臨床経過に差がない．
- 待機的虫垂切除はもはやルーチンではなく，注意深く選択した患者は行う必要がない．

参考文献

Brown CV, Abrishami M, Muller M, et al. Appendiceal abscess：immediate operation or percutaneous drainage? Am Surg. 2003；69：829.

Hemmila MR, Birkmeyer NJ, Arbabi S, et al. Introduction to propensity scores：a case study on the comparative effectiveness of laparoscopic vs open appendectomy. Arch Surg. 2010；145：939-945.

Kaminski A, Liu IL, Applebaum H, et al. Routine interval appendectomy is not justified after initial nonoperative treatment of acute appendicitis. Arch Surg. 2005；140(9)：897.

Oliak D, Yamini D, Udani VM, et al. Initial nonoperative management for periappendiceal abscess. Dis Colon Rectum. 2001；44：936.

Sauerland S, Lefering R, Neugebauer EA. Laparoscopic versus open surgery for suspected appendicitis. Cochrane Database Syst Rev. 2004；4：CD001546.

Simillis C, Symeonides P, Shorthouse AJ, et al. A meta-analysis comparing conservative treatment versus acute appendectomy for complicated appendicitis (abscess or phlegmon). Surgery. 2010；147(6)：818.

論文紹介　17の臨床研究（16の後向き研究と1つの前向き研究，臨床試験なし）のメタ分析（N＝1,572）では，膿瘍や腫瘤形成がある虫垂炎患者を保存的治療と虫垂切除手術に割りつけると，合併症は保存的治療のほうが少なく，オッズ比は0.24[0.13-0.44]である．腹腔内膿瘍も保存的治療のほうが少なく，オッズ比は0.19[0.07-0.58]であり，再手術も保存的治療のほうが少なく，オッズ比は0.17[0.04-0.75]である．

14 下部消化管出血
Lower Gastrointestinal Bleeding

SCOTT E. REGENBOGEN

> **症例**
> 53歳の男性．下血で救急外来を受診．8時間前から下血が3回ある．腹痛はないが，鮮紅色で1回の量が多い．高血圧と肥満があり，アスピリンを毎日服用し，腰痛があるときはイブプロフェンを服用している．大腸内視鏡の検査歴はなく，大腸癌の家族歴もない．バイタルサインは脈拍100回/分，血圧90/55 mmHg．腹部診察では異常がなく，直腸指診では腫瘤を触知しないが，指に血液が付着する．

■ 鑑別診断

鮮紅色の下血は大腸の出血であるが，10％～15％は上部消化管出血（UGIB）による活発な下血であり，10％～15％は小腸の出血である．成人の下部消化管出血（LGIB）の原因で最も多いのは憩室出血であり，ほかには炎症性腸疾患・大腸腫瘍（高齢者）・盲腸血管奇形がある．

若年成人や小児の下部消化管出血の原因で多いのは，炎症性腸疾患・Meckel憩室・若年性ポリープ（過誤腫）である．少量の間欠的な出血は肛門疾患であり，内痔核と裂肛が排便時に出血する．動脈硬化がある高齢者や脱水などで腸間膜の血行が減少した患者では，虚血性大腸炎も考慮する．

> **補足** 鑑別診断を的確に考えるためにも，消化管出血の用語は正しく使う．上部消化管出血で口から血を吐くのが「吐血 hematemesis」，下部消化管出血で肛門から血だけ出るのが「下血 hematochezia」であり，ふつう「肛門出血 rectal bleeding」と呼ばれる．上部消化管出血の血液が胃酸で黒くなって肛門から出るのが「タール便 tarry stool」「黒色便 melena」（mel＝黒い，melanoma＝黒色腫）である．日本人は上部消化管出血が多かったからか，「下血 melena」と書いている本があるが，下血はメレナではない．「出血源が口側にあるほどメレナになりやすい」（ハリソン内科学）．下部大腸癌やポリープで便に血が付いたり混じったりするのが「血便 bloody stool」であり，下血と血便は異なる．

■ 精密診査

太い血管で静脈ラインを確保したら，血液型判定と交差試験用の採血を行う．

この臨床シナリオの患者はヘマトクリット値が18％であり，凝固系検査は異常がなかった．経鼻胃管を挿入して吸引すると胆汁であり，血液ではなかった．肛門鏡で観察すると小さな内痔核があったが，出血はなかった．集中治療室に搬送したあと，等張液を輸液し，赤血球濃厚液を輸血した．血圧は正常に戻り，出血は止まっているように思われた．

腸管前処置を行い，翌日の大腸内視鏡検査では，褐色便が下行結腸と横行結腸にあり，多数の憩室があった（図1）．その日の夕方，大量の下血

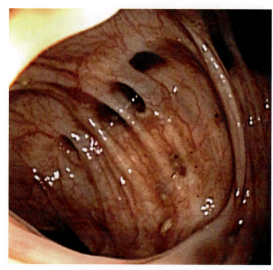

図1 大腸内視鏡．下部消化管出血の患者で多数の憩室があるが，活動性の出血はない．

があり，血圧が下がった．再度輸血を行って血圧は回復し，至急で血管造影を行った．動脈硬化の所見があったが，活動性の出血は同定できなかった（図2）．

診断と治療

アメリカでは，下部消化管出血で入院する患者の半数は憩室出血であり，高齢者が大部分を占める．大腸憩室における出血の危険因子は，抗凝固療法・抗血小板薬・高血圧・NSAIDs・ステロイドである．

憩室出血は大量出血のことがあり，致命的な出血のこともあるが，80％の患者は出血源を同定する前に出血が突然止まるので，除外診断のことも多い．ただし，15％〜30％の患者は再出血を起こす．

初期治療は支持療法であり，血行動態を監視し，必要に応じて輸血する．外科治療が必要になるのはまれであり，輸液や輸血の効果がなく循環動態が不安定な患者，保存的治療で再出血する患者，出血が持続する患者は，例外的に手術が必要になる．出血が持続するときは，外科的切除を念頭において全力で出血源を同定し，本当に大腸から出血していることを確認する．

憩室出血が推定される下部消化管出血の評価と管理について，アルゴリズムを提示する（図3）．消化性潰瘍の既往がある患者，最近NSAIDsを服用した患者，肝硬変症がある患者など，経鼻胃管を挿入して吸引したのが血液であった患者は，上部消化管出血を疑って緊急内視鏡を行う．上部消化管出血を除外したら，次に行う検査は大腸内視鏡か血管造影であり，患者の状態や施設の能力によって決まる．

活動性の出血が続く患者は，緊急で血管造影を行い，出血源を同定して塞栓する．状況によっては，スクリーニング検査として消化管出血シンチを行う．消化管出血シンチは感度が高いので，どの患者に血管造影を行うかを決めるのに役立つ．

血管造影で出血源が同定できた患者は，選択的塞栓療法を行って止血を試みる．止血が成功すれば，下血がないのを確認して待機的に大腸内視鏡を行う．塞栓療法を受けた患者の20％近くが粘膜の虚血を起こすので，この時点での結腸切除は必須ではない．塞栓療法が成功せず出血を制御できない患者は，出血している血管に造影用カテーテルを残しておき，手術のとき出血源を同定するのに利用する．

間欠的に出血して再発する患者や血管造影が何度も陰性の患者は，「挑戦的な血管造影」を考慮し，カテーテル下に血管拡張・抗凝固薬・血栓溶解薬を使い，鎮静化している出血源を活性化させる．この方法は，必要なときに緊急手術ができる態勢でなければ行ってはいけない．

出血が持続する患者には，緊急大腸内視鏡も勧められる．前処置はポリエチレングリコール

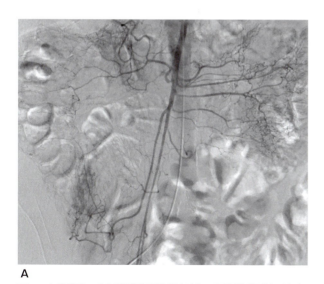
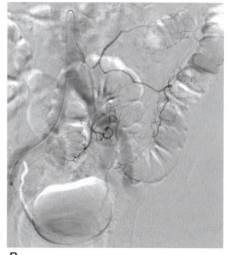

図2　血管造影．上腸間膜動脈造影（A）と下腸間膜動脈造影（B）．正常の走行で，活動性の出血はない．

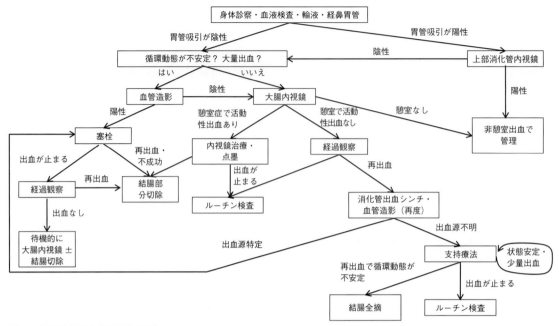

図3 大腸憩室出血の評価と管理

(PEG)による腸管洗浄でもよいが，浣腸(GE)だけでもよい．大腸内視鏡の完遂率や治療の成功率は文献によって異なる．ランダム化されていないいくつかの比較試験では，アドレナリン局注・凝固・クリッピングを使った緊急大腸内視鏡は待機的大腸内視鏡に比べて再出血の頻度が低い．

この問題に関する唯一のランダム化比較試験によると，緊急大腸内視鏡は待機的大腸内視鏡に比べて出血源の同定率が高いものの，死亡率・入院期間・外科治療の必要性は両者に差がない．

したがって，循環動態が安定している患者は，入院初期に緊急大腸内視鏡を行っても，出血が止まったあと待機的に大腸内視鏡を行っても，どちらでもよい．大腸内視鏡監査を受けたことがない患者は，時期とは無関係に大腸内視鏡検査を行って大腸癌を除外する．

憩室出血が間欠的に起こる患者は，いろいろな手法を用いても，出血源を同定するのがむずかしい．ときに出血を繰り返したり循環動態が急に不安定になったりして，出血源が同定されないまま手術が必要になる患者がいる．憩室はS状結腸と下行結腸に多いので，出血源が同定されていない患者に一時的な左側結腸切除が勧められたことがある．しかし，そのような状況での部分的な結腸切除は結腸全摘に比べて再出血の危険性が高く，出血源が同定されていない患者には結腸全摘が推奨される．

この臨床シナリオの患者は血管造影のあと止血し，集中治療室を退室したが，2日後に腹部痙攣を生じて低血圧になり，大量の下血を生じてヘマトクリット値が10%下がった．

再び血管造影を行ったが，出血源を同定することはできず，輸液と輸血を行っても低血圧が続くため，緊急で手術室に搬送した．手術中の大腸内視鏡検査で大腸全体に真っ赤な血液があり，出血源を同定できなかった．

補足 下部消化管出血の患者で緊急大腸内視鏡と待機的大腸内視鏡を比較した臨床試験は2つあり，この本に引用されている臨床試験では，死亡率は2%と4%，入院期間は5.8日と6.6日，ICU入室期間は1.8日と2.4日，輸血量は4.2単位と5.0単位，再出血率は22%と30%，手術施行は14%と12%，長期間再出血率は16%と14%で差がなく(Am J Gastroenterol 2005；100：2395-402)，5年後に発表された別の臨床試験でも，再出血率は22%と14%，輸血量は1.5単位と0.7単位，入院期間は5.2日と4.8日，追加処置は36%と33%，費用は27,590ドルと26,633ドルで差がない(Am J Gastroenterol 2010；105：2636-41)．日本の臨床研究によると，下部消化管出血の患者で大腸内視鏡を行う時期を決めるには，緊急造影CTが有用かもしれない(Intern Med 2015；54：553-8, Intern Med 2015；54：2961-7)．

手術方法（表1）

出血源が同定できず出血が持続する患者は，手術が必要である．輸液と輸血を十分に行い，血液凝固異常を修正し，手術室では腸管を切除する前に全力で出血源の同定を試みる．

砕石位か開脚位をとり，大腸内視鏡検査や吻合不全テストのために，肛門が見えるようにしておく．ふつうは正中切開で開腹して出血源の検索と腸管の切除を行うが，循環動態が安定している患者では，腹腔内に邪魔になる癒着がなく，外科医が腹腔鏡手術に習熟していれば，腹腔鏡で行ってもよい．

結腸全摘の腹腔鏡手術では，トロッカーの挿入部位はいろいろあり，たとえば臍部にカメラポートを挿入し，上下左右の腹部に操作用鉗子を1本ずつ挿入する．

腹腔鏡手術をハンドアシスト法で行うときは，恥骨上部に横切開（Pfannenstiel切開）か正中切開を加え，ハンド用ポートを設置する．切除標本は到達法や手術法に応じて，ハンド用ポート切開部から取り出すか，恥骨上・臍周囲・ストーマ部切開創から取り出す．

手術台で大腸内視鏡を行い，できれば炭酸ガス気腹の状態で大腸内視鏡を行う．大腸内視鏡スコープにかぶせた腸管を用手的に短縮させていけば，スコープを口側に進めて小腸全長に通すことができる．双手診や透照法で腸管を調べれば，腫瘍を同定することもできる．確実な出血源を同定できず，回盲弁よりも口側に出血がなければ，結腸全摘を行うのがよい．

後腹膜と結腸間膜の癒合部（Toldt筋膜）に沿って後腹膜を切開し，結腸を授動する．右側結腸では，尿管と精巣/卵巣動静脈を同定し，後腹膜側に温存する．肝弯曲部まで剥離を進め，十二指腸を後方によける．肝弯曲部を内側に挙上するときは，上腸間膜静脈の分枝が裂けないように注意する．

大網を残すときは胃結腸間膜を切開して大網と横行結腸を分離し，大網を切除するときは胃大網動静脈のアーケードの外側で結紮・切離する．横行結腸間膜を大網から切離し，網嚢に入って後腹膜から授動する．回腸を離断して回結腸動静脈を切離すると，左側結腸を授動するための露出が明確になる．

左側結腸では，脾弯曲部を引き下ろすとき，脾臓の被膜が裂けないように注意する．S状結腸を授動して下腸間膜動静脈を結紮するときは，尿管と精巣/卵巣動静脈を同定し，後腹膜側に温存する．仙骨前面で直腸上部の背側に剥離を進めるときは，性機能に重要な下腹神経を温存し，直腸間膜から剥がして避ける．

残った腸間膜の血管を結紮したあと，自動切離器か腸管鉗子を使って直腸上部で離断し，切除標本を腹腔内から取り出す．回腸直腸吻合で再建するか，回腸瘻（ストーマ）を造設し，直腸の断端を内翻して閉鎖する．

参照 『ゾリンジャー外科手術アトラス』「結腸全摘・大腸全摘」（168〜177ページ）．

注意事項

下部消化管出血は大部分が手術せずに治癒するので，結腸全摘の手術が必要になるのは，循環動態が急に不安定になった患者や，手術前の操作が長引いて衰弱した患者である．循環動態不安定・栄養状態不良・重症併存疾患・炎症性腸疾患（回腸末端や直腸）・肛門括約筋機能低下・便失禁がある患者では，回腸直腸吻合を避け，回腸瘻を造

表1 結腸全摘

1. 砕石位か開脚位をとる．
2. 大腸内視鏡・小腸内視鏡・双手診などで出血源を探る．
3. 上行結腸と肝弯曲部を授動して回結腸動静脈を結紮し，回腸を切離する．
4. 大網を残すときは胃結腸間膜を切開して大網と横行結腸を分離し，大網を切除するときは胃大網動静脈のアーケードの外側で結紮・切離する．
5. S状結腸と下行結腸を授動し，脾弯曲部も授動して下腸間膜動静脈と中結腸動静脈を結紮する．
6. 直腸上部の腸間膜を授動して切離し，直腸上部で離断する．
7. 回腸直腸吻合で再建するか，回腸瘻を造設する．

- 落とし穴
  - 胃十二指腸出血や小腸出血を見落とす．
  - 後腹膜に入るときや下腸間膜動静脈を処理するときに尿管を損傷する．
  - 肝弯曲部の授動で深く入りすぎると，十二指腸を損傷する．
  - 肝弯曲部を引っ張りすぎると，中結腸静脈が裂ける．
  - 脾弯曲部を引っ張りすぎると，脾臓の被膜が裂ける．
  - 上部直腸の腸間膜を授動するときに下腹神経を損傷する．

設する．

　回腸瘻を造設するときに，直腸粘膜瘻を作成する方法もあるが，離断した直腸を腹壁まで持ち上げるのはむずかしい．遠位側腸管の粘液瘻を作成する予定があるときは，直腸上部の離断ではなく，直腸S状部よりも口側で離断しないといけない．

　予想外の悪性腫瘍に遭遇したときは，腫瘍学的に十分な腸間膜リンパ節も摘出する必要があるので，注意して対処する．予想外の病変はそのほかに，炎症性腸疾患・Meckel憩室・動脈腸管瘻などがあり，予定していた手術法と出血源への注意の集中を変更する必要がある．

▍術後管理

　結腸全摘を受けた患者は，腹腔内を広範囲に剥離しているので，腸管麻痺(ileus)を起こしやすい．下部消化管出血で手術になった患者は，手術前に検査や処置が多く，絶食期間が長くなっているので，しばしば完全静脈栄養が必要である．深部静脈血栓症の予防はルーチンに行う．

　腸管機能が回復すると大量の水様性の排便になるので，脱水を防ぐには膨化剤と止痢剤(ロペラミドやジフェノキシラート/アトロピン合剤)を併用して投与する必要がある．最初の回復期のあと，多くの患者は1日4～5回の排便回数が永久的に続く．手術前に肛門括約筋機能がよければ，重篤な排便障害に悩まされることはない．

　回腸直腸吻合は2%～5%の頻度で吻合不全が起こり，発熱・腹痛・腸管麻痺・便意発作(tenesmus)・尿閉・瘻孔などを生じる．患者の状態と漏れの位置・大きさ・広がりによって経過観察・経皮的ドレナージ・経肛門的修復・再開腹手術を選択し，再開腹手術のときは吻合部修復か吻合部切除＋回腸瘻造設を行う．

重要事項

- 入院が必要になる成人の下部消化管出血(LGIB)の多くは憩室出血である．
- 憩室出血は80%が自然に治癒するが，15%～30%は再出血する．
- 出血源を同定する方法には大腸内視鏡・血管造影・消化管出血シンチ・カプセル内視鏡がある．
- 下部消化管出血で再発性・難治性出血の患者や循環動態が不安定な患者には手術が必要である．
- 回盲弁より遠位側で出血源を同定できない下部消化管出血は，結腸全摘を行って回腸直腸吻合で再建するか回腸瘻を造設する．

参考文献

ASGE Standards of Practice Committee. An annotated algorithmic approach to acute lower gastrointestinal bleeding. Gastrointest Endosc. 2001 ; 53 : 859-863.

ASGE Standards of Practice Committee. The role of endoscopy in the patient with lower-GI bleeding. Gastrointest Endosc. 2005 ; 62 : 656-660.

Green BT, Rockey DC, Portwood G, et al. Urgent colonoscopy for evaluation and management of acute lower gastrointestinal hemorrhage : a randomized controlled trial. Am J Gastroenterol. 2005 ; 100 : 2395-2402.
　論文紹介　アメリカの臨床試験(N=50)では，下部消化管出血の患者を緊急内視鏡と標準的管理に割りつけると，緊急内視鏡では34%に内視鏡的止血，標準的管理では36%に血管造影，20%に血管造影下止血を行い，入院中再出血は22%と30%，退院後再出血は16%と14%，輸血量は4.2袋と5.0袋，手術は14%と12%，死亡は2%と4%であり，下部消化管出血では医師の経験や施設の専門性に応じて対応するのがよい．

Hoedema RE, Luchtefeld MA. The management of lower gastrointestinal hemorrhage. Dis Colon Rectum. 2005 ; 48 : 2010-2024.

Jensen DM, Machicado GA, Jutabha R, et al. Urgent colonoscopy for the diagnosis and treatment of severe diverticular hemorrhage. N Engl J Med. 2000 ; 342 : 78-82.

Khanna A, Ognibene SJ, Koniaris LG. Embolization as firstline therapy for diverticulosis-related massive lower gastrointestinal bleeding : evidence from a meta-analysis. J Gastrointest Surg. 2005 ; 9 : 343-352.

15 結腸捻転
Colonic Volvulus

ARDEN M. MORRIS

症例

29歳の女性．上腹部痛で救急外来を受診．1か月前から差し込むような強い上腹部痛があり，嘔気と嘔吐を伴う．今回が3回目であり，その前に妊娠して8か月で出産していた．以前から便秘があるが，肥満はなく，とくに病気はない．

■ 鑑別診断

先進国において，結腸捻転は腸閉塞の原因としてまれであり，アメリカでは年間1万人あたり約3人の発生頻度である．大腸閉塞の原因としては，大腸癌・憩室炎に次いで3番目に多く，妊娠可能な女性では最も多い．

結腸捻転の患者は診察所見や血液データと合わない腹部の激痛を訴え，排ガスが停止し，直腸内には何もない．腹部は診察で初めはわずかな膨隆であるが，そのうち著しく膨隆することが多い．結腸捻転の発生機序は結腸の軸捻転であり，閉じたループの閉塞（closed loop obstruction）を生じる．

軸捻転の原因は2つあり，1つは先天的な異常で，完全にか部分的にか結腸が固定されていない状態であり，とくに盲腸に起こりやすい．腸間膜が狭い回盲部は腸蠕動のときにねじれやすく，右下腹部痛を生じて腸閉塞の所見を呈するが，最初の腹部膨満はわずかである．

もう1つは後天的な原因で，慢性的な便秘によってS状結腸が長くなり，腸間膜が比較的狭いためにねじれを起こす．S状結腸捻転の危険因子は，高齢・神経疾患・精神疾患・高繊維食のほかに，慢性的に便秘や腹圧上昇を生じる状態である．認知症・精神疾患・脳梗塞後遺症などで意思疎通がとれない患者は診断が遅れやすい．

結腸捻転は自然に戻るか何らかの方法で戻さないと，管腔内圧が高くなり，結腸壁が薄くなり，静脈還流が阻害され，そのうち腸管壁が虚血に陥り，壊死や穿孔を起こす．

大腸閉塞では，第一に大腸癌を考えるが，結腸捻転と鑑別すべき疾患としては，偽性腸閉塞（Ogilvie症候群）・憩室炎・機能性便秘・閉塞性便秘・腸重積・癒着による閉塞・壁外性腫瘍による閉塞などがある．結腸捻転はまれに，虚血・壊死・穿孔などの合併症を起こして遅れて発症することがあるので，腸間膜虚血（上腸間膜動脈血栓塞栓症）も鑑別診断として挙げる．

■ 精密診査

結腸捻転は問診と診察で診断し，画像検査で確定する．初め結腸が部分的に捻転して自然に戻ると，腹痛は間欠的なことがある．閉塞性大腸癌の腹痛と異なり，結腸捻転は刺し込むような痛みが腹部全体に広がる．大部分の患者は診断までに4～5回の腹痛を起こしている．

問診と診察で重要な事項として，高齢の患者，衰弱した患者，長く入院している患者，長期の便秘，不明瞭な腹部不快感の繰り返し，腸閉塞の徴候，直腸指診で直腸に何もないこと，などが挙げられる．例外は健常な若い妊婦であり，増強する腹痛発作が間欠的に起こり，妊娠第3期（28～40週）に入ると，腸閉塞の徴候を呈する．

血液検査は診断に役立たないが，合併症の病態として白血球増加・電解質異常・アシドーシスなどを示すことがある．まれに乳酸が高値になるが，病状が進行したことを示す．

診断を確定する鍵になるのは画像検査であり，最初に臥位と立位の腹部X線撮影を行う．S状結腸捻転の典型的な所見は，「屈曲タイヤチューブ」（bent inner tube）であり，ハウストラ（結腸膨起）が消失したS状結腸ループが拡張して反転し，右上腹部に向いている（図1）．

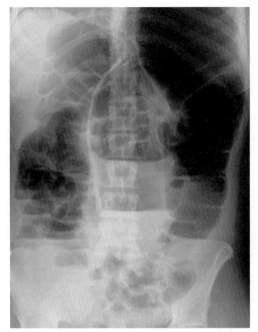

図1 腹部X線（立位）．ハウストラが消失したS状結腸が拡張し，逆Uの形で上腹部に向かっており，口側の結腸が拡張している．

患者の状態が安定しており，腹部X線撮影で結腸捻転の疑いが少しでもあれば，水溶性造影剤で注腸造影を行ってもよいが，穿孔の危険性があるので，バリウムを使ってはいけない．造影検査で典型的な所見は，「鳥のくちばし」（bird beak）であり（図2），この所見があれば，輸液を行いながら結腸を減圧して待機的に手術する．

造影検査で診断がつかないときや造影検査が行えないときは，静脈造影を併用したCT検査を行う．初めから注腸造影を省略して迅速に造影CTを行ってもよい．

CT検査は別の疾患を同定するのに役立つが，結腸捻転に見られる必須の所見は，「渦巻き」（swirl）であり，腸間膜の捻転を示す．下部消化管の硬性鏡や軟性鏡は，診断だけでなく治療手段としても役立つ．

この臨床シナリオでは，患者は臨床的に安定した状態であり，腹部X線で結腸捻転を示唆するものの（図3），診断には疑いが残る．

すなわち，高度に拡張した結腸と空虚な直腸が見られるが，結腸捻転の典型的な徴候がない．そこで内視鏡を行うと，S状結腸の渦巻き状の狭窄と粘膜の発赤・腫脹・潰瘍が見られた（図4）．スコープを無理なく進めて狭窄部を通過させると，口側に拡張した結腸があった．

補足 S状結腸捻転のX線所見は，「Ωループ」（omega loop）もあり，「コーヒー豆」（coffee bean）が有名であり，

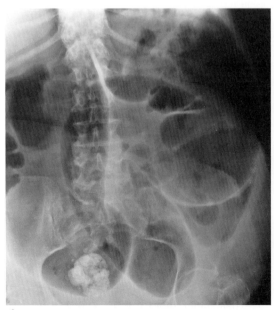
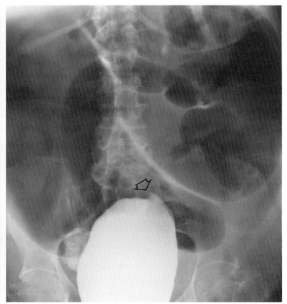

図2 腹部X線（臥位）．S状結腸が拡張し（A），水溶性造影剤を注腸すると，捻転部遠位側の内腔が狭くなっていて，典型的な「鳥のくちばし」（bird beak）である（B）．

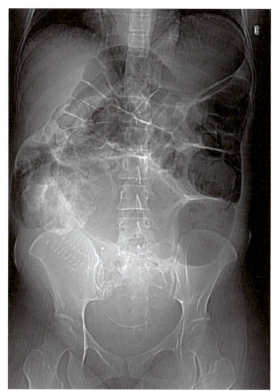

図3 腹部X線（臥位）．ハウストラが消失したS状結腸が拡張し，口側の結腸が拡張し，妊娠第3期の胎児も見える．

> 「Frimann Dahl徴候」は捻転部に向かう3本線であり，コーヒー豆を縁どる線は肥厚したS状結腸壁である．

■ 診断と治療

　腹腔内に遊離ガス像があれば，それ以上の検査は不要である．患者と家族に不吉な徴候であることを警告し，インフォームドコンセントを得たあと，生理食塩水や乳酸Ringer液で電解質を補充して循環動態を回復させ，迅速に開腹手術でHartmann手術と腹腔洗浄を行う．

　腹腔内に遊離ガス像がなく，患者が臨床的に安定しているときは，輸液を行って硬性S状鏡か軟性S状鏡で結腸を減圧したほうがよい．とくに高齢の患者や寝たきりの患者は，硬性S状鏡のほうがよく，結腸穿孔の危険性が低く，スコープ内を通してチューブを留置し，近位側の結腸減圧を4～5日続けることができる．支持療法で症状を改善させ，3か月以内に待機的手術を行わないと，70％が再発する．

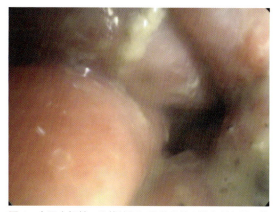

図4 大腸内視鏡．S状結腸に渦巻き状の狭窄があり，粘膜の発赤・腫脹・潰瘍は虚血を示す．

　内視鏡による腸管減圧が不成功に終わったときは，迅速に患者を手術室に搬送し，開腹してS状結腸切除を行う．腸管を吻合するかストーマを造設するかの判断は，腸管虚血や便漏出の有無と患者の全身状態で決まる．

　妊婦の大腸閉塞の原因はS状結腸捻転が最も多いが，文献で報告されているのは100例以下である．症例報告に基づいたコンセンサスは，腹膜炎がなければ，妊娠第1期は内視鏡による減圧がよく，第2期はS状結腸切除がよく，第3期から出産までは内視鏡による減圧がよく，出産後にS状結腸切除を行う．

■ 手術方法（表1）

　患者の状態が不安定なときや腹腔内に遊離ガス像があったときは，輸液をして状態を回復させながら患者を手術室に搬送し，迅速に開腹手術を行う．腸管が高度に拡張して操作空間がわずかしかない状況での腹腔鏡手術は思慮分別に欠ける．腹腔鏡か開腹法かという選択は，内視鏡による腸管の減圧が成功した患者に限られる．

　S状結腸捻転の手術はS状結腸切除がよく，盲腸捻転の手術は右側結腸切除がよい．どちらの手術においても，ストーマにするか一期的に吻合するかを手術中に判断して決定しないといけない．

　盲腸固定術は手術時間を短縮したり吻合による合併症を避けたりする手術とされてきたが，拡張して薄くなった腸管壁に縫合糸をかけるのは危険であり，歴史的には再発率が高いことがわかっている．

表1　S状結腸捻転の手術

1. 下腹部正中切開で開腹し，腹腔内を検索して腸管の血行を調べる．
2. 色が悪い腸管に温かい生理食塩水で濡らしたガーゼを置き，血行が改善するかどうかを定期的に評価する．
3. ねじれた腸間膜と余分の腸管を同定し，虚血が改善しない領域を含めて切除を準備する．
4. 近位側と遠位側の適切な切離線を決め，捻転を解除せずに血管を含むS状結腸間膜を切離する．
5. 近位側と遠位側で腸管を切離して標本を摘出する．
6. 循環機能・栄養状態・腸管壊死・腹腔汚染などの臨床指標が適切であり，残存する腸管の血行がよく，吻合部に緊張がかからないときは，再建を行う．
7. 臨床指標が不適切なときは，単孔式ストーマを造設し，遠位側を粘膜瘻にする．
8. 吻合したときは，血行がよく，吻合口が開存していることを徹底的に調べ，可能であれば漏れがないことを丁寧に調べる．

● 落とし穴
・捻転した腸間膜を解除すると，炎症性サイトカインや細菌が全身に放出される．
・捻転を解除しないので，静脈はうっ血していて出血させやすい．
・盲腸固定術を行うと，拡張して薄くなった腸管壁に縫合糸をかけるので危険である．

高度に衰弱した患者では，盲腸に減圧チューブを留置する方法もあるが，利点は腹壁創が小さいことであり，理論的には盲腸を腹壁に固定することが捻転の再発を防いでいる．

迅速手術でS状結腸捻転に適用する手技の大部分は盲腸捻転にも適用できる．最初に下腹部正中切開で開腹して腹腔内を検索し，虚血に陥っている範囲と別に閉塞の原因があるかどうかを同定する．色が悪い腸管があれば，温かい生理食塩水で濡らしたガーゼを置く．捻転した腸管だけでなく，捻転部位を越えて広がる虚血の範囲を同定する．

捻転を解除する前に，近位側と遠位側の適切な切離線を決め，一期的手術や二期的手術での吻合部にする．腸間膜の切離も捻転を解除する前に行い，虚血のある腸管に蓄積した炎症性サイトカインや細菌が全身に放出されるのを防ぐ．近位側と遠位側で腸管を切離して標本を摘出する．

吻合して再建するか，単孔式ストーマを造設して遠位側を粘膜瘻にするかは，循環機能・栄養状態・腸管壊死・腹腔汚染などの臨床指標に基づいて判断する．残存する腸管の血行がよく，吻合部に緊張がかからないかどうかも評価する．吻合したときは，血行がよく，吻合口が開存していることを徹底的に調べ，可能であれば漏れがないことを丁寧に調べる．

リークテストは，S状結腸切除では可能であるが，右側結腸切除では問題がある．リークテストの簡単な方法としては，骨盤内を生理食塩水で満たし吻合部の近位側を優しく圧迫しておき，硬性S状鏡で直腸に送気する．吻合部から気泡があれば漏れである．そのほかにも，吻合部にガーゼを当てておき，ポビドンヨードやインジゴカルミンを直腸に注入し，ガーゼの着色を見る方法もある．

注意事項

ときに著しい認知症の患者や意思疎通がとれない患者において，高度に拡張した腸管と画像上は遊離ガス像の所見もあり，開腹手術を行ったところ，穿孔はなかったと判明することがある．腸管がピンク色で血行がよく，穿孔・化膿・腸内容漏出などの所見がなければ，腸切除しないほうがよい．内視鏡で腸管の減圧ができればよいが，一時的な効果で終わることが多い．

術後管理

結腸捻転で腸切除を行った患者は，輸液を行って電解質を補給し，蠕動が回復するまで腸管の安静を図る．初めから栄養不良であった患者や経口摂取が1週間以上できなかった患者は，静脈栄養を考慮する．

患者の状態が不安定でなければ，通常の結腸切除後のケアを行えばよい．回腸で単孔式ストーマを造設した患者は，6〜12週間以上待ってストーマの閉鎖を行うのが安全である．

症例の結末

この患者は腸管減圧を行ったあと，緊急外科センターで手術室に搬送し，横行結腸の双口式ストーマを造設した．手術の6週間後，正常の経腟分娩で元気な赤ん坊を出産した．分娩の6週間後，大腸外科センターで手術を受け，横行結腸ストーマを閉鎖し，小さい横切開（Pfannenstiel法）で約45 cmのS状結腸切除と吻合を無事に終了した．

重要事項

- 結腸捻転は結腸の軸捻転であり，閉じたループの閉塞を起こし，固定されていない結腸に生じ，最も多いのはS状結腸と盲腸である．
- 慢性の便秘と神経疾患や精神疾患の治療は慢性的に腸管内圧の上昇があり，最終的にS状結腸が長くなって捻転の危険性が高くなる．
- 結腸捻転は画像検査で診断でき，典型的な画像所見は，腹部X線の「屈曲タイヤチューブ」(bent inner tube)・「コーヒー豆」(coffee bean)，注腸造影の「鳥のくちばし」(bird beak)，CT検査の「渦巻き」(swirl)である．
- 結腸捻転で状態が安定している患者では，治療の第一選択は内視鏡による腸管減圧と経肛門的な減圧チューブの留置であり，輸液を行って電解質を補正する．
- 内視鏡による腸管減圧が成功しなかった患者や臨床指標が悪化する患者では，手術室に搬送して開腹手術を行う．
- 手術中は捻転の解除を行う前に腸間膜を切離し，炎症性サイトカインの放出や敗血症を防ぐ．
- 状態が安定していて内視鏡による腸管減圧が成功した患者は，手術しないと30%〜70%の頻度で再発するので，待機的に腹腔鏡下開腹法でS状結腸切除を行う．

参考文献

Alshawi JS. Recurrent sigmoid volvulus in pregnancy : report of a case and review of the literature. Dis Colon Rectum. 2005 ; 48(9) : 1811-1813.

Ballantyne GH, Brandner MD, Beart RW Jr, et al. Volvulus of the colon. Incidence and mortality. Ann Surg. 1985 ; 202(1) : 83-92.

Renzulli P, Maurer CA, Netzer P, et al. Preoperative colonoscopic derotation is beneficial in acute colonic volvulus. Dig Surg. 2002 ; 19(3) : 223-229.

　論文紹介 スイスの症例調査(N=42)では，大腸捻転は全員が急性発症で，部位は盲腸が50%，S状結腸が48%，横行結腸が2%である．19人に緊急大腸内視鏡を行って9人が整復でき(成功率47%)，34人に結腸切除を行って26人が一期的手術であり，術後合併症は24%，再手術は10%，手術死亡は12%であるが，捻転を緊急内視鏡で整復できた患者は術後合併症と手術死亡がない．中央値9.5年の追跡で再発はない．

16 穿孔性憩室炎
Complicated Diverticulitis

SEAN T. MARTIN and JON D. VOGEL

症 例

65歳の男性．左下腹部痛で救急外来を受診．3日前に左下腹部痛を生じ，持続性で増強していて非常に痛い．下痢と食欲不振を伴う．高血圧と軽い狭心症があり，ヒドララジン（血管拡張薬）・アスピリン・レボチロキシン（甲状腺ホルモン）を服用している．一人暮らしで自立して元気である．
バイタルサインは発熱・頻脈・低血圧があり，体温38.9℃，脈拍110回/分，血圧95/55 mmHg．診察では，発汗があり，口腔粘膜が乾燥している．腹部全体に圧痛があり，左下腹部に限局性腹膜炎の徴候を認める．大腸憩室炎の既往はなく，大腸内視鏡の経験もない．

鑑別診断

65歳の男性に急に発症した左下腹部痛である．高齢者に最も多いのは大腸憩室炎であり，膿瘍や穿孔の合併もある．高齢者，とくに心疾患がある高齢者では，虚血性大腸炎・腸間膜虚血・腹部大動脈瘤も鑑別診断に挙げられる．そのほかには，穿孔性大腸癌・結腸捻転・宿便性穿孔・炎症性腸疾患がある．

大腸憩室はありふれた異常であり，50歳になれば60％に見られる．ただし，憩室炎を発症するのは10％〜20％であり，入院が必要になるのはその10％〜20％であり，合併症を生じて手術が必要になるのはさらにその20％〜40％である．憩室炎の合併症には，大腸穿孔（膿瘍・気腹・腹膜炎を伴う）・大腸閉塞・大腸瘻孔がある．

精密診査

この患者は敗血症を呈しており，敗血症性ショックの初期かもしれない．的確な病歴聴取と焦点を絞った身体診察のあとは，輸液を行って全身状態を回復させることが最初の目標になる．

適切な静脈ラインを確保し，積極的に輸液を行う．膀胱カテーテルを留置して尿量を監視する．酸素を投与し，必要に応じて麻薬性鎮痛薬を静脈内投与する．診察所見で腹腔内感染症が疑われるときは，広域スペクトラムの抗菌薬を静脈内投与する．

輸液で全身状態の回復が得られたあとは，診断や治療に役立つ検査を行うのが次の段階になる．この患者の血液検査は，白血球数24,000/μL，尿素窒素30 mg/dL，クレアチニン1.2 mg/dL，アミラーゼ正常，リパーゼ正常であった．

急に腹痛を起こした患者なので，胸部と腹部の単純X線撮影を行い，穿孔による腹腔内遊離ガス像や腸閉塞に付随する異常があるかどうかを判断する．明らかな腹腔内遊離ガス像を指摘できないときは，経口・注腸・静脈内の三重造影で腹部と骨盤のCT検査を行うが，高齢者や脱水がある患者に造影剤を静脈内投与するときは，腎障害に注意しないといけない．

CT検査の利点は，腹腔内と骨盤内のすべての臓器を描出できるとともに，治療のための処置に役立つことである．憩室炎による膿瘍では，CTガイド下に膿瘍ドレナージを行えば，敗血症を制御することができ，元来は緊急的な状態であったものを待機的な状態に変えることができる．

この患者は単純X線で腹腔内遊離ガス像が見られず，腹部と骨盤のCT検査では，S状結腸憩室症と蜂窩織炎（phlegmon）があり，腸間膜脂肪組織の混濁，注腸した水溶性造影剤の漏出，腹腔内遊離ガスを認めた（図1）．これらの所見はS状結腸憩室穿孔の診断に一致する．

診断と治療

憩室は腸管壁の嚢状の突出であり，粘膜が筋層の弱い場所を通って脱出した状態である．大腸憩

室は後天性のものと先天性のものがある．後天性の憩室はS状結腸に見られ，粘膜の脱出なので仮性憩室と呼ばれる．先天性の憩室は全層性の突出なので真性憩室と呼ばれ，大腸全体に生じることが多く，右側結腸や横行結腸だけに見られるのはまれである．

大腸憩室は欧米人に多い．大部分は無症状なので真の有病率は不明であるが，アメリカでは45歳を超えると3人に1人，85歳を超えると3人に2人は大腸憩室がある．有病率は年齢とともに高くなり，男女差はない．

後天性の憩室の危険因子は，赤身肉（牛肉と豚肉）や糖質が多い食事，食物繊維（穀物・果物・野菜・黒パン）や水分が少ない食事である．便秘による硬い便の通過に伴ってS状結腸内腔の圧力が増加し，結果的に粘膜の脱出が起こる．

粘膜の脱出が起こる腸管壁の弱い場所は，腸間膜側の結腸ひもと腸間膜対側の結腸ひもの間で，粘膜に分布する血管や神経が出入りする場所である．

男性は合併症で早期に手術になることが多い．若年の男性は瘻孔を生じやすく，高齢の男性は出血を起こしやすい．対照的に若年の女性は穿孔を起こしやすく，高齢の女性は狭窄を生じやすい．

穿孔性憩室炎は初回入院が多く，緊急手術が必要である．憩室炎による穿通性膿瘍・S状結腸狭窄・結腸膀胱瘻・結腸腟瘻形成や憩室症の再発（2～3回）は，S状結腸切除のような待機的な手術を行う．

この患者は穿孔性憩室炎であり，緊急手術が必要である．穿孔性憩室炎の治療の基本方針は，腹腔内感染症の制御であり，可能なら感染巣を切除する．この患者は敗血症性ショックと急性腎障害があり，まず輸液を行って状態を回復させることが重要であり，そのあと手術を行う．手術法はいろいろあり，この患者の状況では，吻合するにしてもしないにしても，病変がある結腸を切除するのがよい．

> **補足** 結腸ひも（teniae coli, colonic band）は，外縦走筋が密に集まったひも状の隆起である．間膜ひも（teniae mesocolica）・網膜ひも（teniae omentalis）・自由ひも（teniae libera）の3本があり，横行結腸の網膜ひもには大網が付着しており，盲腸の結腸ひもが集まったところには虫垂がある．

■手術方法（表1）
▎Hartmann手術

穿孔性憩室炎の治療で選択する手術法は，緊急手術を行うときの患者の状態で決まる．穿孔性憩室炎による腹腔内感染で敗血症性ショックを起こしているときは，習慣的な開腹手術か最近の低侵襲手術で伝統的なHartmann手術を行うのがよい．

表1 穿孔性憩室炎の手術

1. 患者を改良型の砕石位にする．
2. 下腹部正中切開で開腹し，適切な露出を得るには迷わず頭側に広げる．
3. 創保護具を装着する．
4. 腹腔内を徹底的に洗浄する．
5. 十分に開腹し，上下左右の腹部と骨盤を観察する．
6. 小腸を布で包んでS状結腸から離し，右上腹部に隔離する．腹壁開創器（Balfour）が便利である．
7. 病変部の近位側の正しい層で入る．尿管を同定・追跡し，炎症が及んでいないことを確認する．
8. 指先で鈍的に剥離してS状結腸を骨盤側壁から遊離する．
9. 結腸の不要な授動を避ける．
10. 腸間膜の血管を腸管壁に接して結紮する．
11. 結腸の穿孔部だけを切除し，単孔式ストーマを造設する．
12. 腹壁を閉鎖する前に腹腔を洗浄する．

- **落とし穴**
- ・結腸を広く授動すると感染が及んでいない組織の層に入るので，腹腔内や骨盤内の離れた場所に膿瘍を起こしやすくなる．
- ・結腸直腸吻合を行ったときに，一時的な保護ストーマを造設するのを忘れる．
- ・蜂窩織炎が組織を圧迫していると，尿管・膀胱・腸骨動静脈などの周囲組織を損傷するので，炎症部ドレナージとストーマ造設を考慮するのがよい．

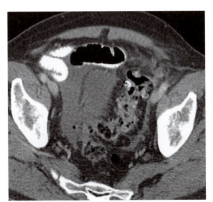

図1 骨盤CT．S状結腸の穿孔性憩室炎であり，注腸した水溶性造影剤の漏出が憩室周囲にあり，腹腔内に遊離ガス像を認める．

この臨床シナリオの患者は，65歳の男性で全身状態が非常に悪いことを考えると，迅速に開腹手術で対処したほうがよい．低血圧やショックがある患者は，気腹すると静脈還流が阻害されて低血圧を助長するので，腹腔鏡手術は避けたほうがよい．

　患者を手術台に載せ，改良型の砕石位をとり，必要なときに肛門から直腸を操作できるようにする．臍から恥骨結節までの下腹部正中切開で開腹する．下腹部正中切開で手術を終了することもできるが，術野や操作に制限があれば，切開を頭側に広げる．

　創保護具を装着し，手術後の創感染を防ぐ．十分に開腹し，上下左右の腹部と骨盤を系統的に観察する．胃と十二指腸に穿孔の所見がないかどうかを調べ，Treitz靱帯から回盲弁まで小腸を触診して異常の有無を調べ，最後に虫垂と盲腸から大腸を直腸まで調べる．

　この臨床シナリオの患者では，開腹すると化膿性腹膜炎や便汁性腹膜炎が出現するので，まず温かい生理食塩水で腹腔内の汚染物質を徹底的に洗浄する．

　開腹すると，S状結腸領域の蜂窩織炎に気づき，炎症部の憩室に穿孔があるのが見える．S状結腸の炎症を起こした部分が骨盤の側壁に癒着している．炎症部の術野と操作が適切に確保されていなければならず，小腸全体を湿った布で包んで右上腹部に隔離したあと，腹壁開創器(Balfour)を装着して術野と操作を確保する．

　炎症部の周囲組織は非常に脆弱で出血しやすく，S状結腸間膜と後腹膜の間にある正常の解剖学的な層が癒着して閉鎖しているので，炎症がある領域で鋭的に切離するのは避ける．尿管が前方の蜂窩織炎に引き込まれていることがあり，とくに骨盤棚のところで尿管を損傷する危険があるので注意する．

　剥離は炎症部の近位側，たとえば炎症がない左側結腸部から開始し，S状結腸の外側で白線(Monk)を切開し，S状結腸間膜と後腹膜の間にある癒合筋膜(Toldt)の前面を剥離する．この剥離は電気メスで行っても細いハサミ(Metzenbaum)で行ってもよく，近位側の結腸を授動し，腸間膜と後腹膜の間にある解剖学的に正しい層に入りやすくなる．この層で左尿管を同定し，走行を骨盤まで追跡する．

　剥離を蜂窩織炎の上方から開始すると，解剖学的に正しい層を失ってしまうので，必ず尿管の走行を追跡し，切除予定の炎症部に尿管が巻き込まれていないことを確認する．尿管が炎症部に癒着しているときは，鈍的剥離と鋭的剥離を組み合わせて行い，直視下に尿管を炎症部から剥離する．

　尿管を同定した時点で，指先で鈍的に剥離し，S状結腸をつかんで骨盤側壁から遊離する．S状結腸を骨盤から授動できたら，穿孔部位を確認して切除範囲を決めるが，緊急手術での落とし穴は，憩室を根本的に治療しようとしてS状結腸全体を切除することである．

　S状結腸切除を行うと，下行結腸で単孔式ストーマを造設するときに脾弯曲部の授動が必要になり，結腸直腸吻合を行うときは脾弯曲部の授動と骨盤腔への引き下ろしが必要になる．手術範囲が広がり，手術時間が長くなり，炎症がなかった場所を感染に曝露させて手術後の腹腔内膿瘍の原因になるので，余分な操作は避ける．

　左尿管の位置を確認したら，止血鉗子で挟みながら腸間膜を腸管壁に接して切離し，下腸間膜静脈・下腸間膜動脈・上直腸動脈を損傷しないように残す．自動切離器を使って穿孔部の近位側でS状結腸を切離し，遠位側も自動切離器を使って骨盤棚の上でS状結腸を切離すると，標本が摘出される．

　遠位側の切離端に止血縫合をかけて補強する．遠位側の腸管に目印となるような非吸収糸をかけてもよく，あとでストーマを閉鎖して再建を行うときに，遠位側の断端を同定しやすくなる．

　近位側では，緊張がかからない状態で結腸の断端を腹直筋に通し，臍より下方の腹壁脂肪層の頂点にストーマを造設する．ときに左側結腸の近位側を授動する必要があり，とくに肥満の患者は左側結腸の近位側を授動する必要があるが，脾弯曲部の授動が必要になるのはまれである．

　閉腹する前に再度，徹底的に腹腔を洗浄する．腹壁を閉鎖し，皮下脂肪と皮膚を洗浄し，皮膚をステイプラーで閉鎖する．最後に吸収糸の結節縫合で結腸断端を皮膚に縫合してストーマを完成させる．

参照 『消化器外科のエビデンス 第2版』「大腸憩室」(149～152ページ)，『外科医のためのエビデンス』「腹膜

炎の腹腔洗浄：よく洗ったほうがよいか」(17～21 ページ).

一期的切除吻合

穿孔性憩室炎には別の手術法があり，緊急手術で一期的にS状結腸切除と結腸直腸吻合を行うことを支持するデータもある．ただし，脾弯曲部の授動，S状結腸全体の切除，下行結腸と直腸の吻合などで手術時間が40～60分長くなる．

一期的手術は憩室穿孔がHinchey Ⅰ/Ⅱの患者に適用できる(表2)．手術中もずっと循環動態が安定しており，術野の汚染がほとんどなく，手術が困難なく完遂できないといけない．二期的手術の患者の40%がストーマを戻す手術を受けないことを考えると，一期的手術は一時的ストーマを造設する必要がないのが利点である．

定型的S状結腸切除と結腸直腸吻合は，Hinchey Ⅲ(化膿性腹膜炎)やHinchey Ⅳ(便性腹膜炎)の患者にも部分的に適用できる．ただし，吻合部を保護するために，回腸ループで一時的ストーマを造設したほうがよく，回腸ストーマはあとで戻すのが容易である．

特殊な状況として，手術中に患者の状態が不安定なときや，結腸周囲の炎症が高度で組織の層が完全につぶれているときは，近位側にストーマを造設し，病変部は切除せずに腹腔内や骨盤内にドレーンを留置して敗血症を防ぐ手術もある．

Hinchey Ⅲの穿孔性憩室炎の治療で腹腔鏡下洗浄を行い，良好な成績が報告されている．開腹手術を避けられ，結腸切除やストーマ造設も避けられるのは大きな利点であるが，この新しい治療戦略は，適切に計画された臨床試験を行って検証しないといけない．穿孔性憩室炎の手術の要点と落とし穴を表1にまとめておく．

注意事項

S状結腸穿孔の緊急手術で，ときに穿孔性大腸癌に遭遇することがある．そのような想定外の所見が見つかったときは，前述したような縮小手術ではなく，下腸間膜動脈の高位結紮やリンパ節郭清などの腫瘍学的な手術を行う必要がある．

外科医は手術の危険性に配慮しながら，患者にとって最善の結果になる術式を考えないといけない．S状結腸切除を行い，単孔式ストーマを造設し，直腸断端を閉鎖すれば，吻合不全の危険を避けられ，腹腔内膿瘍の可能性を最小限に抑えることができ，手術後の化学療法の支障や遅延にならなくてよい．

通常の大腸癌の手術のように，穿孔した腫瘍に癒着している臓器(小腸など)を合併切除し，切除断端が陰性になるようにする．滅菌水や希釈アルコール液で腹腔洗浄を行い，穿孔部から播種した腫瘍細胞を根絶させている[訳注：胃癌や卵巣癌の腹腔内化学療法はあるが，生理食塩水以外の液体で洗浄するのは危険である]．

S状結腸憩室の炎症や穿孔に関連してときに遭遇することがあるのが右側結腸の穿孔である．憩室の穿孔部位の周囲が炎症性腫瘤となって偶然に内腔を閉塞し，回盲弁が機能しているときは閉じたループの閉塞(closed loop obstruction)を起こし，腸管壁が薄く拡張しやすい盲腸が穿孔する．

初め大腸閉塞の症状や徴候を呈し，あとで腹膜炎の所見を呈するのが典型的である．このような患者には，結腸全摘を行って単孔式回腸ストーマを造設している．腹腔内の汚染が軽度で手術が順調に進行している患者では，回腸直腸吻合を行って一時的に双孔式回腸ストーマを造設する方法もある．

Crohn病の患者がS状結腸穿孔を起こしたときは，大腸の病変部の広がりと患者の全身状態で術式が決まる．一般に，穿孔部の結腸切除を行って単孔式ストーマを造設する手術，結腸全摘を行って単孔式回腸ストーマを造設する手術，結腸全摘と回腸直腸吻合を行って一時的に双孔式回腸ストーマを造設する手術などがある．

術後管理

S状結腸の穿孔性憩室炎で手術を受けた患者は，外科系集中治療室(SICU)に入室させる．広域スペクトラムの抗菌薬の静脈内投与は，起炎菌の同定と抗菌薬の感受性の結果が判明するまで継

表2 穿孔性憩室炎のHinchey分類

Hinchey Ⅰa	結腸/腸間膜の蜂窩織炎(phlegmon)
Hinchey Ⅰb	結腸周囲/腸間膜膿瘍(pericolic/mesenteric abscess)
Hinchey Ⅱ	骨盤内膿瘍(pelvic abscess)
Hinchey Ⅲ	化膿性腹膜炎(purulent peritonitis)
Hinchey Ⅳ	便性腹膜炎(fecal peritonitis)

続し，状況に応じて変更する．抗菌薬の投与期間は患者の臨床経過で決める．

静脈血栓塞栓症(VTE)の機械的予防(弾性ストッキングや間欠圧迫装置)と薬理学的予防(ヘパリン皮下注射)は有用である．栄養補給は経腸栄養がよい．覚醒して気道が確保されている患者は術後早期から経口摂取を開始する．術後長期間にわたって経口摂取ができない患者には静脈栄養を考慮する．

穿孔性憩室炎の術後合併症には，腹腔内膿瘍と骨盤内膿瘍があり，腸管麻痺(ileus)が長引くとき，ストーマが機能していないとき，発熱や白血球増加が続くときは，膿瘍形成を疑う．治療はCTガイド下ドレナージであり，ふつう成功する．

Hartmann手術では創感染も多い．クリップを除去し，排膿させて治療する．皮膚欠損が大きいときは，吸引式閉鎖器を使うと便利である．

腹腔内感染症で開腹手術を行ったときは，腹部コンパートメント症候群(ACS)を起こすことがある．臓器灌流障害の症候(乏尿や無尿)に伴って強心薬や人工換気の必要性が高まったときは，医師に警鐘を鳴らしており，膀胱内にトランスデューサーを挿入し，腹腔内圧を測定して診断しないといけない．重篤なときは緊急開腹手術が必要になる．

補足 腹腔内圧(IAP)は膀胱内に25mLの水を注入して測定した膀胱内圧(正常は5〜7mmHg)である．12mmHg以上が腹腔内高血圧(IAH)であり，15mmHgまでがGradeⅠ，20mmHgまでがGradeⅡ，25mmHgまでがGradeⅢ，25mmHgを超えるとGradeⅣである．Gradeⅲで臓器障害を発症すればACSであり，Gradeⅳは腹部開放療法(OAM)の適応である．

症例の結末

この患者はHartmenn手術を受けて順調に経過し，手術翌日にSICUで抜管した．術後2日目はストーマから排ガスがあり，術後4日目に経口摂取を勧め，術後8日目に合併症なく退院した．術後6か月目に近位側の大腸を内視鏡で調べ，ストーマを戻して腸管を再建した．

重要事項

- 大腸憩室の患者のごく一部(1%)が合併症を起こして手術が必要になる．
- S状結腸の穿孔性憩室炎による汎発性腹膜炎で循環動態が不安定な患者は，迅速に輸液を行って状態の改善を図り，広域スペクトラムの抗菌薬を投与し，至急で手術を行う．
- 穿孔性憩室炎で緊急手術が必要になった患者では，穿孔部の切除と単孔式ストーマの造設が標準手術である．
- 穿孔性憩室炎による結腸周囲膿瘍(HincheyⅠ)と腹腔内膿瘍や骨盤内膿瘍(HincheyⅡ)の患者は，一時的な回腸ストーマの造設によるS状結腸切除と結腸直腸吻合を考慮してもよい．
- 穿孔性憩室炎による化膿性腹膜炎(HincheyⅢ)と便性腹膜炎(HincheyⅣ)の患者は，開腹手術によるHartmann手術が標準であり，穿孔部の切除，単孔式ストーマの造設，直腸断端の閉鎖を行う．
- まれであるが，穿孔性憩室炎で結腸や周囲組織に高度の炎症がある患者や手術中に状態が不安定な患者は，近位側にストーマを造設し，病変部は切除せずに腹腔内や骨盤内にドレーンを留置して敗血症を防ぐ．
- S状結腸の穿孔性憩室炎で手術を行っているとき，想定外の大腸癌やCrohn病の所見に遭遇することがあり，外科医は状況に応じて術式を変更しないといけない．

参考文献

Thorson AG, Beaty JS. Diverticular disease. In Beck DE, Roberts PL, Saclarides TJ, Senagore AJ, Stamos MJ, Wexner SD. The ASCRS textbook of colon and rectal surgery. New York: Springer, 2011 : 375-395.

論文紹介〔訳者推薦〕

Thornell A, Angenete E, Bisgaard T, et al. Laparoscopic lavage for perforated diverticulitis with purulent peritonitis: a randomized trial. Ann Intern Med. 2016 ; 164 : 137-145.

スウェーデンとデンマークの臨床試験(N=83)では，化膿性腹膜炎(49%が汎発性)がある大腸憩室穿孔(HincheyⅢ)の患者を腹腔鏡洗浄とHartmann手術に割りつけると，30日再手術率は13%と17%，90日死亡率は8%と11%で差がないが，入院期間は6日と9日，1年再手術率は28%と63%，1年ストーマ造設率は7%と28%で差があり，腹腔鏡洗浄による1年再手術のリスク比は0.41[0.23-0.72]である．

17 難治性の潰瘍性大腸炎
Medically Refractory Ulcerative Colitis

SAMANTHA HENDREN

症例

28歳の男性．血性下痢と腹痛で救急外来を受診．13か月前に潰瘍性大腸炎の診断を受け，ペンタサとアザチオプリンを服用していた．2週間前から血性下痢と腹痛が増悪し，外来担当の消化器内科医がプレドニゾロン40 mg/日を追加したが，現在も血液の排泄が1日12～15回ある．今回で3回目の入院であり，前回の入院は3か月前であった．血液検査では，ヘモグロビン9.8 g/dL，アルブミン2.8 g/dL，赤血球沈降速度（Westergren, ESR）43 mm/時，C反応性蛋白（CRP）12.06 mg/dLである．

■ 鑑別診断

　この臨床シナリオの患者は潰瘍性大腸炎（UC）が増悪しており，診断から進行性の経過をたどっていたところに症状が重なって生じている．最も考えられるのは薬剤抵抗性の潰瘍性大腸炎である．

　忘れてならないのは，潰瘍性大腸炎の急性増悪の30％はCD大腸炎（*Clostridium difficile* colitis）のような感染性腸炎の重複による影響である．潰瘍性大腸炎の急性増悪では，外科治療に進む前に必ず重複感染を除外し，薬物療法を適正化することが重要である．

　重症の潰瘍性大腸炎は外科治療が避けられないという誤解が外科医にあるが，最近の症例研究では，重症の潰瘍性大腸炎の患者の2年大腸切除率は20％と低い．長期的には，潰瘍性大腸炎の患者の30％が大腸切除を受けているが，薬物療法の進歩によって時代とともに手術率は減っている．

　相談を受けた外科医は，中毒性巨大結腸症を判断して迅速に手術する責任がある．中毒性巨大結腸症は，腹部膨満・圧痛・頻回便（≧10回/日）・持続性出血・発熱・白血球増加・低アルブミン血症・輸血のほかに，画像検査での結腸の壁肥厚と拡張（ないときもある）が特徴的である．

　補足　潰瘍性大腸炎の危険因子には，高脂肪食・西洋人種・NSAIDsがあり，保護因子（protective factor）には，喫煙と虫垂切除があるが，相関機序や因果関係は不明である．

■ 精密診査

　患者は内科を受診し，消化器内科医はCT検査と大腸内視鏡を施行した（図1）．内視鏡では，全大腸炎があり，潰瘍・細顆粒像・屈曲血管像が見られた．生検してサイトメガロウイルス感染を調べ，便中のCD毒素とCD抗原を調べたが，結果はともに陰性であった．

　この患者に中毒性巨大結腸症の症状と所見はなく，内科医はインフリキシマブ（抗TNFα抗体）による薬物療法を勧め，外科治療の要点を紹介するため外科に紹介した．

　外科に紹介されたときに重要なのは，過去に受けたすべての内視鏡検査の報告書や生検診断と画像検査を調査してCrohn病（小腸疾患など）の所見がないことと，手術方針に関与する異型や癌の所見がないことを確認することである．

　問診で欠かせないのは，肛門周囲膿瘍や痔瘻などの肛門疾患の既往と肛門手術の有無を聞き，高度の再燃では便失禁を起こしやすいことを念頭において，日ごろ排便コントロールが可能かどうかを尋ね，病勢と服薬のQOLへの影響を評価することである．

　頻繁な再燃や薬剤の副作用で仕事ができない患者は外科治療の適応である．診察では，中毒性大腸炎の所見，肛門括約筋機能，肛門周囲膿瘍や痔瘻の痕跡や所見を調べる．

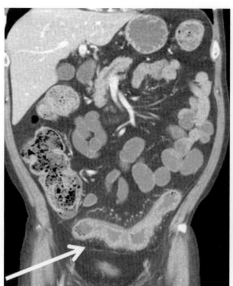 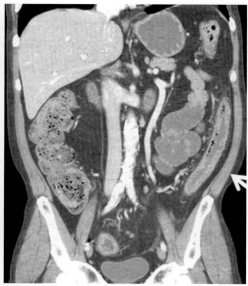

図1 腹部CT．高度の潰瘍性大腸炎でS状結腸（左矢印）と下行結腸（右矢印）の壁肥厚がある．

診断と治療

　この臨床シナリオの患者は，薬物療法に抵抗性の潰瘍性大腸炎である．治療方針には救済薬物療法と外科治療があり，どちらを選択するかという意思決定は集学的・多角的に行い，この時点で外科治療の選択があるということを常に患者に紹介しておかないといけない．

　この患者はインフリキシマブによる薬物療法を選択し，症状が軽快して退院したが，インフリキシマブと高用量ステロイドで症状が解消することはなかった．自宅では血性下痢と腹痛が続いて体調不良であり，この時点で消化器内科医が外科医に手術の相談を行った．

> 補足　潰瘍性大腸炎の手術適応は，教科書的には，大出血・穿孔・大腸癌合併が絶対適応であり，通常の内科治療に反応しない重症患者，日常生活が障害されるような症状が持続する患者，薬剤の副作用が許容できない患者にも手術を考慮する．

手術方法（表1）

　潰瘍性大腸炎の外科治療の目標は大腸全体を摘除することである．一期的に行う方法と分割して行う方法があり，全大腸切除を行って単孔式回腸ストーマを造設する術式と回腸嚢で再建する術式がある．ともに良好なQOLが得られるが，大部分の患者は永久的ストーマを避け，再建する術式を選ぶ．

表1　回腸嚢肛門吻合

1. 改良型の砕石位をとり肛門操作ができるようにする．
2. 大腸全摘を行い，癌の心配がなければ，腸管壁に沿って腸間膜を切離する．
3. 回結腸動静脈を温存し，回腸末端を自動切離器（GIA）で切離する．
4. 挙肛筋の高さで直腸肛門管境界部を自動切断器（TA-30）で切離する．
5. 上腸間膜動脈茎を十二指腸水平脚から剥離して分離し，回腸を腸間膜とともに授動する．
6. 十分に届かないときは，腸間膜腹膜切開・選択的血管結紮・パウチ型改良などの延長術を行う．
7. 遠位側回腸脚をGIAで処理して長さ15～20cmのJ型パウチを作成し，パウチの中に自動吻合器（EEA）のアンビルを挿入する．
8. 回腸嚢肛門管吻合を行う（手縫い吻合もある）．
9. 双孔式回腸ストーマを造設する．

- 落とし穴
  - 回腸の延長術を行うときに腸間膜を損傷する．
  - 肛門管断端を腟や前立腺から分離しておかないと瘻孔を生じる．

　難治性の潰瘍性大腸炎に対する標準的な手術は，1980年代からJ型パウチによる回腸嚢肛門吻合（IPAA）であり（図2），肛門温存大腸全摘（restorative proctocolectomy）と呼ばれている［訳注：restorative＝元気や健康の回復，状態の復旧や復興］．術後合併症は頻度が高い物の許容できる範囲であり，患者QOLは良好で，長期的な手術成功率は

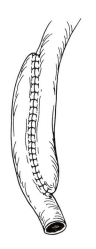 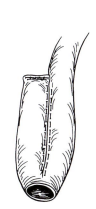 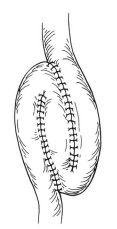 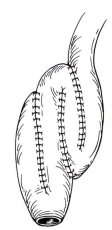

並列順蠕動パウチ　　J型パウチ　　S型パウチ　　W型パウチ

図2　手術イラスト．回腸嚢（パウチ）の形状はいろいろある．

90％である．

　一期的・二期的・三期的手術のどれを選ぶかは，患者の症状・栄養状態・併存疾患・使用薬剤（抗TNFα抗体と高用量ステロイドは術後合併症の頻度が高い）・手術中の技術的問題（回腸嚢肛門吻合の緊張のかかり具合）などが影響する．

　この臨床シナリオの患者は，インフリキシマブと高用量ステロイドを服用し，しかも栄養不良があるので吻合不全の頻度が高く，初めは結腸亜全摘を行い，あとでIPAAを行うのが安全である．

　潰瘍性大腸炎の結腸亜全摘は腹腔鏡でも開腹法でも行える．技術的に鍵となるのは，回腸ストーマの術前マーキングであり，坐位と仰臥位で位置を決め，しわや瘢痕を避ける．手術中は骨盤の剥離を避け，次の手術のために未着手の組織層を残しておく．

　炎症が高度で直腸断端の漏れ（閉鎖不全）が懸念されるときは，遠位側の腸管で粘膜瘻を作成し，断端を腹壁創に縫合して漏れが創部にドレナージされるようにするか，一時的に直腸チューブを経肛門的に留置して直腸内を減圧するのがよい．

　通常のIPAAの概要を示すと，大腸全摘（結腸亜全摘のときは残りの結腸直腸切除）を行い，回腸を腸間膜とともに授動し，長さ15〜20 cmのJ型パウチを作成する．回腸嚢と肛門を自動吻合器か手縫いで吻合し，双孔式回腸ストーマを造設する．

　二重ステイプル法（DST）では，挙肛筋の高さで直腸肛門管境界部を自動切断器（TA-30）で切離し，回腸嚢と肛門管を自動吻合器（EEA）で吻合する[訳注：ステイプルで閉鎖した部分をステイプルで打ち抜いて吻合するのでdouble-staplingになる]．手縫い吻合では，下部直腸で切離し，歯状線から口側の粘膜を全周性に剥ぎ取り，回腸嚢を直腸壁内に引き込み，経肛門的に歯状線に縫合する（図3）．

> 補足　下部直腸の肛門挙筋（恥骨直腸筋）付着部の上縁（Hermann線，肛門柱の上縁）から肛門縁までが広義の肛門管（外科的肛門管，2.0〜3.0 cm）であり，直腸粘膜（円柱上皮）と肛門粘膜（扁平上皮）の境界線（歯状線/櫛状線）から肛門縁までが狭義の肛門管（解剖学的肛門管，1.5〜2.0 cm）である．技術的には，自動吻合器は回腸嚢肛門管吻合（IACA）になり，経肛門的な手縫いは回腸嚢肛門吻合（IPAA）になる．
> 参照：『ゾリンジャー外科手術アトラス』「回腸肛門吻合」（192〜197ページ）．

注意事項

　手術中の重要な問題として，J型パウチが肛門管に届かない可能性について外科医は覚悟しておかないといけない．この問題はとくに身長が高い男性や肥満の男性に見られ，延長術を考慮する必要がある．腸間膜を被覆する腹膜を切開し，小腸の血流が確保されるように透照法で注意しながら腸間膜の血管を選択的に結紮・切離する．

　回結腸動脈を結紮・切離すると十分な長さが得られることが多く，腸間膜の血管を選択的に処理する前にブルドッグ鉗子で一時的に血流を遮断して考慮してもよい．それでも届かないときは，S

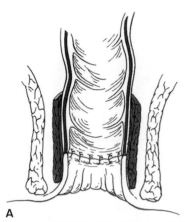
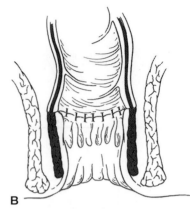

図3 手術イラスト．回腸嚢肛門吻合（IPAA）には，直腸粘膜切除のあと歯状線で吻合する方法（A），自動吻合器（EEA）で肛門管に吻合する方法（B）があり，後者では直腸粘膜が1～2cm残る［訳注：イラストは口側腸管が回腸嚢になっておらず，器械吻合が手縫い吻合になっている］．

型パウチやW型パウチを考慮すると，患者の腸間膜の解剖によっては吻合部に届くようになる．

もう一つの落とし穴は，手術中に遭遇するCrohn病の所見である．大腸病変があるCrohn病の患者に選択的にIPAAを行う専門病院があるが，小腸や肛門にCrohn病の病変があるときは，IPAAは禁忌である．回腸直腸吻合か回腸ストーマ造設に変更する必要があり，手術前にそのような可能性があることを患者に説明しておかないといけない．

術後管理

IPAAは術後合併症がふつうに起こる．アメリカの全国調査（ACS-NSQIP）のデータベースによると，術後30日以内の大きな術後合併症は24％，小さな術後合併症は17％であり，最も多いのは，手術部位感染（SSI）のうち浅部切開創感染と臓器対空感染である．

最も怖い術後合併症は吻合不全であり，管理は患者の重症度と保護ストーマの有無によって異なる．状況に応じて，広域スペクトルの抗菌薬投与，経皮的ドレナージ，保護ストーマの造設，開放的洗浄が必要になる．

予防的な保護ストーマの意義は賛否両論であるが，吻合不全を起こすと骨盤内感染症の危険性が増加し，結果的に排便機能が低下するので，保護ストーマを造設することが多い．

IPAAの長期的な合併症には，パウチ炎・腸閉塞・不妊症などがあり，炎症性合併症には，吻合部狭窄や瘻孔などがある．パウチ機能不全は10％の患者に生じ，炎症性合併症や慢性パウチ炎などの術後合併症が原因になる．

頻回便はIPAAの術後合併症ではなく，手術前に予想される機能上の結果（後遺症）である．1日5～7回の軟便や下痢便，毎日の夜間排便，夜間の便失禁（漏便）などは，理解可能な機能上の結果であり，患者には手術前に十分に説明しておかないといけない．潰瘍性大腸炎の発症から8～10年たった患者は，IPAA部に生じる異型や癌の検査が勧められる．

> 補足 アメリカには1995年から手術死亡率や術後合併症の全国調査があり，「米国外科学会手術の質改善委員会」（American College of Surgeons-National Surgical Quality Improvement Program, ACS-NSQIP）が統括している．日本では2011年から日本外科学会が「National Clinical Database, NCD」で全国の外科系手術を収集しており（2015年は1,717,186件），外科専門医制度と連携している．潰瘍性大腸炎の患者に大腸癌が発生する頻度は，診断から10年で2％，20年で8％，30年で18％であり，原発性硬化性胆管炎を合併している患者は大腸癌を合併する頻度が高い．

重要事項

- 薬剤に抵抗する難治性の潰瘍性大腸炎（UC）は外科治療を考慮し，意思決定は集学的・多角的に行う．
- 手術前には薬物療法を至適レベルに調整し，重複感染（CD/CMV）による大腸炎を除外しておく．

- 中毒性巨大結腸症と Crohn 病の所見を調べておく．
- 重症の患者は分割手術を考慮し，初めは結腸亜全摘を行う．
- 標準的な術式は回腸嚢肛門吻合（IPAA）である．
- パウチが肛門に届かない状況に備えて，延長術や別のタイプのパウチを知っておく．
- ふつうは保護ストーマを造設する．
- 回腸嚢肛門吻合は術後合併症がふつうに起こるが，長期的な手術成功率は 90％である．

参考文献

Andersson T, Lunde OC, Johnson E, et al. Long-term functional outcome and quality of life after restorative proctocolectomy with ileo-anal anastomosis for colitis. Colorectal Dis. 2011 ; 13(4) : 431-437.

Aratari A, Papi C, Clemente V, et al. Colectomy rate in acute severe ulcerative colitis in the infl iximab era. Dig Liver Dis. 2008 ; 40 : 821-826.

Berndtsson I, Lindholm E, Oresland T, et al. Long-term outcome after ileal pouch-anal anastomosis : function and health-related quality of life. Dis Colon Rectum. 2007 ; 50 : 1545-1552.

Bret A, Lashner M, Aaron Brzezinski M. Medical treatment of ulcerative colitis and other colitides. In : Victor W. Fazio M, James M. Church,Conor P. Delaney eds. Current Therapy in Colon and Rectal Surgery. 2nd ed. Philadelphia, PA : Elsevier Mosby, 2005.

Cottone M, Scimeca D, Mocciaro F, et al. Clinical course of ulcerative colitis. Dig Liver Dis. 2008 ; 40(suppl 2) : S247-S252.

Farouk R, Dozois RR, Pemberton JH, et al. Incidence and subsequent impact of pelvic abscess after ileal pouchanal anastomosis for chronic ulcerative colitis. Dis Colon Rectum. 1998 ; 41 : 1239-1243.

Fazio VW, O'Riordain MG, Lavery IC, et al. Long-term functional outcome and quality of life after stapled restorative proctocolectomy. Ann Surg. 1999 ; 230 : 575-584 ; discussion 584-586.

Fleming FJ, Francone TD, Kim MJ, et al. A laparoscopic approach does reduce short-term complications in patients undergoing ileal pouch-anal anastomosis. Dis Colon Rectum. 2011 ; 54 : 176-182.

Hahnloser D, Pemberton JH, Wolff BG, et al. Results at up to 20 years after ileal pouch-anal anastomosis for chronic ulcerative colitis. Br J Surg. 2007 ; 94 : 333-340.

McMurrick PJ, Dozois RR. Chronic ulcerative colitis: surgical options. In : Victor W. Fazio, James M. Church, Conor P. Delaney, eds. Current Therapy in Colon and Rectal Surgery. 2nd ed. Philadelphia, 2005.

Michelassi F, Lee J, Rubin M, et al. Long-term functional results after ileal pouch anal restorative proctocolectomy for ulcerative colitis : a prospective observational study. Ann Surg. 2003 ; 238 : 433-441 ; discussion 442-445.

論文紹介 アメリカの臨床研究（N＝391）では，潰瘍性大腸炎で回腸パウチ肛門吻合を行うと，手術死亡は 0.5％，術後合併症は腸閉塞が 12％，吻合部狭窄が 11％，吻合不全が 6％，骨盤内膿瘍が 1％である．吻合不全は手縫い/器械で 6％/8％（P＝0.5），ストーマあり/なしで 5％/9％（P＝0.2），吻合部狭窄は手縫い/器械で 12％/6％（P＝0.07），回腸ストーマあり/なしで 14％/4％（P＝0.005）であり，排便回数は 1 日 6 回である．

Ricciardi R, Ogilvie JW Jr, Roberts PL, et al. Epidemiology of Clostridium diffi cile colitis in hospitalized patients with infl ammatory bowel diseases. Dis Colon Rectum. 2009 ; 52 : 40-45.

Tjandra JJ, Fazio VW, Milsom JW, et al. Omission of temporary diversion in restorative proctocolectomy-is it safe? Dis Colon Rectum. 1993 ; 36 : 1007-1014.

18 虚血性大腸炎
Ischemic Colitis

MUNEERA R. KAPADIA and ANN C. LOWRY

> **症例**
> 75歳の男性．左側腹部痛で来院．高血圧と糖尿病がある．突然の左側腹部痛があり，この4〜5時間で血性下痢があり，食欲不振もあるが，嘔気や嘔吐はない．診察では，軽度の頻脈と軽度の発熱があり，バイタルサインは正常である．腹部はわずかな膨隆があり，左下腹部に圧痛があるが，汎発性腹膜炎の所見はない．直腸指診で腫瘤は触れず，便潜血は陽性である．

▌鑑別診断

突然の腹痛に続いて血性下痢（下血）があったときは，虚血性大腸炎を考える［訳注：小児では腸重積を考える］．鑑別診断には，感染性腸炎・炎症性腸疾患・放射線腸炎・大腸憩室炎・大腸癌などがある（表1）．虚血性大腸炎はふつう高齢者（≧65歳）であるが，若年者に起こることもある．高血圧や糖尿病に伴う心臓血管疾患が危険因子である．

典型的な症状は，突然に起こる刺し込むような腹痛であり，あとで血性下痢が起こる．患者によっては便意切迫を訴え，腸管麻痺による嘔気や嘔吐もある．腹部診察では，ふつう病変部に圧痛があるが，重症の患者は腹膜刺激徴候もある．

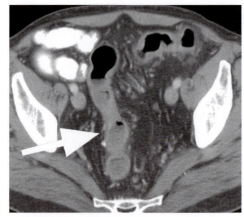

図1　骨盤CT．S状結腸壁が肥厚している（矢印）．

▌精密診査

この臨床シナリオの患者は，血液検査でヘモグロビン14.2 g/dL，白血球数15,500/μL，乳酸値0.8 mmol/Lであり，CT検査で下行結腸とS状結腸の軽度の壁肥厚が見られた（図1）．大腸内視鏡では，粘膜の発赤と腫脹があり（図2），脾弯曲部では表面に潰瘍を伴っていた．便培養は陰性であった．

虚血性大腸炎では，ふつう血液検査と画像検査を行うが，しばしば所見は非特異的である．白血

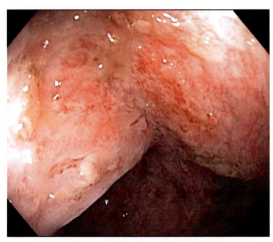

図2　大腸内視鏡．中等度の虚血性大腸炎で粘膜の発赤と浮腫がある．

表1　虚血性大腸炎の鑑別診断

感染性腸炎，大腸憩室炎，放射線腸炎，炎症性腸疾患，孤立性直腸潰瘍，大腸癌，顕微鏡的大腸炎，好酸球性腸炎，好中球減少性腸炎（盲腸炎），薬剤性大腸炎，膠原血管関連大腸炎

球数と乳酸値は上昇していることが多く，代謝性アシドーシスを認めることもある．便培養と迅速キットでCD毒素(*Clostridium difficile* toxin)を調べ，感染性大腸炎を除外する．

腹部X線撮影は，腹腔内遊離ガス像・腸管気腫症・門脈内ガスを認めることがあるが，重症の虚血性大腸炎でなければ，あまり有用でない．CT検査は結腸壁の肥厚を描出できるが，ほかの疾患を除外する意義が大きい．

注腸造影では，粘膜下の出血による結節が典型的な「母指圧痕」(thumbprinting)として描出される［訳注：粘膜下の出血よりも粘膜の出血性浮腫のほうが顕著である］．大腸内視鏡を行って生検すれば，診断を確定できる．小腸の急性腸間膜虚血を疑うのでなければ，血管造影は不要である．

診断のために選択すべき検査は，腹膜炎の所見がなければ，前処置をしない大腸内視鏡である．粘膜の変化を直接観察でき，生検もできる．虚血性大腸炎の腸管は脆弱なので，送気や操作で大腸を過伸展させないように内視鏡は注意して行う．

病変の広がりは血流があるかどうかで決まり，粘膜の変化は程度によって異なる．軽度から中等度の虚血性大腸炎では，粘膜に発赤・腫脹・点状出血があり，潰瘍や出血による結節があるときは，粘膜下出血の所見である．

高度の虚血性大腸炎では，粘膜は灰色や黒色を呈しており，このような変色は全層性の梗塞(虚血による壊死)の所見である．腸管が穿孔する危険性が高いので，大腸内視鏡を中止する．検査中に腹膜炎を生じたときも，大腸内視鏡をやめて開腹手術を行う．

基本事項

虚血性大腸炎を起こす要因はいろいろあるが(表2)，大部分の患者は原因を特定できない．何らかの急性疾患のように，しばしば素因となるような出来事があるが，患者が受診するまでに解消している．

虚血性大腸炎は非壊疽性と壊疽性2つに分けられる．80%〜85%の患者は非壊疽性であり，一過性と慢性の2つに亜分類される．一過性の虚血性大腸炎は粘膜と粘膜下層に虚血を起こし，1〜2週間で消退する．

慢性の虚血性大腸炎は腸管のもっと深くまで虚血に陥り，狭窄を生じる．壊疽性の虚血性大腸炎は急性で高度の全層性の傷害であり，穿孔・腹膜炎・敗血症を生じて外科切除が必要になる．

典型的な区域性の虚血性大腸炎は，大腸のどこにでも起こる．脾弯曲部・下行結腸・S状結腸が好発部位であり，血管の解剖によって説明できる．大腸の血流は上腸間膜動脈と下腸間膜動脈や上直腸動脈が支配しており，上腸間膜動脈と下腸間膜動脈の支配領域の境界部，すなわち脾弯曲部から下行結腸に至る領域は分水嶺(watershed area)であり，とくに血流が低下したときに虚血に陥りやすい(図3)．

表2 虚血性大腸炎の原因

［灌流低下］ 　敗血症，心不全，循環血液量不足
［血管閉塞(血栓や塞栓)］ 　凝固亢進状態，心原性塞栓
［小血管疾患］ 　動脈硬化，血管炎，放射線
［医原性］ 　腹部大動脈瘤修復，大腸癌手術，薬剤

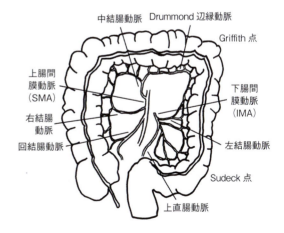

図3 大腸の血管．大腸の血流は上腸間膜動脈(SMA)と下腸間膜動脈(IMA)や上直腸動脈が支配している．血行支配の境界部は分水嶺(watershed area)で虚血に陥りやすく，上腸間膜動脈と下腸間膜動脈の境界は脾弯曲部(Griffith点)，下腸間膜動脈と上直腸動脈の境界は直腸S状部(Sudeck点)である．この2か所はとくに虚血になりやすいが，虚血性大腸炎は大腸のどこにでも起こる．

診断と治療

治療は原因と程度によって異なる．大部分の患者は保存的治療が可能であり，静脈輸液・腸管安静・抗菌薬投与（広域スペクトラム）で経過観察する．循環血液量の十分な回復が重要であり，特異的な原因があれば追究する．腸管麻痺の症状があるときは，経鼻胃管を挿入して腸管減圧を行うのがよい．

保存的治療で経過観察していて穿孔・腹膜炎・状態悪化があれば，開腹手術が必要である．右側結腸の虚血性大腸炎や下血のない虚血性大腸炎は，手術が必要になる頻度が高く結果も悪い．虚血性大腸炎による狭窄や慢性大腸炎を生じたときは，結腸切除が必要になる．

手術方法（表3）

この臨床シナリオの患者では，保存的治療で48時間たったとき，急に発熱と頻脈を生じた．診察で腹部は広い範囲に圧痛があり，臨床症状が悪化していることから，緊急で開腹手術を行った．

虚血性大腸炎で手術が必要なときは，正中切開で開腹するのがよい．腹腔内を検索して虚血に陥った大腸を同定する．ふつう虚血の範囲は視診で容易に判定できるが，判定に疑問があるときは，触診・術中内視鏡・ドプラ超音波・蛍光血管造影（fluorescein）を併用すると判定に役立つ．

病変部を決定したら，虚血に陥った結腸をすべて切除し，断端に活動性出血があることを確認する．残存腸管の血行がよく，患者の状態が安定していれば，一期的に吻合を行うのがよいが，周囲の炎症が高度なときや患者の状態が不安的なときは，一期的な吻合を避けて単孔式ストーマを造設する．

遠位側腸管の血行に疑問があるときは，断端を腹壁に持ち上げ，ストーマにして粘液瘻にしておく．状態が不安定な患者では，近位側と遠位側の断端は吻合せずに腹腔内に残しておき，24〜48時間たって再開腹する（second look laparotomy）．

注意事項

大動脈手術後の虚血性大腸炎は，術後合併症として記載されている．大動脈手術後の虚血性大腸炎の頻度は2％であるが，腹部大動脈瘤破裂の緊急手術では頻度が非常に高い．原因は下腸間膜動脈の血流が途絶することであるが，そのほかに，大動脈の長時間の遮断と不安定な循環動態も発症に関与する．

虚血性大腸炎の発症を避けるには，上腸間膜動脈に狭窄があって左側結腸を栄養するのに十分な側副血行が得られないときは，下腸間膜動脈の血行再建が必要になる．

大動脈手術後の虚血性大腸炎は，術後4〜5日目に腹痛・発熱・腹部膨満・下痢・下血などで発症する．診断と治療は前述のとおりであるが，吻合不全はグラフト感染の原因になるので，結腸切除を行っても一期的な腸管吻合は避けるべきである．

術後管理

手術後は循環動態が安定しているかどうかが重要であり，集中治療室（ICU）に入室して輸液量や尿量を管理する．腸管麻痺による症状がなければ，経鼻胃管は不要である．患者が許容できれば，経口摂取を進めていく．

一期的に吻合したときは，吻合不全の所見を監視し，腸管の機能が回復したら退院する．ストーマを造設したときは，術後3〜6か月目に患者の健康状態に応じて二期的手術を行い，回腸ストーマや結腸ストーマを戻して再建を行う．

表3　虚血性大腸炎の手術

1. 正中切開で開腹する．
2. 結腸の壊疽の範囲を決める．
3. 血行がない結腸を授動して切除する．
4. 切除断端に活動性出血があることを確認する．
5. 患者の状態と腸管の状態に応じて，腸管を吻合するかストーマを造設する．
6. 閉腹する．

・落とし穴
 ・切除範囲が不十分になると，血行が悪い腸管を残す．
 ・循環動態が不安定な患者で吻合するのは危険である．

重要事項

・急性の腹痛で血性下痢（下血）を伴うときは，すぐに虚血性大腸炎を疑う．
・虚血性大腸炎の診断のために選択すべき検査

- は大腸内視鏡である.
- 虚血性大腸炎は脾弯曲部・下行結腸・S状結腸に多い.
- 大部分の患者は静脈輸液・腸管安静・抗菌薬投与(広域スペクトラム)で保存的に治療できる.
- 穿孔・腹膜炎・状態悪化があれば,迅速に緊急手術を行う.
- 患者の全身状態に応じて,外科治療は虚血部結腸の切除と一期的吻合かストーマ造設である.

参考文献

Brandt LJ, Boley SJ. Colonic ischemia. Surg Clin North Am. 1992 ; 72 : 203-229.

Brandt LJ, Feuerstadt P, Blaszka MC. Anatomic patterns, patient characteristics, and clinical outcomes in ischemic colitis: a study of 313 cases supported by histology. Am J Gastroenterol. 2010 ; 105 : 2245-2252 ; quiz 53.

Montoro MA, Brandt LJ, Santolaria S, et al. Clinical patterns and outcomes of ischaemic colitis : results of the Working Group for the Study of Ischaemic Colitis in Spain (CIE study). Scand J Gastroenterol. 2011 ; 46(2) : 236-246. [Epub 2010.]

Mosele M, Cardin F, Inelmen EM, et al. Ischemic colitis in the elderly: predictors of the disease and prognostic factors to negative outcome. Scand J Gastroenterol. 2010 ; 45 : 428-433.

Paterno F, McGillicuddy EA, Schuster KM, et al. Ischemic colitis : risk factors for eventual surgery. Am J Surg. 2010 ; 200 : 646-650.

論文紹介 アメリカの臨床研究(N=253)では,虚血性大腸炎の患者は平均年齢68歳,女性72%,S状結腸21%,下行結腸19%,右側結腸18%,脾弯曲部13%,緊急手術は5%,遅延手術は14%,死亡率は10%である.死亡の予測因子は,重炭酸塩低値と抗血小板薬服用(リスク比11.6),遅延手術の予測因子は,CTでの腹水貯留(リスク比50.0)と血便欠如(リスク比14.1),中央値50か月の追跡で再発率は13%である.

Perry RJ, Martin MJ, Eckert MJ, et al. Colonic ischemia complicating open vs endovascular abdominal aortic aneurysm repair. J Vasc Surg. 2008 ; 48 : 272-277.

Scowcroft CW, Sanowski RA, Kozarek RA. Colonoscopy in ischemic colitis. Gastrointest Endosc. 1981 ; 27 : 156-161.

Steele SR. Ischemic colitis complicating major vascular surgery. Surg Clin North Am. 2007 ; 87 : 1099-1114, ix.

Sun MY, Maykel JA. Ischemic colitis. Clin Colon Rectal Surg. 2007 ; 20 : 5-12.

West BR, Ray JE, Gathright JB. Comparison of transient ischemic colitis with that requiring surgical treatment. Surg Gynecol Obstet. 1980 ; 151 : 366-368.

19 大腸癌による腸閉塞
Large Bowel Obstruction from Colon Cancer

NOELLE L. BERTELSON and DAVID A. ETZIONI

> **症例**
>
> 78歳の女性．排ガス停止で救急外来を受診．2日前から嘔気・食欲不振・腹痛・便秘があり，36時間前から排便と排ガスがない．とくに病気はなく，腹部や骨盤の手術も受けていない．バイタルサインは正常．診察では，腹部は柔らかく，圧痛はないが，少し膨隆しており，白血球数は10,300/μLである．

鑑別診断

この臨床シナリオの患者は腸閉塞の症候を呈している．一般に，腸閉塞の鑑別診断は，感染・炎症・腫瘍に分類されている．この患者の病歴で重要なのは，腹部や骨盤の手術を受けていないことであり，主な原因は患者の地域性によって異なる．多くの先進国では，消化管の悪性腫瘍，とくに大腸癌を第一に考える．

感染が原因の腸閉塞は，アメリカでは病原体が多種多様であるが，有鉤条虫・結核症・エルシニアが含まれる．炎症が原因の腸閉塞は，大腸憩室炎・Crohn病・潰瘍性大腸炎・サルコイドーシスが急性と慢性の腸閉塞を起こし，放射線学的には大腸癌と区別できないことがある．

腫瘍が原因の腸閉塞は，大腸の良性の腺腫と悪性の腺癌が最も多く，転移性腫瘍や播種性腫瘍による管外からの圧迫もある．そのほかの腫瘍としては，リンパ腫・カルチノイド腫瘍・肉腫・形質細胞腫・黒色腫・白血病浸潤・神経内分泌腫瘍・髄様癌・神経鞘腫が大腸閉塞を起こしうる．

そのほかには，腸捻転と腸重積が大腸閉塞を起こす顕著な原因であり，腸捻転は大腸閉塞の原因の15%を占め，腸重積は腸閉塞の原因の1%を占める．

精密診査

最初の検査は臥位の腹部単純撮影であり，この患者は上行結腸から横行結腸の近位側まで右側結腸がガスで拡張しており，遠位側結腸や直腸にガスがない（図1）．注意すべきは，小腸ループが目立たず，胃泡がないことである．

単純撮影の所見に基づき，経口造影と静脈造影を併用した腹部と骨盤のCT検査を指示したところ，横行結腸の中央部に腸管を閉塞する腫瘍が見られた（図2）．肝臓に転移巣はなく，腹膜播種を示唆する大網塊や腹水もない．

水溶性造影剤を使って注腸造影を行うことは少ないが，この患者には注腸造影が有用であり，大腸の閉塞部位を同定でき，完全閉塞か部分閉塞かを評価できる．代わりに水溶性造影剤を注入してCT検査を行い，閉塞部位の同定や程度を評価することも可能である．

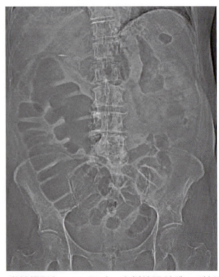

図1 単純撮影（scout film）．右側結腸がガスで拡張している．

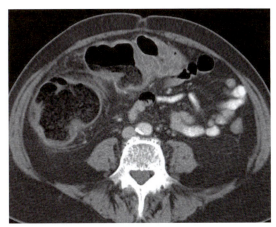
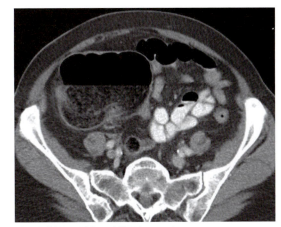

図2　腹部と骨盤のCT検査．横行結腸の中央部に腫瘍があり(左)，右側結腸が著しく拡張している．

診断と治療

　アメリカでは年間11万人の患者が大腸癌と診断され，9万人が大腸切除を受けている．多くは待機的な手術を受ける患者であるが，一部は急性腸閉塞の診療中に見つかって緊急手術を受ける患者である．腸閉塞の患者は原因によらず，保存的治療で症状が改善する可能性と病態が進んで虚血や穿孔を起こす危険性のバランスを考慮して対処する．

　この患者において治療方針の鍵となる所見は，「閉じたループの閉塞」(closed loop obstruction)になっていることである．拡張した盲腸のすぐ近位側の回腸末端が拡張していないのは，明らかに回盲弁が機能している証拠であり，回盲弁と横行結腸閉塞部の間の結腸は減圧する方法がない．これが閉じたループであり，早急か緊急の手術で減圧しないといけない．

　外科医としても，腸閉塞は最初に保存的治療を行ったほうが満足できる．小腸の部分閉塞であれば，最初に保存的治療を行ってもよいが，大腸閉塞の患者では正しい選択ではない．大腸閉塞はすぐに処置を行わないと，急速に進行して虚血や穿孔を起こす．限局性の腹膜炎や全身性の敗血症の徴候が見られないことで安心してはいけない．

　内科的手段でも外科的手段でも，大腸閉塞は効果的に減圧できる．内科的手段で唯一の合理的な手段は自己拡張型金属ステント(SEMS)の留置であり，手術までの橋渡しとして利用し，大腸前処置を行って待機的に手術ができるようになる．

　大腸内視鏡によるステントの留置は左側結腸の病変に行うことが多いが，右側結腸の病変にステントを留置する報告が増えている．最近の臨床試験では，ステージⅣの閉塞性左側結腸癌の患者をステント(待機的手術)と緊急手術に割りつけたところ，ステント群の患者に重篤な合併症が高率に生じたため，臨床試験は中止になった[訳注：登録21人の時点でステント挿入の11人中6人が穿孔]．

　大腸内視鏡によるステント留置を考えるときは，ステントの留置に伴う有用性と危険性を考慮しないといけない．一般に，回腸結腸吻合は頑丈かつ安全であり，縫合不全の頻度はいつも2％以下である．

　この患者では，ステントを留置して緊急手術を待機的手術に変えても，ステントの留置による有用性(縫合不全の危険性の減少)よりも技術的な合併症を起こす危険性のほうが明らかに高い．

　機械的腸管処置(大腸前処置/腸管洗浄)を行わないと，どのような問題があるのだろうか．待機的な大腸手術における機械的腸管処置の有用性については多くの研究がある．大部分の研究は質が低いが，2つの大規模臨床試験を含む臨床研究のメタ分析では，たとえあったとしても利点はわずかしかない．

　大腸前処置が行えるのを目標にステントを留置する意義はなく，この患者は回腸末端から下行結腸まで便の貯留がないので，大腸前処置の利点もない．

　この患者の治療計画で重要なのは，切除後の大

腸に腫瘍が残らないようにすることである．症例研究によると，閉塞性大腸癌の患者は6％〜10％に同時性大腸癌がある．拡張した口側大腸は切除するが，手術中に最小限の送気で大腸内視鏡を行い，閉塞部位まで調べるのは有用かつ重要なことである．

この患者にとって最善の治療は，内視鏡的ステント留置を行わずに患者を手術室に搬送し，手術中に大腸内視鏡検査を行って結腸亜全摘を行うことである．

補足 閉塞性大腸癌の緊急手術で一期的切除再建（吻合）を安全に行う工夫として，イギリスでは残存大腸を手術中に洗浄する腸管洗浄法が提唱されたが（Br J Surg 1980；67：80-1），アメリカでは閉塞部位から口側の結腸をすべて切除する結腸亜全摘が提唱された（Am J Surg 1981；141：577-8）．この患者は，横行結腸中央部の腫瘍なので結腸亜全摘は右側結腸切除になるが，下行結腸やS状結腸の腫瘍であっても回盲部まで切除して回腸結腸吻合を行うのが結腸亜全摘である．閉塞性大腸癌の患者をステント留置と緊急手術に割りつけた4つの臨床試験のメタ分析では，ステント留置は一期的吻合が多く，ストーマ造設が少ないが，成功率が低く（69％），穿孔率が高い（21％）（Br J Surg 2012；99：469-76）．医師が習慣で行っていることや新しく導入された技術は，「本当に必要か」「本当に有用か」と疑って調べてみると，実は不要であったり有害であったりすることがある．臨床試験ですべてが決まるわけではないが，臨床試験やメタ分析の結果はきちんと受け止めないといけない．

参照 『外科の「常識」—素朴な疑問50』「大腸手術前の腸管処置は必要か」（115〜117ページ），『消化器外科のエビデンス 第2版』「大腸手術の腸管処置」（251ページ），『外科医のためのエビデンス』「大腸手術の前処置：術前の腸管洗浄は必要か」（41〜45ページ），「閉塞性大腸がん：腸閉塞にステントは有用か」（51〜55ページ）．

手術方法（表1）

通常の予防的な抗菌薬の静脈注射とヘパリンの皮下注射を行う．低い砕石位をとると大腸内視鏡にも手術にも便利である．閉塞性大腸癌の腹腔鏡手術は小規模の症例研究があるが，口側腸管が拡張・伸展しているので，腹腔鏡で大腸を安全に授動・操作するのは無理であり，やめるべきである．

正中切開で大きく開腹して腹腔内を検索すると，右側結腸は容易に同定でき，拡張・緊満していて，変色や漿膜剝離など穿孔が切迫した状態であるのがわかる．右側結腸の前面に巾着縫合を置き，結腸壁を切開して減圧する．便汁がこぼれないように注意して術後合併症の危険性を最小限に抑える．

右側結腸の減圧が終わったら，傍結腸溝に沿って肝彎曲部まで剝離を進め，十二指腸下行脚の前面が見えるまで内側に剝離を進める．結腸を内側に牽引するときは，膵十二指腸静脈が裂けないように注意する．

横行結腸癌では，大網を合併切除するのが腫瘍学的な原則として認められている．大網を胃から切離すると，網囊と横行結腸間膜が露出する．遠位側に剝離を続けて脾彎曲部を授動し，回腸末端と下行結腸が吻合できるようにする．

遠位側の切除範囲は賛否両論であるが，横行結腸の中央より肛門側の腫瘍では，左結腸動脈の上行枝まで切除するのは控えたほうがよい．脾彎曲部の結腸と吻合するときは，分界線がある領域では血行に問題があるので潜在的に危険性があり，とくに高齢者や血管疾患がある患者は危険性がある．回腸結腸吻合は回腸を下行結腸と吻合したほうがよい．

結腸を授動したら腸間膜を切離する．回結腸動脈・中結腸動脈・左結腸動脈上行枝など，支配血管は根部で切離するのがよい．再建は回腸末端と下行結腸を吻合して行う．吻合はいくつかの方法があり，手縫いによる2層端端吻合では，内層は3-0の吸収糸（Vicryl）で連続縫合を行い，外層は3-0の絹糸で結節縫合を行うのがふつうの方法である．

器械を使った側側吻合（機能的端端吻合）も行え

表1 閉塞性横行結腸癌の右側結腸切除

1. 砕石位をとる．
2. 正中切開で開腹し，腹腔内を検索して肝転移と腹膜播種を調べる．
3. 必要に応じて，右側結腸を切開して減圧する．
4. 右側結腸を外側から内側に授動する．
5. 肝彎曲部で網囊に入る．
6. 大網を胃から切離する．
7. 脾彎曲部を授動する．
8. 腸間膜を切離し，回結腸動静脈・中結腸動静脈・左結腸動脈上行枝の順に結紮・切離する．
9. 回腸結腸吻合を行う．
10. 腸間膜の欠損部を閉鎖する．
11. 腹腔内を洗浄して腹壁を閉鎖する．

●落とし穴
・拡張した腸管を減圧するときに便汁が漏れる．
・右側結腸を授動するときに膵十二指腸静脈が裂ける．
・脾彎曲部の分界線で吻合すると，吻合不全を起こす．

るが，どの方法がよいというデータはない．右側結腸切除後の回腸と横行結腸の吻合では，器械を使ったほうが吻合不全の頻度が低いというデータがある．ただし，この結果が回腸と下行結腸の吻合にも当てはまるのかどうかわからない．吻合が終わったら，腸間膜の欠損部を縫着して閉鎖する．腹腔内を洗浄し，腹壁の筋膜と皮膚を閉鎖する．

補足 大腸の血流の「分水嶺」(watershed area)は，右側結腸を支配する上腸間膜動脈と左側結腸を支配する下腸間膜動脈の境界であり，中結腸動脈左枝の辺縁動脈(Drummond)と左結腸動脈上行枝の境界が脾弯曲部にある(Griffith点)．閉塞性大腸癌には二期的手術もあり，とくに左側結腸癌や直腸S状部癌では，緊急手術で結腸切除と結腸ストーマ造設を行い(Hartmann手術)，待機的手術でストーマを戻して腸管再建を行う方法である．

参照 『ゾリンジャー外科手術アトラス』「右側結腸切除」(142〜147ページ)，「左側結腸切除」(148〜155ページ)，『消化器外科のエビデンス 第2版』「大腸緊急手術」(79〜80ページ)．

■注意事項
□盲腸穿孔

盲腸が拡張して虚血に陥り，穿孔していたときは，腫瘍部に虚血部を含めて切除しなければならず，手術は結腸亜全摘になる．穿孔性腹膜炎で患者の状態が悪いときは，状況を判断して消化管を再建するかどうかを決めないといけない．回腸末端と盲腸を一緒にして双孔式ストーマを造設すれば，吻合不全の危険は避けられ，将来的にストーマを戻すときに定型的な開腹が不要である．

補足 大腸の腸閉塞でも閉塞部より口側の腸管が拡張するが，回盲弁が機能しているときは腸内容が小腸に流れ込まず，大腸だけが拡張する(閉じたループの閉塞)．その結果，後腹膜に固定されておらず口径が大きい盲腸は拡張しやすく(LaPlaceの法則)，長径が12cmを超えると穿孔の危険性が高くなる．

□膵浸潤や十二指腸浸潤

まれであるが，横行結腸癌は十二指腸や膵頭部に浸潤していることがある．手術中に腫瘍と周囲組織が癒着しているのがわかったときは，腫瘍の浸潤と考えて合併切除しないといけない．合併切除の有用性と危険性はケースバイケースで考える．大腸癌の膵浸潤で膵頭十二指腸切除を併施することがあり，少数患者の症例研究では，5年生存率が55％である．

十二指腸浸潤は膵頭十二指腸切除の必要はなく，可能であれば腸壁部分切除で一期的に修復するが，腸管の切除範囲が広いときはRoux-en-Y法で十二指腸空腸吻合を行って再建する．

補足 癌研究会付属病院(がん研有明病院)の症例研究では，50年間で12人(34〜77歳，平均58歳)が局所進行大腸癌で膵頭十二指腸切除を行っており，組織学的には9人(75％)に膵頭部に浸潤があり，5年生存率は55％であり，5人(41％)は10年以上生存している(Dis Colon Rectum 2008 ; 51 : 1548-51)．オランダの多施設研究では，11年間で50人(55〜72歳，平均66歳)が結腸切除と膵頭十二指腸切除を同時に行っており(42人は膵臓癌，8人は結腸癌)，結腸癌の患者は全員が治癒切除(R0)であり，中央値24か月の追跡で全員が生存している(Surgery 2016 ; 160 : 145-52)．

□遠隔転移

手術前の画像検査で明らかでなかった転移が手術中に見つかるのはまれではない．緩和手術のときは転移があっても禁忌ではないが，高度の肝転移や顕著な腹膜播種があるときは，単孔式ストーマを造設するか腸管バイパスを追加する．

予想外の肝転移には，術中エコーが転移巣の同定や評価に役立つ．状態が安定している患者の孤立性転移は，局所切除で摘出できるのであれば，肝切除を同時に行っておくのがよい．状態が不安定な患者では，転移巣を同定したら生検で確認し，あとで対処する．

大腸癌の同時性肝転移では，大腸と肝臓の一期的切除は二期的切除と同じ手術成績であるが，閉塞性大腸癌の手術のときに複数の区域切除や葉切除を行うのは身体的な負担が大きく，そのような肝切除を行うかどうかは，大腸癌の手術が終わったあとで患者と相談して決める．

参照 『消化器外科のエビデンス 第2版』「局所進行大腸がん：播種性大腸がんの手術療法」(428〜429ページ)，「大腸と肝臓の同時切除」(446〜447ページ)．

■術後管理

手術室で循環動態が不安定だった患者，予想外に体液喪失が大きかった患者，術中出血量が多かった患者は，中等度のレベルの管理が必要であるが，それ以外の患者はふつうの管理でよい．

経鼻胃管は不要である．待機的手術では，早期の経口摂取が入院期間の短縮や手術成績の改善に関与しているが，腸閉塞の患者は長期間の腸管麻痺(ileus)があるので，経口摂取は腹部が平坦に

なるまで待ち，嘔気やむかつきがないことを確認して開始したほうがよい．

術後24時間を超えた抗菌薬の予防投与は意味がないが，ヘパリンの皮下注射や間欠圧迫装置の装着など，深部静脈血栓症の予防策はルーチンに行う．経口摂取が可能になって排便があれば退院できる．入院中に腫瘍医に相談して外来で経過を追跡するのは，標準的なケアの一部としても重要である．

重要事項

- 閉塞性大腸癌は外科救急疾患であり，とくに回盲弁が機能している患者（閉じたループの閉塞），限局性腹膜炎の臨床所見がある患者，全身性敗血症の徴候がある患者は緊急手術が必要である．
- 結腸亜全摘の範囲（脾弯曲部より口側）に含まれる腫瘍に自己拡張型金属ステント（SEMS）は意味がない．
- 状態が安定している患者は手術中の大腸内視鏡が有用であり，手術計画が変わることもある．
- 循環動態が不安定な患者や便汁による腹膜炎がないかぎり，一期的に回腸結腸吻合を行う．

参考文献

Bat L, Neumann G, Shemesh E. The association of synchronous neoplasms with occluding colorectal cancer. Dis Colon Rectum. 1985 ; 28(3) : 149-151.

Brehant O, Fuks D, Bartoli E, et al. Elective (planned) colectomy in patients with colorectal obstruction after placement of a self-expanding metallic stent as a bridge to surgery : the results of a prospective study. Colorectal Dis. 2009 ; 11(2) : 178-183.

Choy PY, Bissett IP, Docherty JG, et al. Stapled versus handsewn methods for ileocolic anastomoses. Cochrane Database Syst Rev. 2007 ; (3) : CD004320.

Contant CM, Hop WC, van't Sant HP, et al. Mechanical bowel preparation for elective colorectal surgery : a multicentre randomised trial. Lancet. 2007 ; 370(9605) : 2112-2117.
　論文紹介　オランダの臨床試験（N＝1,431）では，大腸疾患（癌72％）で待機手術（直腸吻合31％）を受ける患者を機械的腸管処置（洗浄液2〜4 L）の有無で割りつけると，吻合不全に伴う腹腔内膿瘍は0.3％と2.5％で差があるが，吻合不全のない腹腔内膿瘍は1.9％と2.2％，創感染は13％と14％，吻合不全は4.8％と5.4％，術後合併症は69％と66％，手術死亡は3.0％と3.8％で差がなく，腸管処置は行わなくてよい．

Dronamraju SS, Ramamurthy S, Kelly SB, et al. Role of self-expanding metallic stents in the management of malignant obstruction of the proximal colon. Dis Colon Rectum. 2009 ; 52(9) : 1657-1661.

Etzioni DA, Beart RW Jr, Madoff RD, et al. Impact of the aging population on the demand for colorectal procedures. Dis Colon Rectum. 2009 ; 52(4) : 583-590 ; discussion 590-591.

Fujiwara H, Yamasaki M, Nakamura S, et al. Reconstruction of a large duodenal defect created by resection of a duodenal tubulovillous adenoma using a double-tract anastomosis to a retrocolic roux-en-y loop : report of a case. Surg Today. 2002 ; 32(9) : 824-827.

Gash K, Chambers W, Dixon A. The role of laparoscopic surgery for the management of acute large bowel obstruction. Colorectal Dis. 2009.

Gordon PH, Nivatvongs S. Principles and Practice of Surgery for the Colon, Rectum, and Anus. 3rd ed. New York, NY : Informa Healthcare USA, Inc, 2007.

Jemal A, Siegel R, Ward E, et al. Cancer statistics, 2007. CA Cancer J Clin. 2007 ; 57(1) : 43-66.

Jung B, Pahlman L, Nystrom PO, et al. Multicentre randomized clinical trial of mechanical bowel preparation in elective colonic resection. Br J Surg. 2007 ; 94(6) : 689-695.

Lee WS, Lee WY, Chun HK, et al. En bloc resection for right colon cancer directly invading duodenum or pancreatic head. Yonsei Med J. 2009 ; 50(6) : 803-806.

Lustosa SA, Matos D, Atallah AN, et al. Stapled versus handsewn methods for colorectal anastomosis surgery. Cochrane Database Syst Rev. 2001 ; (3) : CD003144.

Moug SJ, Smith D, Leen E, et al. Evidence for a synchronous operative approach in the treatment of colorectal cancer with hepatic metastases : a case matched study. Eur J Surg Oncol. 2010 ; 36(4) : 365-370.

Saiura A, Yamamoto J, Ueno M, et al. Long-term survival in patients with locally advanced colon cancer after en bloc pancreaticoduodenectomy and colectomy. Dis Colon Rectum. 2008 ; 51(10) : 1548-1551.

Slim K, Vicaut E, Launay-Savary MV, et al. Updated systematic review and meta-analysis of randomized clinical trials on the role of mechanical bowel preparation before colorectal surgery. Ann Surg. 2009 ; 249(2) : 203-209.

van Hooft JE, Fockens P, Marinelli AW, et al. Early closure of a multicenter randomized clinical trial of endoscopic stenting versus surgery for stage IV left-sided colorectal cancer. Endoscopy. 2008 ; 40(3) : 184-191.

Vitale MA, Villotti G, d'Alba L, et al. Preoperative colonoscopy after self-expandable metallic stent placement in patients with acute neoplastic colon obstruction. Gastrointest Endosc. 2006 ; 63(6) : 814-819.

20 直腸癌
Rectal Cancer

HYAEHWAN KIM and MARTIN R. WEISER

> **症例**
>
> 62歳の男性．新鮮血排泄と便柱狭小でプライマリケア医を受診．症状は2か月前に始まった．軽度の高血圧と高脂血症があり，メトプロロール（β遮断薬）25 mg/日・リピトール40 mg/日，アスピリン81 mg/日を服用している．アレルギーはなく，35歳のときに右鼠径ヘルニアの手術を受けたが，大腸内視鏡の経験はない．タバコは20年前に禁煙し，アルコールは機会飲酒である．父親は80歳のときに腹部大動脈瘤破裂で死亡し，母親は70歳のときに乳癌と診断されている．プライマリケア医が行った直腸指診では，直腸に腫瘍があり，示指に血液が付着した．血液検査でヘモグロビン値は9.5 g/dLであった．

鑑別診断

肛門出血と排便習慣の変化は良性疾患でも生じるが，直腸指診で直腸に腫瘍を認めたときは，直腸癌の可能性が非常に高い．とくに50代や60代であれば直腸癌の可能性が非常に高い．

精密診査

患者を内視鏡検査に紹介し，全大腸内視鏡検査で盲腸まで調べた．直腸には4 cmの腫瘍があり，閉塞はなく，生検した．横行結腸に1 cmの有茎性ポリープがあり，ポリペクトミーを行った．病理診断は，直腸が中分化型腺癌，横行結腸が腺腫であった．

そこで，経口造影と静脈造影を併用して胸部・腹部・骨盤のCT検査を行った．直腸に原発巣の腫瘍を認め，肝臓は異常がなかったが，肺は右上葉に2 mmの非特異的結節を認めた．CEAは正常範囲であった．

患者は大腸外科医に紹介され，直腸指診で，肛門直腸輪（恥骨直腸筋付着部/外肛門括約筋の上縁）の口側2 cmに腫瘍を触れ，可動性があり，固着はなかった．直腸鏡では，肛門縁から7 cmの前壁に腫瘍があり，潰瘍を伴い，環周度は40%であった．

直腸の超音波内視鏡（ERUS）では，腫瘍は筋層を越えて直腸周囲脂肪組織に浸潤しており（T3），腫瘍の近くの直腸間膜に4 mmと5 mmの2個の低エコー結節があり，傍直腸リンパ節転移の所見であった（N1）．

直腸癌は大腸癌の30%を占め，毎年41,000人が新たな患者になる．50代・60代・70代に多く，30%に同時性腺腫，3%に同時性癌が見つかる．手術前には全大腸内視鏡が必要である．

直腸癌は特別に腹膜外の腫瘍であり，腹膜反転部より下方にあり，ふつうは肛門縁から12〜15 cm以内にあって硬性直腸鏡で見える．腹膜反転部より上方にある腫瘍は結腸癌と同じように治療できる．

腫瘍が固着しているかどうかは，直腸壁での原発巣の浸潤度（深達度）で決まる．可動性がある腫瘍（mobile）は粘膜・粘膜下層・固有筋層に限局しており（T1/T2），動かしにくい腫瘍（tethered）は直腸周囲脂肪組織や直腸間膜に浸潤があり（T3），固着した腫瘍（fixed）は前立腺・精嚢・腟などの周囲臓器に浸潤している（T4）．

ふつう直腸癌は疼痛がないが，疼痛があるときは，おそらく外肛門括約筋に浸潤している．直腸癌の進行度を判定するのに，現在では直腸のERUSと位相整列（phased array）によるMRI検査が最も有用な画像検査であり（図1，図2），正診率は深達度が90%，リンパ節転移が80%である．早期癌はERUSのほうが高いが，周囲臓器への浸潤が疑われる塊状の腫瘍はMRI検査のほうが優れている．

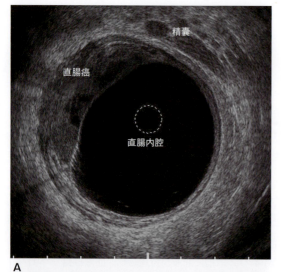
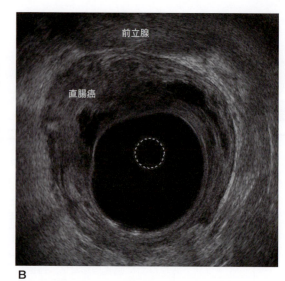
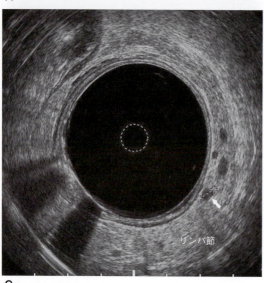

図1 直腸超音波内視鏡(ERUS). 低エコーの直腸癌が精嚢(A)と前立腺(B)のレベルで描出されており，直腸周囲脂肪に浸潤している．直腸間膜の低エコー結節(C)はリンパ節転移を示唆する．

　最善の治療を行うには，手術前の病期診断が必須である．Ⅰ期はふつう手術だけでよく，Ⅱ期とⅢ期は手術・放射線・化学療法の集学的治療を行う．臨床試験によると，手術前の化学照射療法は手術後に比べて患者の忍容度が高く，治療の効果も大きい．

　適切な手技で直腸間膜切除を行えば，直腸切除後の局所再発率は10％以下になる．骨盤内筋膜の臓側層と壁側層の間にある胎児癒合膜に沿って鋭的剥離を行うと，自律神経を損傷せずに少ない出血量で，直腸間膜にある所属リンパ節を完全に摘出できる．

> **補足** 日本の診療ガイドラインでは，直腸癌の補助照射療法は，壁外浸潤(≧T3)かリンパ節転移陽性(≧N1)が術前照射，外科剝離面陽性/不明(RM1/RMX)が術中照射，壁外浸潤陽性・リンパ節転移陽性・外科剝離面陽性/不明が術後照射の適応になっている．

診断と治療

　この臨床シナリオの患者では，中部〜下部の直腸癌で，術前病期診断はT3N1M0，ステージⅢである．集学的併用療法(CMT)を行うべきであり，ふつうは5-FUの持続静注かカペシタビンの内服と同時に1回1.8〜2.0 Gy×週5回(月曜〜金曜)×25〜28回，合計50.4 Gyの放射線照射を行う．

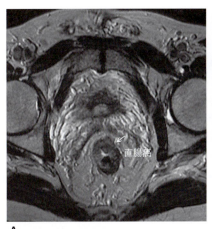
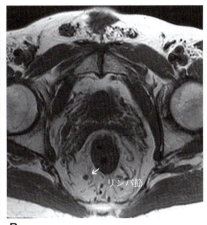
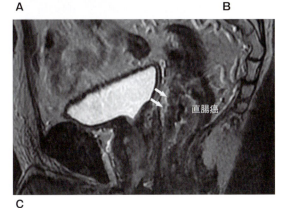

図2 骨盤MRI. 横断面で直腸腫瘍(A)とリンパ節腫大(B)を認めるが，矢状面で膀胱浸潤はない(C).

　化学照射療法のあと再度，内視鏡と経口造影と経静脈造影を併用した胸部・腹部・骨盤のCT検査を行い，原発巣にどれくらい効いたか，新たに遠隔転移が出現していないかどうかを評価する．ただし，広範囲に遠隔転移が出現しないかぎり，手術を行う．

　手術前のカウンセリングでは，保護ストーマについて討議しておく．後遺症としては，性機能障害と排尿機能障害とともに，直腸切除後症候群(頻回便・便意切迫・不規則排便)についても討議しておく．排便機能が安定するまで12〜24か月かかることや，排便機能障害が生涯にわたって残るかもしれないことを理解してもらうことも重要である．

　外来で回腸ストーマや結腸ストーマのマーキングを行っておくと，最善の位置にストーマを造設することができる．手術前の腸管処置は，結腸癌の手術では意義が疑問視されているが，直腸癌の手術では現在も有用である．

補足「肛門温存＝QOL良好，ストーマ造設＝QOL不良」という概念は，医師や患者によって異なる．外科医が苦労して超低位前方切除や括約筋間切除で肛門を温存しても，肛門機能を温存できたとは言えず，夜間の失禁でパッドやオムツを欠かせない患者，便とおならの区別がつかず(便ガス識別能欠落)，外出が嫌になって家に引きこもる患者，排便障害がやっと落ち着いたころに局所再発が明らかになって苦しむ患者に，外科医は向き合い，寄り添い，支えないといけない．

参照『消化器外科のエビデンス 第2版』「排便障害」(96〜97ページ)，『外科医のためのエビデンス』「手術の合併症：吻合不全は予後に影響するか」(85〜90ページ)，「直腸がん手術：ストーマはQOLがわるいか」(109〜113ページ)．

■手術方法(表1)

　手術室では，患者を改良型の砕石位にして膀胱カテーテルを留置する．直腸指診と洗浄を行い，腫瘍の位置を確認するとともに，直腸内に残存する便を排泄する．

　下腹部正中切開で開腹し，恥骨結節から臍直上まで切開する．ストーマの想定位置を念頭におい

て，臍の左右どちらかに避ける．脾弯曲部を授動するときは，切開を頭側に延長しないといけない．

腹腔内を検索して肝転移と腹膜播種を調べたら，小腸を濡れたガーゼで包んで上腹部に避け，患者を軽度の骨盤高位(Trendelenburg位)にして術野を確保する．白線(Monk)を切開し，腸間膜と後腹膜の間の癒合筋膜(Toldt)の前面を剥離してS状結腸を授動し，尿管と精巣/卵巣動静脈を同定しておく．

上直腸動脈に沿って腹膜に切れ目を入れ，下腸間膜動脈(IMA)の根部に向かって切開を延ばすと，交感神経を後腹膜に温存できる．下腸間膜動脈は，左結腸動脈が分枝した直下で切離する(IMA低位結紮)．塊状になったリンパ節転移があるときなど，一部の患者では下腸間膜動脈を根部で切離するが(高位結紮)，予後の改善には関与せず，自律神経(下腸間膜動脈神経叢)を損傷することになる．

自動切離器を使って腸間膜を左側結腸に向かって切離し，骨盤深部に向かって両側の腹膜に切れ目を入れ，腹膜反転部の前方に回る．自律神経を損傷しないように注意しながらS状結腸間膜を後腹膜から挙上する．

直腸を前方に牽引すると，骨盤内筋膜(壁側骨盤筋膜)の臓側層と壁側層の間に血管のない疎性結合組織の層が出現して明瞭になる．直腸後壁の剥離は直腸牽引鉤(St. Mark鉤)を使うと容易に行える．直腸後壁の鋭的剥離をWaldeyer筋膜(直腸仙骨筋膜)に進める．仙骨前筋膜部でWaldeyer筋膜が裂けると，直腸間膜内に出血してリンパ節郭清が不十分になるので，鈍的剥離を避ける．

中部直腸(Ra)や下部直腸(Rb)では骨盤底部まで剥離を進め，副交感神経を損傷しないようにしながら直腸間膜に接した側方の郭清を電気メスで鋭的に行う．必要に応じて壁側骨盤内膜の層で一括切除して骨盤側方郭清を行い，剥離断端(外科剥離面)を確保する．

直腸前壁の剥離は最後に行う．男性では，Denonvilliers筋膜の内部か前方で剥離し，できれば精嚢や前立腺上部から筋膜を完全に切除し，とくに腫瘍が直腸前壁にあるときは筋膜を完全に切除する．

ここで腫瘍の広がりを評価して遠位側の切離線を決める．上部直腸癌では腫瘍の下端から5cm離して切離し，直腸間膜を直腸壁に直角方向に切離し，円錐状ではなく円柱状になるようにする．

中部直腸癌や下部直腸癌では，骨盤底の直腸間膜下端まで郭清し，以前は遠位側の切離線まで2cmとっていたが，現在は多数の報告で1cmあればよく，とくに術前化学照射療法を行った患者は1cmあれば十分である．

遠位側の切離線が決まったら，腫瘍の下端で直腸壁に鉗子をかけ，遠位側の直腸内を1Lの生理食塩水で洗浄し，手術中に剥離した腫瘍細胞や沈殿物を除去する．二重ステイプル法(DST)で吻合するので，鉗子の遠位側を自動切離器(GIA)や自動切断器(TA)で切離して標本を摘出する．

再建にはふつう下行結腸を使い，柔軟で血行がよいときはS状結腸を使う．しばしば脾弯曲部の授動が必要になり，ほかに長さを確保する手段としては，Treitz靱帯の近くで下腸間膜静脈を切離するか，下腸間膜動脈を根部で結紮・切離する．

自動吻合器を用意し，近位側の腸管の断端に巾着縫合をかけて挿入したアンビルを固定する．断端や周囲に出血がないことを確認したあと，アンビルをシャフトに合体させ，適切な位置でハンド

表1 直腸癌の低位前方切除

1. 改良型の砕石位にして下腹部正中切開で開腹する．
2. 腹腔内を検索して肝転移と腹膜播種を調べ，軽度の骨盤高位(Trendelenburg位)にする．
3. 白線(Monk)を切開し，癒合筋膜(Toldt)の前面を剥離してS状結腸を授動する．
4. 下腸間膜動脈は，左結腸動脈が分枝した直下で切離する(IMA低位結紮)．
5. 直腸を前方に牽引し，直腸後壁の鋭的剥離をWaldeyer筋膜(直腸仙骨筋膜)に進める．
6. 中部直腸(Ra)や下部直腸(Rb)では骨盤底部まで剥離を進める．
7. 直腸前壁はDenonvilliers筋膜の前方で剥離し，筋膜を完全に切除する．
8. 遠位側の切離線を決める(上部直腸癌では5cm，中部直腸癌や下部直腸癌では1〜2cm)．
9. 腫瘍の下端で直腸壁に鉗子をかけ，遠位側の直腸内を生理食塩水で洗浄する．
10. 鉗子の遠位側を自動切離器(GIA)や自動切断器(TA)で切離して標本を摘出する．
11. 二重ステイプル法(DST)で再建し，打ち抜かれたリング(ドーナツ)を確認する．
12. 骨盤内を生理食塩水で満たし，肛門鏡で直腸内に送気して空気漏れテストを行う．
13. 止血を確認して閉腹する．

ルを操作して吻合する(2番目のステイプル線).

ステイプルを開き,打ち抜かれた近位側と遠位側の腸管が完全なリング(ドーナツ)になっていることを見て確かめる.さらに,骨盤内を生理食塩水で満たし,肛門鏡で直腸内に送気して空気漏れがないかどうかを評価し,吻合に問題がないことを確認する.

補足 骨盤内の自律神経は,交感神経(射精と蓄尿)が腰部交感神経幹→腰内臓神経→上下腹神経叢(仙骨前神経)→下腹神経と仙骨内臓神経,副交感神経(勃起と排尿)が仙髄(S2/S3/S4)→骨盤内臓神経,仙骨内臓神経と骨盤内臓神経が合流して直腸側壁で骨盤神経叢になる.骨盤底部の筋膜は,直腸前方の腹膜反転部(Proust窩,女性はDouglas窩)から前立腺下端(女性は肛門括約筋)までがDenonnvilliers筋膜(腹膜前立腺筋膜),直腸後方の仙骨前筋膜(S2〜S4)から骨盤内筋膜までがWaldeyer筋膜(下骨盤隔膜筋膜)である.日本の診療ガイドラインでは,遠位側の切離線は,上部直腸癌(Rs)と中部直腸癌(Ra)が3cm,下部直腸癌(Rb)が2cmであり,周囲組織の切除は,臓側骨盤筋膜に包まれた直腸間膜を円柱状に切除するのが直腸間膜切除,内/外腸骨リンパ節や閉鎖リンパ節を郭清するのが側方郭清である.

参照 『ゾリンジャー外科手術アトラス』「直腸前方切除(端端吻合)」(178〜183ページ),『消化器外科のエビデンス 第2版』「直腸断端」(121〜123ページ).

▍注意事項

直腸癌で閉塞があるときは,化学照射療法の前にステント留置かストーマ造設を行う.化学照射療法の前にストーマ造設を行うかどうかは,患者の症状や検査所見で決める.大腸内視鏡のスコープが通過するのであれば,とくに処置をせずに化学照射療法を行っても大丈夫である.

超低位吻合(肛門縁から6cm以下)のときは,結腸Jパウチを考慮すると,排便機能が手術後短期間で改善する.Jパウチの制限があるとすれば,狭い骨盤や下行結腸や腸間膜の長さの制限である.

腫瘍が塊状で周囲組織(小腸・膀胱・卵巣・腟・精嚢・前立腺)に浸潤している可能性があるときは,一括で切除したほうがよい.良性の癒着と悪性の浸潤を識別することは不可能であり,単に剥がしたり引きちぎったりすることは治癒する機会を失いかねないので,手術手技として許されない.

吻合したあとは空気漏れテストを行い,ステイプルが不完全な場所を探す.テストが陽性のときは,直腸鏡で吻合部を注意深く観察する.吻合部に大きな欠損があれば,吻合の破綻と考えて対処するが,小さな欠損は縫合して修復する.小さい欠損で場所を同定できないときは,保護ストーマを造設する.

▍術後管理

ルーチンの経鼻胃管は不要である.早期離床と早期摂食で腸管麻痺の期間と入院の期間を短くする.膀胱カテーテルは早期に抜去すると尿閉を起こすので,4〜5日間は留置する.

吻合不全は20%の患者に起こり,術後4〜7日以内に発熱・頻脈・不整脈・頻呼吸・腹膜炎の症状を起こす.肛門縁から7cm以内で超低位吻合を行った患者は吻合不全の頻度がもっと高く,手術前にベバシズマブ(VEGF阻害薬)のような血管新生を阻害する薬剤を使用した患者も吻合不全の頻度が高い.

吻合不全を避けるには,ふつうストーマを造設して便の流入を防ぐ.4つの臨床試験と21の臨床研究のメタ分析によると,保護ストーマ造設による吻合不全のリスク比は0.39と0.74,再手術のリスク比は0.29と0.23であり,吻合不全の危険性が高い患者は一時的なストーマ造設を考慮する.

長期的な合併症(後遺症)には,性機能障害と排尿機能障害があり,骨盤側方郭清・化学照射療法・腹会陰式直腸切断(Miles手術)が関与する.大部分の患者は永久的ストーマになる直腸切断よりも肛門を温存する低位前方切除を選択するが,低位前方切除後に失禁を起こす頻度は60%と高い.手術前に徹底的にカウンセリングを行い,術式の選択肢と予想される成果(利点と欠点)を説明しないといけない.

手術前の集学的併用療法(CMT)は有用であることが明らかになっているが,手術後の補助化学療法の意義は明らかでない.直腸癌の術後補助化学療法の臨床試験は少なく,アメリカでは結腸癌に準じて,直腸癌でもステージⅢの患者に術後補助化学療法を行っている.

直腸癌手術後の追跡は,診察(直腸指診と直腸鏡を含む)とCEA測定を3〜6か月ごとに2年間と6か月ごとに3年間,CT検査(胸部/腹部/骨盤)を1年ごとに3年間,大腸内視鏡を1年目と3年目に行う.

補足 引用されている論文によると,4つの臨床試験(N = 358)では,保護ストーマ造設による吻合不全のリスク

比は 0.39［0.23-0.66］，再手術のリスク比は 0.29［0.16-0.53］，21 の臨床研究（N＝11,071）では，保護ストーマ造設による臨床的吻合不全のリスク比は 0.74［0.67-0.83］，再手術のリスク比は 0.28［0.23-0.35］である（Br J Surg 2009；96：467-72）．最新の論文によると，低位前方切除と直腸間膜切除を行った 4 つの臨床試験（N＝956）と 9 つの臨床研究（N＝7,046）のメタ分析では，保護ストーマ造設による吻合不全のリスク比は 0.47［0.33-0.68］，再手術のリスク比は 0.36［0.28-0.46］である（World J Surg Oncol 2015；13：9）．日本の診療ガイドラインでは，直腸癌手術後の追跡は，問診・診察・CEA・CA19-9 を 3 か月ごとに 3 年間と 6 か月ごとに 2 年間，直腸指診を 6 か月ごとに 3 年間，CT 検査（胸部/腹部/骨盤）を 6 か月ごとに 5 年間，大腸内視鏡を 1 年目・2 年目・3 年目に行い，アメリカに比べると CT 検査がとくに多い（10 回 vs 3 回）．

参照 『消化器外科のエビデンス 第 2 版』「補助療法」（102〜107 ページ）．

- 直腸癌手術後の合併症は吻合不全であり，後遺症は性機能障害と排尿機能障害である［訳注：排便機能障害は直腸切除後症候群（頻回便・便意切迫・不規則排便）として当然のものとされている］．
- 低位吻合のときは回腸ストーマを考慮し，とくに術前化学照射療法を行った患者は回腸ストーマを造設する．
- 手術後は，診察（直腸指診と直腸鏡を含む）と CEA 測定を 3〜6 か月ごとに 2 年間と 6 か月ごとに 3 年間，CT 検査（胸部/腹部/骨盤）を 1 年ごとに 3 年間，大腸内視鏡を 1 年目と 3 年目に行う．

重要事項

- 直腸癌は 50 代や 60 代の患者で無症状のことがあるが，よく見られる症状は新鮮血の排泄と排便習慣の変化である．
- 大腸内視鏡を行って同時性病変を除外するが，閉塞があって不可能なときは，仮想大腸内視鏡（CT 大腸画像）を考慮する．それもできないときは，手術後 3 か月以内に大腸内視鏡を行う．
- 直腸癌の精密検査は，胸部・腹部・骨盤の CT 検査で病変の広がりを評価し，直腸の ERUS と MRI で原発巣の進行度を評価し，直腸鏡でも調べる．
- 中部直腸癌と下部直腸癌で直腸間膜浸潤や所属リンパ節転移がある患者は，術前化学照射療法を行い，手術は直腸間膜切除を行うのが標準治療である．
- 化学照射療法は手術後よりも手術前のほうが患者の忍容度が高く，局所再発も少なく，合併症も少ない［訳注：吻合不全や創感染などの術後合併症は術前化学照射療法のほうが多い］．
- 中部直腸癌と下部直腸癌の標準手術は直腸間膜切除であり，骨盤内筋膜の臓側層と壁側層の間にある胎児癒合膜に沿って鋭的剥離を行う．直腸間膜切除は鋭的に行い，上下腹神経叢や下腹神経を温存して後遺症を少なくする．

参考文献

Edelman BR, Weiser MR. Endorectal ultrasound : its role in the diagnosis and treatment of rectal cancer. Clin Colon Rectal Surg. 2008；21(3)：167-177.

Fazio VW, et al. A randomized multicenter trial to compare long-term functional outcome, quality of life, and complications of surgical procedures for low rectal cancers. Ann Surg. 2007；246(3)：481-488；discussion 488-490.

Minsky BD. Chemoradiation for rectal cancer: rationale, approaches, and controversies. Surg Oncol Clin N Am. 2010；19(4)：803-818.

NCCN Guidelines, v. 2011 02/15/2011；Available from：http://www.nccn.org

Nelson H, et al. Guidelines 2000 for colon and rectal cancer surgery. J Natl Cancer Inst. 2001；93(8)：583-596.

Sauer R, et al. Preoperative versus postoperative chemoradiotherapy for rectal cancer. N Engl J Med. 2004；351(17)：1731-1740.

論文紹介 ドイツの臨床試験（N＝799）では，直腸癌（T3/T4 か N ＋）の化学照射療法を術前と術後に割りつけると，肛門温存が可能になった患者は 39％と 19％，吻合部狭窄が 4％と 12％，有害事象（Grade 3/4）は早期が 27％と 40％，晩期が 14％と 24％，中央値 46 か月の追跡で局所再発は 6％と 13％で差があり，術前療法がよいが，遠隔再発は 36％と 38％，5 年生存率は 76％と 74％，5 年無再発生存率は 68％と 65％で差がない．

Weiser MR, et al. Sphincter preservation in low rectal cancer is facilitated by preoperative chemoradiation and intersphincteric dissection. Ann Surg. 2009；249(2)：236-242.

21 肛門周囲膿瘍
Perianal Abscess

RICHARD E. BURNEY

> **症例**
> 40歳の女性．肛門痛で受診．2日前に肛門痛を生じ，圧痛もあり，かなり痛くなった．腹痛・下痢・血便はない．以前に肛門の病気はなく，排便習慣の変化もない．診察では，元気であり，発熱はない．肛門の視診では，肛門縁の後壁側に直径1.5 cmの発赤があり，波動がありそうに見える．そっと触れるだけで極度に痛がり，肛門や直腸の指診はできなかった．

鑑別診断

肛門周囲や臀部に急性の疼痛や腫脹を生じた患者では，その領域の解剖と病因の両方を念頭におき，とくに感染や膿瘍を生じて発症するいろいろな部位や空隙を思い浮かべないといけない．

肛門周囲や直腸周囲には感染の原因がたくさんあり，肛門腺の感染から排便に関連した肛門管の損傷や炎症性腸疾患まである．ただし，急性発症した時点では，病因は当面の課題ではなく，膿瘍の的確な診断と外科的処置が優先される．

肛門周囲に急性の疼痛と腫脹を生じた患者における最初の鑑別診断は，肛門周囲膿瘍と直腸周囲膿瘍や坐骨直腸窩膿瘍を識別することである．肛門周囲膿瘍は疼痛があるものの，重篤な合併症や後遺症を起こすことはない．一方，直腸周囲膿瘍や坐骨直腸窩膿瘍は深刻な病気であり，治療が遅れたり不適切であったりすると致命的なこともある（図1）．

肛門周囲膿瘍は位置と範囲が肛門周囲組織と括約筋間腔に限局している．膿瘍は小さく，外括約筋を貫通して側方向に坐骨直腸窩に広がることはなく，肛門挙筋を貫通して上方向に骨盤直腸窩（挙筋上腔）に広がることもない．腫脹は視診と触診で容易にわかり，全身性炎症の徴候はない（図2）．

筋間膿瘍は肛門周囲膿瘍と関連があり，前駆病変かもしれない．筋間膿瘍も小さく，名前のとおり，外括約筋と内括約筋の間の無血管腔に生じる．肛門周囲膿瘍と違って外側からは見えず，疼痛と圧痛は表面よりも内部の肛門管のほうが顕著であり，直腸指診で触れたときに圧痛が顕著に誘発される．

筋間膿瘍は肛門部の所見が不明瞭であり，診断がむずかしい．治療しないと肛門周囲膿瘍に進展し，容易に診断できるようになるが，上方向や側方向に進展すると骨盤直腸窩膿瘍や坐骨直腸窩膿瘍などのもっと深刻な状態になる．

坐骨直腸窩膿瘍は筋間腔に生じた感染が外括約筋を貫通し，脂肪が多くて広い坐骨直腸窩に侵入したものであり，かなり大きい膿瘍を生じる（図3）．患者は臀部の内側に発赤・腫脹・圧痛があり，発熱と白血球増加を呈し，敗血症を伴うこともある．

坐骨直腸窩膿瘍は皮膚から2〜3 cm以上の深部にあるので，ふつう波動を触れない．直腸指診では，臀部と下部直腸の間に浮動感のある腫瘤を触知し，麻酔下に触れるともっとよくわかる．直腸周囲膿瘍はCT検査で容易に見えるが，大部分の患者は診断にCT検査は不要である．

高位筋間膿瘍や骨盤直腸窩膿瘍はまれであり，診断と治療が最もむずかしい．4〜5日以上続く直腸の痛みがあり，発熱はあることもないこともある．表面からの診察ではよくわからず，注意して直腸指診を行うと，肛門直腸輪（恥骨直腸筋付着部上縁）の高さで肛門管の奥に波動のある腫瘤を触れることもあるが，診察所見はかなり不明瞭である．

骨盤直腸窩膿瘍は白血球増加があり，身体診察では説明できない直腸の疼痛と感染徴候（炎症所見）がある患者となり，病状が悪化するなどの理由で骨盤CTを行うが，CT検査は膿瘍の位置と範囲の同定に非常に有用である．

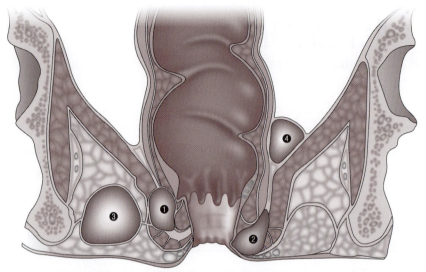

図1 直腸肛門部の膿瘍．膿瘍の位置はいろいろあり，図の位置と異なることもある．①筋間膿瘍，②肛門周囲膿瘍，③坐骨直腸窩膿瘍，④骨盤直腸窩膿瘍．

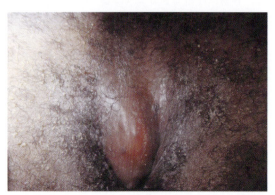

図2 肛門の写真．肛門周囲膿瘍による発赤と腫脹がある．

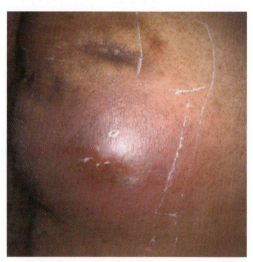

図3 臀部の写真．坐骨直腸窩膿瘍による発赤と腫脹がある．以前の排膿切開による創痕もある．

患者によっては，「せつ」(furuncle)や「よう」(carbuncle)などの単純性膿瘍が，肛門周囲や臀部の皮膚や浅部皮下組織に生じるが[訳注：毛囊/毛包や皮脂腺の黄色ブドウ球菌感染]，肛門や括約筋との関連はない（図4）．肛門から離れた臀部裂（臀間溝）に生じるのは毛巣洞炎/膿瘍であり，毛巣洞(pilonidal cyst)は導管が臀部に開口しており，炎症を起こすと坐骨直腸窩膿瘍に似た症状を呈する．

皮脂囊胞(sebaceous cyst)も肛門周囲の皮膚に生じ，感染すると肛門周囲に膿瘍を形成する．患者は以前にもときどき同じ場所に腫瘤を触れ，突然の腫脹や圧痛を繰り返していることが多い．肛門周囲の化膿性汗腺炎(suppurative hidradenitis)も肛門の疼痛と腫脹を起こす．肛門周囲に限局しているのはまれであり[訳注：腋窩や鼠径などのアポクリン汗腺に発症]，慢性的に疼痛・腫脹・排液がある．

肛門痛の鑑別診断には，急性痔核炎・血栓性外痔核・裂肛・肛門部腫瘍・炎症性腸疾患の肛門病変がある．いずれも発熱や白血球増加はない．炎症性腸疾患の肛門病変は，肛門周囲領域のほかの場所にも目で見える特徴的な病変や変形があるが（図5），限局性の腫脹・膿瘍・潰瘍を生じてふつ

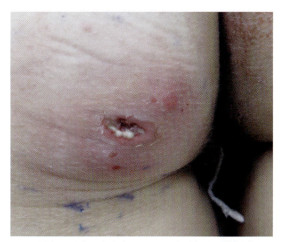

図4 臀部の写真．よう(carbuncle)があり，黄色ブドウ球菌感染による排膿がある．

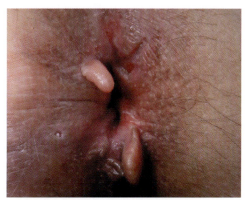

図5 肛門の写真．Crohn病の肛門病変であり，皮垂(skin tag)・発赤・潰瘍などの炎症がある．

うの肛門周囲膿瘍と識別できないことがある．

　急性痔核炎と血栓性外痔核は目で見え，体表面からの診察で同定できる．裂肛は問診でわかり，排便に伴う肛門出血と疼痛で，灼熱感や「剃刀感」(razor blade sensation)が1時間以上続く．診察して肛門周囲の皮膚を伸ばし肛門管の亀裂を露出すれば，裂肛の大部分が容易に同定できる．腫脹はなく，疼痛は裂肛部に限局している．

　痔瘻の患者は，肛門周囲の慢性的な排液があるか，肛門縁から3～4cm以内の場所に間欠的で再発性の腫脹と排液がある．急性の疼痛と腫脹が間欠的にあるが，主要な症状ではなく，肉芽組織の遺残結節(nubbin)が瘻孔の開口部に見られる．

　肛門周囲膿瘍で切開排膿を受けた患者の一部は，原因となった痔瘻や背景にあった痔瘻があとで見つかることがある．切開排膿の処置中に痔瘻が明らかになるのは経験的にはまれである．

　肛門周囲膿瘍の手術中に長時間かけて痔瘻を探す必要はなく，膿瘍の背景に痔瘻があるなら，そのうち明らかになる．痔瘻の患者の大部分は膿瘍で発症せず，膿瘍の患者の大部分は痔瘻に進展しない．

参照『ゾリンジャー外科手術アトラス』「毛巣洞切除」(488〜489ページ)．

精密診査

　肛門の疼痛と腫脹がある患者で最も重要なのは，詳細な問診と注意深い身体診察である．問診では，症状の時間経過と特異的な原因を明らかにする．体温と脈拍は膿瘍の深さと範囲の手がかりになる．

　身体診察では，臀部と肛門領域の注意深い視診と触診が重要であり，S状結腸鏡用の台などで照明を当てて膝胸位で診察するのがよく，単純な視診と優しい触診だけで診断が明らかになる．通常の診察室で照明が暗く側臥位で診察するのはよくない．直腸指診で圧痛がなければ深部や高位の膿瘍はない．

　診断が不明瞭な患者，とくに身体診察で説明できない直腸の疼痛と発熱や白血球増加がある患者は，骨盤CTを行う．直腸の超音波内視鏡も病変を描出できるかもしれないが，患者にとって不愉快な検査であり，簡単に利用できる検査でもない．

　直腸肛門部の疼痛・圧痛・腫脹があり，診察や検査で原因を説明できないときは，迅速か緊急で麻酔して検査を行う．代わりに患者を厳重に監視しながら症状や所見の進展を24〜48時間後に再評価してもよいが，注意深い観察が必須である．膿瘍を疑ったときの治療は緊急に行い，待機的に遅らせてはいけない．

診断と治療

　肛門周囲膿瘍と筋間膿瘍の治療は外科的ドレナージである．外来で行うか，救急部で行うか，手術室で行うかは，膿瘍の大きさや位置，患者の協力や意向，外科医の技能や経験，利用可能な器具や装置，照明や助手などで判断する．原則として，表面にある小さい膿瘍でなければ，手術室で行う．

膿瘍を疑ってドレナージのために切開するときは，圧痛と腫脹が最大の場所で行う．肛門周囲膿瘍や筋間膿瘍の患者において，18G針で穿刺吸引して膿瘍の有無や位置を同定する手技は，しばしば誤解を生じやすく，行う価値はあまりない．

小さくて硬い膿瘍で針が当たらないことがあるが，それよりも濃い膿汁で針の中を通らず吸引しても引けないことのほうが多い．さらに，たまに膿瘍を穿刺できても，大部分の膿汁を吸引すると，あとで切開したときに膿瘍の位置がわかりにくい．

試験的に切開するときは，肛門周囲の解剖を知り，括約筋や括約筋間層を同定する方法を知っていることが重要である．切開したのに膿瘍が見つからなかったということがあるが，それでもよく，膿瘍を取りそこなうよりよい．小さい膿瘍を見落としたのかもしれないので，患者を厳重に追跡する．

手術方法（表1）

小さい肛門周囲膿瘍が表面にあってはっきりわかる患者は，外来や救急部で局所麻酔下にドレナージを行い，鎮静はしてもしなくてもよい．1％リドカインに10万倍か20万倍に希釈したアドレナリンを添加し，膿瘍の表面や周囲の皮膚の真皮（皮下ではない）に注入して浸潤させる．

膿瘍の表面に穂先形切開（lanceolate incision）か楕円形切開（elliptical incision）を肛門に対して放射状か接線方向に加え，皮膚の一部をレンズ状に切除する．膿瘍表面の皮膚を切除することによって膿瘍の完全な開放と十分な排液が可能になる（図6）．

十字切開は醜く不適切で，排液も不十分である．濡らしたガーゼを芯にして膿瘍腔に留置し，48時間後に除去する．ヨードホルムガーゼは刺激が強く，疼痛があり，壊死を誘発するので，決して使用してはいけない［訳注：日本でも殺菌消毒と肉芽形成の効果を期待して習慣的に使われてきた］．同じ理由でレーヨン製やポリエステル製の充填片も使用してはいけない．

大きい膿瘍が深部にあって広がっている患者や，括約筋を取り囲むように筋間層を横方向に広がって馬蹄形になっている患者は，別の切開法が必要になる．大きい切開や放射状の切開を避け，

表1　肛門周囲膿瘍の切開排膿

1. 腹臥位か膝胸位にして，ライトを当てて助手を用意する．
2. 18G針で試験的に穿刺する（誤解を生じやすく，行う価値はあまりない）．
3. 手術の麻酔と体位は外科医の好みであり，脊髄麻酔か全身麻酔，腹臥位か砕石位で行う．
4. 膿瘍の表面で皮膚を楕円形に切除する．十字切開はよくない．
5. 膿瘍腔を広く開放して検索する．
6. 濡れたガーゼを詰め，48時間そのまま創を開放しておく．
7. 瘻孔が見つかったときは，急性膿瘍の状態での瘻孔切除を避け，ひも（seton）を通しておく．

● 落とし穴
- 不十分な診察では不明瞭な所見を見落とす．
- 濃い膿汁で吸引できないときは，切開しないと膿瘍を見落とす．
- 十分な露出と筋弛緩で丁寧に診察しないと不明瞭な膿瘍を見落とす．
- 切開が小さいとドレナージが不十分になり，膿瘍腔を被覆する皮膚がすぐに閉鎖する．
- 馬蹄形膿瘍のような複雑な膿瘍の広がりを見落とす．
- 詰めたガーゼを早期に抜去すると，再挿入は困難か不可能である．
- 切開排膿のときに括約筋切開を同時に行うと，切開した括約筋が広く牽引されて失禁を起こす．

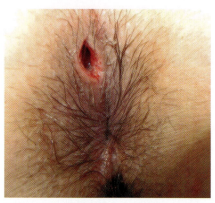

図6　肛門の写真．筋間膿瘍の切開排膿後2日目であり，うまくドレナージされている．穂先形切開で皮膚をレンズ状に切除している．

接線方向の切開や同心円状の切開を行い，肛門括約筋を切離しないようにする．

馬蹄形膿瘍の患者では，複数の小さい切開を加え，各切開部にガーゼの代わりに細いマッシュルーム型カテーテル（Malecot）を留置して縫合固定する．カテーテルに沿ってガーゼを詰め，ガーゼドレーンは24～48時間後に除去するが，カ

テーテルは膿瘍腔が閉鎖するまで長い期間ずっと留置しておく．

急性の膿瘍を形成したのではなく，以前から間欠的に排液があった患者では，麻酔下に外科的手法で痔瘻を探って患者を評価する．細い銀線か涙管ゾンデが必要であり，細いカニューレを皮膚の開口部に挿入して過酸化水素水を注入する方法が内部の開口を同定するのに役立つ．

瘻孔が見つかったら，瘻孔の深さと性状によって治療法が決まる．このような状況では，麻酔を行う前に直腸指診を注意深く行って事前に測定していた肛門括約筋の長さが重要になる．

急性炎症や隠れた膿瘍があるときと括約筋の長さが不明のときは，ひも（seton）を瘻孔に通してドレナージにしておき，炎症が消退するようにしておくのが最もよい．急性炎症や膿瘍があり括約筋の長さもわからない状況で瘻孔切除を行ってはいけない．

括約筋の長さは麻酔下では決められず，患者が覚醒した状態で調べないとわからない．肛門管の後壁を指で触れながら，肛門直腸輪を指先で触れて肛門縁までの距離を測定する［訳注：直腸指診で触れる肛門直腸輪は恥骨直腸筋付着部上縁で外肛門括約筋上縁に相当する］．

括約筋の長さはふつう2～5cmであり，切開排膿や瘻孔切除を行うときは，括約筋を最低2cm，可能なら2.5cm温存しないといけない．

患者によっては，痔瘻を発見されないまま臀部膿瘍を繰り返していることがある（図7）．複数の膿瘍が深部（たとえば坐骨直腸窩膿瘍）ではなく皮下にあるときは，隠れた瘻孔を探したほうがよい．

補足　膿瘍の切開で本書は穂先形切開や楕円形切開を勧めているが，日本の診療ガイドラインでは，単純な切開法でよく，切開口が閉じやすい後方正中の切開には弧状切開や十字切開を勧めている．
参照　『ゾリンジャー外科手術アトラス』「裂肛の治療，肛門周囲・坐骨直腸窩膿瘍ドレナージ」（484〜485ページ），「痔瘻の治療」（486〜487ページ）．

注意事項

手術台での患者の体位は外科医の好みの問題である．一般に，高度肥満のような禁忌でないかぎり，脊髄麻酔や仙骨麻酔のあと腹臥位にして評価するのが私の好みである．肥満の患者のように全身麻酔が必要なときは，腹臥位にすると麻酔の危

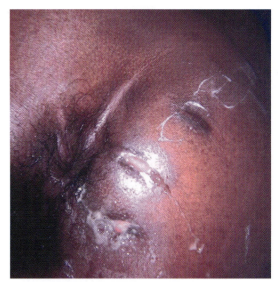

図7　臀部の写真．臀部膿瘍で切開排膿を繰り返しており，このあと痔瘻が見つかって治療した．

険性が高くなるので，砕石位にするのがよい．

患者を腹臥位にしたあと，枕（kidney rest）を入れて臀部を10cmほど高くしておく．脊髄麻酔では，肥満の患者でなければ，骨盤と胸郭を保護する座布団（gel pad）は使わない．幅7.5cmの粘着テープで臀部を広げて30度の頭低位にすると，肛門部の露出がよくなる．

皮膚の発赤は膿瘍の場所を知る手がかりになるが，消毒液によっては発赤がわかりにくくなる．消毒する前にペンでマークしておくとこの問題は避けられる．

筋間膿瘍の可能性があるときは，膿瘍に到達してドレナージするには，括約筋間層を同定して鈍的に開放しないといけない．括約筋に平行に接線方向の切開を加えると，知らないうちに不必要に括約筋を切離することを避けるのに役立つ．

試験切開しても膿汁が出なかったときは，創を縫合して閉鎖してはならず，ガーゼを詰めて開放してもいけない．創を閉鎖せずにガーゼを当てるだけにする．

膿汁が出たときは，通常の患者は細菌培養に提出しても役立たない．耐性菌が疑われる患者，免疫力が低下した患者，全身状態が悪い患者，高熱や白血球増加で敗血症が疑われる患者などの理由があれば，好気培養と嫌気培養を行う．

前述したように，ヨードホルムガーゼは疼痛の

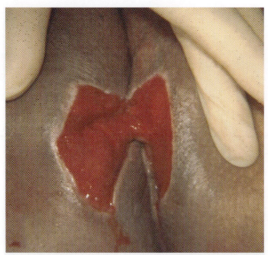

図8 肛門の写真．浅い馬蹄形膿瘍を切開排膿して2週間後であり，創部ケアは水で濡らしたガーゼを1日3回交換するだけである．

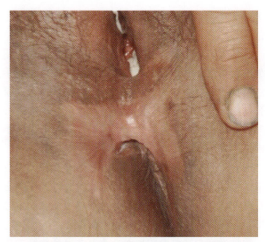

図9 肛門の写真．創部は収縮して完治し，瘢痕はわずかしかない．

原因になり，創傷治癒を阻害し，利点が全くないので使わない．生理食塩水や水道水で湿らせた単純なガーゼが十分に役立つ．

> **補足** ヨードホルムガーゼの添付文書によると，禁忌は，ヨード過敏症の患者，腎障害のある患者，心障害のある患者であり，慎重投与は，甲状腺機能に異常のある患者，薬物過敏症の既往歴のある患者である．副作用は「使用成績調査等の副作用発現頻度が明確となる調査を実施していない」が，重大な副作用にヨード中毒や意識障害があり(症例報告)，血中ヨウ素濃度の測定を行うように指示している．

術後管理

腰湯/座浴(sitz bath)は慣例であり，ドレナージを促し，患者は気持ちがいい．最初に詰めたガーゼは48〜72時間そのまま放置してよい．

単純な肛門周囲膿瘍では，詰めたガーゼを除去したあと再挿入する必要もない．穂先形切開や楕円形切開であれば，早い時期に創が閉鎖することはない．蜂窩織炎がなければ，抗菌薬は短期間で終了する．

膿瘍が大きく深く複雑なときは，ドレナージにマッシュルーム型カテーテル(Malecot)か似たようなチューブを使い，4〜5日から4〜5週間ずっと留置しておく．チューブを留置している間は1日2〜3回洗浄する．

創が浅くても広いときや肛門を取り巻いているときは，1日3回シャワー洗浄を行って水で濡らしたガーゼを当てるときれいに治癒する(図8, 図9)．

重要事項

- 急性の肛門の疼痛と腫脹は些細な問題ではなく，迅速な対応が必要である．
- 隠れた膿瘍や複雑な膿瘍が疑われるときは，麻酔下に診察を行う．
- ふつう骨盤CTは不要であるが，骨盤直腸窩膿瘍が疑われるときは必要である．
- 注射針で穿刺吸引して膿汁が引けなくても，膿瘍がないことを意味しない．
- 皮膚は大きく切開してレンズ状に切除し，適切なドレナージを促す．
- 急性炎症がある状況で瘻孔切除を行わない．瘻孔が明らかならひも(seton)を通しておく．
- 濡れたガーゼを詰め，48時間そのままにする．
- 膿瘍が大きく深いときは，マッシュルーム型カテーテル(Malecot)を留置して縫合固定する．

論文紹介〔訳者推薦〕

Pearce L, Newton K, Smith SR, et al. Multicentre observational study of outcomes after drainage of acute perianal abscess. Br J Surg. 2016 ; 103 : 1063-1068.

イギリスの症例登録(N=141)では，肛門周囲膿瘍でドレナージを受けた患者は，平均年齢39歳，女性が64％，受診は8時〜17時が70％，17時〜24時が27％，治療はガーゼ挿入が95％，瘻孔ありが15％，seton挿入が9％，瘻孔切除が3％，術後抗菌薬が18％である．3週間のガーゼ交換は平均13回，8週間で44％が治癒し，86％が正常生活に回復し，6か月で27％が瘻孔を形成し，8％が膿瘍を再発する．

22 血栓性外痔核
Thrombosed Hemorrhoids

RICHARD E. BURNEY

症例

49歳の男性．肛門痛で救急外来を受診．24時間前に高度の肛門痛を生じ，市販薬を服用しても効かない．以前に同じ症状はない．肥満と便秘があり，最近まで仕事で出張に出ていた．糖尿病・高血圧・高脂血症のために経口糖尿病薬・β遮断薬・スタチン・アスピリンを服用していることについて苦情を述べる．診察では，発熱はなく，臀部に皮膚の発赤や蜂窩織炎はない．肛門縁に2.0 cm×1.5 cmの腫瘤があり，青色で浮腫・腫脹と高度の圧痛がある．直腸指診は承諾を得られなかった．

■ 鑑別診断

この臨床シナリオの患者で最も考えられるのは血栓性外痔核である（図1）．そのほかに可能性がある疾患として，頻度が高い順に，浮腫状の内痔核の脱出（図2，図3，図4），便秘による痔核の急性炎症や浮腫（図5），肛門周囲膿瘍，内痔核の嵌頓，炎症性の皮垂（±炎症性腸疾患），痔核の梗塞（脱出なし），肛門ポリープの脱出，急性の裂肛（浮腫状の見張り皮垂）が挙げられる．

■ 精密診査

問診では，通常の排便習慣，慢性便秘の対処，内服薬の内容について質問する．排便のときに規則的に息むかどうかを決めるのも重要である．

ふつうは診察で診断がつく．診察を上手にやるには，S状結腸鏡用の台で腹臥位のジャックナイフ位にして，照明を当てて臀部を開いた状態で調べる．S状結腸鏡用の台がないときは，診察台で腹臥位にして，腰の下に巻いた毛布（rolled blanket）を置いて臀部を持ち上げるとジャックナイフ位になる．

発熱がある患者や診察のときに肛門周囲膿瘍を確実に疑った患者でなければ，血液検査や画像検査はほとんど役立たない．まれには，鎮静処置や局所麻酔を行うと診察しやすくなることがあり，手術室で脊髄麻酔や全身麻酔を行って診察することもある．

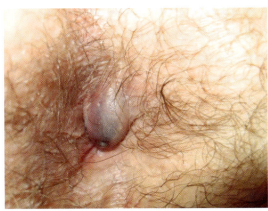

図1 肛門の写真．血栓性外痔核があり，特徴的な所見を呈す．

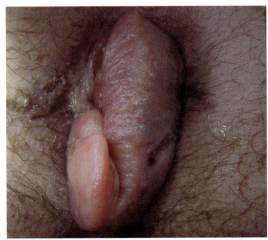

図2 肛門の写真．慢性的に脱出した内痔核と外痔核であり，所々青色調に見えるのは血栓があるからであり，切開排膿してはいけない．

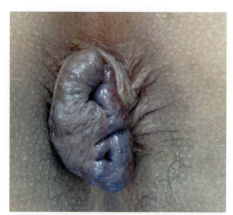

図3 肛門の写真．慢性的に脱出した左側の内痔核であり，血栓性外痔核ではない［訳注：腹臥位なので写真の上方は患者の背面(6時)，向かって左側は患者の左側(3時)になる］．

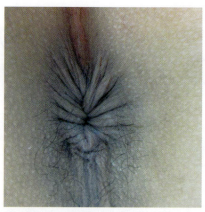

図4 肛門の写真．慢性的に脱出した内痔核であり，局所麻酔下に用手的に還納できる．

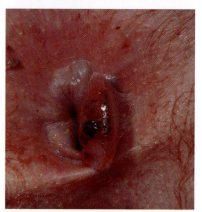

図5 肛門の写真．血栓と潰瘍を伴う急性炎症の痔核であり，手術室で痔核切除を行った．

表1 血栓性外痔核の切開と血栓除去

1. 適切な露出と照明を準備し，助手を用意する．
2. 鎮静処置を行うときは，血圧・脈拍・心電図を測定して適切に監視する．
3. アドレナリンを添加した局所麻酔薬を真皮に広くゆっくり浸潤させ，白くなるのを観察する．
4. 皮膚を楕円形に切除すると血栓が露出する．
5. 先が細いモスキート鉗子で血栓を一つずつ除去する．
6. 切開創は閉鎖せず，少し濡れたガーゼを当てる．
7. 患者が希望すれば，長時間作用型の局所麻酔薬を追加する．

● 落とし穴
・診断をまちがえる．
・露出・照明・助手が不適切である．
・局所麻酔が不十分である．
・不十分な切開ですべての血栓が露出しない．
・痔核静脈の血栓を一つずつ除去するのを失敗する．

診断と治療

病歴聴取と身体診察から，この患者の診断は血栓性外痔核である．この病気は非常に痛いが，自然に治癒する．外科治療（切開による血栓除去）は，可能であるが，必要ではない．とくに血栓ができて48〜72時間たっていれば，急性の炎症や浮腫は消退し始めており，外科治療は不要である．

適切な食事で経過観察すれば，痔核の血栓は吸収され，炎症と腫脹は消退し，後遺症なく治癒する．血栓性外痔核には基礎疾患があるという誤解があるが，背景に痔核やそのほかの病気があるというのは真実ではない．

手術方法（表1）

48時間以内の血栓や大きい血栓で（図6），腫脹が消退するのに4〜5週間かかることが予想されるときは，外科治療を行ってもよい．最も単純で最も効果があり，しかも適切な術式は切開と血栓除去である．

切開と血栓除去は局所麻酔でよく，外来・診療所・救急部のどこでもよい．アドレナリンを添加した1％リドカインを極細の針で表面の真皮にゆっくり浸潤させると，色が白くなる．皮下組織に注入しても効果がなく，深部の神経をブロックする必要もない．

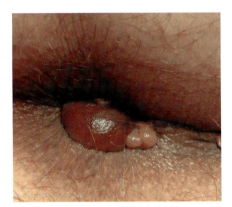

図6　肛門の写真．血栓性外痔核がある．

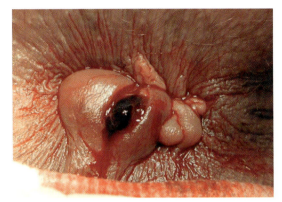

図7　肛門の写真．皮膚を楕円形に切除すると，血栓が露出する．

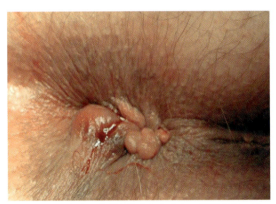

図8　肛門の写真．血栓を除去したあと，浮腫が残っている．縫合は不要である．

　局所麻酔が効いたところで，血栓が最も効果的に露出する方向に，表面の皮膚を楕円形に切除する（図7）．単なる線状切開では十分な露出が得られない．複数の血栓が血管内にあり，細い痔核静脈の中にあり，ふつう3〜6本の静脈が含まれている．先が細いモスキート鉗子で血栓を一つずつ除去する．

　切開創は開放しておく（図8）．ブピバカインのような長時間作用型の局所麻酔薬を追加してもよい．手術後は，排液を吸収するためのガーゼを当て，腰湯/座浴（sitz bath）や湿潤環境を整え，NSAIDsを処方して管理する．抗菌薬は不要である．

　落とし穴で重要なのは診断を誤ることである．血栓性外痔核とまちがえやすいのは，内痔核の脱出・嵌頓・血栓であり，治療も誤って痛々しい．血栓性外痔核の表面は乾燥しており，角化した正常の皮膚で覆われている（図1，図6）．この所見がなければ，別の疾患を考える．

　ほかの落とし穴は，不適切な露出・照明・助手であり，手術がむずかしくなる．麻酔の落とし穴は，血栓の表面の皮膚を麻酔しないことや，局所麻酔薬が効果を発揮するまで十分に待たないことである（最低2分待つ）．

　穂先形や楕円形の切開でないと，血栓を生じた静脈をすべて露出することができず，血栓は注意して一つずつ静脈から除去しないといけない．

注意事項

　十分な露出と照明で観察したところ，病変が血栓性外痔核ではなく，内痔核の脱出・嵌頓や別の病変であることが明らかになったときは，手術室で脊髄麻酔を行って病変を再評価したほうがよい．

術後管理

　手術後に特別な管理は不要である．少し濡れたガーゼを当てておくと，1日か2日で創は閉鎖する．ただし，麻酔が切れると痛くなり，4〜5日続くことがある．手術したあと症状がすぐに消えないことを患者に説明しておくのはよい考えである．

　食事を高繊維食にして緩下薬を処方する．大腸内視鏡のような追加の検査を勧める理由は全くない．血栓性外痔核は，内痔核を含め，背景にある病変や疾患と関連して生じることはほとんどない．

重要事項

- 最初に診断が正しいことを確認する．血栓性外痔核がすべて手術適応ではなく，大部分は手術が不要であることを思い出す．
- 治療しても症状はすぐに消えない．とくに72時間以上たった血栓は症状がなかなか消えない．
- 血栓除去の手術を決めたら，適切な体位・照明・助手を整え，局所麻酔薬を真皮に広くゆっくり浸潤させる．
- 穂先形切開か楕円形切開で表面の皮膚を切除し，すべての血栓を一つずつ除去する．
- 手術したあとも4〜5日以上，疼痛や腫脹が続くことを患者に説明しておく．

論文紹介〔訳者推薦〕

Patti P, Arcana M, Bonventre S, et al. Randomized clinical trial of botulinum toxin injection for pain relief in patients with thrombosed external haemorrhoids. Br J Surg. 2008；95：1339-1343.

イタリアの臨床試験(N=30)では，外科治療を拒否した血栓性外痔核の患者の肛門括約筋間注入療法をボツリヌス毒素0.6 mLと生理食塩水0.6 mLに割りつけると，疼痛スコアは1日目が3.9と6.0，2日目が3.8と5.9，3日目が3.7と5.8，4日目が3.7と5.6，5日目が3.5と5.6，6日目が3.3と5.0，7日目が3.0と4.6で，9日目までは差があるが，10日目は2.3と3.0，14日目は1.3と1.7で，10日目以降は差がない．

II 肝胆膵外科

Hepatobiliary & Pancreas

23 慢性肝疾患の肝腫瘤
Liver Mass in Chronic Liver Disease

CHRISTOPHER J. SONNENDAY

症例

59歳の男性．定期検査で来院．慢性C型肝炎に伴う肝硬変があり，年1回行っているスクリーニング目的の肝臓エコーを受けたところ，肝右葉後区域に大きさ2.5 cmの境界明瞭な充実性の腫瘤が発見された．肝臓の外観は結節状である．

■鑑別診断

肝腫瘤の鑑別診断は多様であり，良性病変と悪性病変があるが，慢性肝疾患がある患者に新しく発見された腫瘤では，最初に原発性の肝腫瘍を考える．肝細胞癌（HCC）は，代償性肝硬変がある患者で最も多い死因であり，ウイルス性肝炎に伴う肝硬変がある患者は，肝細胞癌の5年累積危険率が10%～20%である．

肝細胞癌のスクリーニングは，肝硬変患者の死亡に大きな影響を及ぼすことが明らかになっており，米国肝疾患研究会は危険因子（たとえば肝硬変）がある国民に，6～12か月ごとに定期的な肝臓エコーとAFP測定を受けるように勧めている．

肝硬変患者の肝腫瘤は，肝細胞癌の診断を目標に評価するが，ほかの病変も考えておく必要がある．再生結節は腫瘤のように見え，肝細胞癌の初期像のことがあり，慢性肝疾患の患者には腺腫が見つかることもある．

再生結節と腺腫は悪性化の危険性があり，とくに肝硬変や慢性肝疾患がある患者では悪性化の危険性が高い．腺腫と高分化型の肝細胞癌を識別するのに画像検査の特徴だけでは不十分であり，腺腫は外科切除や焼灼療法を考慮する．明らかに外科切除が不要な良性病変には，血管腫と限局性結節性過形成（FNH）がある．

慢性肝疾患の患者や肝硬変の患者は，肝内胆管癌（胆管細胞癌，CCC）が発生する危険性も高く，もうひとつの原発性の悪性腫瘍である．典型的な胆汁うっ滞性肝疾患（原発性硬化性胆管炎）の患者のように，肝硬変の患者も胆管細胞癌や混合型腫瘍（CCC + HCC）が発生しやすい．

補足 日本の診療ガイドラインでは，慢性肝炎患者のスクリーニングは，原則として6か月ごとの腹部エコーと腫瘍マーカーを勧めており，肝硬変では3か月ごと，早期発見のためには定期的なヘリカルCTやダイナミックMRIも有用であるとしている．

■精密診査

スクリーニングのための超音波検査で見つかった肝腫瘤は，造影剤を使ったCTかMRIで精密検査を行う．感度と特異度はCTよりもMRIのほうがやや高く，肝細胞癌に特徴的な所見は，動脈相における増強効果と遅延相における造影剤の早期排出（washout）である（図1）．

造影剤を使ったMRIは血管腫やFNHの診断にも有用である．適切な画像検査にもかかわらず診断に疑いがある患者や，臨床判断によって治療方針の変更を考える患者では，US/CTガイド下に経皮的肝生検を行うことがある．

画像検査や針生検で肝細胞癌の診断が確定すれば，腫瘍の進行度・背景肝の障害度・患者の全身状態に従って治療を選択する．腫瘍の進行度にはAFP値と胸部CTも含め，症状があれば骨シンチも行う．

肝細胞癌を安全に治療するには，肝機能（肝障害度）と肝再生能（肝予備能）の評価が非常に重要である．肝障害度を評価する方法として多くの臨床分類があるが，Child-Turcotte-Pugh分類（CTP分類）は最も簡便で有用な分類である（表1）．[訳注：日本ではChild分類やChild-Pugh分類と呼ばれている]．

コンセンサスによると，CTP Cの患者は手術死亡率が高いので肝切除を行ってはならず，CTP

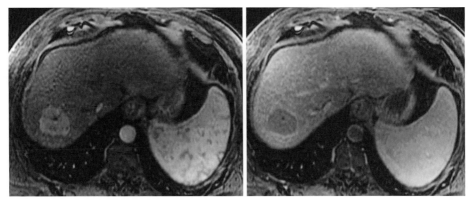

図1　腹部 MRI. 肝細胞癌に特徴的な所見は，動脈相での増強効果(左)と遅延相での造影剤早期排出(washout)(右)である.

表1　肝障害度の Child-Turcotte-Pugh 分類

臨床項目	スコア		
	1点	2点	3点
アルブミン値(g/dL)	>3.5	2.8〜3.5	<2.8
ビリルビン値(mg/dL)	<2.0	2.0〜3.0	>3.0
プロトロンビン時間(PT-INR)	<1.7	1.7〜2.3	>2.3
腹水	なし	中等度(*1)	高度(*2)
脳症	なし	I/II度(*3)	III/IV度(*4)
	CTP A：5〜6点 CTP B：7〜8点 CTP C：10〜15点	*1：利尿薬で制御でき腹腔穿刺が不要 *2：緊満した腹水，薬剤に抵抗性，定期的な腹水穿刺 *3：薬剤で制御可能 *4：薬剤に抵抗性	

Bの患者は全身状態がよければ限局性の肝切除（Couinaudの1区域か2区域の切除）を考慮する．CTP Aの患者は手術死亡率や術後肝不全の危険性が患者によって異なるので，肝切除の評価がむずかしい．

CTP Aの患者は，明らかな門脈圧亢進症があれば，肝切除は次善の策になる．静脈瘤出血の既往，内視鏡での食道静脈瘤や胃静脈瘤，CTやMRIでの上腹部の静脈瘤，顕著な腹水は，肝切除の禁忌である．血小板減少症も肝切除の手術リスクであり，進行肝硬変や門脈圧亢進症に伴う脾機能亢進状態を示しており，血小板数10万/μL以下は定型的肝切除の禁忌である．

肝予備能を肝切除前に評価するために多くの肝機能検査が検討されており，インドシアニングリーン(ICG)クリアランス・ガラクトース除去能(GEC)・肝アシアロシンチ(^{99m}Tc-GSA scan)などもある．ICG クリアランスは世界中に普及してい

るが，アメリカではあまり使われていない．

多くの外科医は肝予備能の代わりに肝容量分析を利用しており，ヘリカルCT画像で得られた肝臓の横断面から容積を手動や自動で計算する．肝切除後に残存する肝容積を全肝容積で割れば予定残肝容積(FLR)の割合が算出される．正常の肝機能であれば，FLRが25%〜30%でも十分であり，Couinaud 区域が2つ連続で残ればよい．肝硬変があれば，FLRは40%〜50%が望まれる．

この臨床シナリオの患者は造影MRIを行ったところ，肝右葉の区域6に2.5 cmの孤立性腫瘤があり，動脈相での増強効果と遅延相での造影剤早期排出(washout)が見られた．胸部CTで肺転移はなかった．

患者は元気であり，日常生活動作(ADL)に制限はなく，フルタイムで仕事している．腹水と脳症の既往はなく，内視鏡で食道静脈瘤もない．血液検査では，アルブミン4.1 g/dL，ビリルビン

1.1 mg/dL, 血小板数 148,000/μL であり, CT による肝容量分析では, 後区域切除 (区域 6/7) による FLR は 65% であった.

> **補足** 日本の診療ガイドラインでは, 肝障害度 (liver damage) は, アルブミン値 > 3.5 / 3.0〜3.5 / < 3.0 g/dL, ビリルビン値 < 2.0 / 2.0〜3.0 / > 3.0 mg/dL, プロトロンビン活性値 > 80 / 50〜80 / < 50%, ICG-R15 < 15 / 15〜40 / > 40%, 腹水なし/治療効果あり/治療効果なしの3段階 (A/B/C) に分け, 2項目以上が当てはまる肝障害度に分類する.

■診断と治療

肝細胞癌の治療法は多種多様であり, 腫瘍の進行度と肝臓の障害度を注意深く検討する必要がある. 手術が可能な患者は肝切除のほうがよく, 5年生存率は 30%〜70% である.

CTP B/C の患者では, 治療法の選択は肝移植のほうがよいかもしれず, 厳格な適応基準 (Milan 基準は 5 cm 以下の孤立性腫瘍か 3 cm 以下で 3 個以下の腫瘍) に従って行われた肝移植では, 5年生存率は 65%〜80% である. もちろん臓器ドナー・医学的リスク・費用の問題があり, すべての患者に肝移植を行うには限度がある.

腫瘍が進行している患者や肝機能が低下している患者では, 焼灼療法を考慮する. ラジオ波焼灼療法 (RFA) は局所制御と延命の効果があり, とくに小さい腫瘍 (< 3〜4 cm) は局所制御と延命の効果がある.

肝動脈化学塞栓療法 (TACE) は切除不能の腫瘍に延命効果があるが, 肝臓の代償不全を促進するので, CTP A の患者か CTP B の一部の患者に適用するのがよい. 転移がある腫瘍や再発した腫瘍で適切な治療ができないときは, 複数キナーゼ阻害薬ソラフェニブによる薬物療法が月単位の延命効果を示す.

肝硬変で FLR が不十分なために外科治療を断念するような患者では, 門脈塞栓 (PVE) を行って FLR を増大させる方法を考慮する. PVE を選択的に行うと, 腫瘍の同側 (切除肝) は萎縮し, 反対側 (残存肝) は肥大するという利点がある.

3〜6週間後に画像検査を行って FLR を再評価する. PVE に反応しないのは肝切除後の結果が悪いことの前兆であり, 外科治療の禁忌と考える. 多くの施設では, PVE に反応した患者は, 肥大がピークを迎える 21〜30 日後に手術を計画する.

> **補足** 日本の診療ガイドラインでは, 肝細胞癌の治療方針は, 肝障害度・腫瘍数・腫瘍径で決まり, 肝障害度 C は腫瘍が 1〜3 個で 3 cm 以下なら肝移植の適応があり (年齢 65 歳以下), それ以外は緩和ケアである. 肝障害度 A/B は腫瘍が 1 個なら肝切除か焼灼療法, 4 個以上なら塞栓療法か化学療法であり, 2〜3 個のときは, 3 cm 以下なら肝切除か焼灼療法, 3 cm 以上なら肝切除か塞栓療法である. 肝切除術式は ICG-R15 が 10% 以下は右葉切除や 3 区域切除, 10%〜20% は左葉切除・右前区域切除・右後区域切除, 20%〜30% は亜区域切除や Couinaud 区域切除, 30%〜40% は部分切除, 40% 以上は核出術である.

■手術方法 (表2)

肝切除は開腹法でも低侵襲手技でも安全に行えるが, 肝硬変がある患者は線維化した肝実質の切離と出血の危険性に関する問題がある. 肝硬変がある患者の腹腔鏡下肝切除は, 経験豊富な内視鏡外科医しか行ってはいけない. 腹腔鏡手術は別の章に譲り, 本章では開腹法による肝切除を記載する.

肝切除の周術期管理は手術成績に大きく影響する. 中心静脈圧を低いレベルで維持するのは術中管理の主要な考え方である. 太い静脈ラインを確保し, 動脈ラインをとって血圧モニターを行う. 大部分の肝切除で中心静脈ラインをとって中心静

表2 肝切除

1. 右季肋部切開を正中に延ばして開腹する.
2. 腹腔内を検索して転移を調べる.
3. 肝臓を少しだけ授動して術中エコー (IOUS) が行えるようにする.
4. 術中エコーを行い, 門脈と肝静脈の解剖から肝区域を同定し, 肝臓全体を系統的に探って病変をすべて同定し, 切除法を決めて切離線を肝被膜にマークする.
5. 肝門部を剥離してテープを通し, 肝血流の遮断 (Pringle 法) が行えるようにする.
6. 必要なときは区域性に Glisson 鞘を結紮する.
7. 肝実質を切離する.
8. 丁寧に止血して胆汁漏を観察する.
9. 最後にドプラ超音波で残存肝に十分な血液の流入と流出があること確認する.

- 落とし穴
  - 十分な残存肝 (肝硬変では 40%〜50% 以上) を残すことができない.
  - 術中エコーが不十分で別の病変を取り残す.
  - 血流の遮断が不十分で出血量が多くなる.
  - 肝実質の切離中に術中エコーで評価しないと, 切除断端が危うくなる.

脈圧モニターと大量輸液に使うことが勧められるが，縮小手術では不要であろう．太い血管カテーテル（14 G や 16 G）を使って輸液を行えば，末梢静脈でも中心静脈と同じ目標を達成できる．

皮膚切開の選択は視野の露出と手技の効果に非常に重要である．左側肝臓の病変は上腹部正中切開で手術できるが，通常の病変は右季肋部切開で行う．右季肋部切開を正中に延ばせば，肝下部の下大静脈を露出でき，どのような場所にある腫瘍にも対応できる．

両季肋部切開や上腹部横切開（Chevron）は，大きな腫瘍や体格で術野を確保しにくい患者に限られる．腹腔内を注意深く検索して転移を調べ，肝臓を少しだけ授動して術中エコー（IOUS）が行えるようにする．

術中エコーは一貫性のある 3 ステップ法で行う．まず門脈と肝静脈の解剖から Couinaud 区域を同定することから始め，右肝動脈の分枝異常や太い副肝静脈の存在などの重要な解剖学的変異に注意する．次に肝実質全体を系統的に探り，病変をすべて同定して計測する．最後に区域切除範囲に重要な血管を含めるか避けるか注意しながら切除法を決めて切離線を想定する．

手術の剥離相は，弛緩部（胃肝間膜）を切開して肝門部の脈管（Glisson 鞘）を分離することから始め，Winslow 孔に指を通して肝門部にテープを通しておく．この手技を行っておくと，必要なときに肝門部をすぐに操作でき，間欠的な肝血流の遮断（Pringle 法）も可能になる．

予定している切除範囲によって，肝門部をどれだけ剥離する必要があるかを決める．末梢部の非解剖切除（部分切除）や区域切除のときは，肝門部の剥離を追加する必要はない．定型的葉切除や拡大葉切除のときは，肝門部の定型的な剥離を行い，肝実質を切離する前に脈管をコントロールしておく．

肝実質の切離法には多数の手技があり，各種エネルギー装置（超音波メス・電気メス・自動切離器）・クリップ・結紮などで小血管を処理する．自動切離器は肝静脈のような太い血管に使うのがよい．

肝実質の切離中は，適切な時期に血流遮断（Pringle 法）を行い，過剰な出血を最小限に抑える．血流遮断をルーチンに行う外科医もいれば，残存肝の虚血性傷害を懸念して施行するのをできるだけ控え，選択的に脈管（Glisson 鞘）を分離・結紮するのを好む外科医もいる．血流遮断を行うときは，間欠的に締めて再灌流する時間を作ると，残存肝の虚血性傷害を最小限に抑えられる．

肝実質の切離が終わったら，最後に止血を行うのが非常に重要である．明らかな出血は細い非吸収糸の結紮かクリップで止血する．アルゴンビーム凝固（ABC）は，細い血管や露出面の止血に有効であり，フィブリン糊やトロンビン末などの止血剤も役立つ．

肝実質の表面のわずかな胆汁漏を注意して同定し，細い糸をかけて止める．肝切除後のドレーン留置は賛否両論であり，おそらく一部の患者で手術後の胆汁漏の診断と治療に役立つだけである．胆道再建を併施した患者や肝門部の剥離が困難だった患者で選択的にドレーンを留置するのが合理的であろう．

> 参照 『消化器外科のエビデンス 第 2 版』「肝臓手術」（167～168 ページ），『ゾリンジャー外科手術アトラス』「肝右葉切除」（238～241 ページ），「肝左葉切除」（242～245 ページ），『外科医のためのエビデンス』「予防的ドレーン：手術でドレーンは必要か」（56～60 ページ）．

▎注意事項

術中エコーは，肝切除を計画するときだけでなく，肝切除の施行中はいつでも使うのがよい．肝実質の切離中も術中エコーを行い，断端の状態を再評価するのに利用するとともに，肝実質の切離中に処理すべき太い血管を同定するのに利用する．最後にドプラ超音波で残存肝に十分な血液の流入と流出があることを確認し，とくに切除範囲が大きく残存肝が小さいときは，ドプラ超音波で血流を確認する．

腫瘍学的には切除断端を十分に確保することが大切であるが，肝硬変の患者では肝実質の温存が特別な問題になるので，肝切除では術中エコーを計画的に行い，断端が十分にあり，しかも過剰にならず，さらに隣接区域の血液の流入と流出が維持できるようにする．肝臓外科においては，断端が組織学的に陰性であれば，断端の距離は予後と関係ない．

肝切除の成績が向上すると，高度肝胆道手技を慎重に拡大し，血管浸潤があるような局所進行癌にも肝切除を適用するようになった．血管を完全

に分離すると，下大静脈・肝静脈・門脈に浸潤した腫瘍の合併切除と血行再建が可能である．ただし，肝硬変の患者は手術後の肝不全の危険性が高くなるので，拡大手術は勧められない．

術後管理

周術期モニターでは，出血の有無を観察し，とくに血小板減少や凝固障害がある患者は出血の有無を観察する．肝臓の手術は消化管の手術に比べて手術部位感染（SSI）が少ないが，肝切離面から胆汁漏があると，胆汁嚢胞（biloma）や膿瘍形成の原因になる．

少量の胆汁漏は，適切な場所に経皮的ドレーンを留置して経過を観察すれば制御できるが，大量の胆汁漏は，内視鏡的に乳頭切開や胆管ステント留置を行い，胆汁が漏出部に行かないようにしたほうがよい．

肝硬変の患者では，もちろん肝不全徴候を監視することが最も重要な術後管理である．軽度の肝機能障害は進行性の黄疸や腹水を呈することがあるが，臨床的に状態がよく，感染の徴候がなければ，術後1～2週間で自然に消退することが多い．

肝不全の不吉な徴候には，進行性の血液凝固障害・乳酸アシドーシス・急性腎不全・末梢血管拡張・肝性脳症などがある．進行性の肝機能障害がある患者は，ドプラ超音波を行って肝臓に流入する血管と流出する血管が開存していることを確認する．

肝不全が重篤な患者は血液透析を考慮し，体液過剰とうっ血による肝傷害に対処する．大部分の患者は支持療法を行うしかないが，一部の患者は肝移植を考慮することがあり，たとえば手術後の病理診断で脈管侵襲がなく Milan 基準に含まれる腫瘍であることが明らかになった患者は肝移植を考慮する．

症例の結末

この患者は開腹法で肝区域切除（区域 6/7）を行った．肝臓は硬くて肝硬変の状態であり，肝実質の切離がむずかしく，術中出血量は 800 mL であった．手術後に軽度の腹水と下腿浮腫が出現し，術後 5 日目にはビリルビン値が 2.1 mg/dL に上昇した．

手術翌週には，軽い利尿薬で腹水は消失し，ビリルビン値も正常に戻った．切除標本の病理診断は，大きさ 2.3 cm の中分化型肝細胞癌であり，断端は陰性，血管侵襲も陰性であった．術後 18 か月で再発はなく，肝機能も安定している．

重要事項

- 肝硬変の患者に同定された肝腫瘍は，明らかにほかの病変でないかぎり，悪性腫瘍と考える．
- 肝硬変の患者に見つかった肝腫瘍の診断は，造影 MRI が最も確実な検査である．
- 肝細胞癌（HCC）に特徴的な所見は，動脈相での増強効果と遅延相での造影剤早期排出（washout）である．
- 肝硬変の患者の肝切除の評価は，腫瘍の進行度と肝臓の障害度を注意深く検討する．
- 肝障害度が CPT B/C の患者や明らかな門脈圧亢進症がある患者は，肝切除の適応ではない．

参考文献

Azoulay D, Castaing D, Smail A, et al. Resection of non-resectable liver metastases from colorectal cancer after percutaneous portal vein embolization. Ann Surg. 2000 ; 231 : 480-486.

Bruix J, Sherman M. Management of hepatocellular carcinoma. Hepatology. 2005 ; 42 : 1208-1236.

Fattovich G, Stroffolini T, Zagni I, et al. Hepatocellular carcinoma in cirrhosis : incidence and risk factors. Gastroenterology. 2004 ; 127 : S35-S50.
論文紹介 ページの「S」は雑誌の増刊号であり，専門家の総説や学会抄録が掲載される．コホート研究では，肝硬変の主要な死因は肝細胞癌（HCC）であり，5 年累積 HCC 罹患率は C 型肝炎が最も高く（日本人 30％，欧米人 17％），次いで遺伝性ヘモクロマトーシス（21％），B 型肝炎（流行地域 15％，欧米人 10％），アルコール性肝硬変（8％），胆汁性肝硬変（4％）であり，HCC 危険因子は高齢・男性・重症・肝炎持続である．

Marrero JA, Hussain HK, Nghiem HV, et al. Improving the prediction of hepatocellular carcinoma in cirrhotic patients with an arterially-enhancing liver mass. Liver Transpl. 2005 ; 11 : 281-289.

24 転移性大腸癌
Metastatic Colorectal Cancer

PETER D. PENG and TIMOTHY M. PAWLIK

症 例

62歳の男性．定期検査で来院．2年前，スクリーニングの大腸内視鏡検査で結腸癌（T3N1M0）が見つかり，右側結腸切除を行った．手術後はフルオロウラシル・ロイコボリン・オキサリプラチンの補助療法（FOLFOX）を行った．今回，CEAが80 ng/mLに上昇し，CT検査で肝右葉に4個の腫瘍が見つかった．

■ 鑑別診断

肝腫瘍の鑑別診断は，良性病変が囊胞・血管腫・限局性結節性過形成（FNH）・腺腫，悪性病変が転移性腫瘍・肝細胞癌・肝内胆管癌（胆管細胞癌）・胆囊癌である．ただし，大腸癌の既往があり，CEA高値の患者では，転移性大腸癌（大腸癌肝転移）の可能性が最も高い．

大腸癌の患者は，約半数が同時性の肝転移か異時性の肝転移を起こし，15％〜25％は同時性肝転移，20％〜25％は異時性肝転移を起こす．大腸癌で肝転移がある患者の30％〜50％は肝転移が唯一の転移であり，外科治療の候補になる．

■ 精密診査

大腸癌の肝転移で肝切除を考慮する患者は画像検査が必須であり，ふつうヘリカルCT検査を行う．大腸癌の肝転移は造影CT静脈相で明確に描出され，門脈相では低濃度で造影効果が乏しい腫瘍である（図1）．マルチスライスのヘリカルCTでは，大腸癌の肝転移を同定する感度は80％〜90％である．

MRIも画像検査として利用できる．ガドリニウムによる造影MRIでは，大腸癌の肝転移はT2強調画像で最もよく描出され，大腸癌の肝転移を同定する感度は80％〜90％である［訳注：1 cm以下の転移巣の診断はCTよりもMRIのほうが感度は高い（Radiology 2010；257：674-84）］．

大腸癌の肝転移を切除するときは，胸部の画像検査（X線やCT検査）も考慮し，肺転移を除外する．PETやPET-CTも役立ち，肝転移の手術前に転移の広がりを評価する．いくつかの研究によると，大腸癌の肝転移で肝切除の予定であった患者は，PETを行うと20％が治療方針の変更を余儀なくされている．肝外転移がある患者は肝転移切除の禁忌であり，とくに肺以外の場所にも転移がある患者や転移が複数ある患者は肝転移切除の禁忌である．

切除可能な病変をルーチンに生検する必要はない．大部分の患者は診断のための生検は不要であり，適切な臨床的背景，CEAの上昇，CT/MRIやPETの特徴的な画像所見があれば生検は不要である（図2）．危険性は低いものの，生検すると腫瘍の播種を起こす危険があるので，生検を行うのは，診断が不明確なときと化学療法や治療手段の選択に腫瘍の情報が必要なときだけである．

最後に，状況に応じて，また最後に検査を行った時期を考慮して，大腸内視鏡検査を行って異時性の大腸癌を除外する．

参照 『消化器外科のエビデンス 第2版』「予後因子」（444〜446ページ），「肺転移」（452〜454ページ）．

■ 診断と治療

大腸癌の肝転移は肝切除が治癒を期待できる唯一の治療法である．大腸癌肝転移の長期手術成績は，多くの研究が報告されており，5年生存率は35％〜58％である．

肝切除の手術では，ラジオ波焼灼（RFA）やマイクロ波焼灼（MCT）を追加し，熱凝固で腫瘍を死滅させることもできる．ふつう焼灼療法は外科治療の代替手段という観点で利用するのではな

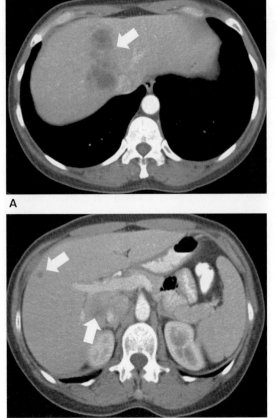
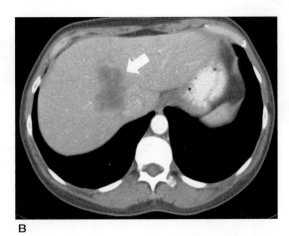
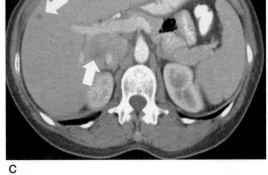

図1 腹部 CT. 静脈相における肝転移(矢印)は,低濃度で造影効果が乏しく,ドーム部の大きな腫瘍は右肝静脈と中肝静脈に接している.

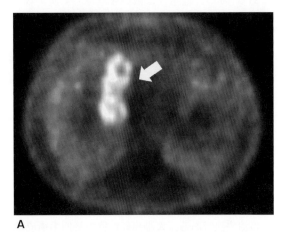
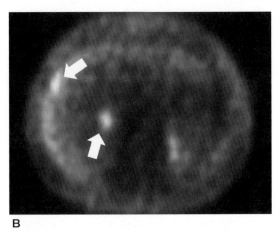

図2 PET 検査. 肝内に複数の集積像(矢印)があり,CT 検査で同定された転移巣に一致する.

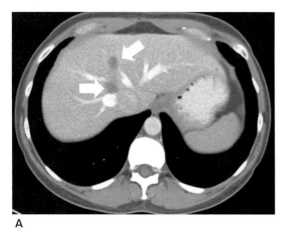 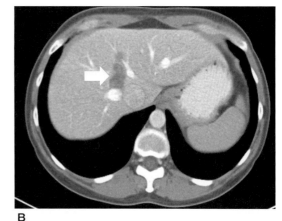

図3 腹部CT. 術前補助化学療法でFOLFOX＋ベバシズマブを4コース施行し，治療前(A)と治療後(B)を比べると，肝転移が縮小している［訳注：1つは縮小し，1つは増大し，間に新病巣が出現している］．

く，転移が広範囲で肝切除だけでは治療できない患者に，外科治療を補助する手段や局所療法を拡大する意図で利用する．肝門部の近くにある腫瘍は胆管損傷や胆管狭窄の危険性があるので，焼灼療法を行わない．

以前は，腫瘍数≧4個・断端＜1cm・両葉転移・肝外転移はいずれも肝切除の相対的禁忌であった．しかし，手術手技や化学療法の進歩に伴い，最近の研究でこれらは外科治療の絶対的禁忌と考えるべきでないことが示され，切除可能かどうかの判断は，転移巣の大きさ・個数・断端で決めていない．

最近の肝切除の適応は，転移巣をすべて切除でき(R0)，しかも手術後に肝不全が起こらないように，切除後の残存肝が十分であるかどうかで決めている．機能する予定残肝容積(FLR)が20％以上になるには，十分な血液の流入・流出と胆汁の排泄を確保した隣接する2区域を残さないといけない．

新しい治療法の導入によって，外科治療の候補になる患者が増加している．過去20年間，大腸癌に効果がある化学療法薬や分子標的薬が開発され，切除不能の患者の生存期間が延長するだけでなく，以前なら切除不能であった患者で進行度が下がって(downstage)，治癒切除が可能になることもある．

切除可能な大腸癌の肝転移で術前化学療法を行うべきかどうかは賛否両論である．手術前に化学療法を行うという方針は，手術単独よりも術前化学療法を併用したほうが予後の改善が得られるということで支持されているが，化学療法を手術前に行うか手術後に行うかは個々の患者で異なり，患者に特異的な臨床状況によって決まる(図3)．

広範囲に転移がある患者の一部に，門脈塞栓(PVE)や二期的肝切除が勧められている．転移巣が肝内に広く存在し，すべて切除するには拡大肝切除(右葉＋区域4)が必要になる患者では，FLRが足りなくなることを避ける目的で，門脈塞栓を行って肥大を期待する．実際は腫瘍側の門脈を塞栓し，反対側の肝臓に肥大を起こす．適切な患者を選んで門脈塞栓を行うと，手術適応にならない患者が拡大肝切除を行えるようになる．

肝臓の両葉に複数の転移巣がある患者では，二期的切除がよいかもしれない．たとえば最初の手術で肝左葉の腫瘍をすべて切除し(複数の部分切除)，門脈右枝を手術中に結紮するか，手術後に門脈塞栓を行い，残った肝左葉が肥大するのを待ち，二期的に肝右葉切除や拡大肝右葉切除を行う(図4)．

一般に，外科治療の目標は転移巣を完全に摘出すること(R0)であり，肝切除単独でも，必要があれば焼灼療法を併用してもよい．大腸癌の肝転移は多くの患者が肝切除後に再発を経験するので，しっかりしたデータに支持されているわけではないが，ふつうは手術後に補助化学療法を行う．

補足 日本の診療ガイドラインでは，大腸癌肝転移の治療法には，肝切除・熱凝固療法・全身化学療法・肝動注療法があり，根治切除が可能な肝転移には肝切除(系統

的切除と部分切除)を推奨している．肝切除の適応基準には，患者が耐術可能，原発巣がないか制御可能，肝転移巣が遺残なく切除可能，残肝機能が十分，肝外転移がないか制御可能が挙げられており，切除不能のときは，全身状態がよい患者(PS 0〜2)は全身化学療法を考慮し，全身状態が悪い患者(PS 3〜4)は対症療法(BSC)を行う．
参照『消化器外科のエビデンス 第2版』「化学療法」(450〜452ページ).

手術方法(表1)

肝切除は開腹法でも腹腔鏡でも行える．肝腫瘍の外科治療に腹腔鏡を使ったデータが増えているが，今でも大部分の系統的肝切除(肝葉切除)は開腹法で行われている．

上腹部正中切開でも季肋部切開でもよい．開腹したら肝円索と鎌状間膜を切離し，視診・触診・術中エコー(IOUS)を行って肝臓を十分に評価する．術中エコーは肝腫瘍の進行度判定・腫瘍の進展度評価・手術中の意思決定に重要な検査であり，中周波探触子(5.0/7.0 MHz)で6〜8 cmの深さまで見える．術中エコーは常に横断面と矢状面で系統的に行い，小さな病変が隠れているのを見落とさないようにする．肝臓の脈管も調べ，解剖奇形があれば同定し，肝切除の計画に役立てる．

肝門部で間欠的にPringle法を行って血液の流入を制御し，出血量を少なくする．定型的な肝葉切除では，流入する血管(Glisson鞘)を肝門部レベルで処理することが多い．Glisson鞘を肝外で処理するときは，肝門板を下げて肝実質外で同側の肝動脈と門脈を切離すると，肝臓の主断面に沿って左右両葉の境界線が現れる．

流入する血管の制御は病変の位置に応じて行

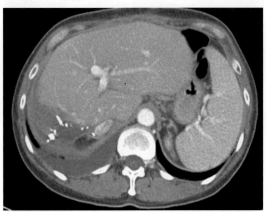

図4 腹部CT. 手術後のCT検査で残存肝は左葉の肥大が見られ，とくに区域2/3の肥大が顕著である[訳注：門脈塞栓の症例かどうかは不明].

表1 系統的肝切除

1. 上腹部正中切開か季肋部切開で開腹する．
2. 腹腔内を検索して肝外転移を除外する．
3. 固定式開創器(Thompson)を使って腹腔を露出する．
4. 肝臓を授動する．肝右葉切除のときは肝臓間膜を切離して肝後面の下大静脈を露出する．
5. 術中エコー(IOUS)を行う．
6. 肝臓に流入する血流を遮断する(Pringle法)．
7. 肝外か肝内で肝動脈・門脈・胆管を結紮して患側肝葉の脈管(Glisson鞘)を制御する．
8. 肝静脈を切離する．肝右葉切除のときは右肝静脈を肝外で切離し，肝左葉切除のときは左肝静脈を肝実質の切離中に肝内で切離する．
9. 中心静脈圧を下げた状態で肝実質を切離する．
10. 太い血管は縫合し，細い血管は凝固装置や止血製剤で止血する．
11. 胆汁漏を探し，細い胆管でも縫合して止める．
12. 状況を選んで(たとえば横隔膜の切除や胆管の切除再建)，閉鎖式吸引ドレーンを留置する．
13. 腹壁を閉じる．

- 落とし穴
  - 肝実質の切離前に行う肝臓の授動が不十分である．
  - 術中エコーが不適切なときは，転移巣をすべて同定できない．
  - 肝門部の胆管の剝離が不十分のときは，残存肝の胆管損傷や胆管狭窄を起こす．
  - 肝門部に近い場所で焼灼療法を行うと，残存肝の胆管損傷や胆管狭窄を起こす．
  - 肝実質の切離中に中肝静脈を損傷して出血する．
  - 肝実質の切離線の設定が不適切なときは，切除断端が得られず陽性になる．

い，たとえば肝門部から離れた場所にある腫瘍は，流入する血管を肝内で処理する手法を用いて血流を制御する．Glisson鞘を肝内で処理する方法は短時間に行え，反対側の血管や胆管を損傷する危険性が少ないという利点がある．

　肝臓を授動する範囲は，肝切除の範囲と方法によって決まる．肝臓の頂部にある冠状間膜を電気メスで切離し，肝臓上面の下大静脈と肝静脈を露出する．肝右葉切除のときは，まず右三角間膜を切離し，次に右横隔膜に沿って肝無漿膜野を露出し，肝右葉を授動する．肝右葉の下面にある後腹膜との付着や右副腎に沿った付着を切離すると，肝右葉はさらに授動できる．

　肝右葉を内側上方に回転させたら，肝後面の下大静脈を露出し，肝臓から下大静脈に直接入る4～5本の細い静脈の枝を結紮・切離する．肝下大静脈間膜(Makuuchi間膜)は，血管切離器を使って切離することが多い．右肝静脈を全周性に剥離し，鉗子をかけて切離するか，血管切離器を使って切離する．

　肝左葉切除のときは，まず左三角間膜を切離し，次に肝静脈管索を剥離して切離すると，左肝静脈がさらに露出できる．ふつう左肝静脈はこの時点で切離せず，あとで肝実質の切離中に肝内で切離する．剥離や授動の範囲は腫瘍の大きさや肝静脈との位置関係によって決まる．

　肝実質の切離法には多くの手技があり，手指破砕・圧挫鉗子・電気メス(単極/双極)・RFA(Habib装置)・超音波メス(Harmonic)・超音波吸引器・水流ジェット装置など，ほかにいくつもある．推奨する手技は外科医によって異なり，使用する器具に明らかな優劣はない．最も重要なのは外科医の好みと慣れによって切離法の手技を選ぶことであり，結果的に出血量を最小限に抑え，切除断端を確保(R0)できればよい．

　一般に大がかりな肝切除(肝葉切除や拡大肝切除)では，肝実質を切離するときは中心静脈圧(CVP)を下げた状態(＜5 mmHg)で行う．CVPを下げると，下大静脈や肝静脈から肝臓に戻って来る逆流性出血が減り，出血量が少ない．

　肝切離面の出血は，太い血管は縫合して止血し，細い血管の出血はアルゴンビームのような凝固装置やメチルセルロース(保水材)・コラーゲンスポンジ・トロンビン末などの止血製剤を使って止血する．肝切離面を注意深く観察して胆汁漏を探し，細い胆管でも縫合して止める．

　肝切除が終わったら，切除断端が陰性(R0)であることを手術中に確認することが非常に重要である．努力して切除断端を陰性(R0)にするが，断端の距離は再発率と関係がない．なお，肝切除ではドレーンをルーチンに留置する必要はないが，状況を選んで(たとえば横隔膜の切除や胆管の切除再建)，閉鎖式吸引ドレーンを留置する．

> **補足**　肝円索(round ligament)は胎生期の臍静脈(umbilical vein)の遺残であり，肝左葉の外側区域と内側区域の境界部を走行する．肝静脈管索(venous ligament)は胎生期の静脈管(ductus venosus)の遺残であり，肝左葉と尾状葉の間の溝を走行して左肝静脈に連続する．動脈管索(arterial ligament, Botallo管)は胎生期の動脈管(ductus arteriosus)の遺残であり，肺動脈と大動脈の間にある．

注意事項

　外科医は異常な血管の解剖について知っておく必要がある．肝動脈の変異は肝切除を始める前に同定しておく．最初に網嚢を調べ，左肝動脈の変異を同定する．正常な左肝動脈は臍裂基部に流入するが，左肝動脈の代替動脈や副動脈は網嚢の中央部を横切っている．一方，右肝動脈の代替動脈や副動脈は，上腸間膜動脈から分枝して総胆管の後方外側を走行している．

　術中エコーでは，ときに手術前の画像検査で認識できなかった転移巣を同定することがある．新たな所見は手術計画を変更する必要があり，予定していた切除術式の修正や焼灼療法の追加がある．想定外の肝外転移が見つかったときは，ふつう肝切除は勧められない．

　腹膜播種がある患者や肝門部リンパ節転移がある患者は，肝切除を行っても長期生存が得られない．それよりも全身的化学療法を行ったほうがよく，改めて進行度を評価して集学的治療を行ったあとに，外科治療の適応を検討すればよい．

> **補足**　肝動脈の変異は頻度が高く，左胃動脈から分枝する左肝動脈は20％，上腸間膜動脈や腹腔動脈から分枝する右肝動脈の変異は15％である．

術後管理

　大がかりな肝切除(肝葉切除)を行った患者は，集中治療室か外科治療室で翌朝まで管理し，標準

的な晶質液の輸液と一般的なケアを続ける．手術直後と翌日から毎日，血液検査でヘモグロビン・電解質・肝機能・プロトロンビン時間(PT)を調べる．

しばしば低リン酸血症を生じるので，必要があればリン酸値を調べて頻繁に測定する．拡大肝切除(≧70%～80%切除)のときは肝不全が起こりうる．プロトロンビン時間が延長したときは(PT > 17秒)，新鮮凍結血漿を投与する．術後2～3日目に経口摂取を開始し，術後4～5日目に退院を予定する．

胆汁漏も肝切除後に起こりうる合併症である．患者は発熱があり，ビリルビン値が上昇するのに，ALP値は正常である．胆汁囊胞(biloma)はCT検査で容易に同定でき，経皮的ドレナージが可能である．大部分の胆汁囊胞はドレナージで保存的治療を続ければ次第に消退する．

症例の結末

この患者はFOLFOX＋ベバシズマブを4コース施行したところ，肝転移は著しく縮小した．拡大肝右葉切除を行い，肝内の転移巣を完全に摘出した．手術後にも補助化学療法を行い，再発なく健在である．

重要事項

- 大腸癌の孤立性の肝転移は，切除後の5年生存率が50%である．
- 切除可能かどうかは，転移巣をすべて切除でき(R0)，予定残肝容積(FLR)が十分で(FLR > 20%)，血液の流入・流出と胆汁の排泄を確保した隣接する2区域を残せるかどうかで決まる．
- 大腸癌の化学療法は奏効率が50%以上であり，全体的な治療計画に組み込む(状況に応じて術前補助療法・術後補助療法・手術代替療法など)．
- 手術の目標で最も重要なのは，断端陰性の完全切除(R0)である．

参考文献

Abdalla EK, Adam R, et al. Improving resectability of hepatic colorectal metastases : expert consensus statement. Ann Surg Oncol. 2006 ; 13(10) : 1271-1280.

Charnsangavej C, Clary B, et al. Selection of patients for resection of hepatic colorectal metastases : expert consensus statement. Ann Surg Oncol. 2006 ; 13(10) : 1261-1268.

Nordlinger B, Sorbye H, et al. Perioperative chemotherapy with FOLFOX4 and surgery versus surgery alone for resectable liver metastases from colorectal cancer (EORTC Intergroup trial 40983) : a randomised controlled trial. Lancet. 2008 ; 371(9617) : 1007-1016.
論文紹介 フランスの臨床試験(N＝364)では，大腸癌肝転移(≦4個，同時35%/異時65%)の患者を手術単独と化学療法併用(FOLFOX4×術前6サイクル/術後6サイクル)に割りつけると，中央値3.9年の追跡で3年無再燃生存率は28%と35%，50%無再燃期間は12か月と19か月で差がある．肝転移切除患者の3年無再燃生存率は33%と42%であり，化学療法による再燃のリスク比は0.73[0.55-0.97]である．

Pawlik TM, Choti MA. Surgical therapy for colorectal metastases to the liver. J Gastrointest Surg. 2007 ; 11(8) : 1057-1077.

Pawlik TM, Schulick RD, et al. Expanding criteria for resectability of colorectal liver metastases. Oncologist. 2008 ; 13(1) : 51-64.

Poston GJ, Figueras J, et al. Urgent need for a new staging system in advanced colorectal cancer. J Clin Oncol. 2008 ; 26(29) : 4828-4833.

25 急性胆嚢炎
Acute Cholecystitis

DANIELLE FRITZE and JUSTIN B. DIMICK

症例

70歳の女性．右上腹部痛で救急外来を受診．複数の慢性疾患がある．以前から夕食後に右上腹部痛を生じて4～5時間で収まることが何度もあり，嘔気や嘔吐を伴うこともあったが，皮膚黄染・褐色尿・灰白色便の経験はない．36時間前に右上腹部痛を生じ，その後は発熱もある．診察では，バイタルサインで体温が38.5℃であるが，脈拍や血圧は正常である．腹部は柔らかく，腹部正中に結腸切除の手術痕がある．右季肋部に顕著な圧痛があり，Murphy徴候が陽性である．

■ 鑑別診断

この臨床シナリオの患者は，右上腹部痛・嘔吐・発熱があり，急性胆嚢炎の特徴的な症候であるが，必ずしも症状は単純でなく，しばしば胆石症のほかの合併症と識別しなければならない．

胆石疝痛は胆石が胆嚢頸部に一時的に嵌頓して発症し，典型的な症状は食後の上腹部痛・嘔気・嘔吐であり，4～5時間で消失し，発熱や白血球増加などの炎症所見はない．胆管結石は総胆管の結石が乳頭を通過するときに右上腹部痛を生じ，急性胆管炎や急性膵炎を生じることもある．

結石のない胆道疾患も鑑別診断に挙げられ，Oddi括約筋の機能障害や胆道ジスキネジアは胆嚢排泄能の低下を伴い，胆石疝痛に似た症状を呈する．急性無石胆嚢炎は胆嚢低灌流の末期状態であり，ふつう重症患者に限られた病態である．胆道以外の病気として，急性胃腸炎・急性肝炎・消化性潰瘍・腸閉塞を除外しないといけない．

> 補足　胆石（gallstone）の病態は3段階に分類される．最初は症状がない無症候胆石（silent stone），次が食後に上腹部痛を生じて4～5時間で収まる胆石症（cholelithiasis），最後が胆石によって生じる合併症であり，急性胆嚢炎（cholecystitis）・急性胆管炎（cholangitis）・急性膵炎（pancreatitis）・肝膿瘍（liver abscess）である．無症候胆石の一部が胆石症を生じ，胆石症の一部が合併症を起こすので，無症候胆石は放置してよいが，胆石症は腹腔鏡下胆嚢摘出の適応になる．なお，疝痛（colic）は間欠的な痛み（突然の発症と突然の寛解の繰り返し）であり，腸管や尿管などの管腔臓器の異常で見られるが，胆石疝痛（biliary colic）は持続性の痛みである．

■ 精密診査

この患者の症状は急性胆嚢炎を強く示唆し，典型的な身体所見が急性胆嚢炎の診断を支持する．急性胆嚢炎によく見られる症状は，焼けるような持続性の右上腹部痛であり，脂っこい夕食をとった夜間に生じて目が覚める．患者は胆石があることを知っていることが多く，約半数は胆石疝痛の既往がある．胆石疝痛がある患者は1年に5%～10%の頻度で急性胆嚢炎のような合併症を起こす．

身体診察では発熱があり，上腹部や右季肋部に圧痛があり，ときに筋性防御を伴い，右季肋部に圧痛のある腫瘤（腫大した胆嚢）を触れることもある．Murphy徴候は急性胆嚢炎の古典的な診察所見であり，右季肋部を深く触れながら患者に深吸気をさせると，途中で胆嚢に圧痛を感じて息が止まる．

右上腹部痛の患者には，血液検査と画像検査を行う．この患者は白血球数が13,000/μLに増加していたが，ビリルビンは1.0mg/dLと正常であり，肝酵素や膵酵素は正常であった．好中球優位の白血球増加は急性胆嚢炎によくある異常であり，胆石疝痛（胆石症）には見られない所見である．

急性胆嚢炎では，ビリルビン・肝酵素・膵酵素は正常範囲か軽度上昇を示す．ビリルビンと肝胆道系酵素が高度に上昇しているときは，胆管結石（急性胆管炎）を疑うが，胆嚢頸部に嵌頓した結石や炎症が総肝管を圧迫して上昇することもある（Mirizzi症候群）．アミラーゼとリパーゼが高値

のときは，胆管結石による急性膵炎を示唆する．

急性胆嚢炎を診断する画像検査はいくつかあるが，右上腹部痛の患者は最初に腹部超音波検査（US）を行って評価する．この患者は急性胆嚢炎に一致する所見があり，胆嚢内結石・胆嚢壁肥厚・胆嚢周囲液体貯留があり，総胆管径は正常であった（図1）．

USでは，腫大した胆嚢を見ながら右季肋部に当てたプローブで深吸気時の呼吸停止を起こすことがある（sonographic Murphy 徴候）．急性胆嚢炎はふつう胆管結石がないが，総胆管の拡張（>8 mm）は胆道閉塞を示唆する所見である．ただし，USによる胆道閉塞（総胆管拡張）の評価は，特異度は高いものの感度は低く，ビリルビンやALPが高値なのにUSで総胆管径が正常のことがある．

患者の症状や身体所見に一致して，USで特徴的な所見があれば，急性胆嚢炎の診断は十分である．診断が不確実なときはほかの画像検査が役立ち，肝胆道シンチ（イミノ二酢酸スキャン，HIDA scan）が標準的な画像検査である．感度と特異度はともに95％以上であり，とくに急性胆嚢炎を胆石疝痛や胆石以外の病気を識別するのに役立つが，慢性胆嚢炎の患者は偽陽性になる．

肝胆道シンチを開始して60分たっても胆嚢が描出されないときは，急性胆嚢炎と診断できる（図2）．モルヒネやコレシストキニンを使って胆嚢の収縮能を見れば，急性胆嚢炎の診断がもっと正確になり，胆嚢排泄分画を測定すれば，胆道ジスキネジアの同定が可能になる．

胆管結石の疑いがある患者では，磁気共鳴画像（MRI）による胆管膵管撮影（MRCP）が有用であり（図3），持続的な胆管閉塞の症状と所見がある患者では，内視鏡による胆管膵管造影（ERCP）が乳頭切開や結石除去などの治療に役立つ．

急性胆嚢炎の診断におけるCT検査は感度と特異度が低く，ルーチンに行う必要はない．急性胆嚢炎のCT所見には，胆嚢内結石・胆嚢壁肥厚・胆嚢周囲体液貯留・周囲脂肪組織混濁などがある（図4）．

> **補足** 日本の診療ガイドラインでは，急性胆嚢炎の診断基準は，A 局所の臨床徴候（1 Murphy 徴候，2 右上腹部の腫瘤触知・自発痛・圧痛），B 全身の炎症所見（1 発熱，2 CRP上昇，3 白血球増加），C 急性胆嚢炎に特徴的な画像所見（胆嚢腫大＞長軸8 cm・短軸4 cm，壁肥厚＞4 mm，嵌頓結石，デブリエコー，胆嚢周囲滲出液貯留）を挙げ，「A＋B＋C＝確診，A＋B＝疑診」としている．急性胆嚢炎の診断におけるMurphy徴候の検査特性は，感度65％[58％～71％]，特異度87％[85％～89％]，陽性尤度比2.8[0.8～8.6]，陰性尤度比0.5[0.2～1.0]，右季肋部圧痛の検査特性は，感度77％[73％～81％]，特異度54％[52％～56％]，陽性尤度比1.6[1.0～2.5]，陰性尤度比0.4[0.2～1.1]である．

診断と治療

急性胆嚢炎の初期治療は，絶飲食にして広域スペクトラム抗菌薬を全身投与し，患者の状態に応じて輸液を行う．理想的には，診断がつき次第，発症から48時間以内に胆嚢摘出を行う．可能であれば，発症からの経過にかかわらず，初回入院中に手術を行う．

発症から72時間以上経過した患者は炎症が消退するまで手術を遅らせたほうがよいという意見には賛同できない．「胆嚢摘出は冷却期間（cooling off）をおいて行ったほうが容易である」という神話があるが，急性胆嚢炎の消退後6週間以上たって行う待機的胆嚢的摘出（interval cholecystectomy）は，術後合併症が減らず，入院期間が長くなるという証拠がある．待機中に急性炎症が慢性炎症に移行して線維化を生じ，剥離がさらにむずかしくなるので，可能なかぎり緊急胆嚢摘出を選択すべきと考える．

胆嚢摘出は腹腔鏡でも開腹法でも完遂できる．腹腔鏡手術は，疼痛が軽く，回復が早く，入院期間が短く，社会復帰が早いが，胆道奇形・高度炎症・気腹困難など，問題がある腹部（hostile ab-

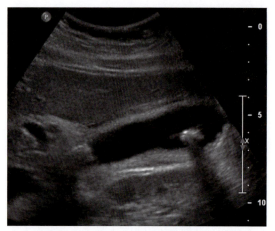

図1　超音波検査．胆嚢内結石・胆嚢壁肥厚・胆嚢周囲液体貯留は急性胆嚢炎の典型的な所見である．

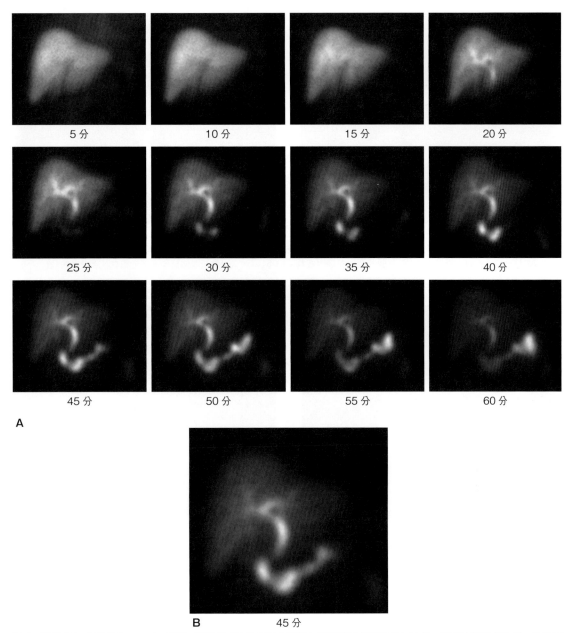

図2 胆道シンチ(HIDA scan). ^{99m}Tc 静注後 45 分で肝内胆管と肝外胆管が描出されるが,胆嚢は描出されず,急性胆嚢炎に一致する所見である.

domen)の患者では,開腹法で行ったほうがよい.

併存疾患や全身状態のためにリスクが高く手術が禁忌になるような患者では,経皮的胆嚢ドレナージや腹腔鏡下胆嚢ドレナージ(外瘻)を行う.非代償性心不全・不安定狭心症・重症慢性肺疾患があると,手術リスクが不必要に高くなる.多臓器不全や敗血症性ショックの状態で生じた重症患者の急性胆嚢炎では,胆嚢外瘻チューブを留置する.

胆嚢外瘻チューブはずっと留置しておいてよく,とくに生存期間が短い患者は留置しておけばよく,状態が改善して手術が可能になったときは,胆嚢摘出への橋渡し(手術中のガイド役)になる.チューブを抜去するときは,チューブ造影を行って胆嚢管が開存していることを確認する.

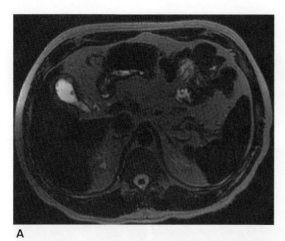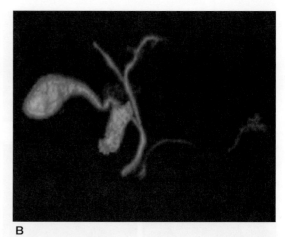

図3　MRI検査とMRCP撮影．胆嚢管結石と胆嚢壁肥厚があり，胆管拡張や胆管結石はない．胆嚢の充盈欠損(A)は胆嚢ポリープであり，再構築像(B)で胆道奇形が描出されている［訳注：胆嚢間の低位合流？　副右肝管の存在？］．

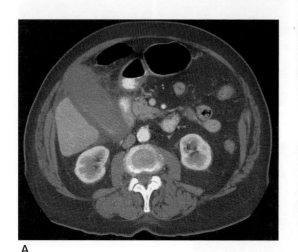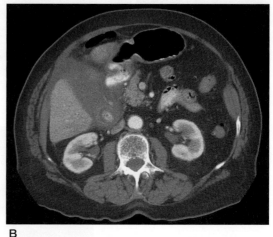

図4　CT検査．胆嚢腫大・胆嚢内結石・胆嚢壁肥厚・胆嚢周囲液体貯留は急性胆嚢炎の典型的な所見である．大きい結石が胆嚢頸部に嵌頓している．

チューブを抜去した患者の約50%は胆嚢炎が再燃するので，手術が可能な患者は大部分が胆嚢摘出を行ったほうがよい．

胆嚢外瘻チューブを留置した患者に胆嚢摘出を行うときは，Calot三角の周囲に慢性炎症と線維化があり，技術的に独特のむずかしさがある．そのような患者では，腹腔鏡手術を開腹手術に移行したり，胆嚢摘出を胆嚢部分切除(partial cholecystectomy)に変更したりする必要性が高く，外科医は手術室に患者を搬送する前に覚悟しておかないといけない．

この臨床シナリオの患者は併存疾患が複数あるが，手術が禁忌になるようなリスクはなく，胆嚢摘出を行うように方針が決まった．腹腔鏡手術を試みるが，前回の結腸切除による癒着で解剖の把握や手技の進行が的確に行えないときは開腹手術に移行する予定にした．腹壁創ヘルニアの修復に使うメッシュが逸脱しないように，ポート留置は別の方法で行うことにした．

補足　日本の診療ガイドラインでは，急性胆嚢炎の重症度は，意識障害・循環障害・呼吸障害などの臓器障害があれば重症，白血球増加・有痛性腫瘤触知・高度炎症所見(壊疽性胆嚢炎・気腫性胆嚢炎・胆嚢周囲膿瘍・肝膿瘍・腹膜炎)などの炎症所見があれば中等症であり，それ以外は軽症と判定する．急性胆嚢炎の外科治療は，軽症で

は早期の腹腔鏡下胆嚢摘出，中等症では早期の胆嚢摘出が望ましく，高度の炎症があれば胆嚢ドレナージを行ったあとに腹腔鏡下胆嚢摘出を行い，重症ではすぐに臓器障害の治療を開始し，胆嚢に高度の炎症があれば原則として胆嚢ドレナージを行うことにしている．

参照 『消化器外科のエビデンス 第2版』「胆石症」（221〜224ページ）．

手術方法（表1）

腹腔鏡下胆嚢摘出は，患者を仰臥位にして全身麻酔で行う．開放的Hason法か閉鎖的Veress針法を用いて臍の下方で腹腔内に到達する．炭酸ガス気腹を行い，30度斜視型のスコープを挿入する．

2本の操作用ポートを右上腹部に刺入し，1本の操作用ポートを剣状突起下に刺入する．患者を骨盤低位（逆Trendelenburg位）にして左側に傾けると，小腸と大網が術野から移動して離れるのに都合がよい．

右季肋部外側の操作用鉗子で胆嚢底部を把持し，肝臓縁を越えるまで頭側に持ち上げる．胆嚢壁の肥厚・強固な癒着・胆嚢水腫などがあると，胆嚢を把持するのが非常にむずかしい．針穿刺を行って胆嚢の内容を吸引すると，胆嚢の把持や牽引がやりやすい．

このあとの操作は，右季肋部内側の鉗子と剣状突起下の鉗子を使って行う．胆嚢に癒着があればすべて取り除き，Calot三角が見えるようにする．胆嚢漏斗部を外側に引っ張ってCalot三角を広げ，胆嚢管を肝管から引き離す．

胆嚢とCalot三角を被覆している腹膜を切開し，Calot三角の軟部組織をすべて剥がしてきれいにする．剥離を進めてCalot三角に胆嚢動脈と胆嚢管だけが残った状態にする．

この状態が「安全のための決定的視野」（critical view of safety, CVS）であり（図5），胆嚢動脈と胆嚢管が胆嚢に直接入っているのが見える．胆嚢と肝臓の境界にある腹膜反転部を切開し，胆嚢底部を肝臓から離れるまで持ち上げると，この部分の手術がやりやすい．急性胆嚢炎では，胆嚢と周囲組織に強固な癒着があり，この手技がとくに役立つ．

「安全のための決定的視野」を確保したら，胆嚢管と胆道動脈にクリップを二重にかけて切離する．胆嚢を持ち上げて電気メスで胆嚢床から剥離したら，胆嚢を標本バッグに回収して腹腔から取り出す．止血を確認したら気腹を解除してポート部を閉鎖し，患者を麻酔から覚醒させる．

補足 Calot三角は肝下面・総肝管・胆嚢管で囲まれた領域であり，この中を胆嚢動脈が走行する．「安全のための決定的視野」（critical view of safety, CVS）は胆管損

表1 腹腔鏡下胆嚢摘出

1. 腹膜に到達する．
2. 臍部・剣状突起下・右季肋部内側・外側にポートを留置する．
3. 胆嚢底部を頭側に持ち上げ，胆嚢漏斗部を外側に引っ張り，Calot三角を広げる．
4. 胆嚢とCalot三角を被覆している腹膜を切開して剥離する．
5. 「安全のための決定的視野」（CVS）を確保したら，Calot三角の軟部組織をすべて丁寧に剥離し，胆嚢動脈と胆嚢管だけを残す．
6. 「安全のための決定的視野」を確保したら，胆嚢管と胆道動脈にクリップをかけて切離する．
7. 胆嚢を持ち上げて電気メスで胆嚢床から剥離する．
8. 胆嚢を標本バッグに回収して腹腔から取り出す．
9. 止血を確認したら気腹を解除してポート部を閉鎖する．

- 落とし穴
  - わかりにくい状態で腹腔内に入ると，腹腔内の臓器や大血管を損傷する．
  - 副胆管や血管奇形がある．
  - 適切な解剖を同定できない．
  - 門脈・肝臓・十二指腸を損傷する．
  - 胆管結石の合併がある．
  - 胆嚢に穴が開いて胆汁と胆石が漏れる．

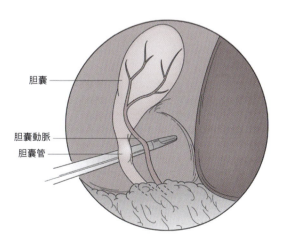

図5 「安全のための決定的視野」（critical view of safety, CVS）．Calot三角の組織をすべて丁寧に剥離して胆嚢動脈と胆嚢管だけを残す．胆嚢動脈と胆嚢管が胆嚢に直接入っているのが見えるので，安全に切離できる．

傷のリスクを最小限にするために提唱された術野であり（J Am Coll Surg 1995；180：101-25），単孔式腹腔鏡下胆嚢摘出（SILC）でも推奨されている（J Am Coll Surg 2010；211：1-7）．

参照 『ゾリンジャー外科手術アトラス』「胆嚢摘出（腹腔鏡）」（198～207 ページ）．

注意事項

急性胆嚢炎の手術は約 10％ が腹腔鏡から開腹法へ移行になる．開腹に移行する理由で最も多いのは，胆道系の解剖を確実に同定できないことであり，「安全のための決定的視野」が確保できないときも，開腹移行の適応になる．

そのほかに，高度の炎症があるとき，安心して操作を進められないとき，胆管や血管を損傷した疑いがあるとき，胆嚢癌の可能性があるときに，開腹移行の適応になる（表2）．

胆嚢摘出のときの術中胆管造影（IOC）は，患者全員にルーチンに行ってもよいが，特別な状況の患者に選択的に行ってもよい（表3）．胆管拡張・肝酵素上昇・膵酵素上昇などで胆管結石を疑った患者は，術中胆管造影を行って直接的に調べると，胆管結石が見つかる（図6）．

胆管結石が見つかったときは，手術中に胆管切開を行って摘出するか，手術後に ERCP を利用して除去する．術中胆管造影は胆管解剖の描出や胆管損傷の同定に役立つ．

急性胆嚢炎で炎症が高度の患者は，手術がとくにむずかしい．緊満した胆嚢を針穿刺で虚脱させると牽引が容易になる．胆管の解剖を明確にするのに，術中胆管造影が必要かもしれない．解剖が不明瞭で「安全のための決定的視野」を確保できないことがあり，さらに剥離を進めようとしても安全に剥離を進められない．このような状況では，開腹法に移行すれば手術を安全に完遂できる．

特別な状況では，胆嚢部分切除を行うことがある．胆嚢を底部から頸部の方向に胆嚢床から剥離し，Calot 三角を剥離せず，頸部か漏斗部のレベルで胆嚢を切断する．胆嚢断端から内腔の結石を除去し，吸収糸で縫合して断端を閉鎖する．胆汁漏の危険性があるので，胆嚢断端にドレーンを留置しておく．

胆嚢部分切除を行ったときは，遺残胆嚢炎（remnant cholecystitis）を起こすことがあるので，胆嚢をできるだけ広く摘出し（subtotal cholecystectomy），結石が遺残しないように注意する．高度の炎症と歪んだ解剖のために胆嚢部分切除もできないときは，胆嚢外瘻チューブを留置する．

腹部手術の既往は腹腔鏡手術の禁忌ではないが，標準的なポートの挿入位置を変えないといけない．最初に腹腔に到達する場所は，前回の手術痕から離れた場所を選び，腹腔内の臓器を損傷する危険性を最小限に抑える．ふつう左季肋部がよいが，左季肋部でも危ないときは，開放的なHasson 法を用い，腹壁の癒着を見ながら直視下にポートを挿入する．

表2 開腹移行の適応

- 胆管や血管の解剖を確実に同定できないとき
- 胆管・血管・腸管を損傷した疑いがあるとき
- コントロールできない出血があるとき
- 胆嚢癌の可能性があるとき
- 安心して操作を進められないとき
- 患者が気腹に耐えられないとき

表3 術中胆管造影の適応

- 胆道系を確実に同定できないとき
- 胆管を損傷した疑いがあるとき
- 胆管結石の可能性があるとき（胆管拡張・肝酵素上昇・膵酵素上昇・術前胆管結石指摘）
- ルーチンに行うとき

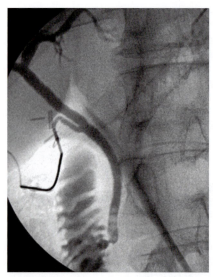

図6 術中胆管造影（IOC）．総胆管内に積み重なった結石が4個ある．

腹壁創ヘルニアの修復でメッシュが埋め込まれているときは，ポートの挿入位置をさらに別の場所に変えないといけない．カメラ用のポートと右季肋部のポートは，メッシュの外側上方に留置できることが多い．ポートはメッシュを貫通させて刺入することも技術的には可能であるが，メッシュを汚染して感染を引き起こす危険性があり，創ヘルニアの修復が台無しになることもある．

腹部手術の既往があっても，多くの患者で腹腔鏡下胆嚢摘出が可能であるが，急性胆嚢炎の胆嚢摘出は最初から開腹法を考慮してもよい．手術法の最終的な選択は個々の患者の意向に合わせる．

参照 『外科の「常識」―素朴な疑問 50』「腹腔鏡下手術中の胆管造影は必要か」(64～66 ページ)．

術後管理

急性胆嚢炎で腹腔鏡下胆嚢摘出を行った患者は，大部分が手術翌日に自宅退院できる．手術直後から常食を開始し，内服薬で鎮痛効果が十分に得られる．抗菌薬は手術の直前や直後だけでよく，手術後の投与は不要である．胆汁酸が胆嚢に貯留しないため下痢を起こすことがあるが，軽度で一時的である．

腹痛や発熱が続くときや，高ビリルビン血症を生じたときは，胆管結石の遺残・胆汁漏・胆管損傷を考えて迅速に対応する．最初に行うのは US であり，患者に侵襲がなく，胆管の拡張や腹腔内の体液貯留（胆汁漏）がわかる．CT 検査でも同様の所見が得られる．

胆管の拡張があるときは，内視鏡による ERCP を行い，胆管の結石・損傷・閉塞（クリップ）を調べる．胆管に異常があったときは，その場でステント留置・結石除去・乳頭切開などの処置を行う（図 7）．

腹腔内の体液貯留は，血腫・胆汁嚢胞（biloma）・膿瘍の可能性があり，US ガイド下や CT ガイド下に経皮的ドレナージを行うとともに，原因を追究する．胆汁が吸引されたときは，すぐに ERCP を行って胆管ステントを留置し，胆汁が腹腔内に流出せず，十二指腸から排泄されるようにする．

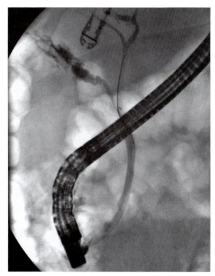

図 7 術後 ERCP．胆嚢管の断端に漏れがある．内視鏡の先端から総胆管内にワイヤーを挿入しており，このワイヤーを使って胆管ステントを留置すれば，胆汁が胆嚢管から流出せず，十二指腸から排泄されるようになる．

症例の結末

この患者は急性胆嚢炎の診断で腹腔鏡下胆嚢摘出を行った．以前に受けた右側結腸切除の影響で腹腔内に癒着があったが，「安全のための決定的視野」を確保できたので腹腔鏡で手術を完遂できた．術後経過は良好で手術翌日に退院した．

手術後 4 日目に発熱と腹痛があり，救急外来を受診した．血液検査で白血球増加と高ビリルビン血症があり，入院して抗菌薬を投与した．US で肝下部に体液貯留があり，経皮的ドレナージを行うと胆汁が吸引された．ERCP で胆嚢管の断端に漏れがあり，胆管ステントを留置した（図 7）．

そのあと状態は改善し，2 日後に自宅退院した．4～5 週間たってドレーンの排液は減少し，ドレーンを抜去した．その後は合併症もなく，胆道系の症状もない．

重要事項

- 急性胆嚢炎は右上腹部痛・発熱・白血球増加を呈する．
- 右上腹部痛の患者は最初に US を行う．
- 急性胆嚢炎と識別すべき病気は，胆石疝痛（胆石症）・胆管結石（急性胆管炎）・急性膵炎である．

- 大部分の患者は腹腔鏡下胆嚢摘出の緊急手術を行い，発症から 72 時間以上たった患者も緊急手術を行う．
- 腹腔鏡下胆嚢摘出では，「安全のための決定的視野」を確保するまで組織を切離してはいけない．
- 「安全のための決定的視野」を確保できないときは開腹法に移行する．
- 術中胆管造影は胆管の解剖を描出するのに役立ち，胆管結石や胆管損傷を同定するのに役立つ．
- 手術後に腹痛と発熱が続くときや，高ビリルビン血症を生じたときは，胆管結石の遺残や胆汁漏を考える．

参考文献

Csikesz N, Ricciardi R, Tseng JF, et al. Current status of surgical management of acute cholecystitis in the United States. World J Surg. 2008 ; 32(10) : 2230-2236.

Gurusamy KS, Samraj K. Early versus delayed laparoscopic cholecystectomy for acute cholecystitis. Cochrane Database Syst Rev. 2006 ; (4) : CD005440.
　論文紹介　本論文は 2013 年にアップデートされており，6 つの臨床試験のメタ分析（N＝488）では，急性胆嚢炎の腹腔鏡手術を早期手術と遅延手術に分けると，手術時間は 98 分と 99 分，胆管損傷は 0.4％と 0.9％，開腹移行は 20％と 22％，重篤な術後合併症は 6.5％と 5.0％で差がない．入院期間は 4.6 日と 8.7 日，社会復帰は 15 日と 26 日で早期手術のほうが短く，急性胆嚢炎の腹腔鏡手術は早期でも安全である．

Strasberg SM. Clinical practice. Acute calculous cholecystitis. N Engl J Med. 2008 ; 358 (26) : 2804-2811.

26 急性胆管炎
Acute Cholangitis

WILLIAM C. BECK and BENJAMIN K. POULOSE

症例

68歳の男性．右上腹部痛と発熱で救急外来を受診．糖尿病（成人発症）・肥満・喫煙がある．24時間前から右上腹部痛と発熱があり，12時間前から尿が濃く見えるようになった．似たような右上腹部痛は以前にもあったが，いつも2〜3日で完全に消失していた．来院時のバイタルサインは，体温39.3℃，脈拍106回/分，血圧95/50 mmHg．診察では，右上腹部に圧痛があり，筋性防御（随意収縮）を伴う．眼球強膜は軽度の黄染があるが，皮膚の黄染はない．

■鑑別診断

急性胆管炎の典型的な症候は，右上腹部痛・発熱・黄疸であり，「Charcot 3徴」として有名である．ただし，3つの徴候が揃うのは急性胆管炎の患者の50%〜70%である．意識障害と低血圧を合併すれば「Reynold 5徴」であり，全身性の敗血症を示唆する．

右上腹部痛の患者は胆石疝痛（biliary colic）を思い浮かべるが，急性胆管炎の患者はふつう発熱や黄疸もある．胆石や右上腹部痛の既往がある患者が，発熱・黄疸・意識障害・低血圧を呈したときは，急性胆管炎の診断を忘れてはいけない．

急性胆管炎は腹膜炎がなく，腹膜刺激徴候があれば，大腸憩室炎・消化性潰瘍穿孔・急性膵炎などを考えて原因を探す．急性胆管炎の患者は特別な緊急処置が必要であり，鑑別診断に注意する．

胆道系の治療の既往がある患者も，急性胆管炎を考慮する．胆道の外科的手術・内視鏡的ステント・放射線学的ドレナージ・慢性胆道疾患（原発性硬化性胆管炎）の既往がある患者は，急性胆管炎を起こす危険性が高い．

■精密診査

最初の画像検査は超音波検査（US）がよい．この臨床シナリオの患者はUSで胆石があり，肝内胆管と肝外胆管に軽度の拡張があった．

CT検査と胆管膵管撮影（MRCP）は，急性胆管炎の診断には必要ないが，胆管炎の原因の同定には有用であり，良性狭窄（結石や炎症）・悪性狭窄（胆管癌や膵頭部癌）・乳頭腫瘍（腺腫や腺癌）を同定できる．悪性狭窄の患者は腹痛が軽く，症状は徐々に生じる．

一般には，非侵襲的で質がよい画像検査（US/CT/MRCP）を1つだけ行えば十分であり，胆管拡張を同定して胆管閉塞の原因を描出できる．

臨床的に急性胆管炎の症候を呈し，高ビリルビン血症（>4 mg/dL）がないときや，ほかに明らかな原因がないときは，総胆管結石の可能性が高い．胆嚢が正常の位置にあって総胆管拡張（>6 mm）があり，ビリルビン値が1.8〜4.0 mg/dLのときも，総胆管結石の可能性が高い．

急性胆管炎の多くの患者はCharcot 3徴で発症しておらず，急性胆管炎の診断に役立つガイドラインを作成する目的で，2006年に東京で国際的なコンセンサス会議が開催された．

それによると，Charcot 3徴（発熱・黄疸・右上腹部痛）は急性胆管炎の診断に十分であるが，2つだけのときは，血液検査での炎症反応（WBC/CRP/ESR）・肝機能障害（ALP/γGTP/AST/ALT）・画像検査での胆管病変（拡張や炎症または狭窄・結石・ステント・腫瘍）があれば，急性胆管炎と診断する（図1）．

急性胆管炎の血液検査は患者によって結果が異なり，個々の患者の症状と身体所見との関連において評価しないといけない．白血球増加（>10,000/μL）は急性胆管炎で最も多い血液検査の異常所見であるが，白血球増加を呈するのは患者の60%〜80%である．

```
Charcot 3徴
  ①発熱  ②黄疸  ③右上腹部痛
Tokyo 基準
  (1) Charcot 3徴 (①②③) の2つ
  (2) 血液検査での炎症反応
    ①白血球増加  ②CRP高値  ③ESR亢進
  (3) 肝機能障害
    ①ALP高値  ②γGTP高値  ③AST高値  ④ALT高値
  (4) 画像検査での胆管病変
    ①拡張  ②炎症  ③原因病変（結石/ステント/腫瘤）
```

図1 急性胆管炎の診断（Charcot 3徴とTokyo 基準）

高ビリルビン血症がなければ，急性胆管炎の診断に疑問がある．肝酵素（AST/ALT/γGTP）は高値のことが多いが，急性胆管炎に特異的なパターンはない．胆道系酵素（ALP）も高値のことが多いが，原因別には胆管結石よりも悪性疾患のほうが高値である．

この臨床シナリオの患者は，完全血球計算（CBC）・包括生化学検査（CMP）・膵酵素（amylase/lipase）・凝固系検査を行い，血液培養を2セット提出した．血液検査の結果は，白血球数13,300/μLで左方移動があり，総ビリルビン（T-Bil）4.4 mg/dL，ALP 500 IU/L，AST 210 IU/L，ALT 334 IU/L であった．

補足　急性胆管炎の診療ガイドラインは，2005年版・2007年版・2013年版があり，診断基準が少しずつ異なる．2013年版では，A 全身の炎症所見（A1 発熱，A2 血液検査で炎症反応），B 胆汁うっ滞所見（B1 黄疸，B2 血液検査で肝機能異常），C 胆管病変の画像所見（C1 胆管拡張，C2 胆管狭窄・胆管結石・ステント）を挙げ，「A＋B＋C＝確診，A＋B/C＝疑診」としている．なお，発熱は体温＞38℃，黄疸はT-Bil≧2 mg/dLであり，炎症反応は白血球数＞10,000/μL，CRP≧1 mg/dL，肝機能異常はALP・γGTP・AST・ALTが基準値上限の1.5倍以上である．Charcot 3徴の検査特性は，感度26％，特異度96％であるが，この診断基準は，感度92％，特異度78％である（J Hepatobiliary Pancreat Sci 2012 ; 19 : 548-56）．

診断と治療

この患者はCharcot 3徴のうち2つがあり，鑑別診断の最初に挙がるのは胆道疾患である．意識障害や低血圧があれば，急性胆管炎を強く疑わないといけない．多くの患者は過去に胆石症や胆道系手術の既往がある．

欧米では急性胆管炎の原因で最も多いのは胆管結石であり，次いで良性狭窄と悪性狭窄，そのほかに自己免疫性胆管炎・寄生虫疾患・胆道系手術・胆管ステント・慢性膵炎などがある．

急性胆管炎を疑ったときは，入院させて輸液・抗菌薬投与・循環動態モニターを行い，必要に応じて胆道減圧を行う．抗菌薬を投与する前に血液培養を行い，同定された起炎菌に応じた抗菌薬に変更するが，治療の成功には時機を逸することなく，経験的治療を開始することが重要である．

グラム陰性菌と嫌気性菌を標的にした抗菌薬を投与し，フルオロキノロンにメトロニダゾールか広域スペクトラムのβラクタム系（ピペラシリン・タゾバクタム）を併用すると，適切な経験的治療が行える．

血液凝固障害があれば，どのような処置であっても，事前に修正しておかないといけない．抗菌薬に反応して循環動態が安定した患者は，CTやMRCPなどの画像検査を行い，急性胆管炎の原因を明らかにする．

ただし，敗血症があるときは早急に胆道の減圧を行う必要があり，内視鏡的ドレナージ（ENBD）・経皮的ドレナージ（PTCD）・外科的ドレナージを行う．

輸液と抗菌薬投与に反応して胆道減圧が不要だった患者は，軽度の急性胆管炎と見なすことができ，胆管閉塞の原因を明らかにするまで，全身状態の改善を維持しながら胆道減圧の手術を遅らせてよい．輸液と抗菌薬投与に反応しなかった患者は，早急に胆道減圧を行う．

補足　急性胆嚢や急性胆管炎の分離菌は，大腸菌・クレブシエラ・腸球菌・緑膿菌が多く，初期治療に使う抗菌薬としては，βラクタム系のペニシリン系・セフェム系・カルバペネム系，重症例の腸球菌にはバンコマイシンが推奨されている．重症度の判定基準は，意識障害・循環障害（昇圧薬使用）・呼吸障害（PaO₂/FiO₂＜300）・肝機能障害（PT-INR＞1.5）・腎機能障害（Cr＞1.5）・凝固障害（血小板数＜10万/μL）があれば重症であり，緊急胆道ドレナージが必要であり，集中治療室で全身管理を行う．

手術方法
内科的胆道減圧

急性胆管炎に選択すべき治療として，内視鏡による迅速な胆道減圧が確立しており，内視鏡的逆行性胆管造影（ERC）による胆道減圧は90％の患者で成功する．内視鏡的胆道減圧を行う時期は患者によって異なり，入院後24～48時間以内に行うことが多い．

内視鏡的胆道減圧の迅速性は，輸液と抗菌薬投

与に対する患者の反応によって決まる．初めは治療に反応しても次第に状態が悪化するときは，早急に胆道減圧を行う．輸液と抗菌薬投与を行っても低血圧のままで循環動態が回復しないときは，緊急に胆道減圧を行う．迅速胆道減圧が必要なのに内視鏡医が不在のときは，PTCDか外科的ドレナージによる胆道減圧を行う．

内視鏡的胆道減圧は中等度か高度の鎮静で施行でき，伝統的な外科的胆道減圧に比べて人工呼吸器の必要性や死亡する危険性が低い．内視鏡的胆道減圧は腹臥位か半腹臥位で行う．ファイバースコープを十二指腸下行部まで挿入し，乳頭を直視下に置いてカニューレや切開メスで対処する．

ガイドワイヤーを使ってカニューレを胆管内に挿入する．大量の造影剤を注入する前に，胆汁を吸引して胆道を減圧し，採取した胆汁を細菌培養に提出する．急性化膿性胆管炎では，胆管にカニューレを挿入しただけで，急速に胆道減圧が得られる（図2）．

胆管に造影剤を注入して胆管造影を行い，胆管閉塞の原因を明らかにする．総胆管結石が見つかったときは，ステントを挿入する前に乳頭切開を行うのが適切かどうかについて判断する．結石が小さく，乳頭浮腫がほとんどなければ，乳頭切開を安全に行うことができ，結石除去用のバルーンやバスケットを使って胆管をきれいにすることができる（図3）．

胆管造影で大きい結石や複雑な狭窄が見つかったときは，患者の状態を改善させる目的でステントによる胆道減圧を優先する．胆管閉塞の原因を同定して患者を的確に治療するには，診断手技と治療手技を繰り返すという犠牲を払うことになるが，追加の処置は待機的に行える．

経験豊富な内視鏡医であれば，内視鏡的胆道減圧は最小限の危険性で行える．合併症で最も多いのはERC後膵炎であり，そのほかに出血・胆管炎・穿孔がある．化膿性胆管炎ではなかった患者が内視鏡的胆道減圧のあとに高度の敗血症や低血圧を起こしたときは，別の診断（合併症）を真剣に考える．

内視鏡的胆道減圧が行えないときは，PTCDか外科的ドレナージ（Tチューブ）による胆道減圧を行う．肝内胆管が拡張していればPTCDが可能であり，外科的ドレナージに比べて侵襲が小さいのがよく，十分な胆道減圧が得られる．さらに急性期を乗り切ったとき，経皮的に留置したドレーンを内視鏡的に挿入したステントに入れ替えることもできる（ランデブー手技）．

外科的胆道減圧（表1）

内視鏡的胆道減圧やPTCDの成功率が高くなると，大がかりな手術による生体への傷害を回避できるようになり，外科的胆道減圧はほとんど歴史的な意義しかない．

しかし，外科的胆道減圧がよい状況がいくつかあり，内視鏡医や放射線科医がすぐに見つからないときや，Roux-en-Y胃バイパス（肥満の減量手術）を受けた患者である［訳注：日本では胃癌の幽門側

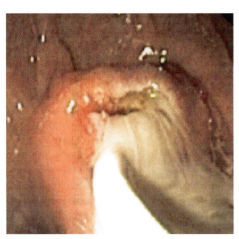

図2　十二指腸内視鏡．化膿性胆管炎の所見である．

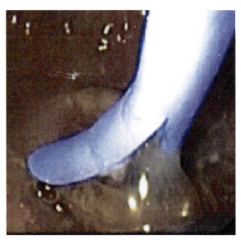

図3　十二指腸内視鏡．乳頭からステントを留置する．

胃切除もRoux-en-Y再建が多い].

　胆嚢が正常の位置にあり，胆嚢管の開存が確認できれば，開腹法でも腹腔鏡でもよいので，胆嚢外瘻チューブを挿入すれば救命処置として十分であり，あとは専門家が来るのを待てばよい．総胆管の処置が必要なときは，腹腔鏡手術の手技と経験が十分ある外科医は腹腔鏡で行ってもよいが，ふつうは開腹法で総胆管切開を行ってTチューブを留置する．

　開腹法による外科的胆道減圧は，上腹部正中切開か右季肋部切開で開腹する．固定式牽引器を使って肝臓を頭側に押し上げ，結腸を尾側に引き下げる．胆嚢があれば，底部から頸部に向かって胆嚢床から剥離してCalot三角に到達し(dome-down手技)，胆嚢動脈を結紮・切離する．

　胆嚢管の前面を順行性に追って総胆管に到達する．総胆管は容易に同定できるが，剥離するのは前面だけにとどめ，3時(左側)と9時(右側)の位置を走行する側面の血管を損傷しないようにする．胆嚢管を結紮・切離して胆嚢を摘出したあと，総胆管の口径と炎症を評価し，術式の決定に利用する．

　胆管切開の予定部位は，胆嚢管の合流部から1〜2cm下方(乳頭側)であり，4-0か5-0の細い縫合糸を総胆管の前面両側に置き，No.15の先が細い外科用メスで縦切開を加える．この時点で，総胆管を検索して手技を進めるか，状態が不安定な患者ではTチューブを留置するだけで終わるかを決める．

　総胆管結石が疑われるときは，細いゴムチューブを挿入して内腔を洗浄すると，大部分の結石が移動して切開部から排出される．ゴムチューブは近位側(肝臓側)と遠位側(乳頭側)の両方に進めて洗浄する．結石の除去には，先端にバルーンがついたカテーテル(胆道Fogarty)を使ってもよいが，硬い器具や摘出鉗子は使わないほうがよく，とくに炎症があるときは胆管損傷の危険性が高いので使わない．

　胆管がきれいになったことを確認するには，胆道ファイバーが非常に有用である．生理食塩水を流しながら口径3mmか5mmの胆道ファイバーを挿入すれば，内腔を十分かつ効果的に観察でき，排出困難な結石はバスケット鉗子で回収できる．

　外科医は手術前から，胆道内視鏡の器具の操作に慣れていないといけない．内視鏡の経験が豊富な外科医でも，手術中の胆道内視鏡はむずかしいことがある．内視鏡の手技に習熟していることが大切であり，とくに内視鏡を使って治療的手技を行うときに大切である．

　胆管がきれいになったら，ふつうTチューブを留置する．十分なドレナージには14Frか16Frの側溝つきTチューブを総胆管に留置する．吸収糸で切開部を閉鎖してTチューブの先端を腹壁に誘導する．Tチューブは腹腔内で少し余裕を持たせて緊張がかからないようにするが，長すぎたり曲がったりすると，あとで経皮的な手技ができなくなる．

　時間と装置に余裕があるときは，Tチューブから胆管造影を行い，胆管に結石が残っていないことと切開部がきちんと閉鎖されていることを確認する．胆管を切開してTチューブを挿入した場所の近くに閉鎖式吸引ドレーンを留置し，標準的な方法で閉腹する．

参照『ゾリンジャー外科手術アトラス』「胆管切開」(214〜217ページ)，『消化器外科のエビデンス 第2版』「胆石症」(224〜226ページ)．

注意事項

　総胆管が細いとき(＜5mm)は，総胆管の同定と操作が技術的にむずかしいので，胆管切開を

表1　外科的胆道減圧
1. 上腹部正中切開か右季肋部切開で開腹する．
2. 固定式牽引器を使って肝臓を頭側に押し上げ，結腸を尾側に引き下げる．
3. 胆嚢を底部から頸部に向かって胆嚢床から剥離してCalot三角に到達し(dome-down手技)，胆嚢動脈を結紮・切離する．
4. 胆嚢管の前面を順行性に追って総胆管に到達する．
5. 胆嚢管を結紮・切離して胆嚢を摘出する．
6. 総胆管の前面を剥離し，胆嚢管の合流部から1〜2cm下方で縦切開を加える．
7. 洗浄するかバルーンつきカテーテル(胆道Fogarty)を使って総胆管をきれいにする．
8. Tチューブを挿入して吸収糸で切開部を閉鎖し，近くに閉鎖式吸引ドレーンを留置する．

- 落とし穴
  - 総胆管の側面を剥離すると血行が悪くなる．
  - 総胆管を硬い器具や摘出鉗子で探ると損傷する．
  - 総胆管を正しく同定しないと胆管切開ができない．

行ってはならず，とくに炎症がある状況で胆管切開を行ってはならない．そのような状況で内視鏡的胆道減圧ができなければ，胆嚢外瘻チューブを留置するのが最善の策である．

高度の炎症があるときは，最小限の剥離で総胆管に到達する安全な手技が必要である．炎症の場所では判断を厳しくして，胆管・門脈・肝動脈・十二指腸を損傷しないように注意する．

総胆管の同定には22～25Gの細い針がついた注射器を使い，胆管を切開する前に穿刺して胆汁が吸引されるのを確認する．とくに胆嚢摘出の既往がある患者では，この手技が有用である．

腹腔鏡手術に習熟した外科医や外科チームでなければ，急性胆管炎の胆道減圧を腹腔鏡で行うことは少ない．

■ 術後管理

胆道減圧を受けた患者は，症状が改善するまで入院して観察する．抗菌薬は血液培養の結果を待って変更し，5～7日間継続する．CBCとCMPを提出し，白血球数や肝酵素値が正常化するのを追跡する．

急性胆管炎を起こした原因を根本的に治療することを計画し，胆管結石による急性胆管炎で内視鏡的処置を行ったときは，大部分の患者がしばらくしてERCを行い，胆管に結石がないことを確認して待機的に胆嚢摘出を行う．

Tチューブを留置した患者は，急性期は重力に任せたドレナージで管理し，退院後はチューブ造影を行って胆管内に結石や狭窄がないことを確認する．造影で異常がなければ，留置から2～3週間たった時期に「内在化」（intermalize）することを決断してもよく，たとえばTチューブにキャップをつけて栓をする．造影で異常があれば，2～3週間後に造影を行い，異常がなければチューブを抜去する．

症例の結末

この患者は総胆管結石による急性胆管炎の診断でERCを行い，内視鏡的な乳頭切開と結石除去を行った．退院後に腹腔鏡手術で待機的な胆嚢摘出を行った．

重要事項

- 急性胆管炎の患者は，的確な診断と早急な輸液と抗菌薬投与が非常に重要である．
- 急性胆管炎の原因で最も多いのは胆管結石であり，次いで悪性腫瘍である．
- 急性胆管炎で輸液と抗菌薬投与に反応しない患者は，早急に胆道減圧を行う必要がある．
- 内視鏡的胆道減圧は伝統的な外科的胆管切開に比べて合併症と死亡が少ない．
- 内視鏡的胆道減圧ができない状況では，経皮的ドレナージ（PTCD）や外科的ドレナージを行う．

参考文献

ASGE Standards of Practice Committee, Maple JT, Ben-Manachem T, et al. The role of endoscopy in the evaluation of suspected choledocholithiasis. Gastrointest Endosc. 2010；71：1-9.
　論文紹介　米国消化器内視鏡学会のガイドラインでは，胆管結石を疑う患者には血液検査と腹部USを行い，超音波内視鏡（EUS）/MR胆管撮影（MRC）/術中胆管造影で胆管結石を診断するか，内視鏡（ERC）で胆管結石を治療する．胆嚢摘出後の患者はEUSかMRCで胆管結石を診断し，急性胆石性膵炎の患者は膵炎が軽症なら早期ERCで胆管結石を診断し，胆管炎や胆管閉塞の合併があれば早期ERCで胆管結石を治療する．

Boey JH, Way LW. Acute cholangitis. Ann Surg. 1980；191：264-270.

Lai EC, Mok FP, Tan ES, et al. Endoscopic biliary drainage for severe acute cholangitis. N Engl J Med. 1992；326：1582-1586.

Mayumi T, Takada T, Kawarda Y, et al. Results of the Tokyo Consensus Meeting Tokyo Guidelines. J Hepatobiliary Pancreat Surg. 2007；14：114-121.

Thompson JE, Tompkins RK, Longmire WP. Factors in management of acute cholangitis. Ann Surg. 1982；195：137-145.

27 重症急性膵炎
Severe Acute Pancreatitis

MARISA CEVASCO, STANLEY W. ASHLEY, and AMY L. REZAK

> **症 例**
>
> 　39 歳の男性．心窩部痛で救急外来を受診．アルコール依存症がある．36 時間前に心窩部痛を生じ，疼痛は持続性で腰背部に放散する．嘔気があり，嘔吐が 4〜5 回あった．前日まで排便があり，黒色便はない．現在は失職中であり，最近離婚した．最近 1 週間はビールを毎日 1 ケース飲んでいた［訳注：日本は 1 ケース 20 本，中瓶なら 10 L］．タバコと不法薬物はやっていない．家族歴に高脂血症がある．
> 　診察では，腹部は膨隆して全体に圧痛があり，とくに心窩部に圧痛が強く，筋性防御や筋硬直はない．黄疸はなく，Grey-Turner 徴候と Cullen 徴候はない．バイタルサインは異常で，体温 38.3℃，頻脈，血圧 90/60 mmHg．末梢動脈の拍動を触知し，下腿浮腫を認めない．

■ 鑑別診断

　この臨床シナリオでは，アルコール依存の生活歴と高脂血症の家族歴がある患者が腰背部に放散する心窩部痛を生じており，急性膵炎が疑われる．

　ただし，頻脈・低血圧・嘔吐があり，鑑別診断として，消化性潰瘍穿孔や特発性食道破裂（Boerhaave 症候群）も挙げられる．そのほかの疾患として，発熱・頻脈・低血圧・腹痛からは急性胆嚢炎と急性胆管炎も考慮する．

■ 精密診査

　急性膵炎の原因で最も多いのは胆石であり，全体の 40％ を占める．次に多いのは過剰なアルコールであり，全体の 35％ を占める．そのほかに多いのは，高脂血症・医療処置（ERCP 後膵炎）・解剖学的奇形（膵分離症）・腹部外傷である．

　急性膵炎の患者の 20％〜30％ は膵壊死があるので，重症度判定が非常に重要である．Ranson スコアは 11 の臨床徴候に基づき，5 つは入院時，6 つは 48 時間後に評価すると，全身性の合併症や膵壊死の可能性がわかる（表 1）．

　Ranson スコアが 3 つ以上当てはまる患者と，ショック・呼吸不全・腎不全がある患者は，重症の急性膵炎であり，膵壊死の可能性が高く，多臓器不全症候群（MODS）を生じ，死亡率は 15％ を超える．一方，軽症の急性膵炎は保存的治療で完全に回復する．

　膵壊死を診断するための標準検査は腹部の造影 CT である．膵全体の 30％ 以上が壊死していれば，膵壊死の診断の正診率は 90％ を超える．CT 所見を基準にした重症度判定と予後予測法があるが，最近の研究では，CT 検査の被曝が問題であり，CT 検査によって治療方針を変更することは少なく，CT 検査は重症急性膵炎に限って行うべきである．

　この臨床シナリオの患者は急性膵炎で入院したことがあるが，胆石の既往はない．呼吸数は 16 回/分であり，動脈血ガス分析は pH が 7.31，PaO_2 が 72 mmHg であった．血液検査では，ヘマトクリット（Ht）値 48％，白血球数 16,400/μL，中性脂肪 1,100 mg/dL，リパーゼ 18,200 U/L，ア

表 1　Ranson スコア

[入院時]
　年齢＞55 歳，白血球数＞16,000/μL，血糖値＞200 mg/dL，AST＞250 IU/L，LDH＞350 IU/L
[48 時間後]
　Ca＜8 mg/dL，Ht 減少＞10％，PaO_2＜60 mmHg，BUN 上昇＞5 mg/dL，塩基欠乏＞4 mEq/L，体液喪失＞6 L
[重症度と死亡率]
　1〜2 項目：1％，3〜4 項目：15％，5〜6 項目：40％

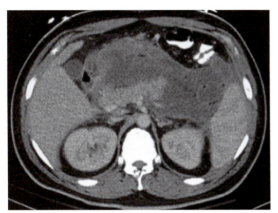

図1 腹部CT. 経口造影と経静脈造影を併用. 膵臓周囲に混濁・炎症・浮腫がある.

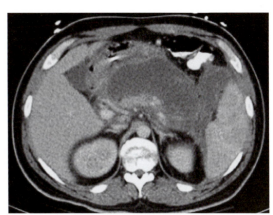

図2 腹部CT. 経口造影と経静脈造影を併用. 膵尾部の造影不良は膵壊死の所見であり, 膵臓全体の30%に相当する.

ミラーゼ7,800 U/Lと著しく高値であり, 肝酵素はASTが124 IU/L, ALTが79 IU/Lと軽度の上昇であった. 血糖は230 mg/dL, LDHは411 IU/Lであり, ビリルビン・ALP・Crは正常であった. Ransonスコアを計算すると「3」であった(表1).

この患者は重症の急性壊死性膵炎であり, 腹部と骨盤の造影CTを行うと, 膵臓周囲に混濁・炎症・浮腫があり, 下方は結腸傍溝に沿って骨盤まで広がっていた(図1). 膵尾部の造影不良は膵壊死の所見であり, 膵臓全体の30%に相当した(図2). 肝弯曲部の横行結腸に壁肥厚があるが, 膵臓周囲の血管に血栓や閉塞はなく, 腹腔内遊離ガスや胆道系疾患もない.

補足 Ransonスコアは1974年にアメリカで提唱された教科書的な重症度判定基準であり, 入院時に5項目, 48時間後に6項目を評価する. 高血糖や低カルシウムが急性膵炎の予後不良因子であることは日本でもよく知られている. Glasgowスコアは1978年にイギリスで提唱された古典的な重症度判定基準であり, 8項目(年齢・白血球数・血糖値・LDH・Ca・BUN・PaO₂・Alb)を評価する. BISAPスコアは2008年にアメリカで提唱された実践的な重症度判定基準であり, BUN ≧ 25 mg/dL・意識障害(GCS ≦ 15)・SIRS ≧ 2項目・年齢 ≧ 60歳・胸水の5項目を評価する. BISAPはbedside index for severity in acute pancreatitisの頭文字であるが, 5項目の頭文字もBISAPである(意識障害 impaired mental status, 年齢 age, 胸水 pleural efuusion).

診断と治療

重症急性膵炎の初期治療は, モニター・輸液療法・鎮痛処置であり, 鎮痛は自己管理鎮痛法(PCA)や硬膜外鎮痛法で行う. 膀胱カテーテル(Foley)による尿量測定を考慮し, 組織酸素化を緊密に監視して呼吸機能が悪化する患者は早期の挿管を考慮する. 入院したら早期から栄養療法を開始し, 腸管麻痺(ileus)が高度でなければ, 静脈栄養よりも経鼻空腸チューブによる経腸栄養のほうがよい.

初期治療で十分に回復した患者では, 急性膵炎の重要な死亡の原因である感染性合併症に注意する. 複数の臨床試験が行われ, 抗菌薬の予防投与の意義が検証されてきたが, 結果は賛否両論であり, 耐性菌やカンジダが出現すると, 逆に結果は悪くなる.

MODSや敗血症の徴候がある患者は, CTガイド下に膵壊死部の針穿刺を行い, 細菌汚染があるかどうかを評価する. 膵壊死だけでも臓器不全や全身性炎症反応症候群(SIRS)を起こすが, 膵感染は臓器不全や敗血症の原因になる.

感染性壊死は外科的ドレナージか放射線学的ドレナージの適応である. 重篤な患者は, 針穿刺のときに経皮的ドレーンを留置し, 本格的なドレナージを行う前に状態の安定化を図るが, 感染性壊死の一時的な処置だけでなく, 最終的な治療になることもある.

可能であれば, 4週間以上待ってから膵壊死部切除を行う. 期間をおくと壊死の境界が明瞭になり, 正常膵組織の切除を最小限に抑えることができ, 術後合併症が減少する. 一方, 無菌性壊死性膵炎は, ドレナージやデブリドメントの効果はな

く，保存的に治療する．

腹部コンパートメント症候群（ACS）を起こした患者は，外科的除圧を行うと循環・呼吸・腎機能が改善するが，死亡率の低下に有効かどうかは不明である．

この患者は入院して集中治療室で管理した．腹痛にはPCAを使い，電解質を頻繁にチェックした．内視鏡下ガイドに十二指腸に栄養チューブを挿入した．初期治療で状態は安定したが，入院後8日目に頻脈と低血圧を生じた．白血球数が増加し，クレアチニン値も増加した．

腹腔内圧（IAP）は15 mmHgであり［訳注：正常は5〜7 mmHg，＞12 mmHgが異常，＞20 mmHgで臓器障害］，呼吸困難が増悪して挿管が必要になった．CTガイド下に針穿刺を行うと，塗抹検査でグラム陰性桿菌が認められ，経皮的ドレーンを留置したが，その後も患者の状態は悪化し，外科的デブリドメントを行うことに決めた．

> 補足　日本の診療ガイドラインでは，急性膵炎の診断基準は，(1) 急性の上腹部痛と圧痛がある，(2) 血中か尿中に膵酵素の上昇がある，(3) US/CT/MRIで急性膵炎に伴う異常所見がある，の3項目のうち2項目を満たすものが急性膵炎である．アミラーゼは特異度が低く，リパーゼのほうが確定診断に役立つ（特異度が高い検査は陽性のときに確定）．急性膵炎に伴う画像所見には，膵腫大・膵実質濃度不均一・膵造影不良・脂肪組織濃度上昇（膵周囲・後腹膜・腸間膜）・膵周囲液体貯留・仮性囊胞・血腫がある．
> 参照　『消化器外科のエビデンス　第2版』「急性膵炎」（237〜240ページ）．

■手術方法

外科的デブリドメントの方法は，発症から手術までの期間によって決まる．時間がたつと，膵壊死は次第に器質化・限局化して境界が明瞭になり，低侵襲な処置が可能になる．発症から1か月以内のときは，開腹法による膵壊死部切除が必要である．

▎開腹下膵壊死部切除（表2）

画像検査を見て開腹する場所を決める参考にする．ふつう上腹部の正中切開か横切開（Chevron切開）で開腹する．横行結腸の中央部から大網を広く切離して膵臓を露出する．結腸間膜や小腸間膜に浮腫が広がっているときは，横行結腸の背側から直接到達する方法もある．

膵臓を露出したら膵被膜を切開し，健常な膵組織を注意して温存しながら，化膿した組織と壊死した組織を膵床部から除去する．鋭的剝離を避け，環状把持鉗子や洗浄で簡単に除去される組織を摘出すれば十分である．横行結腸の血行を確認し，虚血があれば拡大右側結腸切除を行う．

手術中は出血を最小限に抑えるように注意する．壊死組織の器質化の程度によって，デブリドメントをさらに追加するかどうかを決め，出血の程度によって，膵床部にガーゼパッキングを行い，再手術を計画する．

腹壁を閉鎖するときは，閉鎖式吸引ドレーン（Jackson-Pratt）を留置し，手術後にも堆積物が排出できるようにする．膵壊死の進行が予想される患者では，後腹膜腔の閉鎖式持続洗浄を行う．

▎腹腔鏡下膵壊死部切除

重症の患者，循環動態が不安定な患者，壊死が器質化していない患者は，腹腔鏡手術の禁忌である．ただし，小規模の症例研究によると，経皮的ドレナージを行った患者や膵壊死の範囲が狭くて一期的な治療で十分な患者は，腹腔鏡下膵壊死部切除が可能であり，十分に気腹して行う定型的な腹腔鏡手術もあれば，ハンドアシストで行う改良型の腹腔鏡手術もあり，ともにドレーンは留置したほうがよい．

そのほかの低侵襲な処置として，内視鏡で経胃

表2　膵壊死部切除

1. 上腹部の正中切開か横切開（Chevron切開）で開腹し，腹腔内を十分に検索する．
2. 胃結腸間膜を切離して網囊に入る．
3. 膿性浸出液をドレナージする．
4. 壊死組織をデブリドメントする．
5. 空腸に栄養チューブを留置する．
6. 網囊にJackson-Prattドレーンを留置し，手術後の洗浄ドレナージに利用する．

● 落とし穴
- 腹部全体に静脈性出血があれば，腹腔内にパッキングが必要になる．
- 外科的デブリドメントのあとに膵壊死が再発したときは，患者を手術室に再搬送する．
- 逸脱した膵酵素が腸管や血管を傷害すると，出血を招く．
- 大量輸液で腸管壁に浮腫があるときは，腹壁を開放しておく．

的・経十二指腸的に膵壊死部切除を行う方法や，経皮的に後腹膜から膵壊死部切除を行う方法もあり，外科的膵壊死部切除の代わりに行われることがある．ただし，それぞれの手技の適応と手技は，この本の範囲を超えるので割愛する．

■注意事項

胆嚢を簡単に露出できて安全に授動できるときは，膵壊死部切除のときに胆嚢摘出も行う．ただし，重症急性膵炎で胆嚢に容易に到達できないときは，たとえ原因が胆石であっても，胆嚢摘出を行うのは後日に延期する．

膵壊死が膵尾部や膵頭部に限局しているときは，左季肋部切開や右季肋部切開で開腹してもよい．傍結腸溝を剥離して結腸を授動するような定型的な手技は不要であるが，手術前のCT検査で指摘された壊死部にはすべて対処しないといけない．膵壊死が進行している患者では，網嚢に留置したドレーン(Jackson-Pratt)を使い，別の場所に小切開を加え，手術後に閉鎖式洗浄を行う．

■術後管理

術後合併症は頻繁に生じ，しかも重篤である．早期の術後合併症としては，臓器不全・後腹膜出血・腹腔内出血・内分泌機能障害(耐糖能異常)・二次的真菌感染などがある．

晩期の術後合併症としては，膵液漏・胃腸瘻・仮性膵嚢胞・膵膿瘍・血管合併症(腸間膜静脈血栓・脾静脈血栓・脾仮性動脈瘤)などがある．画像検査を繰り返し行って追跡し，重症急性膵炎の膵壊死部切除に併発する合併症を同定して管理する．

症例の結末

この患者は上腹部正中切開で開腹して膵壊死部切除を施行した．腹壁は閉鎖せず開放しておき，その後2回，手術室で腹腔洗浄とデブリドメントを行った．患者は3回の手術に耐え，3回目の手術のときに栄養のための空腸チューブを留置して閉腹した．

手術後は安定した循環動態が続き，人工呼吸器からうまく離脱できた．追跡中の画像検査では大きな仮性膵嚢胞が見られ，内視鏡で経胃的なドレナージを行った．最終的に患者は退院し，経腸栄養の状態で亜急性期ケア施設に移り，少量ずつ経口摂取が可能になった．

参照 『ゾリンジャー外科手術アトラス』「膵嚢胞ドレナージ」(250〜255ページ)．

重要事項

- 栄養療法は静脈栄養よりも経腸栄養(経鼻小腸チューブ)のほうがよい．
- 急性壊死性膵炎で汚染が不明の患者は，CTガイド下に膵壊死部の針穿刺を行い，無菌性膵壊死と感染性膵壊死を識別する．
- 感染性膵壊死は外科的ドレナージや放射線学的ドレナージの適応である．
- 外科的処置では臓器温存がよく，健常部を含めた膵切除や膵全摘を行うと，膵外分泌・膵内分泌機能不全を生じ，死亡率が高い．
- 安全に行えるなら胆嚢摘出を併施し，胆石関連膵炎の再発を避ける．

参考文献

Ashley SW, Perez A, Pierce EA, et al. Necrotizing pancreatitis : a contemporary analysis of 99 consecutive cases. Ann Surg. 2001 ; 234 : 572-580.

Baron TH, Morgan DE. Acute necrotizing pancreatitis. N Engl J Med. 1999 ; 340 : 1412-1417.

Clancy TE, Benoit EP, Ashley SW. Current management of acute pancreatitis. J Gastrointest Surg. 2005 ; 9 : 440-452.

Connor S, Alexakis N, Raraty GT, et al. Early and late complications after pancreatic necrosectomy. Surgery. 2005 ; 137 : 499-505.

Dellinger EP, Tellado JM, Soto NE, et al. Early antibiotic treatment for severe acute necrotizing pancreatitis : a randomized, double blind, placebo-controlled study. Ann Surg. 2007 ; 245 : 674-683.
論文紹介 アメリカの臨床試験(N=100)では，急性壊死性膵炎の患者を抗菌薬(メロペネム1g×3回×5日間)の有無で割りつけると，膵臓／膵周囲感染は18%と12%で差がない．膵炎発症から感染合併までの期間は21日と21日，外科治療(壊死切除やドレナージ)は26%と20%，全身感染症(敗血症や肺炎)は32%と48%，死亡率(臓器不全)は20%と18%で差がなく，重症急性膵炎の予防的抗菌薬投与は無効である．

28 慢性膵炎の頑固な腹痛
Refractory Pain from Chronic Pancreatitis

SAJID A. KHAN and JEFFREY B. MATTHEWS

症例

43歳の女性．上腹部痛で来院．6年前から上腹部痛・脂肪便・体重減少があり，次第に増強した．30代のときにアルコール依存に陥って慢性膵炎に罹患した．最近2年間は禁酒し，膵酵素療法で脂肪便と体重減少は安定している．プロポキシフェン（オピオイド系鎮痛薬）を服用しても腹痛が持続し，仕事や日常生活に支障がある．糖尿病でインスリン注射を行い，喫煙はタバコ1日半箱（10本）である．膵疾患の家族歴はない．診察では，やせているが，虚弱状態ではなく，身体所見に異常はない．

▌鑑別診断

上腹部痛の鑑別診断は広範囲に及ぶが，慢性的腹痛・脂肪便・過量飲酒癖があると診断は絞られる．外科医は慢性膵炎のほかにも，慢性的な腹痛を起こす疾患を考えなければならず，とくに飲酒や喫煙の習慣と関連がある腹痛はほかの病気，たとえば消化性潰瘍・慢性肝炎・胆道系疾患も考える．

慢性膵炎がある患者の腹痛では，経過中に発生した仮性嚢胞や膵臓癌も考える．慢性炎症や線維化によって生じた十二指腸や胆管の閉塞症状も起こる．慢性的な鎮痛薬の服用は，依存症・薬物探索行動・慢性便秘を起こす．

▌精密診査

慢性膵炎は進行性・不可逆性に膵実質を破壊する炎症性疾患である．アルコール過量摂取が最も重要な危険因子であるが，ほかの危険因子として，自己免疫・膵管閉塞（腹部外傷や膵分離症）・熱帯性膵炎（若年性で糖尿病を合併し膵臓癌の危険性が高い）などが挙げられる．

患者の20％〜30％は遺伝性か特発性である．遺伝性膵炎は常染色体優性遺伝でトリプシノーゲン遺伝子PRSS1の変異が関与し，膵臓癌を発症する危険性が15倍である．特発性膵炎が増加しており，嚢胞性線維症遺伝子CFTR・トリプシン阻害因子SPINK1・キモトリプシンCなどの変異と関連がある．

慢性膵炎の腹痛の原因には，いくつかの有力な説がある．炎症や結石によって主膵管が狭窄すると，膵管内圧が高まって腹痛と上流の膵管拡張を起こすので，膵管が太いときは膵管減圧術（膵空腸吻合）の適応がある．

炎症を繰り返すと膵臓内外の感覚神経が攻撃されて損傷を受け，疼痛の原因になる．炎症と石灰化が目立つのは膵臓の頭部と鉤状突起部であり，この領域に注目して切除（膵頭十二指腸切除）する目的は，慢性炎症の発生源を除去して侵害受容シグナルを中断させることである．

慢性膵炎の腹痛は特徴があり，急性の増強する中等度〜高度の腹痛であり，比較的静穏な時期の中で再発を繰り返すが，一部の患者は高度の腹痛が持続し，重大な生活機能不全に陥る．治療の選択には，個々の患者の腹痛のパターンと日常生活の支障の程度を理解することが重要である．

飲酒と喫煙については，現在だけでなく過去の状況も聴取する．患者によっては，持続性の腹痛ではなく食後の腹痛であり，心窩部や背部ではなく中腹部であり，ガスによる腹部膨満を伴うことがある．このような患者は脂肪便がなく，膵酵素補給（消化酵素薬）で症状は改善する．

鎮痛薬の服薬歴も聴取し，心理的サポートの必要性を評価する．慢性膵炎の晩期には，外分泌不全症が長く続いたあと，内分泌不全症（糖尿病）を併発するので，糖尿病内科医に相談する．

画像検査では，膵臓の形態・膵管の状態・膵周

囲の異常を評価するのが重要である．画像検査で最も有用なのは2～3mmスライスの造影CT検査であり，膵臓の精密CT検査で手術前に鍵となる所見には，膵管拡張の程度と範囲，炎症と石灰化が顕著な領域，腫瘍を疑う限局性病変，合併症としての胆管拡張・仮性膵嚢胞・十二指腸閉塞・脾静脈血栓が挙げられる．

膵管の状態をさらに詳しく見るには，内視鏡かMRIによる胆管膵管造影（ERCP/MRCP）であり，主膵管狭窄・膵管内結石・胆管狭窄・仮性嚢胞との交通・解剖変異（膵分離症）を評価する．ERCPよりもMRCPのほうがよく，非侵襲的で放射線被曝がない［訳注：X線透視が必要な検査は被曝量が大きい］．

超音波内視鏡（EUS）も有用であり，初期の病変や嚢胞性疾患の同定に役立ち，腫瘍を疑ったときは組織採取ができる．診断目的のERCPは避けたほうがよいが，管腔内治療は一部の患者に有用であり，膵管減圧・胆管減圧・狭窄解除・結石除去・嚢胞ドレナージなどを行える．

この臨床シナリオの患者は，MRCPで主膵管がびまん性に拡張しており，主膵管内に多数の充盈欠損があるのは，膵管結石の所見である（図1）．

> 補足　日本の診療ガイドラインでは，慢性膵炎の診断基準は，特徴的な画像所見と特徴的な組織所見が揃えば確診であるが，揃わないときは，反復する上腹部痛発作，血中/尿中の膵酵素値の異常，膵臓の外分泌障害，大量飲酒歴（アルコール＞80g/日）のうち2項目以上が加われば準確診になっている．特徴的な画像所見には，膵管内の結石，膵全体に分布する複数/びまん性の石灰化，主膵管の主膵管の不整な拡張と分枝膵管の不規則な拡張，主膵管の閉塞/狭窄と乳頭側膵管の不規則な拡張がある．

診断と治療

慢性膵炎の手術適応は頑固な腹痛である．ただし，仮性嚢胞・膵性腹水・胆管閉塞・十二指腸閉塞・腫瘍の疑いなどに対処するために手術することもある．腹痛の真相は不明確なことが多く，慢性膵炎の自然経過は予測できないことが多いので，手術しても85％の患者しか長期的な症状の改善が得られないことを忠告しておくのがよい．

慢性膵炎の手術は，神経経路を遮断する手術よりも膵管をドレナージする手術や炎症が顕著な領域を切除する手術のほうがよい．腹腔神経節ブロックやビデオ下胸部交感神経切除は，除痛効果が一時的であり，多くは3～6か月で再燃するので，根本的な治療を行う前の橋渡しとして勧めるだけである．

手術法の選択は，個々の患者の解剖学的状況と腹痛の原因によって決める．できるだけ膵実質を温存し，膵外分泌機能と膵内分泌機能の喪失を最小限に抑える．手術が最善の選択であることを示す重要な解剖学的所見は，主膵管の有意な拡張と顕著な炎症性腫瘤である．手術を選択するほかの所見としては，症状がある胆管狭窄・十二指腸閉塞・仮性膵嚢胞・脾静脈塞栓である．

> 補足　慢性膵炎に対する膵管減圧手術には，膵尾部切除＋膵空腸吻合（Puestow-Gillesby，1958年），膵空腸吻合（Partington，1960年），膵尾部切除＋空腸陥入（Du Val，1960年），膵頭くりぬき＋膵空腸吻合（Frey，1987年）がある．日本の診療ガイドラインでは，慢性膵炎の治療法には，禁酒・食事療法（脂肪制限）・薬物療法（消化酵素薬・制酸薬・抗コリン薬・蛋白分解酵素阻害薬・NSAIDs）が挙げられ，頑固な腹痛にはNSAIDs坐薬と手術（膵管ドレナージと膵部分切除）が勧められている．

手術方法
Puestow法による膵空腸吻合（表1）

膵管減圧手術は，主膵管が10mm以上に拡張している患者の疼痛軽減に有用である．両側季肋部切開か上腹部正中切開で開腹し，大網を横行結腸から切離して網嚢に入る．慢性炎症がある膵臓と胃壁後面の癒着を剥がし，膵臓の前面を広く露出する．Kocher法で上腸間膜静脈のレベルまで十二指腸を授動し，膵頭部を露出する．

主膵管はふつう触診で容易に同定でき，18G

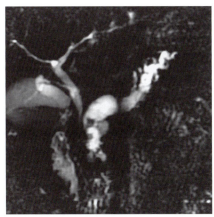

図1　MRCP検査．主膵管の拡張がある．

表1 Puestow法による膵空腸吻合

1. 胃結腸間膜を切開して小網を露出し，Kocher法で膵頭部を授動する．
2. 主膵管を同定・露出・開放する．
3. 結腸後ルートで持ち上げた空腸脚をRoux-en-Y法で主膵管に側側吻合する．

- 落とし穴
  - 主膵管の近位側にある結石を除去するのを忘れる．
  - 膵十二指腸動脈のアーケードを縫合して制御しないと出血する．

針で穿刺して透明な膵液が吸引されるのを確認するが，ときに術中エコーが役立つ．穿刺針をガイドにして膵実質を電気メスで切開して膵管の内腔を広げる．穿刺針を直角鉗子に持ち替えて切開を広げる．最初は尾側を切開し，あとで頭側を乳頭部まで切開し，膵管内にある結石を摘除する．

膵頭部や膵鉤部に深く嵌頓している結石があるが，近位側膵管のドレナージが十分であれば，結石をすべて摘除する必要はない．遠位側の膵管は尾部の先端から2cm以内の場所まで切開し，膵頭部の膵管は十二指腸壁から1〜2cm以内の場所まで腹側膵管（Wirsung管）と背側膵管（Santorini管）を切開する．

Roux-en-Y法で膵液を腸管にドレナージする．ステイプル脚3.8mmの自動切離器（GIA）を使い，Treitz靱帯から20cm離れた場所で空腸を切離する．切離端から50cm以上離れた場所で空腸と空腸の側側吻合を器械か手縫いで行う［訳注：手縫いで端側吻合を行ったほうが盲端/盲嚢にならない］．

中結腸静脈の右側に開けた結腸間膜の穴を通して空腸脚（Roux脚）を持ち上げ，ふつうは近位側（切離端側）が膵尾部になるように並べるが，腸間膜の曲がり具合によっては逆方向に並べてもよい．

切開した膵管の全長よりやや短い長さで，腸間膜対側の空腸壁を切開する．両端針がついたモノフィラメントの吸収糸を使い，1層連続縫合で膵空腸側側吻合を行う．空腸の運針は全層でも漿膜筋層でもよいが，膵臓の運針はできるだけ膵管に通し，線維化した膵被膜にきちんと通す（図2）．

補足 膵臓を切除せずに膵空腸吻合だけ行うのは，Puestow法ではなくPartington法である．ぜひ，『標準外科学 第14版』（医学書院，2016年），「膵管ドレナージ手術」（624ページ）で確認されたい．膵管ドレナージ

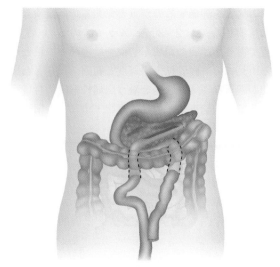

図2 手術イラスト．Roux-en-Y法による結腸後ルートの膵空腸側側吻合である．

（膵空腸吻合）には，膵臓全体で膵管を開放して空腸側壁に吻合する「側壁全長吻合」（狭義のPartington法），空腸の切離端を切開して膵頭部にも縫合する「側壁魚口吻合」，膵臓を尾部で離断し膵管を開放して空腸内に埋め込む「空腸内膵陥入法」などがある．
参照『ゾリンジャー外科手術アトラス』「膵空腸吻合」（256〜267ページ）．

Whipple法による膵頭十二指腸切除（表2）

膵頭十二指腸切除（PD）は，膵管の拡張の有無と関係なく，炎症と石灰化が膵頭部と膵鉤部に集中している患者，膵頭部に腫瘤を形成して腫瘍を疑う患者，胆管閉塞や十二指腸閉塞がある患者に適用する．幽門側胃を切除する方法（古典的Whipple PD）と胃と幽門を温存する方法（PPPD）がある．

上腹部正中切開か左右季肋部切開で開腹する．Kocher法で十二指腸を十分に授動し，広く肝弯曲部も授動する．胆囊を摘出し，胆囊管合流部で総胆管を遊離する．

胃十二指腸動脈（GDA）を同定して遊離したら，圧迫しても総肝動脈［訳注：固有肝動脈であろう］に拍動があることを確認する．右肝動脈は上腸間膜動脈から分枝する副動脈や代替動脈があり，胃肝間膜（胃十二指腸靱帯）の背面のWinslow孔がある場所で拍動を触れるので，変異血管があれば温存する．

胃十二指腸動脈を切離し，背後にある門脈(PV)を同定する．膵頚部の背側にトンネルを作るときは，胃結腸間膜を血管がない場所で切離して網嚢に入り，右胃大網静脈を切離して膵下縁の上腸間膜静脈(SMV)を露出する．

切除可能であることを確認したら，胆管拡張があれば胆嚢管合流部のすぐ近位側で総胆管を切離し，胆管拡張がなければ胆嚢管合流部のすぐ遠位側で総胆管を切離する．

ステイプル脚4.8 mmで長さ6 cmの自動切離器(GIA60)を使って胃を切離する．大弯側は右胃大網動静脈と左胃動静脈の境界部から始め，小弯側は胃角部のすぐ近位側で終わる．小網を切開して右胃動脈を切離する．

Treitz靱帯を露出し，ステイプル脚3.8 mmのGIA60を使ってTreitz靱帯から20 cm離れた場所で空腸を切離する．近位側の空腸と十二指腸の腸間膜も切離する．空腸近位側を上腸間膜動静脈の後方を通して横行結腸の頭側に引き上げる．膵頚部に牽引糸をかけて間を電気メスで離断する．膵鉤部と後腹膜組織から出る細い静脈分枝を注意深く切離すれば，膵頭十二指腸切除が終わる．

中結腸静脈の右側に開けた結腸間膜の穴を通して空腸脚を持ち上げ，膵空腸吻合を行う．吻合法には2層陥入法や膵管粘膜縫合法±膵管ステントなど多数ある．胆管膵管吻合は1層の結節縫合か連続縫合で行う［訳注：胆管は血行が少ないので結節縫合がよい］．胃空腸吻合は輸入脚が小弯側になるように，2層の手縫いで行う．

十二指腸温存膵頭切除(表3)

膵頭十二指腸切除は，経験豊富な外科医が行っても術後合併症が多く，長期にわたる消化機能障害も起こる．十二指腸温存膵頭切除(DSPHR)は，一部の患者には安全で有効な手術法であり，ヨーロッパの多くの施設で好んで行われている．

Beger法は，膵頭部に炎症性腫瘤がある患者に開発された手術法であり，Kocher法で十二指腸を十分に授動したあと，膵頭十二指腸切除のときのように，膵頚部と門脈の間にトンネルを作るが，胃十二指腸動脈と総胆管は温存する．

膵頚部で離断し，膵頭部を外側に牽引しながら門脈に流入する静脈分枝を結紮・切離する．十二指腸壁から5 mm離れたところで膵頭部を切除し，膵内胆管は温存する．Roux-en-Y法で膵空腸吻合を行い，膵臓の左側（膵体部）は膵臓離断部を空腸近位部に吻合し，右側（膵頭切除部）は膵頭掘削部を空腸遠位部に吻合する．

Beger法には変法があり，Berne法は膵頚部で離断せずに膵頭部をくり抜く方法である．Frey

表2 Whipple法による膵頭十二指腸切除
1. 網嚢・膵頭部・下腸間膜静脈を露出する．
2. 胃十二指腸動脈を注意深く同定して切離する．
3. 膵頚部の背側にトンネルを作って切除可能かどうかを評価する．
4. 胆嚢を摘出し，胆管を切離する．
5. 胃遠位側を切離する（幽門温存では十二指腸近位側を切離する）．
6. Treitz靱帯を引き下ろして空腸を切離し，腸間膜も切離する．
7. 膵頚部で離断する．
8. 上腸間膜静脈−門脈(SMV-PV)合流部の後方外側の後腹膜縁を注意深く切離する．
9. 膵管・胆管・胃（幽門温存では十二指腸）を空腸に吻合する．
- 落とし穴
  - 副動脈や代替動脈を同定しないと肝臓の虚血を起こす．
  - 膵十二指腸動脈のアーケード・鉤部の静脈分枝・上腸間膜静脈の第1空腸枝・空腸の腸間膜動静脈を十分に縫合結紮しないと出血する．
  - 腸間膜の欠損部を閉鎖しないと内ヘルニアを起こす．

表3 十二指腸温存膵頭切除
(1) Beger法
1. 網嚢・膵頭部・下腸間膜静脈を露出し，膵頚部と門脈の間にトンネルを作る．
2. 胃十二指腸動脈と総胆管は温存する．
3. 膵頚部で離断する．
4. 十二指腸壁から5 mm離れたところで膵頭部を切除し，膵内胆管は温存する．
5. Roux-en-Y法で残存膵頭部と膵体部を空腸脚に吻合する．
(2) Frey法
1. 網嚢・膵頭部・下腸間膜静脈を露出する．
2. 膵頭部をくり抜く(coring-out)．
3. Roux-en-Y法で膵空腸側側吻合を行う．
- 落とし穴
  - 膵十二指腸動脈のアーケードや静脈系の分枝をきちんと結紮しないと出血する．
  - 総胆管を損傷すると狭窄する．
  - 膵頭部の切離が近いと十二指腸が虚血になる．

法は，膵頭部の顕著な炎症性腫瘤に主膵管の拡張を合併している患者に行い，膵頭部をくり抜き，膵体尾部の膵管を切開し，膵体尾部は全長に空腸を吻合する．

遺伝性の慢性膵炎症候群がある患者や最初の手術が失敗した患者は，膵全摘±自家膵島移植（AIT）の候補である．自家膵島移植は，切除した膵臓をコラゲナーゼで処理し，健常な膵島を分離して門脈内に注入する手技である．いくつかの施設で行われているが，手術の適応や時期は賛否両論である．70％の患者に長期的な腹痛の軽減が得られ，40％の患者が手術後にインスリンが不要になる．

▌注意事項

慢性膵炎の手術療法は，ランダム化された前向きの臨床試験が少ないので比較ができない．大部分の研究は患者数が少なく，ランダム化されておらず，後向きの比較である．結果を評価する方法に基準がなく，対象患者の選定や外科医の手術法も異なっている．

歴史的には，膵頭十二指腸切除がほかの術式に比べて標準的な術式になるかどうかを評価しており，1つの臨床研究では，「疼痛の軽減」が70％〜100％の患者で得られている．いくつかの臨床試験では，膵頭十二指腸切除と十二指腸温存膵頭切除（DSPHR）は疼痛軽減・術後合併症・術後糖尿病・患者QOLに差がなく［訳注：Ann Surg 1998；228：771-9, Gastroenterology 2008；134：1406-11, Ann Surg 2013；258：815-20］，十二指腸温存膵頭切除の手術法の比較では，Beger法とFrey法は臨床成績に差がない［訳注：Ann Surg 2005；241：591-8, Surgery 2008；143：490-8, J Am Coll Surg 2014；219：208-16］．

なお，主膵管が拡張している患者で外科治療と内視鏡治療を比較した臨床試験が行われており，膵管減圧手術は内視鏡的膵管ステントや結石除去に比べて，疼痛の部分寛解/完全寛解と追加処置の回数に関して効果が高い［訳注：N Engl J Med 2007；356：676-84, Gastroenterology 2011；141：1690-5．このオランダの臨床試験は5年間で39人を登録しており，79か月の追跡で内視鏡治療の患者は19人中9人（47％）が手術を受けている］．

▌術後管理

慢性膵炎の患者の術後管理は，膵外分泌機能が悪化したときは，膵酵素補充療法で管理し，膵内分泌機能不全を生じたときは，初めはスライディングスケール法でインスリンを投与して管理し，その後は必要に応じて長時間作用性インスリンを処方して調整する．

症状が再発するのを避けるには，禁酒と禁煙を継続することが重要である．麻薬性鎮痛薬は漸減し，長期間にわたって医学的サポートと心理学的サポートを続けて追跡する．

症例の結末

この患者は膵頭部に明らかな炎症がなく，主膵管が太く拡張していたので，Roux-en-Y法による膵管空腸側側吻合の手術を行った．術後5日目に退院し，術後5年目の現在，腹痛はなく，鎮痛薬は不要であり，膵酵素補充療法で脂肪便はコントロールされており，失職せずに仕事を続けている．

重要事項

- 慢性膵炎の頑固な腹痛は，外科治療を考慮する理由で最も多い．
- 造影CTで膵管拡張の程度と範囲，炎症と石灰化が顕著な領域，腫瘍を疑う限局性病変，合併症としての胆管拡張・仮性膵嚢胞・十二指腸閉塞・脾静脈血栓を評価する．
- MRCP（処置や生検が必要なときはERCP）で膵管の性状と狭窄や拡張の有無を評価する．
- 外科治療の長期目標は疼痛の軽減と膵臓の外分泌/内分泌機能の温存である．
- 手術を選択したら，膵実質をできるだけ温存しながら解剖学的異常に対処する．
- 手術法の選択は患者の症状や病態と外科医の経験や好みで決まる．

参考文献

Beger HG, Schlosser W, Friess HM, et al. Duodenum-preserving head resection in chronic pancreatitis changes the natural course of the disease. Ann Surg. 1999；230：512-523.

Cahen DL, Gouma DJ, Rauws EA, et al. Endoscopic versus surgical drainage of the pancreatic duct in chronic pancreatitis. N Engl J Med. 2007；356：676-684.

論文紹介 オランダの臨床試験（N＝39）では，膵管狭窄/拡張がある有症状の慢性膵炎患者を内視鏡治療（膵管拡張/ステント留置）と外科治療（Partington 膵管空腸吻合）に割りつけると，治療関連合併症は 58％と 35％（P＝0.15），最短 24 か月の追跡で，膵外分泌機能不全は 94％と 70％，疼痛消失は 16％と 40％，疼痛軽減は 16％と 35％，疼痛不変は 68％と 25％であり，疼痛スコアと QOL スコアも外科治療のほうが良好である．

Diener MK, Rahbari NN, Fischer L, et al. Duodenum-preserving pancreatic head resection versus pancreaticoduodenectomy for surgical treatment of chronic pancreatitis. Ann Surg. 2008；247：950-961.

Schafer M, Mullhaupt B, Clavien P. Evidence-based pancreatic head resection for pancreatic cancer and chronic pancreatitis. Ann Surg. 2002；236：137-148.

Steer ML, Waxman I, Freedman S. Chronic pancreatitis. N Engl J Med. 1995；332：1482-1490.

Strate T, Taherpour Z, Bloechle C, et al. Long-term follow up of a randomized trial comparing the Beger and Frey procedures for patients suffering from chronic pancreatitis. Ann Surg. 2005；241：591-598.

29 膵頭部癌による閉塞性黄疸
Obstructive Jaundice from Pancreatic Head Cancer

TIMOTHY L. FRANKEL and CHRISTOPHER J. SONNENDAY

> **症 例**
> 58歳の男性．黄疸で来院．家族が眼球の黄染に気づき，かかりつけ医を受診した．2週間前から掻痒と灰白色便があり，褐色尿にも気づいていた．2か月で7kgの体重減少がある．診察では，眼球強膜が黄染している．腹痛はなく，腹部に圧痛はない．過去に医学的な問題はなく，喫煙はタバコを50箱年(pack-year)，職業は建設作業員である．

■ 鑑別診断

黄疸の原因は，ビリルビンの代謝異常かビリルビンの排泄障害であり，前者はビリルビンの過剰産生(溶血)，肝細胞の取り込みの障害，グルクロン酸抱合の低下がある．

血清ビリルビンは直接型(抱合型)と間接型(非抱合型)に分けられ，間接ビリルビンが増加する病態には，溶血(遺伝性赤血球症や脾機能亢進症)による産生過剰，遺伝性疾患(Crigler-Najjar症候群やGilbert症候群)による抱合障害，肝疾患(急性/慢性肝炎や肝硬変)による肝細胞障害がある．

直接ビリルビンが増加する病態には，遺伝性疾患(Dubin-Johnson症候群やRotor症候群)による肝内での胆汁の排泄障害と，胆道疾患による肝外での排出障害があり，良性疾患には胆管結石や慢性膵炎，悪性疾患には胆管癌・膵頭部癌・乳頭部癌がある．

中高年者の黄疸で腹痛や肝疾患の既往がないときは，悪性疾患による閉塞性黄疸を最初に考える．

> **補足** ふつう「眼球結膜に黄染」と表現するが，無色透明の眼球結膜を通して眼球強膜の黄染を見ている．ビリルビンは弾性線維に結合しやすく，黄疸は皮膚や強膜に現れる．強膜はビリルビン値＞3mg/dLで黄染し，自然光のほうが見えやすく，病室の蛍光灯では見えにくい．閉塞性黄疸は，皮膚黄染と強膜黄染のほかに，皮膚掻痒・灰白色便・褐色尿(最初に出現)が特徴的である．直接ビリルビン高値は外科的黄疸，間接ビリルビン高値は内科的黄疸とされてきたが，胆管結石の内視鏡治療や膵頭部癌のステントなど，外科的黄疸に内科医が寄与する機会が増えている．

■ 精密診査

黄疸の患者の診療では，病歴聴取と身体診察で評価し，慢性肝疾患・胆道結石症・急性/慢性膵炎などの危険因子や所見に注意する．進行性の黄疸，とくに悪性疾患による進行性の黄疸では，体重減少と低栄養が見られる．

検査計画や治療方針を進めるうえで，患者の全身状態や身体機能も評価する．身体診察では，表在リンパ節腫脹・腹水貯留・腹部腫瘤・肝腫大などを調べ，進行性の悪性腫瘍や肝不全の徴候を評価する．

血液検査では，完全血球計算(CBC)・包括生化学検査(CMP)・プロトロンビン時間(PT-INR)を調べる．貧血・炎症反応・血小板減少を評価するとともに，高ビリルビン血症と黄疸のタイプを確定し，肝機能障害・電解質異常・脱水・低栄養(低アルブミン血症)に注意する．閉塞性黄疸が長期間に及ぶ患者は，脂溶性栄養素の吸収障害でビタミンK欠乏があり，PT-INR高値で止血障害や出血の危険性がある．

最初に行う非侵襲的画像検査は腹部超音波であり，肝臓の外観や形態を見て潜在的な肝疾患を調べ，胆管拡張・胆嚢病変・胆管結石を調べ，描出可能なら膵頭部や乳頭部の腫瘍も調べる．

下部胆管閉塞がありそうな患者は，高解像度マルチスライスCT検査が最も有用である．MRIとMRCP(MR胆管膵管撮影)は，CT検査の所見を補強する有意義な画像検査であり，とくに複雑な胆道病変がある患者に意義のある画像検査である．

画像検査で下部胆管閉塞の所見がある患者，とくに悪性疾患が原因と考えられる下部胆管閉塞の所見がある患者は，肝胆膵疾患に精通した外科医が画像所見を評価したほうがよい．

　侵襲的な検査を行って減黄処置や組織生検を行うかどうかは，患者が手術に適格かどうか，腫瘍が切除できるかなど，肝胆膵手術に習熟した外科医が全体的な治療計画を考えて決める．

　栄養不良の患者，衰弱した患者，高度黄疸の患者（ビリルビン＞12 mg/dL）は，外科治療を考慮する前に減黄処置を行い，栄養状態と肝機能を改善させるのがよい．

　病変が明らかに切除でき，全身状態が良好な患者は，乳頭部領域の腫瘍で転移がなければ，減黄処置や組織生検を行わずに手術を行ってよい．手術前の減黄処置は手術後の感染性合併症と関連があるので，必要がなければ避けたほうがよい．

　減黄処置を行う必要がある患者や，画像検査だけでは胆道閉塞の原因が不明瞭な患者は，胆道造影が必要である．ふつうは内視鏡的胆管造影（ERC）を行い，内視鏡の到達が不可能なとき（胃バイパス術後）や不成功のときは，経皮経肝的胆管造影（PTC）を行う．

　ERCでは，胆管ステントを挿入して下部胆管閉塞を解除すれば，黄疸は急速に解消し，内腔から狭窄部の擦過細胞診や穿刺組織診を行えば，組織診断が得られる．乳頭部や十二指腸の腫瘍が下部胆管閉塞を起こしているときは，内視鏡下に直接生検できる．減黄処置や組織生検は経皮的造影のときに行うこともできる．

　組織診断が必要なのに内視鏡検査で確定できなかった患者は，超音波内視鏡（EUS）を行って細い針で穿刺吸引（FNA）して細胞診に提出してもよい．超音波内視鏡は膵実質を描出して慢性膵炎を評価でき，注意深く観察すれば捉えにくい小さい腫瘍を同定でき，腫瘍と上腸間膜動静脈・肝動脈・門脈との関係も評価でき，切除可能かどうかに関して造影CT/MRIで得られる所見に情報を追加できる．

　悪性疾患の診断が確定した患者は，胸部CTを含む画像検査で転移を検索して進行度を評価する．CT検査で膵外転移を示唆する病変がある患者はPETを行い，とくに経皮的生検がむずかしい場所に転移を示唆する病変がある患者はPETを行う．

　血清CA19-9値は予後を推測する情報として有用であり，治療の効果を判定するために追跡するが，悪性疾患の診断や転移の有無を決定するのには役立たない．CA19-9は胆管の閉塞や炎症があると高値になるので，できれば黄疸が消退したあとに採血したほうがよい．

　この臨床シナリオの患者は，徹底的に病歴を聴取してもウイルス性肝炎の危険因子はなく，初診時の血液検査でビリルビン値が12 mg/dLと顕著に上昇しており，ビリルビン分画は直接型が優位であった．腹部超音波検査では，肝内と肝外の胆管が拡張しており，胆嚢内と胆管内に結石を指摘できなかった．

　CT検査では，膵頭部に腫瘤があり，胆管と膵管の拡張が見られた（図1）．ERCでは，悪性疾患に合致する下部胆管狭窄があり（図2），胆管ステントを留置したところ，翌週には黄疸が解消した．EUSでは，大きさ3 cmの膵頭部腫瘍が確認され，FNAで腺癌の所見であり，膵臓の腺癌であることが確定した．

補足　閉塞性黄疸は良性閉塞と悪性閉塞に分けられ，良性閉塞は胆管結石の嵌頓，悪性閉塞は胆道系腫瘍（胆管癌・膵頭部癌・乳頭部癌・胆管周囲リンパ節転移）による狭窄である．良性閉塞は急性の閉塞なので腹痛や発熱などの炎症所見があり，胆嚢は圧痛を伴って有痛性に腫大するが，悪性閉塞は徐々に狭窄する潜行性の閉塞なので腹痛や発熱がなく，無痛性胆嚢腫大（Courvoisier徴候）を呈する．

参照　『外科医のためのエビデンス』「閉塞性黄疸の患者：術前の減黄処置は必要か」（46～50ページ），『消化器外

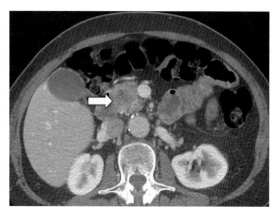

図1　腹部CT．閉塞性黄疸の患者に施行した膵臓の精密CT検査であり，膵頭部に低濃度腫瘤（矢印）があり，上腸間膜静脈（SMV）に接している．

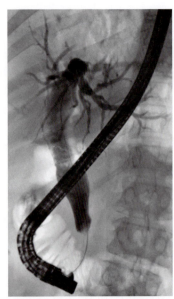

図2 内視鏡的胆管造影(ERC). 膵頭部腫瘍の患者に悪性疾患に合致した下部胆管の高度狭窄と肝外胆管の拡張がある.

科のエビデンス 第2版』「膵臓がんの病理因子」(207ページ),「膵臓がんの画像検査」(253ページ),「黄疸患者の減黄処置」(254～255ページ).

診断と治療

膵臓の腺癌を確実に治療するには確実な外科切除が必須であり,治療に関する最初の意思決定は,患者が手術に適格かどうかを評価しないといけない.まず遠隔転移を除外し,次に患者の全身的な健康状態と併存疾患を評価し,さらに切除可能かどうかを経験豊富な外科医がきちんと評価する.

切除可能かどうかを判断する情報が不十分なときは,膵臓の精密CT検査を行い,動脈相と静脈相で上腸間膜動静脈(SMA/SMV)・肝動脈(HA)・門脈(PV)を調べ,血管の巻き込みや浸潤を評価する.動脈の直接浸潤は手術の禁忌であり,上腸間膜静脈(SMV)の巻き込みや静脈再建は程度次第で慎重に検討する.

動脈の直接浸潤が不明瞭な患者や静脈の巻き込みが長い範囲の患者は,切除可能かどうかで迷う境界領域の患者であり,切除断端が陰性になる確率を高めるためには,術前化学照射療法を行ってもよい.切除不能の患者や転移がある患者は,全身化学療法を行うか,適切な臨床試験があれば参加を促す.

膵臓癌の治療には外科切除が必要であるが,外科切除だけでは不十分である.膵臓癌には集学的治療が必要であり,外科切除・放射線照射・全身化学療法を併用しないと至適効果は得られない.

術前化学照射療法の適用は,全身状態・併存疾患・局所進展度を総合評価して決定する.病理の結果がよくても再発率が高いので,全身状態がよい患者は全員に術後補助療法(化学療法±照射療法)を行い,できれば手術後6～10週以内に開始する.

補足 膵頭十二指腸切除のような専門的な手術では,病院の手術件数や医師の手術経験が手術成績に関与する.
参照 『消化器外科のエビデンス 第2版』「肝胆膵手術・手術経験」(362～367ページ).

術前管理

断層検査の進歩に伴い,切除不能の局所進展や潜在的な転移巣を手術中に遭遇する機会は減少した.たしかにCT検査は腫瘍の局所進展と遠隔臓器への転移を同定するには非常に感度が高いが,腹膜播種は見落とすことが多く,外科医によっては手術を始める前に腹腔鏡検査を行うことを勧めており,腹腔洗浄液の細胞診を併施することもある.

腹腔鏡で明らかな腹膜播種がなければ,開腹して手術を始める.腹腔鏡検査を行っていないときは,初めに最小限の上腹部正中切開で開腹し,大網と腸間膜を見て肝臓の表面の視診と触診を行う.転移や播種を疑う異常があれば,腫瘍の切除に入る前に生検し,凍結標本による迅速診断に提出する.

手術方法(表1)
膵頭十二指腸切除

膵頭十二指腸切除は,肝弯曲部を授動して十二指腸と膵頭部を露出することから始める.横行結腸の肝弯曲部を下方に反転させて膵頭部から剥離するときは,中結腸静脈とその分枝を引き裂かないように注意する.胃大網静脈と中結腸静脈をつなぐ細い静脈枝があり,肝弯曲部を膵頭部から剥離するとき,うっかり損傷することがある.

次に徹底的にKocher法を行い,十二指腸と膵頭部の後面を後腹膜から剥離すると,下大静脈の前面が露出する.後腹膜からの剥離は,上腸間膜動脈(SMA)の起始部が現れるまで内側に進める.

SMAの起始部を同定するのに役立つ目印は左

腎静脈であり，SMAの起始部の直下で腹部大動脈を横切っている．腫瘍の浸潤でSMAと膵鉤状突起の間の層が消失しているときは，外科的切除の禁忌と考えられ，手術を中止して緩和手術を考慮する．

十二指腸の水平脚に沿ってKocher法で授動を続け，小腸の腸間膜基部が十二指腸を横切る場所まで授動を進めると，SMVの側面に到達する．

横行結腸間膜を腹側下方に牽引すると，SMVが膵臓の下面に到達する位置が中結腸静脈の走行によって確認できる．このレベルで腸間膜の外膜組織を注意して剝離すると，SMVの前面と側面が露出する．

腫瘍の浸潤や血管の変異があってSMVの露出がむずかしいときは，大網を横行結腸から切離して網嚢を広く開放するのがよい．

最後に胃の後壁と後腹膜の付着を切離し，膵臓の前面を露出する．膵臓の下縁を膵体部の近位側から膵頭部まで剝離すると，SMVの前面が視野に出現する．

ここで再び中結腸静脈と胃大網静脈の走行を手がかりにしてSMVの位置を同定し，とくに肥満の患者が腸間膜の脂肪でSMVが明確でないときは，この方法でSMVの位置を同定する．

SMVを同定したら，慎重に剝離を進めて膵臓の下縁に到達する（図3）．中結腸静脈と胃大網静脈の流入部を同定するが，患者によっては共通幹を形成している（胃結腸静脈幹）．浸潤がなければ，中結腸静脈はできるだけ温存する．

胃大網静脈を切離すると，SMVと膵臓下縁の空間がうまく開放され，胃の遠位側と十二指腸を膵頸部から完全に分離できる．静脈牽引鉤のような器具を使って膵臓の下縁を優しく牽引し，とくにSMVの前面を背側に押さえつけながら，SMVの前面と膵頸部の後面に空間を作る．

剝離を頭側に進めると，ときに脾静脈と下腸間膜静脈（IMV）の合流部を同定できる．このあと膵臓の上縁で門脈の剝離に移るが，この時点でSMVの浸潤が明らかになったときは，静脈再建を計画するか，手術を中止して適切な施設に紹介する．

十二指腸を下方に優しく牽引しながら，門脈領域を被覆している腹膜を切開し，膵頭部で十二指腸を膵臓の上縁から引き下ろす．門脈の内側に右胃動静脈が出現するので，結紮・切離する．膵頭部に流入する胃十二指腸動脈（GDA）を同定し，周囲組織から剝離して総肝動脈（CHA）に向かって起始部に到達する．

肝臓の動脈の血流を温存しながら安全にGDAを切離するには2つの方法があり，1つは，GDAの根部を完全に剝離し，少しの長さだけ近位側のCHAと遠位側に固有肝動脈（PHA）を露出して確認する方法である．もう1つは，GDAを試験的に血管鉗子で閉塞させ，肝門部で遠位側のPHAの拍動があることを確認する方法である．

GDAを同定・確認して結紮・切離すると，膵臓の上縁で背側に隠れる位置で門脈の前面が直下に露出する（図3）．総胆管（CBD）を剝離して血管テープで挙上し，門脈の前面の剝離を進める．

このとき，総胆管の後面を横走する右肝動脈（RHA）の変異（代替動脈）があるので，注意して観察する．代替動脈があれば，膵頭部の後面から

表1　膵頭十二指腸切除

1. 上腹部正中切開で開腹し，腹腔内を検索して転移を除外する．
2. 肝弯曲部を授動し，Kocher法で十二指腸を完全に授動する．
3. 上腸間膜動脈（SMA）の起始部と走行を同定する．
4. 膵下縁で上腸間膜静脈（SMV）を同定し，膵頸部の背面を剝離する．
5. 門脈を同定して剝離し，胃十二指腸動脈（GDA）を確実に切離する．
6. 膵頸部を切離し，切除断端を迅速標本で評価する．
7. 近位側空腸と遠位側十二指腸に沿って小腸間膜を確実に切離する．
8. SMAの外膜縁で膵鉤状突起と後腹膜の付着を切離する．
9. 膵頭部と胆管を近位側空腸に緊張がない状態で正確に吻合する．
10. 結腸前ルートで胃（幽門温存では十二指腸）と空腸を吻合する．
11. 閉鎖式吸引ドレーンを留置する．

- 落とし穴
  - Kocher法で十二指腸を完全に授動したあと，SMAへの腫瘍浸潤を確認しない．
  - SMVを腸間膜根部で確実に露出できない．
  - GDA起始部と肝動脈変異の同定が正確でないと，肝動脈血流が危なくなる．
  - 膵頸部腹面と門脈-上腸間膜静脈（PV-SMV）合流部前面の間隙に確実にトンネルを作れない．
  - 膵鉤状突起とSMA外膜縁の間に適切な剝離層を同定できない．

完全に剥離し，SAM の近位側の起始部まで遊離する．

ここで胆嚢を摘出し，総胆管を膵頭部の高さで切離する［訳注：ふつうは胆嚢管合流部より近位側で切離する］．近位側の胆管にブルドッグ鉗子のような非圧挫鉗子をかけ，胆汁の漏出を防ぐ．遠位側の胆管を下方に反転し，膵臓を門脈の前面から引き下ろす．

門脈前面と膵頭部後面の間の層を広げ，膵臓の下縁から剥離した場所まで到達すると，膵後面のトンネルが完成する．臍テープ（綿テープ）か Penrose ドレーンをトンネルに通し，膵頸部を門脈-上腸間膜静脈（PV-SMV）合流部から挙上できるようにする．

十二指腸で切離して幽門を温存するか幽門側胃切除を行うかは，外科医の好みと十二指腸近位側の状態で決める．十二指腸近位側や胃遠位側に腫瘍の浸潤があるとき，十二指腸の腫瘍が広く進展しているとき，幽門狭窄の臨床所見があるとき，術前照射を行ったときは，幽門温存が禁忌である．

幽門を温存するときは，十二指腸は幽門から 2～4 cm 以上離れた場所で切離しないと，幽門に近い場所で十二指腸と空腸を吻合することになって幽門浮腫や胃排泄遅延を起こす．

近位側で胃か十二指腸を切離したら，次は膵頸部を切離する．上膵動静脈と下膵動静脈のアーケードは，膵臓の上縁と下縁で切離線の近位側と遠位側に「8 の字縫合」をかけて制御する．新しい外科メスを使って鋭的に膵頸部を切離し，切除断端を凍結切片の迅速診断に提出する．

切除断端が陽性と判明したときは，膵体部の近位側を脾静脈から剥離して膵実質の追加切除を行う．最初は膵実質の切離面から出血するので，細い動脈は縫合止血し，ほかの出血は圧迫止血し，膵切離面を過剰に凝固止血する誘惑を避ける．

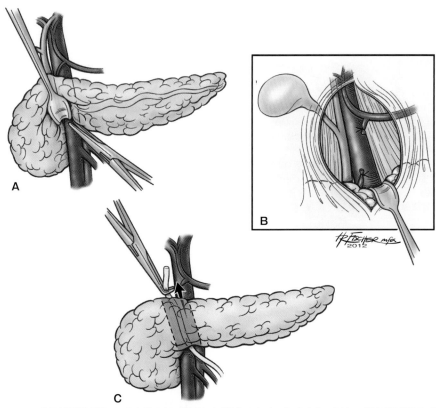

図 3　手術イラスト．上腸間膜静脈（SMV）を膵下縁で安全に剥離するための目印（A），胃十二指腸動脈（GDA）を結紮したあと門脈（PV）を膵上縁で安全に剥離するための目印（B），膵下縁と膵上縁の剥離を進めたあと膵頸部の背側に臍テープ（綿テープ）を通す操作（C）を示している．

空腸の近位側を切離し，十二指腸の腸間膜を鉗子で挟んで結紮するか超音波メスを使って切離する．腸間膜を切離するときは，小腸壁のすぐ近くで切離し，上腸間膜動静脈を腸間膜の切離に巻き込まないようにする．Treitz 靱帯（十二指腸提筋）の欠損部を通して，空腸の近位側を右上腹部に出す．

切除の残りは，膵鉤状突起と後腹膜の付着の切離である．出血量が多くなり，腸間膜の血管を損傷しやすい操作であり，系統的に順序立てて行わないといけない．

SMV とその 1 次分枝を切除標本から遊離させると，SMV が膵鉤状突起と SMA から持ち上がる．この剥離を安全に行うには，SMA の外膜縁に近接する層を見つけることが重要であり，後腹膜縁が確実にわかる．

SMA から膵鉤状突起に流入する動脈は 2 種類あり，上膵十二指腸動脈（SPDA）と下膵十二指腸動脈（IPDA）を細い糸で結紮する．切除標本が完全に遊離したら，膵鉤状突起部の断端にマークをつけ，病理に提出する．右上腹部を洗浄して止血を確認する．

Child 法による再建

再建は Treitz 靱帯の閉鎖から始め，非吸収糸の連続縫合で行うのがよい．中結腸動静脈のすぐ右側にある横行結腸間膜の穴を通して空腸近位側を持ち上げ，膵空腸吻合・胆管空腸吻合・腸管空腸吻合（胃空腸吻合か十二指腸空腸吻合）を行う．

膵空腸吻合には多数の方法があり，膵管と粘膜を縫合する 2 層吻合法，膵臓の断端を空腸の側壁に埋め込む陥入法，膵臓と空腸を端端吻合する重積法などがある．それぞれの吻合法は膵液漏の回避に関して明らかな優劣はなく，残存膵の大きさ・性状と膵管の口径によって選択される．

次に胆道再建を行う．膵空腸吻合部から 10～20 cm 遠位側で胆管を吻合する．胆管と空腸粘膜の吻合は，モノフィラメント糸を使って結節縫合で行う．横行結腸間膜の欠損部は吸収糸の結節縫合を行って空腸の周囲で閉鎖する．

最後に，胃切除のときは胃空腸吻合，幽門温存のときは十二指腸空腸吻合を行い，膵頭十二指腸切除の最終段階に入る．結腸前ルートがよく，胆管空腸吻合から 50 cm 遠位側で吻合する．

通常は膵空腸吻合部に閉鎖式吸引ドレーンを留置するが，すべての患者にドレーンが必要かどうかは異論がある．ドレーンを好む外科医は，手術後にドレーン排液のアミラーゼを調べ，膵液漏の早期診断に役立てる．ドレーンを嫌う外科医は，膵液漏は処置しなくても閉鎖することが多く，ドレーン排液のアミラーゼを監視しても入院期間が不必要に長くなるだけと言って反論する．

参照 『ゾリンジャー外科手術アトラス』「膵頭十二指腸切除」（276～293 ページ），『消化器外科のエビデンス 第 2 版』「膵臓がんの予防的バイパス」（465～466 ページ），『外科医のためのエビデンス』「進行がん手術：閉塞症状にバイパスは有用か」（114～118 ページ）．

注意事項

手術手技と患者選択の改善に伴い，以前なら切除不能と考えられた患者，とくに局所進行癌の患者や腸間膜血管に浸潤がある患者にも，膵頭十二指腸を適用する機会が徐々に増えている．SMV・肝動脈・SMA の切除と再建は，膵頭十二指腸切除の手術手技に含まれており，とくに術前化学照射療法のような集学的治療を行う状況では手術手技に含まれる．

経験豊富な外科医の腕であれば，血行再建は安全に行え，切除断端が陰性になる成果が得られるが，血管合併切除・再建を行う拡大膵頭十二指腸切除によって生存率が向上するという確かな証拠はない．

したがって，血管の合併切除を追加する膵頭十二指腸切除は，血行再建の手技に習熟した外科医だけが行い，術前補助療法を含む集学的治療のプロトコールの一環として行うのがよい．

SMV の切除・再建は十分に研究されており，膵頭十二指腸切除の付加的手技になっている．手術件数が多い膵臓センターによると，SMV を合併切除した患者の周術期の成績と腫瘍学的な成績は，血管浸潤がなかった患者と同じである．

SMV の再建には，一期的に縫合する修復法，パッチを当てる静脈形成法，一期的に吻合する方法，静脈グラフトを間置する方法などがある．人工血管を利用する方法もあるが，開存期間が短く，感染の危険性が高いので，ふつうは使われない．

最近，膵頭十二指腸切除を低侵襲手術で行う外科医や施設があり，経験を積み重ね始めている．完全腹腔鏡手術や完全ロボット手術が開発され，

患者数が少ない研究で周術期の成績はよい．巷間で評判の利点は，疼痛が軽く，創感染が少なく，社会復帰が早いことであるが，膵頭十二指腸切除で頻度が高く問題となりやすい膵液瘻や胃排泄遅延などの術後合併症が減るというデータはない．

術後管理

膵頭十二指腸切除を受けた患者は，外科治療室で献身的な管理を行う．重症の併存疾患がある患者や手術中に問題があった患者は，施設の能力に応じて集中治療室で管理するのがよい．

通常の大きな手術と同じように，肺合併症や血栓塞栓症を防ぐには，十分な術後鎮痛処置による早期離床の促進が重要である．未分画ヘパリンや低分子量ヘパリンの皮下注射は，手術前に行って手術後も続ける．

経鼻胃管による減圧を術後24～48時間続けるが，長い習慣で標準となっている経鼻胃管の必要性に異論を唱える施設もある．経口摂取を少しずつ段階的に進め，胃腸機能が回復するまで少しずつ頻繁に食事するように励ます．

20％の患者に胃排泄遅延が起こり，持続性の嘔気・むかつき・胃膨満を訴える．多くの患者は制吐薬を処方して経過を観察すれば徐々に改善するが，症状が続く患者は経鼻胃管が必要になる．

術後1週間で経口摂取が回復しなかった患者は，栄養補給が必要であり，静脈栄養を行うか，できればX線透視下に経鼻空腸チューブを挿入して経腸栄養を行う．

メトクロプラミド（ドパミン受容体拮抗薬）やエリスロマイシン（モチリン分泌促進薬）などの消化管運動改善薬の予防投与は，膵頭十二指腸切除で幽門温存や胃切除を受けた患者の臨床試験で，胃排泄遅延の減少には無効であり，とくにメリットはない．

膵液瘻は術後5日目にアミラーゼを含むドレーンの排液が多いことで定義されており，8％～20％の患者に起こり，手術中の膵実質の性状と関連がある．感染性合併症がない患者は，適切なドレナージで経過観察する．敗血症がない患者や排液量が少ない患者（＜200 mL／日）は，経口摂取を続けてもよい．

膵液瘻は排液量が少なければ，経過中に突然止まることが多いので，退院して外来通院で管理でき，排液が継続的に少量（＜30 mL／日）になったらドレーンを抜去する．排液量が多い患者や感染性合併症がある患者は，絶飲食やオクトレオチド（消化管ホルモン抑制薬）の皮下注射で腸管を安静に保つため，静脈栄養が必要になる．

膵液瘻は腸管麻痺（ileus）・胃排泄遅延・創感染・創離開・腹腔内出血などの合併症を引き起こす．GDA断端の仮性動脈瘤は，顕在化した膵液瘻だけでなく，顕在化しなかった膵液瘻も発生に関与する．潜在的に致命的な合併症である．仮性動脈瘤が破裂して腹腔内出血を起こした患者は，十分な輸液と血管造影を行い，カテーテルで塞栓するか動脈瘤をつぶして止血する．

一部の例外を除き，患者が衰弱するような膵液瘻でも保存的に治療する．膵空腸吻合をやり直すのは無駄であり，汚染がある術野の再手術で膵全摘を敢行するのは不可能に近い．経皮的ドレナージが十分でない患者や敗血症を制御できない患者は，手術して腹腔を洗浄し，膵周囲にドレーンを追加する．

症例の結末

この患者は膵頭十二指腸切除を行い，切除断端は陰性であり，手術は成功した．膵液瘻の術後合併症を起こし，アミラーゼ濃度は高いが，排液量は少なかった．低脂肪食にしてドレーンを留置したまま，術後7日目に自宅に退院した．術後3週目に排液は微量になり，ドレーンを抜去した．術後補助化学療法を行い，手術から18か月たった現在，再発なく健在である．

重要事項

- 閉塞性黄疸の患者で腹痛がないときは，何よりもまず悪性腫瘍を考える．
- 閉塞性黄疸で胆管拡張があるときは下部胆管閉塞であり，最初に膵臓の精密CT検査を行う．
- 膵頭部に腫瘍がある患者に減黄処置や組織生検を行うかどうかは，患者が手術に適格かどうか，腫瘍が切除できるかなど，肝胆膵手術に習熟した外科医が全体的な治療計画を考えて決める．
- 膵臓癌の治療には外科切除が必要であるが，外科切除だけでは不十分である．膵臓癌には

- 集学的治療が必要であり，外科切除・放射線照射・全身化学療法を併用する．
- 手術は最初に腹腔内を徹底的に検索し，転移がないかどうか，切除可能かどうかを評価する．
- 上腸間膜静脈（SMV）の切除・再建は，経験豊富な外科医が患者を適切に選んで行えば安全に施行でき，腫瘍学的な予後が十分に得られる．
- 膵液漏や胃排泄遅延などの術後合併症は，早期発見して総合的に治療すれば安全に管理できる．

参考文献

Abrams RA, Lowy AM, O'Reilly EM, et al. Combined modality treatment of resectable and borderline resectable pancreas cancer : expert consensus statement. Ann Surg Oncol. 2009 ; 16 : 1751-1756.

Bassi C, Dervenis C, Butturini G. Postoperative pancreatic fistula : an international study group (ISGPF) definition. Surgery. 2005 ; 138(1) : 8-13.

Evans DB, Farnell MB, Lillemoe KD, et al. Surgical treatment of resectable and borderline resectable pancreas cancer: expert consensus statement. Ann Surg Oncol. 2009 ; 16(7) : 1736-1744.

Simeone DM. Complications of pancreatic surgery. In : Doherty GM, ed. Complications in Surgery. 1st ed. Philadelphia, PA : Lippincott, Williams & Wilkins, 2006 : 463-476.

van der Gaag NA, Rauws EA, van Eijck CH, et al. Preoperative biliary drainage for cancer of the head of the pancreas. N Engl J Med. 2010 ; 362 : 129-137.
　論文紹介　オランダの臨床試験（N＝202）では，閉塞性黄疸がある膵頭部癌患者を術前胆道ドレナージの有無で割りつけると，ドレナージ関連合併症（胆管炎やステント閉塞）は46％である．手術死亡率は差がなく，術後合併症は47％と37％，手術部位感染は15％と10％，膵空腸吻合不全は8％と12％，胃排泄遅延は18％と10％，再手術は12％と14％であり，膵頭部癌患者のルーチンの減黄処置は避けたほうがよい．

30 ガストリノーマ
Gastrinoma

GEOFFREY W. KRAMPITZ and JEFFREY A. NORTON

症例

22歳の男性．心窩部痛で来院．病的肥満と消化性潰瘍の既往がある．3か月間プロトンポンプ阻害薬（PPI）を服用したが，1年前から腹痛と下痢が続いている．前回の内視鏡検査では，十二指腸球部に大きさ1cmの活動性潰瘍があり，ピロリ菌は陰性であった．腹痛は焼けるような心窩部痛であり，下痢は1日に4～5回の軟便である．

症例の詳細

よく聞くと，3年前から倦怠感が少しずつ増強しており，抑うつ気分が進行している．骨痛と筋肉痛もあり，原因は体重増加と思っている．右鼠径部に可動性のある柔らかい腫瘤があり，以前の脂肪腫に似ている．システムレビューでは，発熱・悪寒・寝汗・体重減少・頭痛・失神・視力障害・乳汁分泌・動悸・息切れ・紅潮・嘔気・嘔吐・血便・血尿・排尿障害はない．

既往歴では，16歳のときに女性化乳房を生じ，精密検査でプロラクチンが280 ng/mL以上の高値であり［訳注：男性の基準値は3.6～12.8 ng/mL］，大きさ2.1 cmの下垂体腺腫が見つかった．外科的縮小術（乳房形成術）を行い，カベルゴリン（ドパミン作動薬）でプロラクチン値は正常範囲に下がり，現在は40 ng/mLである．最近のMRI検査で腫瘍径はやや縮小しており，視野検査によると病状の進行はない．

脂肪腫は過去5年間に複数回の切除を受けている．低ゴナドトロピンによる性腺機能低下症もあり，テストステロン貼付薬で補充しているが，症状はほとん改善しない．病的肥満［訳注：BMI ≧ 40］は食事療法を行っているが，成功しておらず，インスリン抵抗性は薬剤が不要の状態である．

家族歴では，現在54歳の母親が35歳のときから無月経であり，精密検査で下垂体腺腫が見つかり，薬物療法を受けている．4～5年後に副甲状腺過形成が見つかり，副甲状腺亜全摘術（3.5腺切除）を受けた．最近は心窩部不快感が増強しており，近日中に検査を受ける予定である．

診察では，顕著な肥満がある（BMI 56）．視野欠損はなく，神経学的な異常もない．乳汁分泌はなく，脈拍は正常範囲で不整もなく，胸部の聴診で呼吸音は正常である．腹部は突出しているが，柔らかく，膨隆や圧痛はない．直腸指診で前立腺は正常であり，直腸腫瘍や血液付着はない．男性生殖器は正常．右鼠径部に大きさ4cmの柔らかい軟部組織の腫瘤があり，圧痛はなく，可動性がある．手足は脈拍緊張が良好で，ばち指やチアノーゼはない．

鑑別診断

この臨床シナリオの患者は，Zollinger-Ellison症候群（ZES）の古典的な症状が揃っている．消化性潰瘍や高ガストリン血症を生じる別のよくある病気に症状が似ているため，Zollinger-Ellison症候群は診断が遅れることが多い．

胃酸分泌過剰による消化性潰瘍を起こす病気には，胃出口閉塞症（幽門狭窄），Billroth II再建後の胃前庭部遺残［訳注：十二指腸液の流入による胃酸分泌の増加］，G細胞過形成［訳注：胃前庭部G細胞過形成，pseudo-Zollinger-Ellison syndrome］がある．

胃酸分泌過剰がなく消化性潰瘍を起こさない病気には，迷走神経切離術後の状態，胃バイパス術後の状態，悪性貧血［訳注：壁細胞と内因子に対する自己抗体と高度萎縮性胃炎］，萎縮性胃炎，短腸症候群，慢性腎不全，ピロリ菌感染，VIPoma［訳注：vasoactive intestinal polypeptide産生腫瘍で水様性下痢と低K血症］，胃照射があり，胃酸分泌がなく無酸症

になるので，高ガストリン血症を呈する．
　この患者は閉塞症状がなく，腹部手術や照射の既往もなく，腎不全・胃炎・貧血もない．内視鏡では消化性潰瘍があり，ピロリ菌が陰性で標準的なプロトンポンプ阻害薬(PPI)に抵抗性であり，慢性下痢があることから，Zollinger-Ellison 症候群が疑われる．

> 補足　下垂体腺腫は 20～50 歳に生じ，ホルモン過剰症は 40％がプロラクチン，20％が成長ホルモンであり，局所症状には汎下垂体機能不全・両耳側半盲・頭痛がある．治療は，外科療法(経鼻的手術か開頭手術)±照射療法であり，プロラクチン産生腫瘍や成長ホルモン産生腫瘍にはブロモクリプチン(ドパミン作動薬)が有効である．

▌基本事項

　1955 年に Zollinger と Ellison は，膵島腫瘍に関連して発生した多発空腸潰瘍の 2 症例を報告した．通常の減酸手術に抵抗性であり，今では膵島腫瘍がガストリノーマであり，ガストリン過剰産生による胃酸過剰分泌が難治性の消化性潰瘍を引き起こすことが知られている．

　ガストリノーマは膵島腫瘍ではインスリノーマに次いで多く，発生頻度は年間 0.1～3.0 人/100 万人であり，消化性潰瘍の原因の 0.1％～1.0％を占める．80％は散発的に生じるが，20％は家族性に生じ，多発性内分泌腫瘍症 1 型(MEN-1)である．

　MEN-1 は，1954 年に Wermer が 11q13 染色体にあるがん抑制遺伝子 menin の変異であることを明らかにした．副甲状腺の過形成，十二指腸や膵臓の神経内分泌腫瘍，下垂体前葉の腫瘍，脂肪腫，甲状腺の腺腫，副腎皮質の腺腫などを生じる．

　MEN-1 の 50％に Zollinger-Ellison 症候群を合併し，ガストリノーマは十二指腸や膵臓の機能性神経内分泌腫瘍の中で最も頻度が高い．

　Zollinger-Ellison 症候群はよく知られており，診断学も進歩しているが，多くの研究で発症から診断までの平均期間は 8 年であり，疾患の認知と診断の改善が必要である．

> 補足　多発性内分泌腫瘍症(multiple endocrine neoplasia, MEN)は常染色体優性の遺伝性疾患であり，1 型(MEN-1, Wermer 症候群)は副甲状腺機能亢進症(尿路結石や高 Ca 血症)・膵島腫瘍(消化性潰瘍や低血糖)・下垂体腫瘍(無月経・乳汁分泌・頭痛)があり，皮膚腫瘍(顔面血管線維腫・母斑・脂肪腫)や副腎皮質腫瘍を伴う．2 型(MEN-2, Sipple 症候群)は甲状腺髄様癌(頸部腫瘤)と副腎褐色細胞腫(高血圧・糖尿病・頭痛)があり，副甲状腺機能亢進症(MEN-2A)や粘液神経腫(MEN-2B)を伴う．甲状腺髄様癌の 20％～40％，褐色細胞腫の 5％～10％は MEN-2 である．

▌精密診査

　消化性潰瘍の患者のうち，難治性・再発性・非定型・要手術・ピロリ菌陰性があれば，Zollinger-Ellison 症候群を疑って精密検査を行う．副甲状腺機能亢進症・尿路結石・家族歴で MEN-1 が考えられる患者も，Zollinger-Ellison 症候群を疑う．

　最初に空腹時の血清ガストリン濃度を測定する．Zollinger-Ellison 症候群では，高ガストリン血症(＞100 pg/mL)が高頻度に見られる(感度 99％)．プロトンポンプ阻害薬を服用すると高ガストリン血症を生じるので，検査前 1 週間の服薬をチェックしないといけない．

　この臨床シナリオの患者では，ガストリン値は 1,210 pg/mL と明らかに高値である．基礎酸分泌量(BAO)も 39 mEq/時と高値であり(正常は＜15 mEq/時，減酸手術では＜5 mEq/時)，胃内 pH は 1.7 と低値であり，過酸状態が示唆される．基礎酸分泌量ほど正確ではないが，胃内 pH ≦ 2 は Zollinger-Ellison 症候群に合致し，胃内 pH ＞3 は Zollinger-Ellison 症候群を否定できる．多くの患者は胃酸分泌が亢進しており，空腹時の血清ガストリン濃度は軽度の高値(100～1,000 pg/mL)であり，診断の確定にはセクレチン刺激試験(SST)が役立つ．

　Zollinger-Ellison 症候群の 20％は MEN-1 と関連して発症し，MEN-1 の 40％は Zollinger-Ellison 症候群が主要症状なので，Zollinger-Ellison 症候群の精密検査では MEN-1 を常に除外しないといけない．

　この患者には下垂体腺腫・脂肪腫・倦怠感・抑うつ気分・骨筋肉痛など，Zollinger-Ellison 症候群と関係なく MEN-1 に合致する症状や徴候がある．

　MEN-1 で高頻度に見られる副甲状腺機能亢進症を調べるには，最初に血性カルシウム濃度を測定し，必要があれば副甲状腺ホルモン(PTH)値を測定する．この患者はカルシウム値が 12 mg/dL，副甲状腺ホルモン値が 146 pg/mL であった

[訳注：カルシウムの基準値は8.4～10.2 mg/dL，副甲状腺ホルモンの基準値は10～60 pg/mL］．

Zollinger-Ellison症候群を生化学的に診断したあとは，ガストリノーマの局在診断と性状を調べ，手術適応や切除方法を決める．ガストリノーマ三角は，上方が胆嚢管の総胆管合流部，外側が十二指腸下行脚と水平脚の移行部，内側が膵頭部の三角形であり，ガストリノーマの80％はこの中に見つかる．MEN-1に関連したガストリノーマは，多発・小型・十二指腸原発の傾向がある．

この患者は，経口造影と静脈造影を併用した5 mmスライスの膵臓精密CTを行ったところ，膵頭部の上方内側に大きさ3 cmの腫瘍があり，上腸間膜静脈に接している（図1）．

CT検査の感度は腫瘍径と関連があり，3 cm以上の腫瘍は83％～95％，1～3 cmの腫瘍は30％，1 cm以下の腫瘍は検出できない．また，ガストリノーマの肝転移はCT検査で50％しか検出できない．

次にソマトスタチン受容体シンチ（SRS），別名オクトレオスキャン（octreoscan）を行ったところ，CT検査の3 cmの腫瘍に一致して膵頭部領域に限局性の集積が見られ（図2），膵頭部の前面に1 cmの腫瘍，十二指腸に接する膵頭部の下部に8 mmの腫瘍が見つかったが，肝転移は見られなかった．このように，オクトレオスキャンはCT検査に比べて感度が高く，ほかのどの画像検査よりも感度が高い．

Zollinger-Ellison症候群の診断におけるオクトレオスキャンの検査特性は，感度90％，特異度100％，陽性的中率100％であるが，非常に小さい腫瘍については感度が低く，2.2 cm以上の腫瘍は96％，1.1～2.2 cmの腫瘍は64％，1.1 cm以下の腫瘍は30％である．十二指腸のガストリノーマは腫瘍の大きさが1 cm以下のことが多く，オクトレオスキャンでも腫瘍の50％を見落とす．

この患者では，下垂体腺腫・副甲状腺機能亢進症・多発性膵島腫瘍・脂肪腫の症候があり，母親にはプロラクチン産生腫瘍と副甲状腺機能亢進症があり，MEN-1が強く疑われる．患者・母親・兄弟2人が遺伝子検査を受け，menin遺伝子の変異を調べたところ，患者と母親にT-278変異があり，MEN-1の遺伝子診断が確定した．

診断と治療

MEN-1に関連したZollinger-Ellison症候群の治療の第1目標は，薬物療法による症状の制御である．この患者はZollinger-Ellison症候群の診断がついたので，プロトンポンプ阻害薬を再開し，基礎酸分泌量が15 mEq/時になるように用量設定したところ，パントプラゾール80 mg（4錠）を1日2回服用することになった．

MEN-1に関連したZollinger-Ellison症候群の治療の第2目標は，副甲状腺過形成の治療である．Zollinger-Ellison症候群の症状は，副甲状腺機能亢進症に伴う高カルシウム血症によって悪化するので，経頸的副甲状腺亜全摘（3.5腺切除）を行う．手術の結果，高ガストリン血症の標的臓器への作用が減るので，薬物療法によるZollinger-Ellison症候群の制御も改善する．

MEN-1に関連したZollinger-Ellison症候群の治療の第3目標は，手術療法の候補かどうかを決めることである．家族性のガストリノーマは，散発性のガストリノーマに比べて，膵周囲リンパ節に転移する傾向があるが，発育が緩慢で肝転移を起こしにくい．肝転移は最も重要な予後因子であり，MEN-1に関連したZollinger-Ellison症候群は長期的な予後がよい．

MEN-1に関連した疾患の手術は治癒率が低いが（0％～10％），原発巣を切除すれば肝転移を回避できるかもしれず，長期生存の可能性が期待できる．腫瘍の大きさが2 cm以上になると，肝転移を起こすようになるので，2 cm以上の腫瘍があれば手術療法が勧められる．この患者は3 cm

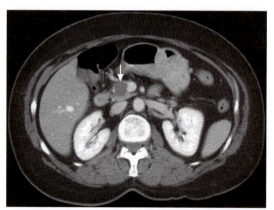

図1 腹部CT．膵頭部に大きさ3 cmの腫瘍があり，上腸間膜静脈に接する．

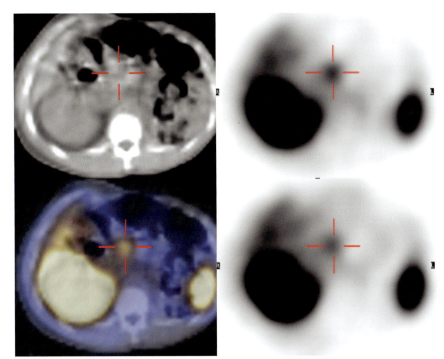

図2 オクトレオスキャン．CT検査の3cmの腫瘍に一致して膵頭部領域に限局性の集積が見られる．

以上の腫瘍があるので，手術療法は妥当である．

手術方法

MEN-1では，腫瘍が膵臓や十二指腸に多発しているので，生化学的な治癒はない．手術の目標は肝転移を予防することであり，腫瘍関連死を回避することである．したがって，正常組織をできるだけ温存して腫瘍を切除する手術方法が勧められる．

一般にZollinger-Ellison症候群の手術は，膵体尾部の腫瘍切除，膵頭部の腫瘍核出，十二指腸切開による腫瘍切除，膵周囲リンパ節の試験採取からなる．このような手術で長期的な予後は良好であり，術後合併症も少なく，治癒切除をめざして膵頭十二指腸切除（Whipple法）をルーチンに行うことは勧められない．

ただし，膵頭部の塊状腫瘍，乳頭に浸潤する腫瘍，胆管や大血管に浸潤する腫瘍膵頭十二指腸切除が必要になることがあり，この患者は膵臓に複数の腫瘍があり，膵頭部に上腸間膜静脈に接する塊状腫瘍があるので，膵頭十二指腸切除になる可能性を説明して同意を得た．

■補足 膵頭十二指腸切除は，日本ではChildが有名であるが，欧米ではWhipple手術と呼ばれている．歴史的には，Whippleが1935年にVater乳頭部癌3例の分割手術を報告しており，1例目は吻合不全で死亡したが，2例目は9か月生存（死因は肝膿瘍），3例目は24か月生存（死因は肝転移）した（Ann Surg 1935;102:763-79）．Whippleは1940年に一期的切除再建を報告しており，Childが初めて文献に登場するのは1943年の一期的切除再建の報告であり，胆管ではなく胆嚢を空腸に吻合している（Ann Surg 1943;118:838-42）．

膵頭十二指腸切除（表1）

両季肋下切開で開腹し，腹腔内を検索する．肝臓の視触診で肝転移がないことを確認し，癌性腹膜炎や遠隔転移がないことも確認する．固定式開創器（Thompson）をかけて術野を確保し，胆嚢を摘出する．

次は門脈の剥離である．最初に総肝動脈を同定して保護し，総胆管を調べて口径が正常であることを確認する．総胆管を同定したら直角鉗子をかけて血管テープを通し，総肝動脈と総胆管の間にある門脈を同定する．

膵臓の上縁で胃十二指腸動脈を同定し，2-0絹糸2本で結紮する．3-0絹糸で総肝動脈側に貫通結紮を追加し，15番メスで切離する．最初に胃十二指腸動脈を処理すると，膵頭部の背面を上腸

表1 膵頭十二指腸切除（Whipple法）

1. 両季肋下切開で開腹し，腹腔内を検索する．
2. 右側結腸を授動し，Kocher法で十二指腸を授動する．
3. 網嚢を開放し，膵頸部で上腸間膜静脈の前面を剝離する．
4. 胆嚢を摘出し，門脈を剝離し，胃十二指腸動脈を結紮・切離する．
5. 近位側空腸・十二指腸・膵頭部・胆管を切離する．
6. 膵鉤状突起を上腸間膜動脈から剝離する．
7. 膵空腸吻合・胆管空腸吻合・胃空腸吻合を行って再建する［訳注：この順序はChild法になる］．

● 落とし穴
 ・上腸間膜動静脈や門脈から出血する．
 ・固有肝動脈を損傷する．

間膜静脈に向かって剝離することができる．

右側結腸を授動し，Kocher法で十二指腸を授動し，膵臓を十分に露出する．この患者は膵頸部の前面に1cmの腫瘍を容易に触知し，膵頭部の下部で十二指腸に接する8mmの腫瘍も触知でき，膵頭部の3cmの腫瘍が内側上方で上腸間膜静脈の側壁に接しているのも触知でき，膵臓のほかの部分は視触診で異常がなかった．

胃結腸間膜を切離して網嚢を十分に開放し，膵体尾部の下縁を外側から内側まで上腸間膜静脈に向かって剝離する．この患者は同定した上腸間膜静脈の右側壁に腫瘍が接していたが，膵頸部の下面を剝離でき，上腸間膜静脈の前面を追って門脈に到達できた．

この時点で膵頭十二指腸切除（Whipple法）が可能かどうかわかる．この患者は上腸間膜静脈と脾静脈が合流して門脈になる位置で静脈側壁の一部を切除する必要があることがわかった．幽門の遠位側2cmで十二指腸を自動切離器（GIA55）で切離する．最初に膵臓を切離し，あとで膵頭部から上腸間膜静脈や門脈に流入する血管を結紮することにした．

この患者で2番目に大きい1cmの腫瘍が切除標本に含まれるように注意し，電気メスで膵頸部を切離した．下大静脈・脾静脈・上腸間膜静脈が合流して門脈になる部位を露出する．

電気メスで胆管を切離し，膵頭部の上方でさらに胆管を門脈から剝離する．上膵十二指腸静脈を同定したら，2-0絹糸で次々に結紮する．右胃静脈に続いて下膵十二指腸静脈も剝離し，同じ方法

で結紮する．

Treitz靱帯の遠位側20cmで空腸を自動切離器（GIA55）で切離する．近位側空腸の腸間膜は超音波メス（LigaSure）で切離し，Treitz靱帯を広く開けて近位側空腸を腹腔の右側に引き出す．

膵頭部に流入する上腸間膜動脈の拍動を触れながら，上腸間膜動脈を直角鉗子による結紮か超音波メスで切離する．この操作は上腸間膜静脈の後方で行うが，膵頭部を上腸間膜動脈から完全に授動できる．

この患者では，膵頭部の腫瘍が8mmの範囲で上腸間膜静脈の側壁に癒着しており，その部分を除くと膵頭部を上腸間膜静脈から完全に遊離できた．血管用ステイプルを装着した自動切断器（TA30）を用い，上腸間膜静脈の側壁を切断した．ステイプル線の間を15番メスで切離し，切除標本を病理診断に提出した．

上腸間膜静脈は少し狭くなったが，血流は良好であった．下腸間膜静脈と脾静脈はきちんと開存しており，門脈は太いままであった．膵体部を脾静脈や下腸間膜静脈から剝離し，膵空腸吻合の準備として膵体部を授動しておく．

Child法による再建

再建は膵空腸吻合・胆管空腸吻合・十二指腸空腸吻合の順に行う［訳注：膵頭十二指腸切除での再建は，空腸と吻合する臓器を近位側から順に並べると，Whipple法は胆管→膵→胃，Child法は膵→胆管→胃，今永法は胃→膵→胆管である］．

この患者は膵管が拡張しておらず（直径2mm），陥入法で膵臓と空腸を吻合した．3-0絹糸で空腸全層と膵被膜を縫合し，2〜3cmの長さの膵体部が空腸内にはまり込むようにする．

膵空腸吻合部の遠位側6cmで総肝管を空腸に吻合する［訳注：膵空腸吻合と胆管空腸吻合の位置関係は，Whipple法では膵空腸吻合が遠位側，Child法では胆管空腸吻合が遠位側になるので，この記載ではChild法による再建になる］．吻合は4-0のPDS糸の結節縫合で行い，後壁は結び目が内側になるが，前壁は結び目が外側になる．

肝管空腸吻合部の遠位側20cmで十二指腸を空腸に吻合し，食べ物の通り道を作成する．吻合は3-0絹糸の漿膜筋層縫合と3-0のPDS糸の全層連続縫合で行う（Albert-Lembert縫合）．

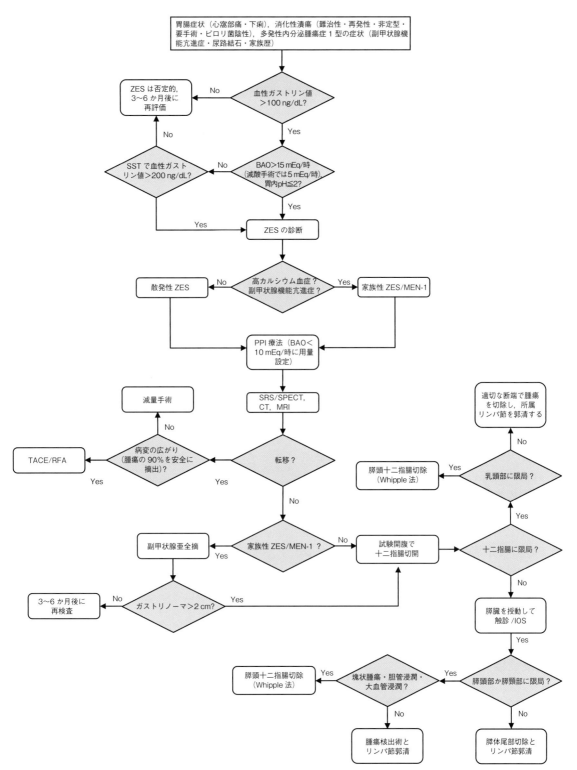

図3 診療アルゴリズム.
IOS：術中セクレチン試験，MAO：最大酸分泌量，MEN-1：多発性内分泌腫瘍症1型，PPI：プロトンポンプ阻害薬，RFA：ラジオ波焼灼療法，SPECT：放射断層撮影（シンチカメラ），SRS：ソマトスタチン受容体シンチ，SST：セクレチン刺激試験，TACE：肝動脈化学塞栓療法，ZES：Zollinger-Ellison症候群．

生理食塩水で腹腔を洗浄し，フィブリン糊（Tisseel）で膵空腸吻合部と肝管空腸吻合部を補強する．右上腹部に断面が丸い15 Frの閉鎖式吸引ドレーン（Jackson-Pratt）を2本留置する．

腹壁は筋膜を1号のPDSループ糸で2層に閉鎖し，皮膚を4-0のMonocryl糸の真皮縫合で閉鎖する．この患者は腹壁の皮下組織にいくつか脂肪腫があったので，摘出して病理診断に提出した．

参照『ゾリンジャー外科手術アトラス』「膵頭十二指腸切除（Whipple）」（276～293ページ）．

注意事項

最初の注意事項は，手術前の画像検査で見られた転移の有無を確認することである．Zollinger-Ellison症候群の患者は，肝転移が予後を決定するので，肝転移があれば，病変の広がりや切除可能かどうかによって，楔状切除・区域切除・葉切除を行って腫瘍を減量する．

2番目の注意事項は，手術前の画像検査で見られた原発巣について，本当に膵頭十二指腸切除が必要かどうか，縮小手術で十分かどうかを決めることである．この臨床シナリオの患者で記載したように，十分な大きさがある膵頭部の腫瘍は膵頭十二指腸切除が必要になる．

3番目の注意事項は，血管浸潤の有無と血行再建の必要性の有無である．散発性の腫瘍とは異なり，手術の目標は治癒切除ではなく，肝転移の予防であり，切除断端が組織学的に陰性である必要はない．この患者では，上腸間膜静脈の側壁を部分的に切除するだけにとどめ，結果的に血流を犠牲にすることなく血行再建の危険性を避け，手術の目標を達成できた．

術後管理

膵頭十二指腸切除の重大な術後合併症には，死亡・吻合不全・腹腔内膿瘍・胃排泄遅延などがある．手術手技と術後管理の進歩によって，手術件数が多い施設の手術死亡率は2%～6%と報告されている．吻合不全は8%の頻度で生じ，膵空腸吻合部が多く，ドレナージが十分に効いていれば自然に治癒することが多い．腹腔内膿瘍は5%～10%の頻度で生じ，胃排泄遅延は30%の頻度で生じるが，術後2～3週間以内に改善することが多い．

症例の結末

この患者は無事に手術が終わり，手術後の経過も順調であった．病院の標準規則に従って，手術した夕方は集中治療室に搬送し，翌日は外科系集中治療室に転室した．

術後3日目に飲水を許可し，4日目に排ガスがあった．硬膜外チューブを抜去し，疼痛は経口鎮痛薬で十分に制御できた．術後5日目に腹腔内前方の閉鎖式吸引ドレーン（Jackson-Pratt）を抜去し，6日目に後方のドレーンを抜去した．術後7日目に自宅に退院した．

病理診断は膵臓に多発した高分化型の神経内分泌腫瘍であり，最も大きい腫瘍は直径3.2cmであり，びまん性の膵島細胞過形成を背景に生じた多病巣性の腫瘍と考えられた．切除断端は陰性であったが，リンパ節転移は複数が陽性であった（4/12）．

病理学的に注意深く検索しても十二指腸に多発する微小病巣は見られなかったが，事前に発見するのは困難である．Zollinger-Ellison症候群の患者で膵頭十二指腸切除を行わないときは，十二指腸切開をルーチンに行い，十二指腸粘膜を直接見て病変を探している．とくに小さい腫瘍の発見には十二指腸切開が有用であり，1cm以下の腫瘍の発見率は手術前の画像検査が50%，十二指腸切開が90%である．

最近の前向き研究によると，散発性のZollinger-Ellison症候群で外科的腹腔検索を行った患者は，十二指腸切開を行うと短期的にも長期的にも治癒率が高い．

重要事項

- Zollinger-Ellison症候群（ZES）はガストリノーマによる疾患であり，ガストリノーマ三角の中に存在することが多く，消化性潰瘍と慢性下痢の症状を呈する．
- Zollinger-Ellison症候群の診断には，空腹時の血性ガストリン値，基礎酸分泌量（MAO），セクレチン刺激試験（SST）を利用する．
- Zollinger-Ellison症候群と多発性内分泌腫瘍症1型（MEN-1）は密接な関係があるので，血性カルシウム値と副甲状腺ホルモン（PTH）値を測定して副甲状腺機能亢進症を除外する．

- Zollinger-Ellison症候群の治療は，プロトンポンプ阻害薬（PPI）による症状の制御と外科療法の適応の評価である．
- ソマトスタチン受容体シンチ（SRS）・CT・MRIなどの侵襲がない画像検査を最初に行い，遠隔転移を検索し，切除可能な原発巣を同定する．
- 必要があれば，超音波内視鏡（EUS）のような侵襲がある画像検査を行ってもよく，原発巣を詳しく評価する．手術中に病変を同定する手段としては，触診・術中エコー（IOUS）・十二指腸切開が有用である．
- 散発性のガストリノーマは患者全員に手術療法を行うが，家族性のガストリノーマ（MEN-1）は，大きさ2cm以上の腫瘍を同定したときだけ，薬物療法に続いて外科切除を行う．
- 肝転移がある患者は，画像で確認できた腫瘍の90％以上を切除できるときは，減量手術を行う．

参考文献

Alexander HR, Fraker DL, Norton JA, et al. Prospective study of somatostatin receptor scintigraphy and its effect on operative outcome in patients with Zollinger-Ellison syndrome. Ann Surg. 1998 ; 228(2) : 228-238.

Béhé M, Gotthardt M, Behr TM. Imaging of gastrinomas by nuclear medicine methods. Wien Klin Wochenschr. 2007 ; 119(19-20) : 593-596. Review.

Birkmeyer JD, Finlayson SR, Tosteson AN, et al. Effect of hospital volume on in-hospital mortality with pancreaticoduodenectomy. Surgery. 1999 ; 125 : 250-256.

Cisco RM, Norton JA. Surgery for gastrinoma. Adv Surg. 2007 ; 41 : 165-176.

Diener MK, Fitzmaurice C, Schwarzer G, et al. Pylorus-preserving pancreaticoduodenectomy (pp Whipple) versus pancreaticoduodenectomy (classic Whipple) for surgical treatment of periampullary and pancreatic carcinoma. Cochrane Database Syst Rev. 2011 ; 5 : CD006053.

Eriksson B, Oberg K, Skogseid B. Neuro-endocrine pancreatic tumors : clinical findings in a prospective study of 84 patients. Acta Oncol. 1989 ; 28 : 373-377.

Gibril F, Reynolds JC, Doppman JL, et al. Somatostatin receptor scintigraphy : its sensitivity compared with that of other imaging methods in detecting primary and metastatic gastrinomas. A prospective study (see comments). Ann Intern Med. 1996 ; 125(1) : 26-34.

Howard TJ, Zinner MJ, Stabile BE, et al. Gastrinoma excision for cure. Ann Surg. 1990 ; 211 : 9-14.

Imamura M, Komoto I, Ota S. Changing treatment strategy for gastrinoma in patients with Zollinger-Ellison syndrome. World J Surg. 2006 ; 30(1) : 1-11. Review.

Li ML, Norton JA. Gastrinoma. Curr Treat Options Oncol. 2001 ; 2(4) : 337-346.

Meko JB, Norton JA. Management of patients with Zollinger-Ellison syndrome. Annu Rev Med. 1995 ; 46 : 395-411.

Norton JA. Gastrinoma: advances in localization and treatments. Surg Oncol Clin N Am. 1998 ; 7(4) : 845-861.

Norton, JA. Neuroendocrine tumors of the pancreas and duodenum. Curr Probl Surg. 1994 ; 31 : 77-164.

Norton, JA. Surgical treatment and prognosis of gastrinoma. Best Pract Res Clin Gastroenterol. 2005 ; 19 : 799-805.

Norton JA, Fang TD, Jensen RT. Surgery for gastrinoma and insulinoma in multiple endocrine neoplasia type 1. J Natl Compr Canc Netw. 2006 ; 4(2) : 148-153.

Norton JA, Fraker DL, Alexander HR, et al. Surgery to cure the Zollinger–Ellison syndrome. N Engl J Med. 1999 ; 341 : 635-644.

Norton JA, Jensen RT. Resolved and unresolved controversies in the surgical management of patients with Zollinger-Ellison syndrome. Ann Surg. 2004 ; 240(5) : 757-773. Review.

Norton JA, Venzon DJ, Berna MJ, et al. Prospective study of surgery for primary hyperparathyroidism (HPT) in multiple. Ann Surg. 2008 ; 247(3) : 501-510.

Peterson DA, Dolan JP, Norton JA. Neuroendocrine tumors of the pancrease and gastrointestinal tract and carcinoid disease. In : Norton JA et al, eds. Surgery : Basic Science and Clinical Evidence. 2nd ed. New York, NY: Springer, 2008.

Pipeleers-Marichal M, Somers G, Willems G, et al. Gastrinomas in the duodenums of patients with multiple endocrine neoplasia type 1. N Engl J Med. 1990 ; 322(11) : 723-727.

Pisegna JR, Norton JA, Slimak GG, et al. Effects of curative gastrinoma resection on gastric secretory function and. Gastroenterology. 1992 ; 102 : 767-778.

Thompson NW, Vinik AI, Eckhauser FE. Micro-gastrinomas of the duodenum. Ann Surg. 1989 ; 209 : 396-404.

Wank SA, Doppman HL, Miller DL, et al. Prospective study of the ability of computerized axial tomography to localize gastrinomas in patients with Zollinger-Ellison syndrome. Gastroenterology. 1987 ; 92 : 905-912.

Wermer P. Endocrine adenomatosis and peptic ulcer in a large kindred: inherited multiple tumors and mosaic pleiotropism in man. Am J Med. 1963 ; 35 : 205-212.

Wermer P. Genetic aspects of adenomatosis of endocrine glands. Am J Med. 1954 ; 16(3) : 363-371.

Zollinger RM, Ellison EH. Primary peptic ulceration of the jejunum associated with islet cell tumors of the pancreas. Ann Surg. 1955 ; 142 : 708-728.

論文紹介 1955年のZollinger（52歳）とEllison（37歳）の症例報告である．1例目は36歳の女性で2年間に7回の手術を受けて死亡し剖検で膵尾部に腫瘍．2例目は19歳の女性で2年半に6回の手術を受けて死亡し術中に膵尾部に腫瘍．十二指腸（球部以外）・上部空腸・吻合部に潰瘍を繰り返し胃酸過剰分泌がある患者は，膵臓を注意深く調べるとまれに腫瘍が見つかることがあり，組織学的には非特異的な膵島腫瘍である．

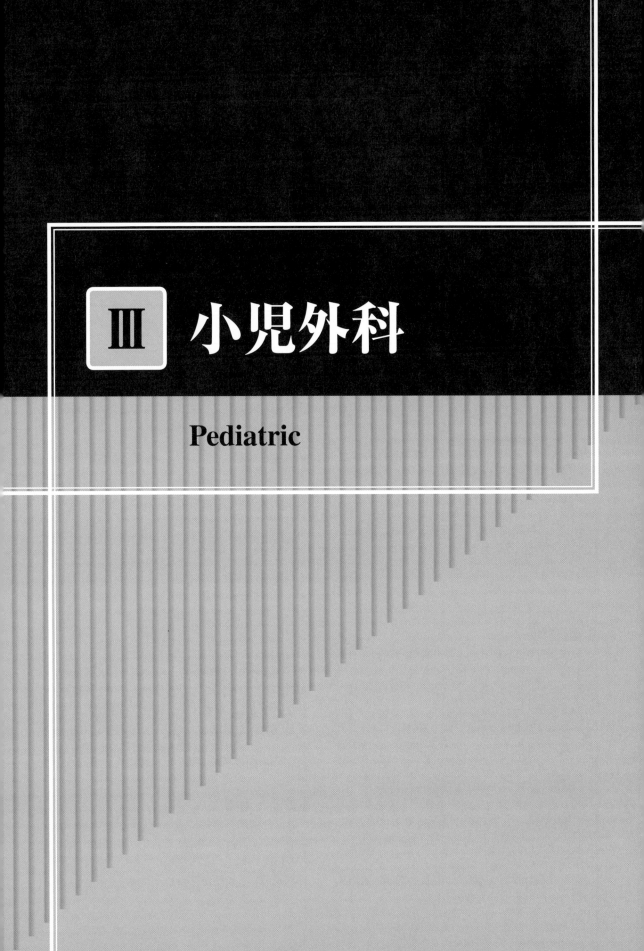

III 小児外科

Pediatric

31 肥厚性幽門狭窄症

Emesis in on Infant

ERICA R. GROSS and ROBERT A. COWLES

症例

生後4週の男児．嘔吐で両親と救急外来を受診．4～5日前に嘔吐が始まり，徐々に悪化し，小児科にかかって紹介された．患児はミルクを欲しがり，哺乳瓶で困難なく呑むが，30～60分後にほとんど吐き出してしまう．嘔吐は力強く，内容はミルクそのものである．オムツはときどき濡れる程度で，いつもより元気がない．妊娠と出産は異常なく満期産であり，これまでの成長は正常であった．患児は眠っているが，容易に目を覚ます．

症例の詳細

バイタルサインは顕著な頻脈があり，診察で大泉門は陥没している．腹部は膨隆しておらず柔かく，腫瘤や圧痛はないが，胃の蠕動が見える．鼠径部にヘルニアはない．完全血球計算（CBC）では，白血球数8,300/μL，ヘマトクリット38.6％，ヘモグロビン13.7g/dL，血小板数30.1万/μL，血液生化学では，ナトリウム136mEq/L，カリウム3.3mEq/L，クロール97mEq/L，重炭酸30mEq/L，尿素窒素7mg/dL，クレアチニン0.4mg/dL，血糖93mg/dLであり，脱水と電解質異常の治療を行うために入院となった．

鑑別診断

新生児の嘔吐は胆汁性と非胆汁性の区別が重要である．胆汁性嘔吐は，腸捻転を伴った腸回転異常を示唆し，最初に除外すべき本当の外科的救急疾患である．

この臨床シナリオの患児は，非胆汁性嘔吐であり，鑑別診断としては，ミルク不耐症（乳糖不耐症）・胃食道逆流症・肥厚性幽門狭窄症・幽門痙攣・十二指腸膜様狭窄（web）・胃不全麻痺が挙げられる．

繰り返す嘔吐は，代謝性疾患，先天性代謝異常，脳腫瘍による頭蓋内圧亢進症でも生じるが，全身性疾患や脳神経疾患は症状が嘔吐だけのことはまれである．

保護者が提供する病歴によると，肥厚性幽門狭窄症の嘔吐は力強く非胆汁性であり〔訳注：日本では噴水状嘔吐が有名〕，患児は嘔吐のあとにミルクを欲しがり，嘔吐すること以外は問題がない．嘔吐は何日も続くので，脱水の影響で患児は不活発になる．

精密診査

乳児の肥厚性幽門狭窄症は，病歴聴取と身体診察だけで大部分が診断できる〔訳注：日本では上腹部の腫瘤（オリーブ）触知が有名〕．

血清電解質と腹部超音波検査（US）は診断の確定と重症度の評価ができ，とくにUSは感度が高く，特異度も高い検査法であり，すぐに利用でき，費用がかからず，侵襲がなく，被曝の心配もない．幽門は厚さ4mm以上，長さ16mm以上を肥厚と考える（図1）〔訳注：横断面は標的に見える（target sign）〕．

放射線科医は液体が胃から十二指腸に通過するかどうかを評価する．身体診察やUSで診断がつかない特別な状況では，上部消化管造影で胃が拡張し，幽門が肥厚して胃内腔に張り出し（shoulder sign），幽門管がひものように狭い（string sign）（図2）．

診断と治療

肥厚性幽門狭窄症は，生後1～2か月の乳児の幽門閉塞で最も多い疾患であり，出生500人に1人の頻度である．白人の男児に多く，原因は不明であるが，家族歴が見られる〔訳注：男児は女児の5倍で第一子に多い〕．

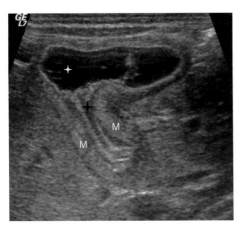

図1 腹部超音波．小児用電解質液（Pedialyte）を飲ませている．胃内（白＋）は水の濃度，幽門粘膜（黒＋）は低濃度，幽門筋（M）の厚さは5 mm，長さは20 mmであり，肥厚性幽門狭窄症の所見である．

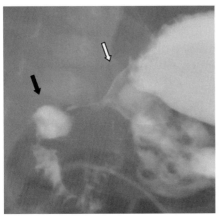

図2 経口造影．胃幽門（白矢印）と十二指腸球部（黒矢印）の間にひも状の造影剤（string sign）があり，肥厚性幽門狭窄症の所見である．

この臨床シナリオの患児は，USで幽門筋の厚さが5 mm，幽門管の長さが20 mmであり，検査の結果から肥厚性幽門狭窄症の診断が確定する．

肥厚性幽門狭窄症は外科的救急疾患ではないが，脱水と電解質異常を迅速に治療しないといけない．この患児は低カリウム・低クロール性の代謝性アルカローシスがある．脱水の進行に対して循環血液量を維持するためにアルドステロン分泌が増え，ナトリウムの再吸収とカリウムの排泄が増加している．

低カリウム血症は水素イオンの尿中排泄を促進し，逆説的酸性尿を生じる［訳注：酸性の胃液を嘔吐したアルカローシスなのに尿も酸性に傾く］．肥厚性幽門狭窄症では，症状が長くなるほど電解質異常がひどくなる．

肥厚性幽門狭窄症の患児は，手術前に十分な輸液を行い，電解質異常を補正しないといけない．最初に生理食塩水 20 mL/kg の静脈投与を行い，尿量が 1.5～2.0 mL/kg/時以上になるように点滴を続ける．

5％ブドウ糖（D5）と生理食塩水（NS）を半分ずつ混ぜた輸液は1.5倍の時間をかけて投与する．尿量が回復したらカリウムを補給する．ミルクを飲まなければ嘔吐しないので，経鼻胃管は不要である．

手術方法

幽門筋切開（開腹法）（表1）

脱水と電解質異常を修正したら，外科医は幽門狭窄を解除しないといけない．薬物療法（アトロピン）や内視鏡的拡張術が試行されているが，効果は外科治療に劣る．

標準術式はFredet-Ramstedt幽門筋切開であり，伝統的に右上腹部の横切開で行われたが，最近は臍上の曲線切開で行うことが多い．

患児を手術台で仰臥位にして経鼻胃管を挿入し，全身麻酔をかける．腹壁が柔らかくなったところで心窩部に肥厚した幽門を触れる．右上腹部か臍上で皮膚を切開し，筋層と筋膜も切開して腹腔に至る．大網を下方に牽引し，横行結腸を挙上して胃を露出する．

胃の前庭部と幽門を同定し，切開創から引き出す．左手の示指で十二指腸を把持して幽門を支持し，幽門静脈の2 mm近位側から前庭部に向かって漿膜と縦走筋を切開する（図3）．粘膜を損傷し

表1 幽門筋切開（開腹法）

1. 幽門筋の境界を触れ，幽門静脈を同定する．十二指腸を損傷しないようにする注意して表面から切開を進める．
2. 切開を近位側の前庭部まで延ばす．
3. 深部の筋層を鈍的に広げる．
4. 筋層切開を完全に行うと，粘膜が膨隆するのが見える．
5. 十二指腸に穿孔がないことを確認する．

- 落とし穴
  - 筋層切開が不完全である．
  - 十二指腸の粘膜が穿孔する．

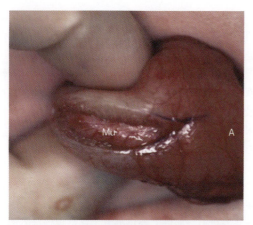

図3 術中写真．幽門を切開創から引き出し，左手で十二指腸を把持し，幽門筋を前庭部(A)まで完全に切開すると，粘膜(Mu)が膨隆するのが見える．

表2 幽門筋切開（腹腔鏡）

1. 臍部にスコープ用4mmトロッカー，左右の心窩部に操作用3mmトロッカーを刺入する．
2. 関節切開用メスで幽門の漿膜を切開し，幽門開創鉗子で深部の筋層を広げる．
3. 十二指腸を閉鎖した状態で胃に送気して粘膜に穿孔がないことを確認する．
4. 臍部の筋膜と皮膚を閉鎖し，左右の心窩部のポート刺入創はテープか接着剤で閉鎖する．

●落とし穴
・筋層切開が不完全である．
・十二指腸の粘膜が穿孔する．
・トロッカー挿入部を閉鎖するときに大網がはまり込む．

ないように注意して鈍的鉗子で残りの内輪筋を広げる．

　幽門筋切開を完全に行うと粘膜が膨隆し，幽門筋の両側が別々に動くようになる．麻酔科医が胃管に送気して胃を膨らませ，穿孔がないことを確認する．幽門を腹腔内に戻し，筋膜と皮膚を閉鎖する．

　幽門筋切開の深さと長さが不十分になるのは近位側の前庭部側が多く，症状が続いて再手術が必要になる．幽門筋切開が深く穴があくのは遠位側の十二指腸球部が多く，胃や十二指腸の内容物が漏れる．手術中に穴がわかったときは，結節縫合で粘膜を閉鎖して大網で被覆し，経鼻胃管を24時間留置して胃を減圧する．

> 補足　Pierre Fredet（1870～1946）はフランスの外科医であり，1907年に粘膜外幽門筋切開＋横縫合（extramucosal pyloroplasty）を行った．Conrad Ramstedt（1867～1963）はドイツの外科医であり，1911年に幽門筋切開（pyloromyotomy）＋大網被覆，1912年に幽門筋切開のみを行った．

幽門筋切開（腹腔鏡）（表2）

　最初に幽門筋切開を腹腔鏡で行ったのは，1991年のAlainである．臨床研究で腹腔鏡手術の安全性と有効性が示されており，開腹手術に比べて手術時間が短く，入院期間も短い．

　患児に全身麻酔をかけて手術台に仰臥位にする．モニターを患児の頭側に置き，術者は患児の足側に立つ．臍部か臍下を切開し，腹腔内にVeress針を刺入して気腹したあと，4mmトロッカーを刺入して30度斜視型スコープを挿入する．気腹圧は8～10mmHgに設定する．

　左右の心窩部に3mmトロッカーを直視下に刺入し，左手の鉗子で十二指腸の近位部を把持し，右手の関節切開用メスで幽門の漿膜を切開する（図4）．切開部位は幽門静脈を目印にして決め，深部の筋層を広げるときは幽門開創鉗子（pyloric spreader）を使う（図5）．

　十二指腸を把持して閉鎖した状態で胃に送気して膨らませ，粘膜に穿孔がないことを確認する．炭酸ガスを脱気して気腹を解除し，臍部の筋膜と皮膚を閉鎖する．左右の心窩部のポート刺入創はテープ（Steri-Strips）か接着剤（Dermabond）で閉鎖する．

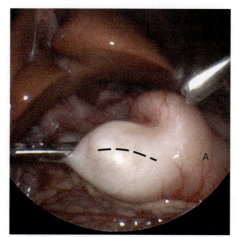

図4　術中写真．腹腔鏡下に漿膜を切開し（破線），近位側の前庭部(A)まで延ばす．

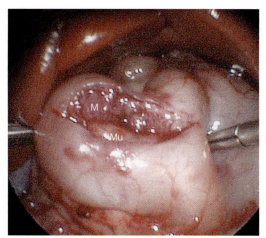

図5 術中写真．腹腔鏡下に筋層(Mu)を広げると，粘膜(M)が膨隆するのが見える．

■注意事項

　誤診はまれであるが，予想外の術中所見で幽門が正常のことがある．原因は幽門痙攣であり，腸管の安静で解除する．経口胃管を挿入して幽門を通過させるか術中造影を行って胃排泄を調べ，胃前庭部・幽門・十二指腸近位部が開存していることを確認し，上部消化管閉塞を起こすほかの病気を除外する．

■術後管理

　アセトアミノフェンを経口投与すると疼痛を十分に制御できる．経口摂取は術後4～6時間で少量の小児用電解質液(Pedialyte)を始め，許容できれば投与量を増やす．十分な量を飲むことができれば，母乳かミルクに切り替える．

　手術後に嘔吐することはよくある．嘔吐したときは3時間待ち，同じ量で再度飲ませる．経口摂取が十分になるまで維持輸液を続け，大部分の患児は術後24～48時間で退院できる．

　まれに胃運動障害などの長期的合併症を起こすことがある．術後1週間たっても嘔吐が続くときは，不十分な筋層切開や高度の胃食道逆流を検査して調べないといけない．

症例の結末

　36時間かけて十分に輸液を行い，電解質を正常化させた．入院2日目に腹腔鏡下幽門筋切開を行い，術後4時間で小児用電解質液(Pedialyte)を始め，3時間ごとに増量した．嘔吐が1回あったが，元気であり，術後1日目に退院した．4週間後の再診では，成長曲線に従って順調に体重が増加していた．

重要事項

- 新生児の嘔吐は胆汁性と非胆汁性を区別する．胆汁性嘔吐は腸捻転による腸閉塞であり，ほかの病気でなければ，外科的救急疾患である．
- 肥厚性幽門狭窄症の異常は胃出口閉塞だけではなく，脱水と電解質異常によるものである．脱水と低カリウム・低クロール性アルカローシスは，手術前に輸液で補正・監視しないといけない．
- 嘔吐が続き体重が増加しないときを除き，手術後の嘔吐は自然に消失し，手術の失敗ではない．
- 不完全な筋層切開は近位側の胃前庭部に起こり，穿孔は遠位側の十二指腸球部に起こる．

参考文献

Alain JL, Grousseau, Terrier G. Extramucosal pyloromyotomy by laparoscopy. Surg Endosc. 1991 ; 5 : 174-175.

Aldridge RD, MacKinlay GA, Aldridge RB. Choice of incision: the experience and evolution of surgical management of infantile hypertrophic pyloric stenosis. J Laparoendosc Adv Surg Tech A. 2007 ; 17(1) : 131-136.

Aspelund G, Langer JC. Current management of hypertrophic pyloric stenosis. Semin Pediatr Surg. 2007 ; 16(1) : 27-33.

Leclair MD, Plattner V, Mirallie E, et al. Laparoscopic pyloromyotomy for hypertrophic pyloric stenosis : a prospective, randomized controlled trial. J Pediatr Surg. 2007 ; 42(4) : 692-698.

　論文紹介　フランスの臨床試験(N = 102)では，肥厚性幽門狭窄症の手術を腹腔鏡(3ポート法)と開腹(臍部切開)に割りつけると，手術時間や麻酔時間は腹腔鏡手術のほうが長く，術中合併症は6%と2%，術後合併症は8%と4%であり，入院期間は3.5日と3.3日で差がなく，術後の嘔吐は74%と79%，全量摂取までの期間は30時間と31時間である．腹腔鏡手術は十二指腸損傷と循環動態不安定が1例ずつ，再手術が3例ある．

32 Meckel 憩室出血
Rectal Bleeding in a Young Child

GAVIN A. FALK and OLIVER S. SOLDES

> **症 例**
>
> 18か月の男児．下血で救急外来を受診．3日前から時折，鮮紅色の肛門出血があった．腹痛はない．身体診察では，男児は静かにしており，頻脈があるが，低血圧はない．腹部は柔らかく，圧痛・膨満・腫瘤痛はないが，顔面蒼白で，元気がない．不安そうな母親によると，血液凝固障害・炎症性腸疾患・ポリポーシスの家族歴はない．病気や吐血の既往もなく，胃管を挿入しても吸引物はきれいである．

■ 鑑別診断

下部消化管出血の原因は，新生児（＜30日）・乳児（30日〜1年）・小児（1〜12歳）・思春期（＞12歳）によって異なる．とくに病気がない小児の下血は，自然に治癒することが多い．

小児（1〜12歳）の下血の鑑別疾患には，Meckel憩室（MD）・炎症性腸疾患・腸管ポリープ・腸管重複症が挙げられ，まれな疾患として，動静脈奇形・静脈瘤（肝疾患）・上部消化管出血（消化性潰瘍）がある．

低年齢の小児（＜4〜5歳）では，Meckel憩室が下部消化管出血の最も多い原因であり，ときに出血量が多く，輸血が必要になることがある．

■ 精密診査

包括的な病歴聴取と十分な身体診察のあとは，基本的な血液検査を行って評価し，完全血球計算（CBC）・凝固系・血液型/不規則抗体検査（type & screen）を行う．

この臨床シナリオの患児は，ヘモグロビン値が11 g/dL，血小板数・骨形成蛋白（BMP）・PT-INR・APTT は正常であり，Meckel 憩室シンチ（^{99m}Tc 過テクネチウム酸塩スキャン）を行うことになった．この検査は Meckel 憩室にある異所性胃粘膜を検出する画像診断法である．

補足 血液型/不規則抗体検査（type & screen）は，血液型（ABO/Rh）と不規則抗体を調べて，Rh（＋）・不規則抗体（−）のときは交差試験を行わず，輸血が必要になった時点で交差試験（主試験）を生理食塩水法（迅速法）で行う方法である．目的は血液製剤の有効利用，検査業務の省力化，医療費の削減であり，術前検査では，輸血の可能性が30％以下の手術や予測出血量が600 mL 以下の手術が対象になる．

■ 基本事項

Meckel憩室の合併症は，発生学的な起源という関連でとらえると理解しやすい．Meckel憩室は小腸の憩室で最も多く（図1），小腸壁の全層からなる真性憩室である．

胎生期には，卵黄嚢（yolk sac）と胎児の中腸が臍腸管（omphaloenteric duct）/卵黄管（vitelline duct）でつながっており，中腸の発生に関与しているが，ふつう8週までに閉鎖して消失する．臍腸管の閉鎖が途中で停止するといろいろな臍腸管奇形を生じるが，最も多いのがMeckel憩室である．

Meckel憩室は臍腸管の中枢側が消退せずに遺

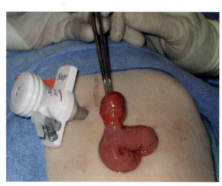

図1 手術写真．腹腔鏡補助下手術では臍部の創からMeckel憩室を引き出し，体外で憩室を切除する．

残したものであり，回腸終末部の腸間膜対側に生じる．Meckel憩室は臍腸管と並走する1対の卵黄動脈に栄養されており，左卵黄動脈は退縮し，右卵黄動脈は上腸間膜動脈を生じて終末枝が憩室の先端につながる．

臍腸管の不完全退縮と卵黄動脈の遺残に腹壁との分離障害が重なると，索状物が臍基部につながる．臍腸管の退縮範囲によっては，卵黄管瘻(尿膜管瘻)・卵黄管洞(尿膜管洞)・卵黄管嚢胞(尿膜管嚢胞)・線維性卵黄嚢管(尿膜管索)などになる．

Meckel憩室の特徴を示す備忘録に「2の法則」がある．頻度は2%，場所は回盲弁から2フィート(60 cm)，長さは2インチ(5 cm)，発症は2歳，性差は男児が女児の2倍，異所性組織は2種類あり，80%は胃粘膜，5%は膵組織，15%は両方である．胃粘膜は機能的活性があり，塩酸を分泌する．Meckel憩室の出血の病態は，異所性胃粘膜に近い回腸の潰瘍からの出血と考えられている(図2)．

低年齢の小児の下血の原因はMeckel憩室が最も多いが，Meckel憩室の合併症は腸閉塞のほうが多い(閉塞30%，出血27%)．憩室と腹壁臍部をつなぐ線維性の卵黄嚢管に小腸が絡まると腸捻転を起こし[訳注：急性虫垂炎に似た症状を呈する]，腸間膜と憩室先端をつなぐ索状物(卵黄動脈の遺残)に腸管が入り込むと内ヘルニアを起こし，異所性組織が病的先進部になると腸重積を起こす．

異所性組織による炎症で憩室炎を起こすこともあり，急性虫垂炎とまちがえることがあるが，穿孔による腹膜炎や腹腔内膿瘍はまれである．まれに憩室内結石を生じることもあれば，鼠径ヘルニアに嵌頓することもある(Littreヘルニア)[訳注：小腸壁の一部が閉鎖孔に嵌頓するのはRichterヘルニア]．

補足 Meckel憩室は腫瘍を合併することがある．報告例163例の解析では，平均年齢は60歳，平均腫瘍径は7 mmであり，組織型はカルチノイド腫瘍が77%，腺癌が11%，悪性GISTが11%である．進行度はステージIが73%，ステージII/IIIが16%，ステージIVが11%であり，50%生存期間は173か月，5年生存率は75%，予後因子は年齢・組織型(腺癌が悪い)・ステージ(遠隔転移が悪い)である．

診断と治療

Meckel憩室の患者はいろいろな症状を呈するので，診断を確定するには複数の異なる検査法を使う．小児では，出血を起こしたMeckel憩室を正確に診断しないといけない．

Meckel憩室に合併する異所性胃粘膜を最も正確に同定する方法は^{99m}Tc過テクネチウム酸塩スキャン(Meckel憩室シンチ)である．Meckel憩室シンチが有用であるのは，出血が原因で切除したMeckel憩室には95%の頻度で異所性胃粘膜が存在しているからである．

^{99m}Tc過テクネチウム酸塩を静注したあと，核医学的スキャンを行うと，胃粘膜に特異的に集積するので，Meckel憩室に胃粘膜があれば陽性になる(図3)．小児のMeckel憩室における検査特性は，感度85%，特異度95%，正診率90%であり，ペンタガストリン・H₂受容体拮抗薬・グルカゴンを併用すると検査精度が高くなる．

血管造影は活動性出血がないと診断できず，侵襲があるので使うことが少ない．標識赤血球スキャン(出血シンチ)は，Meckel憩室シンチに比べて感度と特異度が低く，めったに使われない．

出血で発症したMeckel憩室は間欠的な出血であり，すぐに手術を行う必要はない．治療の第一段階は輸液による体液の回復であり，全身状態を回復させ検査で診断するまで手術が少し遅くなってよい．輸血が必要になることは少ない．

早期に胃管を挿入して上部消化管出血の可能性を除外し，出血が下部消化管であることを確認する．Meckel憩室シンチを行い，陽性のときは遅れることなく手術室に搬送する．Meckel憩室シンチが陰性であっても，出血源が不明のときは診断的開腹(できれば腹腔鏡検査)が必要かもしれない．

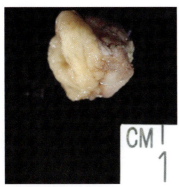

図2 標本写真．憩室内に異所性胃粘膜があり，近傍の回腸粘膜に潰瘍がある[訳注：左側3/4が憩室の胃粘膜，右側1/4が回腸粘膜であり，境界部の写真上方に白色の小潰瘍が見える]．

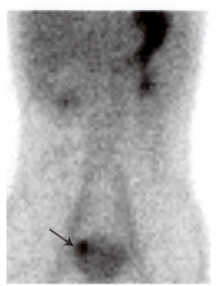
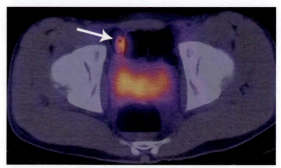

図3 Meckel憩室シンチ．Meckel憩室の異所性胃粘膜に放射性同位元素が集積している（矢印）．（A）胃粘膜と膀胱内にも集積がある［訳注：尿路系への排泄で左右の腎臓にも淡い集積がある］．

　Meckel憩室が偶然に見つかったとき外科医はどうすべきか，文献では確かな方針が得られない．偶然に見つかったMeckel憩室の大部分は，その後も無症状であり，とくに成人まで無症状であったMeckel憩室はずっと無症状であろう．

　Meckel憩室の生涯有病率（合併症を起こす頻度）は4％～6％と推定されている．偶然にMeckel憩室を見つけたときは触診を行い，異所性組織と思われる肥厚があれば切除することが多い．低年齢の小児は余命が長く合併症を起こす確率が高いことを考えると，切除したほうがよい．

　Meckel憩室切除の利点は限られており，縫合不全や腹膜炎を起こす危険性は低いので，偶然に発見された無症状のMeckel憩室は，一般的に腹膜炎やショックがない良好な状態のときに切除すればよい．

補足 追加切除を行うときは，得られる利点（危険の回避）と起こりうる有害事象（合併症）の大きさとバランスを考えて決める．骨盤領域の手術中に見つけたMeckel憩室を自動切離器（GIA）で切除するか，虫垂炎の診断で手術して虫垂が正常だったとき虫垂を切除するか．思慮深い外科医はしばしば悩む．

参照 『外科の「常識」―素朴な疑問50』「メッケル憩室の切除は必要か」（168～170ページ）．

■手術方法（表1）

　症状があるMeckel憩室の治療は手術が第一選択であり，到達法は患者の症状や全身状態で決ま

表1　Meckel憩室切除

1. 到達法には腹腔鏡・腹腔鏡補助・開腹法がある．
2. やせた小児では，腹腔鏡補助下手術で臍部の小切開創から憩室を容易に体外に引き出せる．
3. 右下腹部の横切開で開腹したときは，虫垂切除を併施する．
4. 腸間膜から憩室の先端に延びる血管があれば，憩室を切除する前に結紮・切離する．
5. 出血している憩室では，憩室を切開して直視下に粘膜を観察し，近傍の回腸潰瘍を含めて憩室を切除する．
6. 出血しておらず，憩室の基部が広くないときは，自動切離器で切除してもよい．
7. 内腔の狭窄を防ぐには，縦方向に切除して横方向に閉鎖したほうがよい［訳注：原書には「横方向に切除」（transverse resection）と書かれているが，横方向に切除して横方向に閉鎖しても狭窄の予防にはならない］．
8. 広基性の憩室，大きい潰瘍，憩室の反対側（腸間膜側）の潰瘍，憩室の開口部に塊状の異所性組織があるときは，回腸部分切除と一期的吻合を行うのがよい．
9. 回腸の閉鎖や吻合は標準的な方法で行い，口径が小さいときに内腔の狭窄を最小限にするには，手縫いによる1層縫合がよい．

- **落とし穴**
  - 回腸粘膜を観察せずに憩室を自動縫合器で切除したとき，回腸潰瘍の出血が制御されていない．
  - 回腸の内腔が狭窄する．
  - 自動縫合器の切離線から漏れる．
  - 腸捻転や卵黄管遺残で腹壁臍部との癒着があると，最初のトロッカーで憩室や腸管を損傷する．
  - 不必要に大きく切開する．

る．手術前に抗菌薬を静注で投与する．出血や閉塞を生じた Meckel 憩室の手術は，腹腔鏡・腹腔鏡補助・開腹法のどれでも行える．

やせた小児では，臍部のトロッカー創を少し広げれば，憩室を容易に体外に引き出せるので，小切開の利点を得たまま通常の手術と同じ方法で触診・評価・切除が行える．ふつう小児は低侵襲手術が可能である．

到達法によらず，手術の第一段階は憩室の観察と評価である．ふつう腸間膜から憩室の先端に延びる血管があるので，結紮・切離する．Meckel 憩室の切除法には，憩室切除と回腸部分切除＋吻合があり，閉鎖は自動切離器でも手縫いでもよい．

開腹法はふつう右下腹部の横切開で手術し，あとで腹痛を生じたときに虫垂炎の診断を考慮しなくてすむように，虫垂切除を併施することが多い．

急性出血を呈している患児では，憩室と近傍の回腸潰瘍を楔状切除するのが最も安全な方法である．回腸の粘膜を観察し，出血部位を同定して制御する．低年齢の小児はふつう手縫いで横方向に閉鎖し，腸管の口径が大きく憩室の基部が狭いときは，自動切離器で切除・閉鎖してもよい．

腸切除の適応は，腸管虚血や広範囲の炎症があるとき，腸重積が整復不能のとき，憩室の基部が広いとき，憩室開口部の近傍に異所性組織を触知するときなどである．憩室の反対側（腸間膜側）の潰瘍から出血したときも，腸切除が必要になる．手術前の検査で診断を確定できなかったときは，腹腔鏡で観察して病変を同定するのが安全な方法である．

参照 『ゾリンジャー外科手術アトラス』「Meckel 憩室切除」（124～125 ページ）．

注意事項

Meckel 憩室の出血で憩室切除を行うときの落とし穴として，自動縫合器で憩室を切除したまま標本を開かず粘膜を観察しなかったときは，近傍の潰瘍からの出血を制御し損なうことがある．

基部が広い憩室を縦方向に楔状切除して縫合閉鎖したときは，狭窄を起こすことがある［訳注：腸管の内容物が液体なので狭窄症状はまれである］．縫合部やステイプル線から漏れることがあり，とくに生涯ずっと症状を起こしそうになかった高齢者の無症状の Meckel 憩室を切除するときは，憩室切除の限られた利点を相殺してしまう．

腸捻転・卵黄管瘻・卵黄管洞・卵黄嚢胞などで，腹壁臍部との癒着が疑われるときは，腹腔鏡手術で最初にトロッカーを刺入するときに注意が必要であり，最初のトロッカーを刺入するのに臍以外の場所を選ぶことがある．

術後管理

Meckel 憩室で憩室切除や回腸部分切除を行ったときは，小腸切除の一般的な術後管理と同じであり，輸液療法，1～2 回の抗菌薬投与，短期間の絶飲食を行い，腸切除では腸管麻痺（ileus）が回復するまで経鼻胃管を留置することがある．

腹腔鏡や腹腔鏡補助下に楔状切除や憩室切除を行ったときは，経鼻胃管は不要であり，手術の翌日に飲水を許可してよい．

> **症例の結末**
>
> 腹腔鏡補助下に憩室切除を行い，術後経過は良好であった．3 週間後に外来で追跡し，患児は元気であり，下血もなく，腹部診察も問題なかった．切除標本の病理診断では，胃粘膜を含む Meckel 憩室で潰瘍の合併が確認された．その後の追跡は不要とした．

> **重要事項**
>
> - 低年齢の小児（＜ 4～5 歳）の下血で最も多いのは Meckel 憩室であり，出血が大量で輸血が必要なことがある．
> - 頻脈・低血圧・顔面蒼白のほかは，身体診察がしばしば正常である．胃管を挿入しても吸引物はきれいである．
> - Meckel 憩室は腹痛のない間欠的な下血を生じるが，腸捻転・内ヘルニア・腸重積などの閉塞症状のほうが多く，憩室炎のような急性腹症や尿膜管瘻/洞/嚢胞などの奇形を生じることもある．
> - 下血の小児は Meckel 憩室シンチが第一選択であり，結果が陽性であれば診断を確定できる．
> - 出血している Meckel 憩室では，直視下に回腸粘膜を観察し，憩室と近傍の潰瘍を楔状切除するのが最も安全である．やせた小児では，腹腔鏡補助下に体外で憩室を切除できる．

- 大きい潰瘍や憩室の反対側の潰瘍による出血を制御するとき，腸管に虚血があるとき，憩室切除で内腔が狭窄しそうなときは，回腸部分切除が必要になる．

参考文献

Brown RL, Azizkhan RG. Gastrointestinal bleeding in infants and children : Meckel's diverticulum and intestinal duplications. Sem Pediatr Surg. 1999 ; 4 : 202-209.

Dassinger MS. Meckel's diverticulum. In : Mattei, P ed. Fundamentals of Pediatric Surgery. 1st ed. New York, NY: Springer, 2011.

Ruscher KA, Fisher JN, Hughes CD, et al. National trends in the surgical management of Meckel's diverticulum. J Pediatr Surg. 2011 ; 46 : 893-896.
　論文紹介　アメリカの全国登録(N=815)では，小児のMeckel憩室は60％が有症状で診断され，40％が別の手術で偶然発見されており，有症状手術は平均5.4歳，男児が74％を占め，症状は閉塞が30％，出血が27％，腸重積が19％であり，偶然発見例の手術は先天奇形が51％，虫垂切除が24％である．腹腔鏡手術と開腹手術を比べると，患児年齢は6.4歳と5.1歳で差があり，入院期間は4.3日と5.7日で腹腔鏡手術が短い．

St. Vil D, Brandt ML, Panis S, et al. Meckel's diverticulum in children : a 20-year review. J Pediatr Surg. 1991 ; 11 : 1289-1292.

Vane DM, West KW, Grosfeld JL. Vitelline duct anomalies : experience with 217 childhood cases. Arch Surg. 1987 ; 122 : 542-547.

33 腸重積
Intussusception

SABINA SIDDIQUI and JAMES D. GEIGER

> **症 例**
> 9か月の男児．腹痛で救急外来を受診．12時間前に強い腹痛を生じ，腹部に両膝をつけるような姿勢をとって泣きやまない．腹痛を生じると家庭薬を与えるが，腹痛がないときは遊び好きで正常である．そのうち元気がなくなり，嘔吐するようになり，ジャム（currant jelly）のような排便があり，母親が心配になって連れて来た．
> 患児はぐったりしているが，急迫した状態ではない．初め腹部は柔らかく，軽度の膨隆があったが，明らかな圧痛はなかった．ところが，診察中に右上腹部にソーセージのような腫瘤を触れ，右上腹部は膨隆して圧痛があった．

■ 鑑別診断

この患児の鑑別診断には，腸重積・嵌頓ヘルニア・穿孔性虫垂炎・胃腸炎・Meckel憩室炎・腸捻転・腹部外傷（虐待）が挙げられる．

■ 精密診査

ルーチンの血液検査は非特異的であるが，この患児の完全血球計算と血液生化学は脱水や感染があることを示している．

腸重積の腹部単純撮影は，正常範囲か遠位側小腸の閉塞所見を示しており，右下腹部に腫瘤があって右下腹部の腸管ガス像が消失しているのはDance徴候であり，まれに腹腔内痛リガス像が見られる．

腹部超音波検査（US）では，重積部の横断面で高エコーと低エコーが交互に同心円状になった標的（target sign）やドーナツ（doughnut sign）が見られ，縦断面で腎臓様に見える（pseudokidney sign）．

確定診断はUSと空気注腸検査で行う．患児が外科的急性腹症の状態に進行したとき，外科的急性腹症の状態で来院したとき，全身状態が不安定なときは，注腸造影は禁忌であり，大量輸液で開腹を図りながら手術室に直接搬送する．

この臨床シナリオの患児は，完全血球計算（CBC）が白血球数14,000/μL，ヘマトクリット45％であり，血液生化学がナトリウム150mEq/L，カリウム3.2mEq/L，クロール120mEq/L，重炭酸20mEq/L，尿素窒素18mg/dL，クレアチニン0.7mg/dLであった．

腹部単純撮影では，軽度に拡張した小腸ループと少数の水面像が見られ，右下腹部には腸管ガス像がなく，腹部超音波検査では，右上腹部に高エコーと低エコーが交互に同心円状になった標的（target sign）が見られた（図1）．

■ 診断と治療

腸重積は伸縮する望遠鏡のように，ある場所の腸管がすぐ近くの腸管の中に入り込んだ状態であり，内筒（intussusceptum）と外筒（intussuscipiens）に分けられる（図2）．

うっ血浮腫を生じ，粘膜が虚血に陥ると，イチゴジャムのような血便（currant jelly＝フサスグリのゼリーやジャム）になる．重積状態は自然に解除されることもあるが，重積状態が続くと腸管の虚血が進行し，腸管壁全層が壊死に陥り，穿孔することもまれにある．

腸重積の治療方針は患児の状態で決まる．高度の閉塞があるときは，経鼻胃管による減圧と抗菌薬の投与が必要である．明らかな腹膜炎がなく，腹腔内遊離ガス像のような腸管穿孔の所見がなく，患児の循環動態が安定しているときは，空気注腸が診断と治療の両方に有用である．

注腸検査は外科医と放射線科医に相談して施行

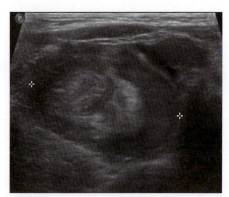

図1 腹部超音波．中央の高エコー領域（重積腸管の内筒と腸間膜の脂肪）が周囲の低エコー領域（浮腫状の腸管）に取り囲まれている．

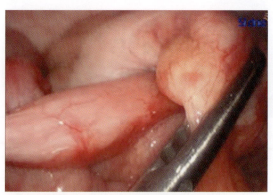

図2 術中写真．回腸が上行結腸に重積している．
(Photo courtesy of Dr. Marcus Jarboe, with many thanks.)

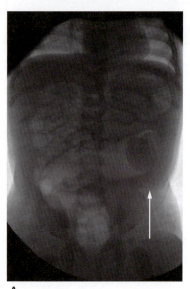

A

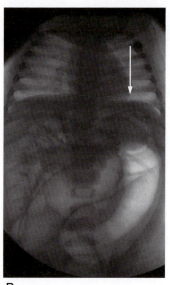

B

図3 空気注腸．回腸が結腸に重積した結果，内筒の先進部がS状結腸まで進んでいる（A）．空気圧によって脾弯曲部まで戻っている（B）．

する．肛門から直腸チューブを挿入し，漏れないように密閉しておくのが成功の秘訣である．圧力計を介して送気し，空気圧が120 mmHgを超えないように注意する（図3）．バリウムや水溶性造影剤［訳注：日本では6倍希釈ガストログラフィン］を併用することがあり，100 cmの高さに上げた容器から少しずつ注入する．3分の加圧を3回繰り返しても整復できないときは，失敗と判断する．

重積の整復は画像所見と臨床所見で判断し，画像では空気が容易に小腸内に流入し，臨床では患児の腹痛が消失するのを確認する．空気注腸による整復は90％の患児で成功し，整復後は5％〜10％の頻度で再発するので，観察のために患児を入院させる．

この患児では，輸液を20 mL/kg/時で行い，第2世代のセファロスポリン系抗菌薬を投与し，外科医の診察と空気注腸検査を待った．1回目の空気注腸で重積の整復に成功し，観察と回復のために入院となったが，入院して4時間後に間欠的な腹痛が再燃した．空気注腸による整復の試みは失敗し，母親をなだめながら患児を手術室に搬送するように計画した．

表1 腸重積の整復

開腹法
1. 右上腹部の横切開で開腹する．
2. 重積部を創外に引き出す．
3. 指で優しく押しながら重積部を揉み出して整復する．
4. 小腸の血行が良好であることを確認する．
5. 先進部になるような病変がないことを確認する．
6. 虫垂切除を併施することがある．
7. 閉腹する．

腹腔鏡
1. 臍部から腹腔内に入り，気腹する．
2. 右上腹部と左下腹部に操作用トロッカーを留置する．
3. 先進部の内筒に反対側への牽引を優しくかけながら，外筒を元に戻すようにして整復する．
4. 小腸の血行が良好であることを確認する．
5. 先進部になるような病変がないことを確認する．
6. 虫垂切除を併施することがある．
7. 閉創する．

- **落とし穴**
  - 近位側の腸管を押し出す代わりに強引に引っ張ると，もろい腸管が損傷して穿孔する．
  - リンパ過形成や粘膜浮腫が母指圧痕像になり，壊死と誤診しやすいが，腸切除は不要である．
  - 用手的に整復できないときは回盲部切除を行う．

補足 日本の診療ガイドラインでは，腸重積の診断基準は，(A)腹痛/不機嫌，血便，腹部腫瘤/膨隆，(B)嘔吐，顔面蒼白，ぐったりして不活発，ショック状態，腹部単純撮影で腸管ガス分布に異常のうち，Aが2つ，Aが1つとBが1つ，Bが3つ以上で疑診となり，注腸造影・US・CT・MRIの所見で確診となる．重症度判定は，全身状態が不良で腸管壊死を疑う所見（ショック・腹膜炎・遊離ガス像）があれば重症，全身状態が良好で腸管虚血の可能性を示す所見（経過≧48時間，先進部が脾弯曲部より肛門側，白血球数＞20,000/μL，CRP＞10mg/dL，腹部単純撮影で腸閉塞，腹部超音波で血流低下など）があれば中等症，全身状態が良好で腸管壊死/腸管虚血の所見がなければ軽症である．整復後の再発率は非観血的整復が10%[3%〜16%]，観血的整復が4%である．

手術方法（表1）

明らかな腹膜炎がある患児や状態が不安定な患児は，手術が治療の第一選択である．空気注腸で整復できない患児，重積先進部に病変がある患児，再発を繰り返す患児も手術の適応である．

手術法は2つあり，開腹法と腹腔鏡である．開腹法では，右上腹部の横切開で開腹し，重積部を創外に引き出す．整復手技は，下行結腸や横行結腸にある重積先端部を指で優しく圧迫し，絞り出すようにして押し出す［訳注：Hutchinson手技］．浮腫や炎症がある腸管はもろく損傷しやすいので，腸管を引き抜いてはいけない．

虫垂切除を併施することがあるが，追加手術を支持するデータはない．明らかに腸管が壊死に陥っているときや，用手的な整復が不可能なときは，重積腸管を切除して一期的に吻合する．先進部になるような解剖学的異常がないことを確認する．

腹腔鏡では，3本のポートを留置し，1本は臍部，1本は右上腹部で右鎖骨中線状，1本は左下腹部で左鎖骨中線状に留置する．腸管を観察したあと，重積した回腸に反対側への牽引を優しくかけながら，重積した腸管の中に把持鉗子を置き，盲腸部を元に戻すようにして整復する．

先進部になるような解剖学的異常がないことと，腸管に穿孔や壊死がないことも確認する．明らかに腸管が壊死に陥っているときや，開腹法に移行しても用手的な整復が不可能なときは，腸切除を行う．虫垂切除を行うこともある．

注意事項

まず，腸管壊死に注意する．重積の整復に成功したあと，初め腸管は壊死しているように見えるが，温かい生理食塩水をかけて時間がたつと，腸管の外観は改善する．リンパ過形成や粘膜浮腫が母指圧痕像になり，壊死と誤診しやすいが，腸切除は不要である．引き続き腸管が壊死のように見えるときは，回盲部を含めた標準的な腸切除を行う．

次に，整復が困難なときである．手術室でも整復できないことがまれにあり，過剰な力をかけて腸管を損傷し，穿孔性腹膜炎を起こす前に，回盲部切除を行ったほうがよい．

そして，病的先進部に注意する．腸重積の大部分は特発性であり，85%は病変がない．先進部になるような解剖学的異常には，Meckel憩室・腸管ポリープ（若年性ポリープ）・腸管重複嚢腫症・腸管腫瘍・血管腫などがある．病的先進部が見つかったときは，切除して再発を防ぐ．

補足 腸重積の原因は，回腸末端部のリンパ組織の増生によるものが多く，胎盤経由で獲得した母体由来のIgG

抗体の有効期限が切れる 6 か月以降の乳幼児に多いことからも，気道感染や腸管感染による Peyer 板の肥厚が過剰な腸蠕動を誘発して腸重積を起こすと考えられている．成人の腸重積は何らかの病変が原因のことが多く，回腸末端部の脂肪腫が先進部になったときは，CT 検査で病変を診断できる．

症例の結末

腹腔鏡手術を行って腸重積の整復に成功した．安定した状態で病棟に戻り，腸管が回復したので飲水を開始し，翌日までに通常のミルクに進めたあと，術後 3 日目に自宅に退院した．

重要事項

- 3 か月から 2 歳の乳幼児の腸閉塞で最も多い原因は腸重積である．
- 腸重積の古典的三徴は，間欠的腹痛・嘔吐・血便(currant jelly)である．
- 空気注腸は診断と治療に有用であり，90％が手術せずに整復できる．
- 手術適応は，敗血症・腹膜炎・重積再発・整復失敗である．
- 手術による整復手技は，遠位側から圧力をかけ，外筒(遠位側結腸)から内筒(近位側回腸)を絞り出すようにして押し出す．

参考文献

Albanese CT, Sylvester KG. Pediatric surgery. In: Doherty Gerard M, ed. Current Diagnosis and Treatment: Surgery. 13th ed. McGraw-Hill Medical, 2009.

Daneman A, Alton DJ. Intussusception. Issues and controversies related to diagnosis and reduction. Radiol Clin North Am. 1996 ; 34(4) : 743-756.

Daneman A, Navarro O. Intussusception. Part 2 : an update on the evolution of management. Pediatr Radiol. 2004 ; 34(2) : 97-108.

DiFiore JW. Intussusception. Semin Pediatr Surg. 1999 ; 8 : 214.

Ein SH. Recurrent intussusception in children. J Pediatr Surg. 1975 ; 10(5) : 751-755.

Hackam DJ, Grikscheit TC, Wang KS, et al. Pediatric surgery. In : Brunicardi FC, Andersen DK, Billiar TR, et al., eds. Schwartz's Principles of Surgery. 9th ed. McGraw-Hill Medical, 2009.

Kia K, Mona V, Drongowski R, et al. Laparoscopic versus open surgical approach for intussusception requiring operative intervention. J Pediatr Surg. 2004 ; 40(1) : 281-284.

Llu KW, MacCarthy J, Guiney EJ, et al. Intussusception—current trends in management. Arch Dis Child. 1986 ; 61(1) : 75-77.

Ong NT, Beasley SW : The leadpoint in intussusception. J Pediatr Surg. 1990 ; 25 : 640-643.

Ravitch M. Intussusception. In: Ravitch M, et al., ed. Pediatric Surgery. Chicago, IL: Yearbook Medical Publishers, 1979 : 992.

Saxton V, Katz M, Phelan E, et al. Intussusception: a repeat delayed gas enema increases the nonoperative reduction rate. J Pediatr Surg. 1994 ; 29 : 588-589.

Skandalakis JE, Colborn GL, Weidman TA, et al. Small Intestine. In: Skandalakis JE, Colburn GL, Weidman TA, et al., eds. Skandalakis' Surgical Anatomy. Springer, 2002.

Stringer MD, Pablot SM, Brereton FJ. Pediatric Intussusception. Br J Surg. 1992 ; 79 : 867-876.

Swischuk LE, Hayden CK, Boulden T. Intussusception : indications for ultrasonography and an explanation for the doughnut and pseudokidney signs. Pediatr Radiol. 1985 ; 15 : 388-391.

論文紹介〔訳者推薦〕

Apelt N, Featherstone N, Giuliani S. Laparoscopic treatment of intussusception in children: a systematic review. J Pediatr Surg 2013 ; 48 : 1789-1793.
10 の臨床研究の集計解析(N=276)では，腸重積の腹腔鏡手術は，開腹移行が 29％，理由は整復不能が 50％，腸管虚血が 23％であり，術中偶発症は腸管損傷が 1 例，手術死亡はなく，術後合併症は 3％，入院期間は 3.9 日，再発は 4％である．3 つの比較研究(N=115)では，腹腔鏡手術と開腹手術の術後合併症は 8％と 12％(半数は創感染)，再発は 4％と 3％で差がなく，入院期間は 4 日と 7 日で腹腔鏡手術が短い．

IV 女性外科

Gynecologic & Breast

34 婦人科疾患による下腹部痛
Gynecologic Causes of Lower Abdominal Pain

CHARLES S. DIETRICH III and BRADFORD P. WHITCOMB

> **症例**
>
> 35歳の女性．右下腹部痛で救急外来を受診．病気や手術の既往はない．高度の右下腹部痛はその日の早朝に突然生じ，次第に増強した．バイタルサインは，軽度の発熱と軽度の頻脈があり，血圧は正常．腹部の診察では，深い触診で右骨盤部に圧痛があり，反跳痛を伴う．骨盤診察（内診）では，右付属器に激烈な圧痛があり，きちんとした診察ができない．

■ 鑑別診断

急性の骨盤痛は多数の疾患が原因になり，婦人科疾患だけでなく，消化器・泌尿器・運動器の病気も原因になる．下腹部痛を生じる婦人科疾患には，異所性妊娠・自然流産・出血性卵巣嚢胞・卵巣嚢腫破裂・骨盤内炎症性疾患（PID）・卵巣茎捻転・月経困難症・子宮筋腫変性・子宮内膜症・骨盤内癒着症があり，婦人科疾患以外には，虫垂炎・憩室炎・膀胱炎・尿路結石がある（表1）．

■ 精密診査

この患者に超音波検査（US）を行って骨盤内を評価すると，子宮の前方に充実部と嚢胞部が混在する大きさ8 cmの卵巣腫瘤があり（図1），ドプラ超音波で内部に血流はない．卵巣の周囲に少量の液体があり，骨盤盲袋（pelvic cul-de-sac, Douglas窩）に液体貯留がある．子宮内膜の厚さは最大8 mmであり，子宮と左卵巣は正常の形と大きさである．

血液検査では，白血球数12,200/μL，ヘモグロビン値12 g/dL，血小板数は正常，βhCGは5 mIU/mL以下．血液生化学検査と検尿は異常がなく，腫瘍マーカー（CA125・AFP・LDH・inhibin）は結果待ちである．

精密検査の骨盤CTで右卵巣腫瘤の複雑な腫瘤が確認され（図2），虫垂の口径は正常であり，骨盤内と傍大動脈にリンパ節腫大はなく，転移や播種の所見もない．

■ 基本事項

急性の骨盤痛を訴える女性は，最初に問診と診察を徹底的に行って評価する．正確な月経歴は，

表1 急性骨盤痛の原因

［婦人科疾患］
自然流産，異所性妊娠，骨盤内炎症性疾患（PID），子宮内膜炎，卵管炎，卵管卵巣膿瘍，子宮筋腫変性，子宮内膜症，月経異常，排卵痛（中間痛 Mittelschmerz），卵巣嚢腫破裂，出血性卵巣嚢腫，卵巣茎捻転，骨盤内癒着症

［消化器疾患］
胃腸炎，虫垂炎，憩室炎，炎症性腸疾患，過敏性腸症候群，胃腸炎

［泌尿器疾患］
尿路感染症，腎盂尿管結石，間質性膀胱炎

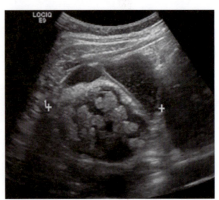

図1 骨盤超音波．充実部と嚢胞部が混在する大きさ8 cmの右卵巣腫瘤である．

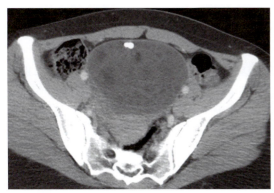

図2 骨盤CT. 内部が均一でない右卵巣腫瘤. 腫瘤内の石灰化像は奇形腫を示唆する.

初経年齢・最終月経日・月経日数・月経性状・月経周期などを聴取する. 中間出血があれば記録し, 性交歴・避妊法・妊娠歴・性行為感染症（STD）・検診歴（細胞診の異常）・婦人科問題なども重要である.

腹部の診察では, 急性腹症（腹膜炎）の徴候を評価し, 骨盤診察（内診）では, 子宮頸部を直視下に観察し, 頸部移動痛を調べ, 双手診で子宮の大きさと骨盤内腫瘤や圧痛を評価する. 直腸腟部の指診では, 腫瘤があれば局在性を評価する.

急性の腹痛を訴える女性は, 妊娠可能な年齢であれば, 全員に妊娠検査を行う. ヒト絨毛性ゴナドトロピン（hCG）の定性試験（検尿）が陽性であれば, 定量試験（検血）を行って妊娠を明確にする. そのほかの重要な検査は, 完全血球計算（CBC）・基本生化学検査（BMP, Na/K・BUN/Cr）・肝機能検査（AST/ALT）・検尿である.

骨盤痛の原因を検索する最初の画像検査はUSである. USは卵巣疾患を正確に同定でき, 卵巣腫瘤が見つかったときは, 悪性の指標になる形態学的所見も評価できる. USは早期の妊娠合併症を評価できる貴重な検査法であり, ドプラ超音波は卵巣の血流や悪性度の評価に利用できる. CT検査は虫垂炎のような婦人科疾患以外の異常を除外するのに役立つ.

補足 頸部移動痛（cervical motion tenderness）は, 内診中に子宮頸部を動かしたときに生じる骨盤痛であり, 骨盤内炎症性疾患（pelvic inflammatory disease, PID）の診断に有用である. シャンデリア徴候（chandelier sign）は, 骨盤内炎症性疾患の女性が内診で激痛を生じ, 診察台から天井の装飾電灯に跳びかかるほど反応する状態である.

診断と治療

この患者の症候と所見は卵巣茎捻転に合致する. 急性腹痛を生じる女性の疾患では, 虫垂炎・骨盤内炎症性疾患・出血性卵巣嚢胞・異所性妊娠に次いで, 卵巣茎捻転は5番目に多い. どの年齢にも起こりうるが, 大部分は50歳以下であり, 卵巣か卵管に腫瘍がある.

捻転の確率は腫瘍の大きさに比例し, ある研究では, 卵巣茎捻転の患者の83%は5cm以上の卵巣腫瘍である. 非常に大きい腫瘍はあまり動かないので, 捻転を起こしにくく, 正常の卵巣は捻転を起こしうるものの, 多くは小児や早期の思春期に起こる.

組織学的にはどのような腫瘍でも捻転を起こすが, 皮様嚢腫/類皮嚢胞（dermoid cyst）が最も多く, ほかの腫瘍に比べて組織の密度が高い. 幸いなことに悪性腫瘍はまれであり, 頻度は2%以下である.

卵巣茎捻転が起こると, 卵巣の血管茎が巻き込まれる. 最初は動脈流入よりも静脈流出のほうが影響を受けやすく, 結果的に卵巣が腫大する. 捻転が完成すると虚血を生じ, 卵巣壊死や腹膜炎を起こす. 腹痛は必発であり, しばしば嘔気を伴う. 捻転が不完全で間欠的なときは断続的に腹痛を生じ, とくに体動に伴って断続的に腹痛を生じる.

しばしば発熱があるが, 軽度のことが多い. 血液検査は軽度の白血球増加が唯一の異常所見であり, ときに二次性出血による軽度の貧血がある. 不運なことに, しばしば臨床症状が特異的でなく, 多くの患者は診断がむずかしい. USは卵巣腫瘤を同定するのに感度が高く, 急性の腹痛を生じた女性に卵巣腫瘤があれば, 卵巣茎捻転の確率が高くなる.

卵巣腫瘤が同定されたときは, ドプラ超音波を行うが, 正常の卵巣でも血流の低下や消失を認めることがあり, 逆に血流があっても間欠的な捻転の可能性があり, 卵巣茎捻転を否定することはできない. 疑いを高く保ち続けて早期に手術することで診断が確定し, 卵巣を温存する機会が最大になる.

追加事項

卵巣茎捻転に似た急性の腹痛の女性でほかに考

えるべき疾患には，異所性妊娠・骨盤内炎症性疾患・卵巣囊胞出血がある．

異所性妊娠の腹痛は卵巣茎捻転の腹痛に似ているが，診断の鍵となるちがいはhCG値の上昇である．USも診断にたいへん重要であり，hCG値が1,500〜2,000 mIU/mLより高く，子宮内に胎囊がないときは，異所性妊娠が強く考えられる．hCG値が識別閾の1,500〜2,000 mIU/mLより低いときは，hCGを継続的に測定する．妊娠していれば，48時間たつと66％以上でhCG値が上昇するので，正常の妊娠と異常の妊娠を区別できる．

異所性妊娠に伴って卵巣腫瘍が見つかることもあるが，捻転を起こす卵巣に比べて，腫瘍は小さく，場所は傍卵巣部に多い．異所性妊娠（未破裂）は，手術による除去が伝統的な標準治療である．高精度のhCGアッセイとUSの技術の進歩に伴う早期診断によって，メトトレキサートを用いた薬物療法が普及している．

急性の骨盤内炎症性疾患も卵巣茎捻転に似た症状を呈するが，腹痛の発症はやや潜行性である．炎症が高度の患者は卵管卵巣膿瘍を伴い，USで非常に大きく，ドプラ超音波で血流の低下がある．発熱と白血球増加が顕著であり，典型的には，粘稠性の子宮頸管帯下と頸部移動痛が見られる．原因の大部分は淋菌かクラミジアであり，多くは複数菌感染である．大部分は抗菌薬ですぐに改善し，ときに卵管卵巣膿瘍に対して経皮的ドレナージか外科的ドレナージが必要になる．

出血性卵巣囊腫と卵巣囊腫破裂も卵巣茎捻転に似た症状を呈し，腹痛の発症はしばしば急性である．USでは卵巣腫瘍が明確に同定でき，典型的には発熱と白血球増加がない．活動性の出血が持続するときは貧血が目立ち，USで骨盤内の液体貯留が顕著になる．ふつう保存的治療で対処し，USでの異常所見は6週間以内に消失するが，循環動態に異常がある患者は緊急手術を行う．

手術方法

急性発症した卵巣病変の外科治療には，開腹法・小開腹・腹腔鏡などの方法があり，外科医の経験，利用できる機器，卵巣の大きさと可動性，悪性腫瘍の可能性，患者の状態によって決まる．比較的大きな卵巣腫瘍であっても，主体が囊胞であれば，標本バッグ内で減圧できるので，腹腔鏡で摘出できる．悪性腫瘍の可能性があるときは，注意しないと腫瘍が破れて進行度が上がり，手術後に化学療法が必要になる．

充実性の腫瘍は減圧できないので，素直に開腹法で摘出する．大部分の良性疾患は，恥骨結合上筋膜横切開（Pfannenstiel切開）で行う．術野の露出を外側に追加する必要があるときは，上前腸骨棘方向の弧状切開（Cherney切開）に変更し，恥骨結合の腱移行部から腹直筋を切離する．悪性腫瘍が疑われるときや組織の歪みや固定が予想されるときは，初めから下腹部正中切開で行い，膀胱前腔（Retzius腔）を展開して筋膜切開を恥骨結節まで完全に延長すると，骨盤内の露出が最大限に得られる．

卵巣固定

捻転した卵巣が現れたら，卵巣の温存について最初の意思決定を行う．捻転を解除すると血栓や炎症細胞が卵巣静脈内に流出するので，卵管卵巣摘出が伝統的な手技であるが，最近の研究では卵巣を温存する保存的な手技の有効性が報告されており，小児・思春期・若い女性ではふつう卵巣を温存する．

手術の時期が非常に重要であり，捻転を起こして24時間たつと壊死の危険性が明らかに高くなる．卵巣を温存するとき，しばらく色が悪く黒っぽいが，卵巣機能は残っていることが多い．手術中に卵巣の血行を評価する方法として，蛍光血管造影（fluorescein）や卵巣切開（二枚貝法）がある．不可逆性の虚血による組織傷害が起こっていれば，卵巣温存は卵巣壊死の危険性があり，腹膜炎や敗血症を生じる．幸運なことに，実際は危険性が低いが，手術直後は厳重な監視が必要である．卵巣を温存するときは，ときに卵巣固定術を行い，とくに再発性の捻転と小児や思春期のときは卵巣固定術を行う．

卵巣囊腫摘出（表2）

卵巣囊腫摘出は比較的単純な手技であり，妊娠可能な年齢の女性の卵巣を温存できる．卵巣囊腫摘出は良性病変のときや，良性・悪性の診断が不確実で待機的手術になったときに行う．最初にメスか電気メス（Bovie）を使い，間膜の反対側で腫瘍の頂部に直線状か弧状の漿膜切開を加える．先

表2 卵巣嚢腫摘出

1. 卵巣腫瘤を露出して固定する．
2. 腫瘤の前面で表面の漿膜を切開する．
3. 鈍的剥離と鋭的剥離で腫瘤を同定して漿膜や間質から剥離する．
4. 細い吸収糸による縫合か電気凝固で卵巣の内腔を止血する．
5. 漿膜は閉鎖しないか，細い糸で縫合する．

・落とし穴
 ・できるだけ腫瘍を破らない．
 ・腫瘍が破れたときは，完全に嚢胞壁を摘出したことを確認する．
 ・卵巣動静脈が出入りする卵巣門部に腫瘤の基部があり，出血が起こりやすい．卵巣温存で止血が得られないときは，卵巣摘出が必要になる．

表3 卵管卵巣摘出

1. 骨盤側壁を露出し，骨盤漏斗靱帯と円靱帯を同定する．
2. 骨盤漏斗靱帯の外側1cmの腹膜を切開し，直腸の周囲を展開する．
3. 尿管・外腸骨静脈・外腸骨動脈・内腸骨動脈など，後腹膜にある重要な構造物を同定する．
4. 卵巣動静脈を尿管から分離しながら間に穴を開ける．
5. 卵巣動静脈を結紮・切離する．
6. 卵巣と卵管を前方に牽引し，子宮卵巣間膜に向かって腹膜の付着を切離する．
7. 卵管と子宮卵巣間膜を子宮に接するところで結紮・切離する．

・落とし穴
 ・直腸周囲を展開して尿管を同定しておかないと，尿管を損傷する．
 ・病的な癒着があると，尿管を膀胱入口部まで授動する根本的な剥離が必要になる．
 ・できるだけ腫瘍を破らない．
 ・大きな腫瘍や癒着のために適切な視野が得られないときは，計画的な減圧や減量が必要になる．

端が細く薄いハサミ（Metzenbaum scissors）か内視鏡メス（endoshears）を使い，内部の腫瘍を同定して周囲組織から剥離する．剥離が容易か困難かは，腫瘍の組織型，感染の合併，手術の既往によって異なる．

腫瘍の基部に到達するまでは出血が少ないが，卵巣動静脈が出入りする卵巣門部は出血が多い．腫瘍が破れないように注意するが，破裂はまれなことではなく，とくに壁が薄い腫瘍は破れやすいので注意する．腫瘍を摘出したら縫合か電気凝固で止血する．漿膜は閉鎖しないか，細い糸で縫合する．

卵管卵巣摘出（表3）

卵管卵巣摘出は比較的簡単な手技であり，悪性腫瘍や壊死に適用し，再発性良性病変の根本的な治療として行い，閉経後の女性にも行う．最初に直腸周囲を展開し，後腹膜にある重要な構造物を確認する（図3）．骨盤漏斗靱帯（卵巣提索）が骨盤の側壁にあるので，1cm離れた外側で円靱帯に平行に癒合筋膜（Toldt筋膜）に向かって腹膜を切開する．

外腸骨動静脈を同定し，内側の疎性結合組織を注意して鈍的に剥離すると，直腸の周囲を展開でき，後面で展開を進めると仙骨に到達できる．内側の腹膜反転部に沿って走行する尿管を直視下に置くが，尿管は総腸骨動静脈の分岐部近くで外腸骨動静脈を横切っているので，外腸骨動静脈を頭側にたどり，骨盤漏斗靱帯の上で腹膜を前方にそっと持ち上げると，尿管の同定は容易である．

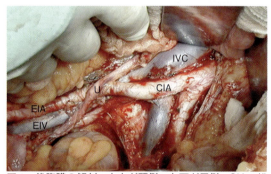

図3 後腹膜の解剖．右上が頭側，左下が尾側．CIA：総腸骨動脈，EIA：外腸骨動脈，EIV：外腸骨静脈，IVC：下大静脈，U：尿管．

尿管を確実に同定したら，尿管と卵巣動静脈の間に穴を開ける．貫通結紮か超音波メス（血管処理器 sealing device）を使い，卵巣動静脈を安全に切離する．卵巣と卵管を前方に牽引し，子宮卵巣間膜に向かって腹膜の付着を剥離する．最後に，卵管と子宮卵巣間膜を子宮に接するところで切離し，卵巣の残りの付着物をはずす．

補足・卵巣切開（二枚貝法 ovarian bevalving）は，卵巣茎捻転で不要な卵巣摘出を避けるための工夫である．捻転を解除したあと，間膜の反対側を鋭的に切開して卵巣を開き，出血や虚血の中に健常部を確認し，被膜のリンパ

流や静脈血流を改善させて浮腫を軽減させる(Fertil Steril 2002；77：1053-5).
参照『ゾリンジャー外科手術アトラス』「卵管切除，卵巣摘出」(384〜385ページ).

注意事項

卵巣囊腫摘出と卵管卵巣摘出は比較的簡単な手技であるが，卵巣腫瘍の処理に関して手術中にいくつかジレンマを生じる.

1つ目の問題はよくあることであり，別の理由で行った手術で卵巣に偶発腫瘤(incidental mass)を見つけたときの対処である. この問題に関与する重要な事項には，患者の同意の範囲，生殖能力(妊孕性)への影響，悪性腫瘍の可能性，放置に伴う合併症(出血・破裂・捻転)がある.

決定的な解答はないが，意思決定に必要ないくつかの診療指針がある. 妊娠可能な年齢の女性で5cm以下の単純囊胞は，ふつう機能的な異常で自然に消失する. 充実性・10cm以上・増大傾向は悪性腫瘍の可能性が高く，摘出を考慮する. 閉経後の女性で手術中に見つかった腫瘍は，すべて摘出を考慮する.

婦人科医には，できるだけ手術中に相談する. 適応が不明確なときや準備が不十分のときは，手術後に治療カウンセリングに紹介するのがよい. 結果的に二期的な手術になっても，十分に準備することができ，妊孕性・内分泌機能・悪性診断に関する衝撃を解決する時間を患者に与えられる.

骨盤病変の手術中に生じる2つ目の問題は，変形した腫瘍や固定した腫瘍である. 熟慮せずに手術に突入すると，予期せぬ損傷や出血を起こす. 手術チームは状況に注意を払い，血液製剤をすぐに使える状態にして，経験豊富な助手を呼び出す.

初めに最適な術野を確保し，大きな腫瘍があって骨盤側壁の露出が制限されるときは，計画的な腫瘍の減圧や減量(debulking)が，視野を改善させるのに必要かもしれない. 骨盤内の血管がない空間を展開すれば，後腹膜の重要な構造物をきちんと可視化できる.

血管は手術のできるだけ早い時期にコントロールしておくのがよい. 尿管の同定には尿管ステントが有用であるが，ステントを留置しても尿管損傷の危険性が減るわけではなく，尿管の連続性を確認するのに，しばしば尿管の授動が必要になる. 尿管を授動するときは，尿管トンネル(Wertheim)に入る場所の近くを子宮動脈が横切るので，注意しないといけない. ふつう腸管の癒着は骨盤壁から剥がせるが，ときに高度の癒着で腸管の合併切除が必要になる.

術後管理

最近では，腹腔鏡や開腹法で卵巣囊腫摘出や卵巣摘出を受けた患者の術後管理は比較的簡単であり，ほかの腹部手術の患者に似ている. 出血・深部静脈血栓症(DVT)・手術部位感染(SSI)などの術後合併症は，ほかの同様の手術と同程度に起こる. 回復期は骨盤の安静(性行為の敬遠)が勧められる. 大部分の患者はすぐに回復し，開腹法では4〜6週間で，腹腔鏡ではもっと早く，通常の活動度に復帰できる.

片側の卵巣を摘出した患者に持ち上がる手術後の問題として，妊娠可能な年齢の女性における妊孕性と早期の閉経がある. 大部分の患者では，反対側の卵巣と卵管が正常であれば，妊孕性はほとんど影響を受けない. ただし，そもそも手術が必要になった病気の状況が妊孕性に影響を及ぼすので，妊孕率を一般化するのはむずかしい. 多くの研究では，卵巣摘出を受けた女性は閉経が少し早い. ただし，多くの患者は同時に子宮摘出を受けている.

症例の結末

この患者は手術場に搬送して診断的腹腔鏡検査を行ったところ，右卵巣茎捻転が見つかった. 捻転を解除したが，血流は回復せず，壊死が明確になった. 腫瘍は大部分が充実性であり，開腹手術に移行する必要があり，問題なく右卵管卵巣摘出を行った(図4). 最終診断は成熟囊胞性奇形腫(mature cystic teratoma)であり，広範囲に壊死があった. 術後経過は良好であり，2日後に退院した.

重要事項

- 女性の急性骨盤痛で多いのは，異所性妊娠・出血性卵巣囊腫・骨盤内炎症性疾患(PID)・虫垂炎・卵巣茎捻転である.

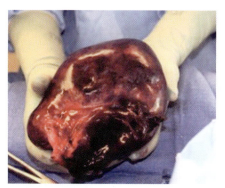

図4　手術所見．壊死に陥った右卵巣腫瘍で右卵管卵巣切除を行い，病理診断は成熟奇形腫であった．

- 妊娠可能な女性は最初の検査で全員にhCGテストを行う．
- 骨盤病変に最適な初期の画像検査はUSである．
- 卵巣茎捻転は診断がむずかしいので，急性の腹痛で卵巣腫瘍があれば疑い，早期の手術で診断を確定し，卵巣温存の機会を増やす．
- 捻転を解除しても血栓塞栓の危険は高くなく，卵巣温存が可能かどうかを決めるのに役立つ．
- 骨盤内の露出を最大限に得て，血管がない空間を展開すれば，卵管卵巣摘出に伴う周囲の重要な構造物を損傷する危険が減る．

参考文献

Baggish MS, Karram MM, eds. Atlas of Pelvic Anatomy and Gynecologic Surgery. 3rd ed. Philadelphia, PA：Saunders Elsevier, 2010.

Cass DL. Ovarian torsion. Semin Pediatr Surg. 2005；14：86-92.

Dietrich CS, Martin RF. Obstetrics and gynecology for the general surgeon. Surg Clin North Am. 2008；88(2).

Dolgin SE, Lublin M, Shlasko E. Maximizing ovarian salvage when treating idiopathic adnexal torsion. J Pediatr Surg. 2000；35：624.

論文紹介　卵巣茎捻転の手術では，捻転を解除せずに卵巣摘出するのが安全であるとされてきたが，アメリカの症例報告（N＝2）では，17歳の女児と10歳の女児に卵巣茎捻転解除・卵巣部分切除・両側卵巣固定を行った結果，捻転を解除しても静脈血栓症を起こすことはなく，妊孕性を重視して卵巣は壊死部だけを切除して卵巣温存を心がけ，茎捻転の再発を防ぐには患側だけでなく健側の卵巣も固定したほうがよい．

35 マンモグラフィーの異常
Suspicious Mammographic Abnormality

CATHERINE E. PESCE and LISA K. JACOBS

症例

54歳の女性．年1回のマンモグラフィーで受診した．過去に異常を指摘されたことはない．高脂血症があり，母親が70歳のときに乳癌で死亡している．定期的に乳房の自己検診を行っており，視触診で両側の乳房と腋窩に異常はないが，マンモグラフィーで右乳房の上外側に新たな石灰化が見つかった．

鑑別診断

乳房の石灰化は乳癌の所見であるが，良性疾患や前癌病変も考慮しないといけない．硬化性腺症(sclerosing adenosis)は，終末乳管小葉部の小腺管と間質の増生であり，臨床的・放射線学的・組織学的に乳癌に類似しており，筋上皮細胞の存在によって良性病変であることが確認できる．

異型小葉過形成(atypical lobular hyperplasia)は，小葉上皮細胞の増生であり，将来的には乳癌の危険性が高い．乳管過形成(ductal hyperplasia)は，乳管上皮細胞の増生であり，通常型と異型タイプ(ADH)によって乳癌の危険性が異なる．

線維嚢胞症(fibrocystic disease)は，最も頻度が高い病変であり，20〜55歳の女性に多く見られ，閉経後は次第に頻度が減少する．腫瘤として触れる形態学的変化を含んでおり，嚢胞形成・線維増生・上皮増生の多様な組合せが特徴である．

円柱細胞変化(columnar cell change)は，終末小葉乳管が拡張し，卵円形〜長円形で異型のない均一な円柱上皮が並び，しばしば顕著な先端突出像(prominent apical snouts)を伴う．異型があるときは異型乳管過形成や非浸潤癌と関連がある．

非浸潤性小葉癌(lobular carcinoma in situ, LCIS)は，浸潤性乳癌の危険性の指標であり，患側と反対側の乳房に差はなく，発生する乳癌は小葉癌のこともあれば乳管癌のこともある．

非浸潤性乳管癌(ductal carcinoma in situ, DCIS)は，乳管内に限局する悪性細胞が基底膜を破って浸潤していない．

補足 乳房(breast)は乳頭(nipple)・乳輪(areola)・皮膚・皮下脂肪・乳腺(汗腺が分化)からなり，乳腺は10数個の腺葉，腺葉は複数の小葉(lobule)，小葉は多数の腺房(acinus)からなり，腺房は腺房細胞と筋上皮細胞の2層構造を呈する．乳管(duct)は合流して乳頭に開口する．乳管から発生するのが乳管癌(ductal carcinoma)，小葉から発生するのが小葉癌(lobular carcinoma)である．エストロゲンとプロゲステロンは乳腺増生，プロラクチンとオキシトシンは乳汁分泌に関与する．

精密診査

患者の病歴を聴取するときは，年齢，月経歴，乳房痛，皮膚の変化，乳頭と乳輪の変化，乳頭分泌の有無，乳房腫瘤の既往，乳腺生検の既往，乳癌の家族歴などの危険因子を入手しないといけない．

視触診では，腫瘤の位置と大きさ，可動性・圧痛・波動の有無，皮膚の変化，乳頭分泌，手術痕，腋窩・鎖骨上・鎖骨下のリンパ節腫大を調べる．

マンモグラフィーは，大部分の女性で乳癌の早期発見に最適な検査法である(図1)．超音波検査は，現在のところスクリーニングには利用されていないが，マンモグラフィーで異常があった女性や乳房の異常を訴える女性の精密検査には非常に有用な検査法である．

MRI検査は，乳癌の危険性が高い女性のスクリーニングと乳癌の患者で同側乳房の進展と対側乳房の異常を調べるのに施行される．MRI検査は腫瘍の大きさ，多発病変や多中心性病変の有無，対側乳房の異常を調べるのに，マンモグラフィーや超音波検査よりも優れている．

触知できる乳房腫瘤は，穿刺細胞診(FNA)・コア針生検(CNB)・切除生検の適応である．穿刺細胞診は外来で外科医か病理医が行う．標本を

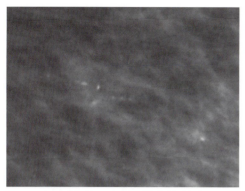

図1　マンモグラフィー．石灰化像が見られる．

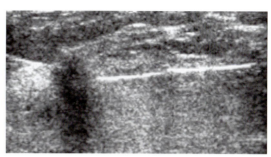

図2　超音波検査．エコー下に針を穿刺して病変の位置を同定する．

迅速かつ適切に固定することが必須であり，外科医が外来で行うときは，検査室の連携や支援が重要である［訳注：検査技師に現場に来てもらわないといけない］．

コア針生検は，穿刺細胞診に比べて標本が大きいので正診率が高く，病変部の組織構築が保たれているので病理医は浸潤の有無を評価できる．国際総合がん情報（NCCN）のガイドラインでは，手術の前にはコア針生検を行うように勧めている．

触知できない乳腺病変は，画像ガイド下生検が必要である．マンモグラフィー下定位生検・エコー下生検・MRIガイド下生検・外科的定位切除生検など多様な方法がある．

外科医が標的病変を処理するには，針や鋼線を利用して画像異常の位置を同定する方法が最も多い．針を留置した状態でマンモグラフィーを内外方向と頭尾方向に撮影すると，外科医は3次元的に病変の位置がわかる．

皮膚切開はできるだけ病変に近い場所に加えるが，乳房切除が必要な患者は切除部位に含まれる領域で皮膚を切開する．針に向かって剥離を進め，針に沿って病変に到達する（図2）．

生検を行ったあとは，病理診断の結果を診察所見や画像所見と対比させる．病理診断が臨床的な診断と一致しないときは，生検が的外れであったと考え，同じ方法で再検するか切除生検を行い，病変全体を完全に摘出して診断する．

補足　国際総合がん情報（National Comprehensive Cancer Network, NCCN）は，世界のがんセンター25施設からなる団体であり，がん患者に有用な情報を提供する世界的なネットワークである．大腸癌・膵癌・肺癌・乳癌・前立腺癌・白血病・リンパ腫などの治療ガイドラインを作成し，ホームページ上で公開している［日本語版 https://www.tri-kobe.org/nccn/］．

診断と治療

乳癌の治療には乳房切除と乳房温存療法（BCT）がある．乳房切除はふつう5cm以上の腫瘤に行われており，乳房温存療法で残存する乳腺に比べて腫瘍が大きいとき，腫瘍学的には腫瘍摘出で十分であっても結果が美容的に許容できないときなど，患者によっては乳房切除を適用することがある．

この臨床シナリオの患者では，非浸潤性乳管癌（DCIS）の可能性が最も高く，治療法は乳房温存療法が適切である．乳房温存療法で乳房切除と同等の局所再発率を確保するには，手術後に乳房照射が必要であることを強調しないといけない．

乳房温存療法の相対的禁忌は，腫瘍が5cm以上の患者，乳房が腫瘍に比べて小さい患者，妊娠中の患者であり，絶対的禁忌は，胸壁浸潤や皮膚浸潤（T4），多発病巣，膠原病の合併，乳房照射の既往，照射療法に通院できない患者である．

センチネルリンパ節生検は，浸潤性乳癌で臨床的にリンパ節転移がない患者において，腋窩リンパ節の進行度を評価するために選択する手法であり，非浸潤性乳管癌で乳房切除を行うときにも考慮する．

センチネルリンパ節の微小転移（＜0.2mm）は，リンパ節転移陰性（N1mic）と判定し，腋窩リンパ節郭清や補助化学療法を考慮する必要はない．センチネルリンパ節に0.2mm以上の転移がある患者は，リンパ節転移陽性と判定して治療し，定型的な腋窩リンパ節郭清について議論する．

補足　日本人は欧米人に比べて乳房が小さく，日本の診

療ガイドラインでは，乳房温存療法の適応は腫瘍径3cm以下（できれば2cm以下）である．腫瘍と乳房の大きさの比については具体的な数値がなく，イスラエルの研究では，MRI検査で測定した腫瘤乳房体積比（tumor-to-breast volume ratio，TBR）は，乳房切除の患者が0.30 [0.15-0.54]，乳房温存療法の患者が0.06 [0.02-0.17] であり（Isr Med Assoc J 2014；16：101-5），腫瘤乳房体積比＞15％が乳房切除の適応と言えるかもしれない．腋窩リンパ節の微小転移については，外科の臨床研究では，センチネルリンパ節に微小転移があっても腋窩リンパ節郭清は必要ないと言われているが（Arch Surg 2003；138：52-6，Arch Surg 2010；145：564-9，Ann Surg Oncol 2012；19：4140-9），オランダの研究では，補助薬物療法を受けなかった患者は腋窩リンパ節に微小転移があると再発率が高く（24％ vs 14％），腋窩リンパ節に微小転移がある患者は補助薬物療法を受けないと再発率が高く（24％ vs 12％）（N Engl J Med 2009；361：653-63），微小転移でも油断してはいけない．

手術方法（表1）

乳腺外科の基本手技は，切除生検・乳腺部分切除・乳房切除で同じである．切除生検と乳腺部分切除では，Langer割線に沿って皮膚を切開するのが美容的に最もよい．

腫瘍が乳房の中央部にあるときは，乳輪周囲切開がよく，手術創が色素変化に溶け込んで目立たない．腫瘍が乳房の下半分にあるときは，放射状切開を利用することが多く，乳房が少し細くなるが，Langer割線に沿った切開では，乳房下溝線と乳輪の距離が短縮して乳房が変形しやすい．

切除生検は乳腺部分切除と異なり，手術の目標は乳腺組織の損失を最小限に抑えながら，病変を切除して診断を得ることである．診断のための手術なので，断端を広く確保する必要はない．一方，乳房温存療法での乳腺部分切除は，周囲の正常組織を含めて切除する必要がある．

乳房切除が必要なのは，多発病巣・びまん性悪性石灰化・胸壁皮膚浸潤（T4）の患者，乳房照射が禁忌の患者，乳房温存療法で断端が陽性だった患者である．乳腺部分切除で断端陽性のときは，局所切除を施行してもよいが，断端を十分に確保した結果が陽性だったときは，乳房切除が必要である．

乳房切除では，乳腺の境界を正しく認識していないといけない．乳腺の境界は，上方が鎖骨，内側が胸骨外縁，外側が広背筋，下方が乳房下溝線である．すべての乳腺組織・乳頭乳輪部・胸筋筋膜を一括切除し，大胸筋や小胸筋は温存する．

一期的に乳房再建を行うときは，皮膚温存乳腺切除（皮下乳腺全摘）がよく，腫瘍学的に安全な範囲で皮膚をできるだけたくさん残す手術である．ふつう乳頭と乳輪を切除するが，乳頭を温存する方法でも低い再発率を達成している外科医がいる．

センチネルリンパ節生検では，乳房に放射性同位元素やイソスルファンブルー色素（Lymphazurin）を注入する．腋窩リンパ節の摘出はふつう腋窩の小切開で行い，大胸筋外縁の後方に皮膚切開を加える．手術前にガンマプローブ（検出器）で調べると，皮膚切開の計画に役立つ．引き続いて行うリンパ節郭清のための切開と容易に一体化する切開がよい．

放射能があるリンパ節と青く染まったリンパ節を別々に摘出して病理診断に提出する．硬いリンパ節や腫大したリンパ節も摘出する．摘出したリンパ節の最高値の10％以上の放射能が検出されなければ，センチネルリンパ節生検を完遂したことになる．

表1　乳癌の外科治療

切除生検・乳腺部分切除
1. Langer割線に沿って皮膚を切開する．
2. 切除生検は断端を広く確保する必要はない．
3. 乳腺部分切除は周囲の正常組織を含めて切除する．

乳房切除
1. 乳腺組織・乳頭乳輪・胸筋筋膜を一括切除する．
2. 乳腺の境界は，上方が鎖骨，内側が胸骨外縁，外側が広背筋，下方が乳房下溝線である．
3. 乳房再建を併施することがある．

センチネルリンパ節生検
1. 乳房に放射性同位元素やイソスルファンブルー色素を注入する．
2. 大胸筋外縁の後方に皮膚切開を加える．
3. 放射能があるリンパ節と青く染まったリンパ節を摘出する．
4. 放射能があるリンパ節（最高値の10％以上）と青く染まったリンパ節の残りを探す．

腋窩リンパ節郭清
1. レベルⅠ/Ⅱの腋窩リンパ節を一括切除する．
2. 腋窩の境界は，後方が肩甲下筋と広背筋，内側が胸壁と前鋸筋，上方が腋窩静脈，外側が腋窩の皮膚と皮下脂肪である．

● **落とし穴**
- 乳房温存療法の腫瘤摘出で断端が陽性になる．
- 皮膚を閉鎖したあとにえくぼを生じる．
- 腋窩リンパ節郭清のときに腋窩静脈・胸背神経・長胸神経を損傷する．

参照 『ゾリンジャー外科手術アトラス』「乳房の解剖と切開」(428～429ページ), 「胸筋温存乳房切除」(430～433ページ), 「センチネルリンパ節生検」(434～437ページ).

▌注意事項

色素に対するアレルギー反応が1%～2%の頻度で生じ, 蕁麻疹・青色蕁麻疹・掻痒感・気管支攣縮・低血圧などを起こす. 色素を注入した患者が低血圧を生じたときは, アレルギー反応を考えて輸液療法や昇圧処置を行って治療する.

色素や放射能を使った手法でセンチネルリンパ節を同定できないときやリンパ節転移陽性のときは, ふつう定型的な腋窩リンパ節郭清を勧め, レベルⅠ/Ⅱの腋窩リンパ節を一括切除する.

腋窩の解剖学的な境界は, 後方が肩甲下筋と広背筋, 内側が胸壁と前鋸筋, 上方が腋窩静脈, 外側が腋窩の皮膚と皮下脂肪である. この領域の脂肪体を切除し, 腋窩静脈・長胸神経・胸背神経・胸背動静脈を温存する[訳注：外側胸静脈や肋間上腕神経も温存したほうがよい].

▌術後管理

乳癌の手術を受けた患者は, 腫瘍内科医や放射線腫瘍医に相談するのがよい. 乳房温存療法を受けた患者は, 全員に乳房照射を行う.

リンパ節転移がある患者は, 統計学的に多くの患者で補助化学療法が有用であるが, 化学療法の絶対的な利益と危険性のバランスを考えて評価し, 個々の患者で意義があるかどうかを決めないといけない. ホルモン感受性が陽性の患者は, 抗エストロゲン療法の利点と欠点について婦人科医に相談するのがよい.

乳癌生存者の追跡は患者ケアの必須項目であり, 乳癌生存者の増加とともに重要性が高まっている. 乳癌で治療を受けた女性の標準的な追跡計画は, 問診・視触診・年1回のマンモグラフィーと乳房自己検診である. 腫瘍マーカーのような血液検査や全身の画像検査をルーチンに行う意義は乏しい.

Ashkenazi系ユダヤ人, 卵巣癌の既往歴や家族歴, 両側乳癌の既往歴や家族歴, 第一度近親者の乳癌(50歳未満), 第一度・第二度近親者の乳癌(2人以上), 男性の乳癌の家族歴などの危険因子があれば, 遺伝子カウンセリングを紹介するのがよい.

補足　第一度近親者(遺伝子が50%同じ)は父/母/息子/娘・兄/弟/姉/妹, 第二度近親者(遺伝子が25%同じ)は叔父/叔母・おい/めい・祖父/祖母・孫である. なお, 法律用語の一親等は父/母・息子/娘, 二親等は兄/弟/姉/妹・祖父/祖母・孫, 三親等は叔父/叔母・おい/めいである.

重要事項

- 女性は生涯で8人に1人が乳癌に罹患し, 33人に1人が乳癌で死亡する[訳注：日本では12人に1人が乳癌に罹患し, 70人に1人が乳癌で死亡する].
- 乳房の石灰化は乳癌の所見であるが, 良性疾患や前癌病変も考慮しないといけない.
- マンモグラフィーは大部分の女性で乳癌の早期発見に最適な検査法である.
- 触知できる乳房腫瘤は穿刺細胞診(FNA)・コア針生検(CNB)・切除生検の適応であり, 触知できない乳腺病変は画像ガイド下生検が必要である.
- 乳癌の治療には乳房切除と乳房温存療法(BCT)がある.
- 乳房温存療法で乳房切除と同等の局所再発率を確保するには, 手術後に乳房照射が必要である.
- 乳癌生存者の追跡は, 担当外科医・放射線科医・腫瘍内科医とプライマリケア医が連携してケアプランを立てる.

補足　『がんの統計'15』によると, 生涯がん罹患率は男性が62%, 女性が46%, 生涯がん死亡率は男性が25%, 女性が16%であり, 「男女とも2人に1人ががんと診断され, 男性は4人に1人, 女性は6人に1人ががんで死亡する」と言える. 1981年以降, がんは死因の第1位であり, 最近は総死亡の30%を占めるが, 10人に3人(≒3人に1人)ががんで死亡するわけではない. その理由は, がん年齢の世代人口が多いからであり, がんの年齢調整死亡率が減少していることも関与する.

参考文献

Arpino G, Laucirica R, Elledge RM. Premalignant and in situ breast disease : biology and clinical implications. Ann Intern Med. 2005 ; 143(6) : 445-457.

Bellon JR, Come SE, Gelman RS, et al. Sequencing of chemotherapy and radiation therapy in early-stage breast cancer : updated results of a prospective randomized trial. J Clin Oncol. 2005 ; 23(9) : 1934-1940.

Claus EB, Schildkraut JM, Thompson WD, et al. The genetic attributable risk of breast and ovarian cancer. Cancer. 1996 ; 77(11) : 2318-2324.

Cox C, White L, Allred N, et al. Survival outcomes in nodenegative breast cancer patients evaluated with complete axillary node dissection versus sentinel lymph node biopsy. Ann Surg Oncol. 2006 ; 13(5) : 708-711.

Ellis IO, Elston CW, Poller DN. Ductal carcinoma in situ. In: Elston CW, Ellis IO, eds. The Breast. UK : The Bath Press, 1998 : 249-282.

Lee CH, Dershaw D, Kopans D, et al. Breast cancer screening with imaging: recommendations from the Society of Breast Imaging and the ACR on the use of mammography, breast MRI, breast ultrasound, and other technologies for the detection of clinically occult breast cancer. J Am Coll Radiol. 2010 ; 7 : 18-27.

Lehman CD, Gatsonis C, Kuhl CK, et al. ; ACRIN Trial of Investigators Group. MRI evaluation of the contralateral breast in women with recently diagnosed breast cancer. N Engl J Med. 2007 ; 356(13) : 1296-1303.

論文紹介 アメリカの臨床研究(N=969)では，乳房診察とマンモグラフィーで対側乳房に異常がない乳癌患者(平均年齢53歳)にMRI検査を行うと，14%に生検すべき異常があり，3%に乳癌が診断され，閉経状態・乳腺密度・乳癌組織型と関係なく，検査特性は感度91%，特異度88%，陰性的中率99%である．MRI発見乳癌は，平均腫瘍径11 mm，組織型は40%が非浸潤癌，全例がリンパ節転移陰性である．

Montgomery LL, Thorne AC, Van Zee KJ, et al. Isosulfan blue dye reactions during sentinel lymph node mapping for breast cancer. Anesth Analg. 2002 ; 95 : 385-388.

NCCN guidelines for breast cancer screening, 2007. www. nccn.org/professionals/physician_gls/PDF/breastscreening. pdf, p4.

Parker SH, Stavros AT, Dennis MA. Needle biopsy techniques. Radiol Clin North Am. 1995 ; 33 : 1171-1186.

36 乳房腫瘤
Palpable Breast Mass

TRAVIS E. GROTZ, SANDHYA PRUTHI and JAMES W. JAKUB

症例

40歳の女性．右乳房腫瘤で来院．1か月前に右乳房腫瘤に気づいた．疼痛はなく，月経周期による大きさの変化もなかった．乳癌検診（乳房撮影）を受けておらず，乳房の外傷・手術・生検の既往もない．健康であり，薬物は経口避妊薬と総合ビタミン薬だけである．母親は74歳のときに乳癌の診断で治療を受け，今も健在である．

症例の詳細

診察では，乳房は左右対称で，乳頭陥没はなく，皮膚の陥凹や発赤もなく，乳頭分泌もない．右乳房の10時の位置に2 cm×2 cmの硬い腫瘤を触知し，不整形で境界は明瞭である．腫瘤は乳頭から4 cm離れており，可動性があり，皮膚や胸壁との癒着や固着もない．腋窩リンパ節腫大や鎖骨上リンパ節腫大はなく，左乳房に異常はない．そのほかの症状や身体所見にも異常はない．

鑑別診断

乳房腫瘤はよくある症状であり，乳房の腫瘤に気づいて受診する女性の大部分は良性所見であるが，10％の頻度で悪性の可能性があるため，乳癌を除外するために診断的検査を行うのが賢明である．

乳房腫瘤の鑑別疾患には，線維腺腫・嚢胞・脂肪壊死・癌がある．自己検診で乳房腫瘤とまちがえる良性病変には，線維嚢胞症（乳腺症），顕著な乳腺小葉，限局性の高密度な乳腺組織，脂肪腫，乳房下溝線の肥厚がある．

線維腺腫はよくある良性病変であり，腫瘤は弾性硬で可動性があり，境界明瞭で疼痛はない．単発のこともあれば多発のこともあり，大きさは5 cmになることもある．

嚢胞は丸く可動性があり，境界明瞭で表面平滑である．乳腺内乳管の閉塞による拡張によって生じるので，月経周期に伴って大きさや硬さが変化することが多い．嚢胞は増大・緊満すると，疼痛がある．

線維腺腫と嚢胞は超音波検査（乳腺エコー）で特徴があり，乳房診察（CBE）で線維腺腫や嚢胞を示唆する病変であっても，新しく出現した乳房腫瘤であれば，画像検査や穿刺生検が必要である．

乳腺症は腺管組織が板状に肥厚したものであり，両側性で境界が不明瞭である．乳房の上外側が最も顕著であり，腋窩に放散する周期的な疼痛があり，月経周期に伴って大きさが変化する．

脂肪壊死は不整形の硬い腫瘤であり，表面平滑で圧痛を伴うことがある．乳房の外傷・乳房縮小術・乳腺手術の既往があり，炎症所見・疼痛・皮膚肥厚・皮膚陥凹・乳頭牽引など乳癌に似た所見を呈することがある．

乳癌に多い所見は，境界が不明瞭な硬い腫瘤であり，皮膚牽引を伴い，反対側の乳房と非対称性で，周囲の乳腺組織と分離した腫瘤である．

ただし，診察所見はだまされやすく，精密検査を何も行わずに些細な異常と言って患者に誤った保証を与えないように用心しないといけない．患者が新しく気づいた乳房の異常については，良性疾患の診断をつける前に確証的な検査を行っておく価値がある．

補足 「がん（癌）」の語源は「岩」であり，進行乳癌のごつごつとした硬い腫瘤がイメージされる．「cancer/carcinoma」の語源はギリシャ語「karkinos＝カニ」であり（かに座＝cancer），炎症性乳癌の腫瘤とリンパ浮腫がカニの甲羅と足に似ていることに由来する．乳癌が硬いのは間質が膠原線維に富むからであり（scirrhou），胃のスキルス癌も胃壁が硬い．間質が乏しく腫瘍細胞が詰まった腫瘤は水分に富んで柔らかい（medullary）．乳癌は柔

らかい乳房に固い腫瘤があり，肝癌は硬い肝臓に柔らかい腫瘤がある(割面を入れると腫瘤が盛り上がる)．肝癌のように乳癌がmedullaryな腫瘍であればエタノール注入療法やラジオ波焼灼療法による本当の「乳房温存療法」が可能になる．

精密診査(図1)

乳房診察は標準化された徹底的な視診と触診である．乳房の異常を訴える女性は，乳房診察が最初の診断手段であり，左右の乳房を系統的に視触診する．

視診では，両手を頭上で組んで腕を上げてもらい，皮膚の発赤・えくぼ症状・皮膚陥凹・乳頭牽引・乳頭分泌・非対称性・手術痕を調べる．触診では，乳腺の硬さを知り，反対側の乳房と非対称的な周囲組織と異なった腫瘤を調べる．

臨床的に良性の腫瘤は，表面平滑・境界明瞭で可動性があるが，臨床的に悪性の腫瘤は，境界不明瞭で硬い．胸壁への固着や皮膚の変化は，まれであるが，悪性を強く示唆する所見である．ただし，いずれもそれだけで100％信頼できる所見ではない．

明らかに触知する乳房腫瘤の評価において，乳房診察の次に重要なのは画像所見を得ることである．画像検査はスクリーニングのために順番に行う検査ではなく，診断的検査に特化して行うことが重要である．画像検査がスクリーニングではなく診断のための検査であるということは，放射線科医に注意を喚起する重要な事項であり，懸念される問題でもある．

外科医は放射線科医とコミュニケーションをとり，乳房腫瘤の位置を乳頭からの距離とともに時計の文字盤に合わせて示したり，問題の領域にX線不透過マーカーをつけたりすることが重要である．

視触診で臨床的に疑わしい腫瘤があるのにマンモグラフィーで異常所見がないというのでは，患者に安心を与えることができない．唯一の評価手段としてマンモグラフィーに頼ることが診断の遅

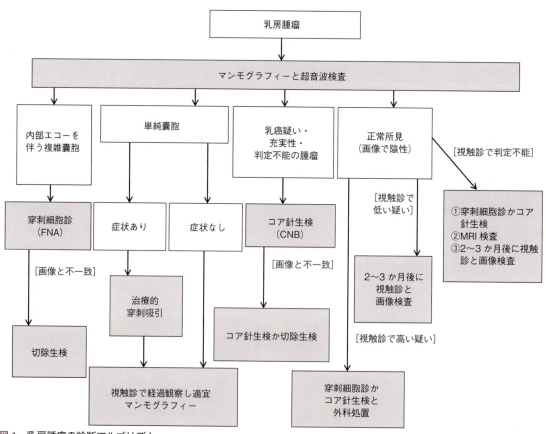

図1　乳房腫瘤の診断アルゴリズム

れと訴訟の最も多い原因である.

30歳未満の女性が乳房に限局性の異常を訴えるときは，マンモグラフィーは若い女性では感度が低いので，超音波検査が最初に選択すべき検査である．超音波検査が乳癌を示唆する所見であれば，放射線科医の裁量で診断のためのマンモグラフィーを行ってもよい．

30歳以上の女性では，両側のマンモグラフィーを行い，病変部を超音波検査で調べる．放射線科医はスポット撮影や拡大撮影などの画像を追加する．大部分の腫瘤は集中的な超音波検査を含む精密検査によって情報が得られる．超音波検査は囊胞性腫瘤や充実性腫瘤の大きさを評価でき，顕著な乳腺小葉や限局性の高密度な乳腺組織などの良性病変を明確にできる．

乳房のMRIは高価な画像検査であり，感度が高いが，特異度が低く，視触診で判定不能の乳房腫瘤とマンモグラフィーや超音波検査で正常か判定不能の乳房腫瘤に考慮する．

病歴・乳房診察・画像検査で悪性を疑う所見があれば，組織診断が必要である．穿刺細胞診（FNA）の感度は93％，コア針生検（CNB）の感度は98％，切除生検の感度は99％であり，コア針生検は穿刺細胞診に比べて診断の確定に必要な組織構築が十分に得られ，切除生検に比べて合併症の頻度が低い．

米国乳腺外科学会の合意声明が支持しているように，切除生検よりも画像ガイド下の針生検のほうが好ましい．針生検は切除生検と同等の正診率があり，切除生検に比べて危険性が低く，費用が少なく，長期的にも美容上の問題や画像検査上の問題が少ない．

マンモグラフィーで疑いがある病変の80％は良性であり，外科的処置は避けられるので，外科的切除生検を最初の組織検査として行うことは決して勧められない．コア針生検の結果で悪性の診断が得られたときは，癌の手術を準備することができ，手術前に診断と治療の選択肢を患者に十分に知ってもらうための余裕もある．

視触診・マンモグラフィー・超音波検査・病理所見が一致することを確認するために，放射線科医・外科医・病理医がコミュニケーションをとることは非常に重要である．所見が一致しないときは，外科的切除を行って組織診断を確定するのがよい．包括的な画像検査に異常がなく，触知する病変が画像で確認できないときは，臨床的疑いの程度によって精密検査の方針が決まる．

たとえば視触診で悪性の疑いがあるときは，組織診断が必要である．視触診で疑いが低く，画像検査で異常がないときは，短期間の追跡で視触診と超音波検査を再度行うか，穿刺細胞診を行ってトリプルテストを完成させる．

視触診・画像検査・細胞診のトリプルテストが良性所見で一致するときは，ほぼ100％の確率で診断は良性病変である．良性病変と悪性病変を識別する経験が豊富で熱心な細胞病理医［訳注：日本では細胞診専門医や細胞検査士］がいなければ，穿刺細胞診が役立たない．

> 補足　一般に，健常者が非常に多い（事前確率が低い）集団を対象にしたスクリーニング（がん検診や一次診療）では，感度が高い検査（マンモグラフィーや超音波検査）を行い，結果が陰性のときに診断を除外（病気を否定）する．異常がありそうな（事前確率が高い）集団を対象にした精密検査（専門医の診療）では，特異度が高い検査（細胞診や組織診）を行い，結果が陽性のときに診断を確定（病気を肯定）する．乳房腫瘤のトリプルテストは視触診・画像検査（MMG/US）・穿刺細胞診であるが，妊娠中期のトリプルテストはαフェトプロテイン・エストリオール・ヒト絨毛性ゴナドトロピンであり（トリプルマーカー），胎児の染色体異常（ダウン症候群）と神経管欠損症の危険性を判定する（非侵襲的出生前診断）．

▌診断と治療

この臨床シナリオの患者は両側のマンモグラフィーと超音波検査を行った．マンモグラフィーでは，右乳房の上外側にスピキュラを伴う2 cmの腫瘤があり，超音波検査では，右乳房の10時の位置で乳頭から4 cm離れた場所に後方エコー増強を伴う不整形で充実性の腫瘤があった．

同じ日にクリップを準備してエコー下コア針生検を行った．病理診断はグレードⅢの浸潤性乳管癌であった［訳注：グレード（grade）は組織学的悪性度分類であり，構造異型・核異型・核分裂像でⅠ/Ⅱ/Ⅲの3段階に分ける］．

腫瘍細胞はエストロゲン受容体（ER）・プロゲステロン受容体（PR）・上皮成長因子受容体遺伝子（HER2/neu）過剰発現はすべて陰性であった［訳注：トリプルネガティブであり，ホルモン薬と分子標的薬が効かず，薬物療法は抗腫瘍薬（化学療法）しか期待できない］．

診断的検査の一環として行った腋窩の超音波検査では，リンパ節腫大はなかった．超音波検査で異常が疑われるときは，腋窩リンパ節の穿刺細胞診を行ったほうがよく，手術前に腋窩リンパ節のステージ診断を行うことは費用効果があり，結果が陽性であればセンチネルリンパ節(SLN)生検が不要になる．

臨床的に遠隔転移の疑いがあるときは，FDG-PETかCT検査を行って転移巣を評価する．臨床的に遠隔転移の疑いがないときは，全身麻酔に必要なルーチンの術前検査として最低限の血液検査と画像検査を行えばよい．

臨床的にステージⅠ/Ⅱで転移の症状がない患者では，検査で潜在的な転移巣を探しても利点はない[訳注：頻度が低い転移や治療方針に影響しない転移を検査するのは益よりも害が大きい]．

新しく診断された乳癌は手術前のコンサルテーションがずっと複雑になっており，しばしば集学的なアプローチが必要である．医師の議論は生検の病理診断と画像所見を検討することから始まり，患者は乳房温存療法(BCT)と乳房切除手術の選択についてカウンセリングを受ける．

個々の患者の乳房に対する腫瘍の大きさ，照射療法の禁忌になるような疾患歴や治療歴，照射療法を受けることができるかどうかのコンプライアンス，個人的な価値観を理解して議論しないといけない．

乳房温存療法はふつう乳房照射を行い，患者は術後3〜4週目から4〜6週間かけて乳房照射を受ける．特別な状況では，5日間の乳房部分照射を受ける患者もいる．

局所進行乳癌で乳房温存療法を希望する患者には，術前化学療法(neoadjuvant)の適応がある．術前化学療法は，切除可能な乳癌で乳房に対する腫瘍の大きさから乳房温存療法の適応外になる患者に行われてきた．

術前化学療法には，殺細胞性薬剤の全身投与(狭義の化学療法)とホルモン療法があり，個々の患者に応じて決める．ある研究によると，本来は乳房切除の適応であった患者の81％が術前化学療法によって乳房温存療法が可能になっている．

乳房切除後の乳房再建に興味がある患者は，手術前に形成外科を受診して乳房再建の選択肢について議論しておく必要がある．一期的再建と二期的再建，組織拡張器による人工乳房再建と自家組織再建のどちらを選択するか議論する．

乳房再建を行う患者では，乳頭と乳輪を温存することがある．乳頭乳輪温存の適格基準は時代とともに変わっており，必ずしも乳頭から4cm以上離れた小さい腫瘍で小さい乳房というような伝統的な基準に限定されない．

年齢・腫瘍径・グレード・ホルモン感受性・リンパ節転移によって手術後に照射療法を考慮する患者は，放射線腫瘍医を受診しておく．

浸潤性乳管癌と浸潤性小葉癌は腋窩リンパ節転移の有無，とくにリンパ流の描出が重要であり，診察と画像検査で腋窩リンパ節に病的腫大がないときはセンチネルリンパ節生検を考慮する．

生検が陰性の患者は腋窩リンパ節郭清(ALND)が不要であり，最近は生検が陽性の一部の患者では腋窩リンパ節郭清を完全に行わなくても問題ないことが示されている．

> **補足** 日本の診療ガイドラインでは，乳房温存療法の適応は，腫瘍の大きさが3cm以下，画像検査で広範囲の乳管内進展を示す所見(微細石灰化)がない，多発病巣がない，放射線照射の禁忌(膠原病や同側胸部の照射歴)がないことである．日本の乳癌の治療法は，1990年代に乳房温存療法が普及し，2003年に乳房温存療法と乳房切除が逆転し，2008年以降は乳房温存療法が60％，乳房切除が30％である．2013年に人工乳房(インプラント)による乳房再建術が保険適用になり，最近は乳房切除や皮下乳腺全摘による一期的再建が専門病院で試行されている．

■手術方法(表1)

この臨床シナリオの患者は，右乳房に腫瘍が1個あり，超音波検査で腋窩リンパ節腫大はなく，乳房温存療法とセンチネルリンパ節生検を行うことを希望した．

センチネルリンパ節生検におけるリンパ流の描出では，大部分の施設が二重検査法を利用している．手術前に放射性同位元素で標識されたコロイドを乳房に注入するが，注入部位には腫瘍周囲・腫瘍表面真皮内・乳輪下があり，医師の好みで決める．腋窩リンパ節転移の有無を評価するのにリンパ節シンチを行う必要はない．

センチネルリンパ節生検は局所麻酔で覚醒鎮静下に行うことができるが，全身麻酔で行うのがよい．手術中にメチレンブルーやイソスルファンブルーを希釈した青い色素溶液を乳輪下や乳輪縁に

表1　センチネルリンパ節生検

1. 二重検査法を用いる.
2. 鎖骨胸筋筋膜に印をつけたあと, 注意深く剥離して青く染まったリンパ管を同定する.
3. 青く染まったリンパ管を同定し, センチネルリンパ節まで追跡する. リンパ管が染まらないときはガンマプローブ(検出器)を使う.
4. 正確な場所に焦点を絞るために検出器を慎重に使い, 不必要な剥離を最小限にする.
5. 青いリンパ節, 放射能があるリンパ節, 触診で疑いのあるリンパ節を摘出する(最大5個).

● 落とし穴
- 腋窩の切開が高位になると, 下位にあるセンチネルリンパ節を見落とし, 注入部からの透過信号の影響で検出器を乳房に向けるため, センチネルリンパ節を同定しにくくなる.
- 最初のセンチネルリンパ節で摘出が終わり, 残りのセンチネルリンパ節を探さない.
- 過剰な剥離で多数のリンパ管を損傷したりリンパ節を塊状に一括切除したりすると, リンパ浮腫の危険性が高くなる.

注入し, 注入部位を積極的に5分間マッサージする.

乳房切除を行うときは, 乳房切除が終わるころに同じ切開創からセンチネルリンパ節を摘出するが, 乳房温存療法を行うときは, 腫瘍摘出と別の切開創を利用することが多い. 腋窩の切開は毛の生え際の下に2横指幅の曲線状の小切開を加え, 鎖骨胸筋筋膜に達する.

青く染まったリンパ管を同定し, センチネルリンパ節まで追跡する(図2). リンパ管をクリップしてセンチネルリンパ節を摘出し, 病理診断に提出し, ほかのセンチネルリンパ節も検索する. 青いリンパ管を同定できないときは, ガンマプローブ(検出器)を使う.

青いリンパ節, 青いリンパ管が流入するリンパ節, 放射能があるリンパ節(最大値の10%以上), 触診で疑いがあるリンパ節は, すべてセンチネルリンパ節として提出する. 忘れてはいけないのは, 目標は青いリンパ節や放射能があるリンパ節を見つけることではなく, 転移がありそうなリンパ節を見つけることである.

残存放射能を調べ, 限局性のホットスポットが残っておらず, センチネルリンパ節をすべて摘出したことを確認する. 切開創を閉鎖する前に腋窩を触診し, 転移の疑いのある腫大したリンパ節がないことを確認する. 平均すると2~3個のセンチネルリンパ節を同定できる.

2個以上のセンチネルリンパ節を摘出しないと偽陰性率が低くならないので, センチネルリンパ節はすべて摘出すべきである. 最初のセンチネルリンパ節が見つかったからといって終わってはいけない.

センチネルリンパ節が1個しかないときに別の正常のリンパ節を1個摘出しないといけないというのではない. 注意して探してもセンチネルリンパ節が1個しか見つからないときは, そこで終わってよい.

センチネルリンパ節が6個以上見つかることがあるが, 放射能が最も高いリンパ節を含めて5個だけ摘出すれば, それで終わってよい. センチネルリンパ節は1個ずつ剥離して別々に摘出する. センチネルリンパ節を含むすべてのリンパ節を腋窩の脂肪組織とともに一括切除するのではない.

参照　『ゾリンジャー外科手術アトラス』「センチネルリンパ節生検」(434~437ページ).

注意事項

腋窩リンパ節転移の有無を調べるときに陥りやすい落とし穴に, リンパ流の描出がある. 幸いなことに, センチネルリンパ節を同定できないのはまれであり, その原因には, 患者の高齢と肥満があるが, 最も重要なのは外科医の経験不足である.

センチネルリンパ節生検を行うときは, 乳房や腋窩の処置の既往を考える. 乳腺の切除生検を受けた既往があれば, 切開部を横切るリンパ流は途絶し, 上外側に手術痕があるときは, 乳輪下に注入してもリンパ流が描出されないので, 手術創の腋窩側の真皮内に注入するのが賢明である(図

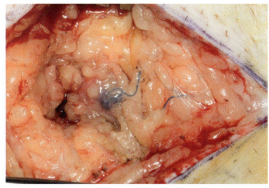

図2　術中写真. メチレンブルーに染色された流入リンパ管が腋窩のセンチネルリンパ節に向かう.

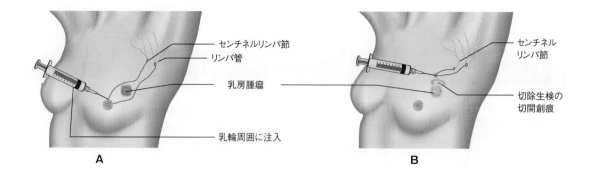
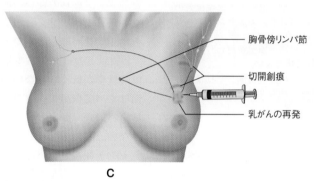

図3 リンパ流の色素描出法では，(A)乳輪下，(B)生検部(手術創の腋窩側の真皮内)，(C)再発部に色素を注入する．

3)．そのほかにも豊胸手術・乳房縮小術・外科的生検などの乳房手術と手術の時期を考えないといけない．

初めての乳腺腫瘍のときは，乳輪下に注入するとリンパ流を確実に描出でき，リンパ節転移に関する一貫性のある評価ができる．ただし，乳癌治療の既往がある患者において，同じ乳房で再発巣や新たな腫瘍のリンパ流を描出するときは，画像ガイド下に腫瘍の周囲に注入すると，もっと頻度が高い腋窩外の異常なリンパ流を同定することができる．

乳房や腋窩の手術を受けた患者では，リンパ流の描出は失敗することがかなり多く，リンパ流を傷害する腋窩手術や照射療法の範囲によって予測できる．初めての乳癌なのにリンパ流が描出されないときは，腋窩リンパ節郭清を行うというのが標準的な回答である．

術後管理

乳房温存療法で腫瘍摘出を併施するとき，センチネルリンパ節生検はふつう外来手術である．乳房再建が不要のときは，乳房切除も1日外来手術で利用できる．

手術後はクリニックに戻り，創傷治癒を評価し，最終的な病理診断を検討する．診察では，蜂窩織炎・創感染・漿液腫・血腫・皮弁壊死・早期リンパ浮腫(上肢と乳房)に注意する．

腋窩リンパ節郭清を行ったときは，腫瘍内科・腫瘍放射線科・リンパ浮腫外来を同じ日に受診できるように調整する．集学的チームを利用し，化学療法・ホルモン療法・照射療法などの補助療法の危険性と利点について議論する．

補助療法の役割を一律に決めるより個別に対応したほうがよく，補助療法の選択肢を決めるときは，もはや腫瘍径1cm以上やリンパ節転移陽性のような単純化した基準だけを考慮するのではない．

個別化医療や分子標的治療の時代では，患者と腫瘍医療チームが一緒になって意思決定の過程に参加する．補助療法の有無による再発や死亡の危険性とともに，治療の短期的毒性と長期的毒性について，患者に情報を提供する．

どの患者が補助療法を受けたらよいかを決めるときは，腫瘍の大きさやリンパ節転移状況などの予後因子，ホルモン感受性や生物学的特性などの

予測因子，患者の年齢からみた予測余命が考慮すべき要因である．

Oncotype DX は化学療法が避けられる患者を同定するのに役立つ便利な検査であり，ホルモン感受性検査のあとに導入された検査の中で最初の個別的な検査である［訳注：Oncotype DX は 21 種類の遺伝子アッセイで遠隔再発の危険性と化学療法の有効性を個別に定量化して提示する検査］．

Oncotype DX は，悪性度が境界領域でエストロゲン受容体が陽性の閉経後女性における補助化学療法の有用性を評価するために導入された．検査の結果が治療の決定に影響する状況では，徹底的な議論のあとに申し込むべきであり，原則として検査結果を利用して治療方針を変更する患者が個人的に申し込む．

エストロゲン受容体・プロゲステロン受容体・HER2/neu 発現が 3 つとも陰性のトリプルネガティブの患者は，術後補助療法として全身化学療法を行うことが多い．

乳房切除後の照射療法は，腫瘍径が 5 cm 以上の患者，リンパ節転移が 4 個以上の患者，転移リンパ節の被膜外浸潤がある患者において，再発が減少して予後が改善する．

若い患者では，リンパ節転移が 1 個でも照射療法を行う頻度が高くなっている．若い患者の照射療法の適用は流動的であり，とくに術前化学療法で完全奏効（CR）が得られた局所進行乳癌の患者における照射療法は状況によって変わる．

乳房温存療法の患者は，乳房照射 6 か月後に診断の基準になるマンモグラフィーを撮影し，その後は 4～6 か月ごとの視触診と年 1 回のマンモグラフィーを計画する．

乳房切除の患者は，乳房再建の有無と関係なく，4～6 か月ごとの胸壁と反対側乳房の視触診と年 1 回のマンモグラフィーを計画する．

補足 予後因子（prognostic factor）は，疾患の転帰（再発や死亡）に影響する因子であり，たとえば腫瘍の大きさやグレード，リンパ節転移の有無や個数，遠隔転移の有無や部位，進行度（ステージ）などである．予測因子（predictive factor）は，治療の効果を予測する因子であり，たとえば閉経の有無，ホルモン受容体，HER2 蛋白発現などである．乳癌では，予測因子は予後因子でもある．

重要事項

- 大部分の乳房腫瘍は良性であるが，乳房腫瘍を訴える患者は年齢に関係なく，すべて悪性を除外または確定するために検査が必要である．
- 客観的に良性病変であることが明確でなければ，コア針生検（CNB）による組織診断の適応である．
- 外科的切除を行って追跡することを患者に勧めるには，視触診・画像検査・コア針生検の所見が一致することが何よりも重要である．
- コア針生検は正診率が高く，追跡しても問題ない良性病変を同定することもできるので，手術前に組織学的な評価ができ，大部分で一期的に外科治療を行える．
- 乳房腫瘍の最初の検査に切除生検を行ってはいけない．
- 切除標本はすべて正しい方向に置く．
- 腋窩リンパ節は診察と超音波検査で評価し，疑いがあれば穿刺細胞診（FNA）が役立ち，リンパ節転移が確認されたときはリンパ節郭清を行う．
- センチネルリンパ節だけを摘出し，リンパ管・神経・血管を温存する．

参考文献

Barton MD, Elmore JG, Fletcher SW. Breast symptoms among women enrolled in a health maintenance organization : frequency, evaluation, and outcome. Ann Intern Med. 1999 ;130(8) : 651-657.

論文紹介 アメリカのコホート研究（N＝2,400）では，健康維持組織に加入している 40～69 歳の女性を追跡すると，10 年間で 16％が乳房症状でプライマリケア医を受診しており，50 歳以下の女性は 50 歳以上の女性に比べて 2 倍の頻度であり，発症前は乳癌検診の受診率が低いが，発症後は受診率が高い．66％の女性が検査を受け，27％の女性が生検を受け，年齢と関係なく 6％の女性に乳癌が発見されている．

Pruthi S. Detection and evaluation of palpable breast mass. Mayo Clin Proc. 2001 ; 76(6) : 641-647.

Pullyblank AM, Davies JD, Basten J, et al. Fat necrosis of the female breast – Hadfield revisited. Breast. 2001 ; 10(5) : 388-391.

Tan PH, Lai LM, Carrington EV, et al. Fat necrosis of the breast – a review. Breast. 2006 ; 15(3) : 313-318.

Warren RM, Crawley A. Is breast MRI ever useful in a mammographic screening programme? Clin Radiol. 2002 ; 57(12) : 1090-1097.

37 進行乳癌
Advanced Breast Cancer

STEVEN CHEN and ERIN BROWN

> **症例**
>
> 58歳の女性．乳房腫瘤の精密検査と治療方針で来院．6か月前，乳房の自己検診中に左乳房の腫瘤に気づき，腫瘤は徐々に増大しているが，皮膚変化や乳頭分泌はない．医療上の問題はなく，健康状態は正常である．乳癌の既往はないが，母親が60歳のときに乳癌と診断されている．バイタルサインには異常がなく，視触診で左乳房に大きさ5cmの腫瘤を触れる．表面の皮膚に異常はなく，右乳房に腫瘤はない．左腋窩に2個のリンパ節を触れ，硬く可動性がある．右腋窩と鎖骨上にリンパ節腫大はない．

鑑別診断

乳房腫瘤と腋窩リンパ節を触知するときは，ほかの疾患と判明するまで乳癌と考える．ただし，乳腺の良性病変も鑑別診断に挙げられ，状況によっては，膿瘍や外傷のように反応性にリンパ節が腫大する乳腺の病変を考えてもよい．さらに，別の悪性腫瘍も鑑別診断に挙げられ，たとえば悪性の葉状腫瘍・血管肉腫・転移性腫瘍（黒色腫）がある．

精密診査

乳癌の可能性を示唆する症状に重点を置いて徹底的に病歴を聴取する．危険因子として重要なのは，初潮の年齢，閉経の年齢，第1子出産年齢，授乳の既往，アルコール摂取，経口避妊薬やホルモン補充療法，乳癌の家族歴と既往歴である．

家族歴が濃厚のときは，遺伝子検査を考慮する．遺伝子検査を適用する基準は，第一度近親者の乳癌（50歳未満），第一度・第二度近親者の乳癌（3人以上），男性乳癌，第一度近親者の両側乳癌，第一度・第二度近親者の卵巣癌（2人以上）である．遺伝子検査の前にカウンセリングを行い，個々の患者と家族における検査の利益と危険性を理解する必要がある．

この臨床シナリオの患者は乳房腫瘤を触知しており，次に行うべき検査は両側のマンモグラフィーと患側の乳房と腋窩の超音波検査である．進行乳癌なので，MRI検査を行ってもよい．皮膚浸潤や血管浸潤を含む原発巣の進展を評価し，両側乳房と腋窩の隠れた病変を除外する．

考えられる疾患を組織学的に確定するためには針生検を行う．リンパ節腫大には穿刺細胞診（FNA）を行うが，乳腺腫瘤の生検は，組織構築が維持されているため，コア針生検（CNB）が第一選択である．乳腺の充実性腫瘤でコア針生検が可能なときは，穿刺細胞診をやってはいけない．

乳腺腫瘤や腋窩リンパ節が触診で同定できないときは，エコー下生検や画像ガイド下生検を利用して適切な組織を採取する．乳癌の組織標本は，少なくともエストロゲン受容体（ER）・プロゲステロン受容体（PR）・上皮成長因子受容体（HER2/neu）を分析する．

局所進行乳癌の患者では，遠隔転移があるかどうかを考えないといけない．スクリーニングのための血液検査としては，完全血球計算（CBC）・肝機能検査（AST/ALT）・骨マーカー（ALP）が，画像検査としては，骨シンチと胸部・腹部・骨盤CTがあり，代わりにPET-CTを行ってもよい．

この患者は精密診査を行うと，左乳房腫瘤は大きさ5.2cmであり，BI-RADS 5（悪性が強く疑われる）と判定された．左腋窩に解剖学的に異常なリンパ節が2個あったが，右乳房に異常はなく，遠隔転移もなかった．乳腺腫瘤と腋窩リンパ節の生検の病理診断はともに浸潤性乳管癌に一致する組織像であり，ER陽性・PR陽性・HER2陰性であった．

補足 局所進行乳癌はステージⅢの乳癌であり，大きさ5cm以上（Ⅲa）・皮膚浸潤や胸壁固定（Ⅲb）・腋窩/胸骨傍リンパ節転移か鎖骨上/下リンパ節転移（Ⅲc）である．米国放射線専門医会の乳房画像診断情報システム（Breast Imaging Reporting and Data System, BI-RADS）のカテゴリー分類は，「1陰性，2良性，3おそらく良性，4異常の疑い，5悪性を強く疑う」，日本医学放射線学会のカテゴリー分類は，「1異常なし，2良性，3良性であるが，悪性を否定できない，4悪性の疑い，5悪性」である．

■ 診断と治療

この患者は精密診査が終わり，予想どおり局所進行乳癌の診断であった．画像検査で大きさ5.2cm・周囲浸潤なし（暫定的T3），腋窩リンパ節転移2個以上（暫定的N1），遠隔転移なし（M0），ステージⅢと判定された．

局所進行乳癌の治療は選択肢が2つあり，外科治療を行ったあとに化学療法を追加する方法と化学療法を行ったあとに外科治療を行う方法である．

この患者は，どちらの選択肢であっても，照射療法とホルモン療法を追加するのがよい．外科治療は乳房切除と乳房温存療法（腫瘍摘出・広範囲局所切除・乳腺部分切除）であるが，リンパ節転移陽性なので，腋窩リンパ節郭清は必要である．

乳房温存療法（BCT）を行うには，外科医は美容的に許容できる状態で，切除断端が陰性になるように腫瘍を摘出しないといけない．乳房4分割の複数領域に広がる腫瘍や乳房に比べて大きい腫瘍は乳房温存療法の相対的禁忌である．

局所進行乳癌に乳房温存療法を行うときは，照射療法が必須であり，胸壁照射の既往，SLEや強皮症などの膠原病，妊娠などの絶対的禁忌があってはいけない．大きさが当てはまらないのに乳房温存療法を希望する患者，腫瘍が切除不能の患者，炎症性乳癌の患者は，化学療法を優先する．

乳房切除と乳房温存療法の最終的な選択は，手術する外科医に相談して十分に説明を受けたうえで患者が決める．外科医と患者が話し合うときは，乳房切除と乳房温存の利点と危険性を患者に説明するとともに，治療の全体的な流れについて指導できるように準備する．

乳房温存療法の利点は乳房を残せることと手術が小さいことであり，欠点は再発が多いことと断端が陽性のときに再手術が必要なことである．乳房切除の利点は再発が少ないことと，乳房再建がなければ手術が1回で終わることであるが，欠点は乳房を失うことであり，乳房の盛り上がりを希望するときは乳房再建が必要になる．

手術前の薬物療法には化学療法とホルモン療法があり，目標は腫瘍の体積を減らして乳房温存療法ができるようにすること，切除できない腫瘍や切除しにくい腫瘍を切除しやすい腫瘍にすることである．

化学療法の導入で問題になるのは，手術が遅れて生存率が低くなること，創傷治癒に悪影響を及ぼして術後合併症の危険性が高くなることである．

複数の臨床研究によると，術前化学療法の有無で漿液腫・創感染・創傷治癒遅延の頻度は差がなく，複数の臨床試験によると，術前化学療法の患者と術後化学療法の患者を比べても生存率は差がない．NSABP研究のような臨床試験では，術前化学療法は腫瘍が縮小して乳房温存療法の施行率が高い．

■ 手術方法
乳房温存療法（BCT）（表1）

乳房温存療法の目標は，美容的に許容できる状態で，切除断端を十分にとって腫瘍を摘出することである．そのためには，手術前の計画立案が何よりも重要である．

腫瘍を触知しないときは，手術前に腫瘍の位置がわかるようにする必要があり，超音波検査やマンモグラフィーで鋼線を留置する方法が役立つ．

ほかにも，放射性核種を注入する方法や生検後の血腫を目標にした手術法があるが，この患者のように腫瘍を容易に触知する患者には不要である．

乳房の中心に近いところで皮膚を切開し，再手術で乳房切除を行うときに剥離しやすいようにする．鋭的剥離と鈍的剥離を行い，切除断端が全方

表1 乳房温存療法

1. 乳房の中心に近いところで皮膚を切開する．
2. 鋭的剥離と鈍的剥離を行い，切除断端を1cmとって腫瘍を摘出する．
3. 切除断端に印をつけて標本を提出するか，切除断端をいくつか削り取って別に提出する．
4. 止血を確認して欠損部を閉鎖する．

・落とし穴
　・美容的な結果が不良である．
　・切除断端が不十分か陽性で再切除が必要になる．

向で1cmになるのを目標に腫瘍を摘出する．バルーンつき照射用カテーテルを留置するのでなければ，多くの放射線腫瘍医が腫瘍摘出部に追加照射用のマークを埋めることを勧める．

切除断端に印をつけて標本を提出するか，切除断端をいくつか削り取って別に提出する．最後に止血を確認し，欠損部を閉鎖する．多くは単純な閉鎖で十分であるが，大きな空隙による皮膚の引きつれを防ぐには，複雑な閉鎖が必要である．

切開創が大きいときは，乳房形成術の概念を導入した腫瘍形成外科が美容的な改善に有効であり，乳房の形に及ぼす影響を最小限に抑えながら，切除断端を広くとることができる．

ただし，美容的な結果がよくなることを優先して，切開部位や切除断端を妥協してはいけない．乳房温存療法の落とし穴は，美容的な結果が不良であること，切除断端が不十分か陽性で再切除が必要になることである．

> 補足：腫瘍形成外科(oncoplastic surgery)は，腫瘍外科と形成外科を統合した新しい外科であり，とくに乳癌切除と乳房形成を両立させる手術法である．三大原則は，切除断端陰性・一期的乳房再建・一期的左右均衡である．欧米は豊胸術よりも縮小術(乳房形成術)のほうが多く，乳房温存療法における乳房形成のノウハウが蓄積されているが，日本では，乳房切除における乳房再建の意義が大きい．

腋窩リンパ節郭清 (表2，図1)

視触診でリンパ節を触知しないときや穿刺細胞診でリンパ節転移がないときは，不要なリンパ節郭清による合併症を避けるために，センチネルリンパ節生検を行う必要がある．

センチネルリンパ節生検は化学療法の前でも後でもよいが，化学療法の後に行うと偽陰性の頻度が高くなることは留意しておく．

センチネルリンパ節を同定する方法として，色素注入法(メチレンブルーかイソスルファンブルー)と放射能検出法(^{99m}TC)を併用する外科医が多いが，経験豊富な外科医であれば，どちらか一方でもよい．

患者を仰臥位にして，患側の上肢も消毒して敷布をかけ，手術中に上肢を動かせるようにしておく．青く染まったリンパ節や放射能があるリンパ節を摘出して病理診断に提出する．転移が陰性のときはリンパ節郭清が不要であるが，転移が陽性のときはリンパ節郭清の適応である．

腋窩リンパ節郭清を行うには，腋窩ひだの後方に皮膚切開を加え，まず大胸筋と広背筋の外縁を同定し，大胸筋の裏側にある小胸筋を確認する．腋窩リンパ節は，小胸筋の外側がレベルⅠ，小胸筋の背側がレベルⅡ，小胸筋の内側がレベルⅢである．

レベルⅠ/Ⅱ/Ⅲのリンパ節をすべて摘出するのが完全腋窩リンパ節郭清であるが，臨床的にレベルⅢのリンパ節に転移がなければ，レベルⅠとレベルⅡのリンパ節を摘出すればよい．リンパ節郭清では，Rotterリンパ節を含む胸筋間組織も摘

表2　腋窩リンパ節郭清
1. 上肢も消毒して敷布をかけ，手術中に上肢を動かせるようにしておく．
2. 腋窩ひだの後方に皮膚切開を加え，大胸筋・広背筋・小胸筋を確認する．
3. 腋窩静脈を同定して表面の筋膜を切開するが，腋窩静脈の頭側は剥離しない．
4. 前鋸筋・胸背神経・長胸神経などを温存し，レベルⅠとレベルⅡのリンパ節を摘出する．
- 落とし穴
  - 腋窩静脈を過剰に剥離すると上肢のリンパ浮腫が起こる．
  - 腋窩静脈より頭側を剥離すると腕神経叢を損傷する．
  - 腋窩神経・長胸神経・胸背神経を損傷する．

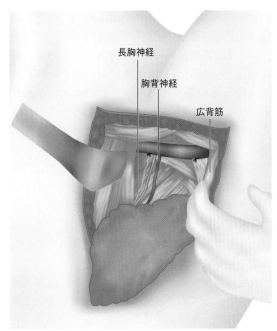

図1　手術イラスト．腋窩リンパ節郭清．

出する．

次に腋窩静脈を同定し，表面にある筋膜を切開する．組織を剥離するときは注意して行い，腋窩静脈の頭側にあるリンパ管を損傷しないようにする．腋窩リンパ節郭清では，前鋸筋・胸背神経・長胸神経などの重要な組織を同定して温存する．

腋窩リンパ節郭清の落とし穴は，腋窩静脈の過剰な剥離であり，上肢のリンパ浮腫や腋窩神経・長胸神経・胸背神経を損傷する危険性が高くなる．腋窩静脈より頭側を剥離すると，腕神経叢を損傷することがあるので，できるだけ避ける．

乳房切除(表3)

乳房温存療法のときと同様，乳房切除の目標は十分な切除断端をとって腫瘍を摘出することである．局所進行乳癌の患者は，術前化学療法を行っても腫瘍が大きく，最適の手術法は乳房切除である．

楕円形の皮膚切開を内側は胸骨から外側は腋窩中線まで延ばし，乳腺から皮膚を牽引しながら皮弁を作るようにして，皮下浅筋膜(Cooper靱帯)を剥離する．剥離には電気メス・鋭的剥離・生理食塩水注入(tumescent法)[訳注：美容形成で脂肪吸引を行う前にアドレナリン添加生理食塩水を皮下脂肪内に注入して脂肪細胞を膨化・溶解させる]を用いる．

皮膚剥離の境界は，内側が胸骨外縁，外側が広背筋，上方が鎖骨，下方が乳房下溝線(腹直筋に移行)である．乳腺組織と一緒に大胸筋筋膜も完全に切除するように留意する．手術手技は，乳房再建を行うかどうか，乳房再建を一期的に行うか二期的に行うかによって異なる．

乳房再建を行うときは皮膚をできるだけ残し，

表3 乳房切除

1. 楕円形の皮膚切開を内側は胸骨から外側は腋窩中線まで延ばす．
2. 電気メスや鋭的剥離で皮下浅筋膜(Cooper靱帯)を剥離して皮弁を作る．
3. 剥離の境界は，内側が胸骨外縁，外側が広背筋，上方が鎖骨，下方が乳房下溝線である．
4. 乳腺組織と一緒に大胸筋筋膜も完全に切除する．
5. 乳房再建を行うときは皮膚をできるだけ残す．

- 落とし穴
  - 乳腺の腋窩突起の切除が不完全で乳癌組織が残る．
  - 皮弁が厚すぎて再発の危険性が高くなる．
  - 皮弁が薄すぎて壊死が起こる．
  - 皮弁を損傷して穴が開く．

患者によっては乳頭と乳輪を温存することがあるが，直下にある乳管組織は完全に切除しなければならず，切除断端が陰性であることを手術中に生検で確認する．乳頭の近くにある腫瘍では，乳頭内の乳管に進展している可能性があるので，乳頭や乳輪の温存は避けたほうがよい．

乳房再建を行わないときは，緊張がかからずに創を閉鎖でき，しかも皮膚の余剰が生じないように，皮膚を十分に切除する．

陥りやすい落とし穴として，乳腺の腋窩突起の切除が不完全で乳癌組織が残ること，皮弁が厚すぎて再発の危険性が高くなること，皮弁が薄すぎて壊死が起こること，皮弁を損傷して穴が開くこと，電気メスの熱傷で壊死が起こること，不必要に正中を超えることなどがある．

参照『ゾリンジャー外科手術アトラス』「乳房の解剖と切開」(428〜429ページ)，「胸筋温存乳房切除」(430〜433ページ)，『外科の「常識」—素朴な疑問50』「乳癌手術で胸筋筋膜切除は必要か」(99〜101ページ)．

注意事項

局所進行乳癌の手術では，手術中に大胸筋浸潤が明らかになることがある．そのようなときは，浸潤がある大胸筋を切除標本とともに一括切除する．

術後管理

乳房切除を行った患者は，ドレーンを留置して漿液腫の形成を防ぐ．すぐに常食を許可し，4〜5週間以内に社会復帰させる．

局所進行乳癌の患者はすべて補助療法を行う．薬物療法には化学療法とホルモン療法があり[訳注：分子標的薬もある]，ER陽性の患者はふつうホルモン療法が必要であり，閉経前の女性はエストロゲン受容体拮抗薬(タモキシフェン)，閉経後の女性はアロマターゼ阻害薬であり，ふつう5年間投与する．

HER2/neu陽性の患者は1年間のモノクローナル抗体トラスツズマブ(ハーセプチン)が勧められる[訳注：化学療法はアントラサイクリン系とタキサン系が主流であり，シクロホスファミド・メトトレキサート・フルオロウラシル・プラチナ製剤を併用する]．

照射療法は，乳房温存療法の全員に乳房照射を行い，乳房切除の一部に胸壁照射や腋窩照射を行う．腫瘍が5cm以上，リンパ節転移が4個以上，切除断端が肉眼的に陽性のときは照射療法が

必要である．国際総合がん情報（NCCN）のガイドラインでは，リンパ節転移が1〜3個の患者や切除断端に疑問がある患者にも照射療法を強く勧めている．

化学療法や照射療法の詳細は多種多様で複雑であり，本項の範囲を超えるので割愛する．化学療法や照射療法のレジメンが複雑であるということは，乳癌治療が集学的であり，腫瘍内科医・放射線腫瘍医・腫瘍外科医・形成外科医が連携するチーム医療が重要であることを示している．

予後と追跡に関する患者教育は乳癌治療の重要な因子である．再発や死亡に関与する予後因子には，年齢・併存疾患・腫瘍径・リンパ節転移個数がある．5年無再発生存率は，ステージⅠ/Ⅱが65％〜92％，ステージⅢが44％〜47％，ステージⅣが14％である．

再発を監視することは重要であり，化学療法や照射療法が終わったあと6か月目にマンモグラフィーを行い，かかりつけ医の診察を最初5年間は4〜6か月ごとに受け，その後は毎年受ける．タモキシフェンを服用している女性は子宮内膜癌の危険性が高いので，婦人科医の診察を毎年受ける．

> **補足** 『がんの統計'15』によると，全国がんセンター協議会加盟32施設の乳癌患者（2004〜2007年）はステージⅠが40％，ステージⅡが40％，ステージⅢが10％，ステージⅣが4％，臨床病期別10年相対生存率は，ステージⅠが95％，ステージⅡが87％，ステージⅢが55％，ステージⅣが15％である．タモキシフェンは乳腺ではエストロゲン受容体を競合してエストロゲンの作用を阻害するが，子宮ではエストロゲン様作用を示すため，長期投与すると子宮体癌（子宮内膜癌）の危険性が高くなる．

重要事項

- アルコール摂取・経口避妊薬・ホルモン補充療法は乳癌の危険因子である．
- 乳癌の家族歴が濃厚な患者（若年・両側・複数）は遺伝子カウンセリングの候補である．
- 術前診断はコア針生検（CNB）が第一選択であり，ER・PR・HER2/neuも分析する．
- 局所進行乳癌では血液検査（AST/ALT/ALP）と画像検査（骨シンチ/CT/PET）で遠隔転移を調べる．
- 局所進行乳癌では手術前（neoadjuvant）か手術後（adjuvant）に化学療法を行う．
- 局所進行乳癌では術前化学療法を行っても腫瘍が大きく，最適の手術法は乳房切除である．
- 乳房切除の利点は再発が少ないことであり，一期的か二期的に乳房再建を行える．
- 薬物療法にはホルモン療法（タモキシフェンやアロマターゼ阻害薬）・化学療法（アントラサイクリン系やタキサン系）・分子標的薬（トラスツズマブ）がある．
- 腫瘍径≧5cm・リンパ節転移≧4個・切除断端陽性のときは照射療法が必要である．
- 乳癌治療は腫瘍内科医・放射線腫瘍医・腫瘍外科医・形成外科医のチーム医療である．
- 手術後の追跡は乳癌再発と対側乳癌・卵巣癌・子宮内膜癌（タモキシフェン）に注意する．

参考文献

American College of Radiology. Practice Guideline for the Performance of Contrast-Enhanced MRI of the Breast. Revised 2008. http://www.acr.org/SecondaryMainMenu Categories/quality_safety/guidelines/breast/mri_breast. aspx. Accessed: December 22, 2011.

Carlson RW, et al. The NCCN Breast Cancer Clinical Practice Guidelines in Oncology. J Natl Compr Canc Netw. 2009；7(2)：122-192.

Overgaard M, et al. Postoperative radiotherapy in high-risk postmenopausal breast-cancer patients given adjuvant tamoxifen: Danish Breast Cancer Cooperative Group DBCG 82c randomized trial. Lancet. 1999；353：1641-1648.

Overgaard M, et al. Postoperative radiotherapy in highrisk premenopausal women with breast cancer who receive adjuvant chemotherapy. Danish Breast Cancer Cooperative Group 82b Trial. N Engl J Med. 1997；337：949-955.

Rastogi P, et al. Preoperative chemotherapy : updates of National Surgical Adjuvant Breast and Bowel Project Protocols B-18 and B-27. J Clin Oncol. 2008；26(5)：778-785.

> **論文紹介** アメリカの2つの臨床試験（NSABP B-18とNSABP B-27）では，術前化学療法や多剤併用療法の効果を検証しており，B-18（N=1,493）では，50歳以下の女性は術前化学療法のほうが再発と死亡はやや少ない（オッズ比0.85/P=0.09と0.81/P=0.06）．B-27（N=2,344）では，AC療法（ドキソルビシン＋シクロホスファミド）単独よりドセタキセル追加のほうが病理学的完全寛解（pCR）の頻度が高い（13％ vs 26％）．

Sabel MS, et al. Sentinel node biopsy prior to neoadjuvant chemotherapy. A J Surg. 2003；186：102-105.

Silverstein MJ, et al. Image-detected breast cancer : stateof-the-art diagnosis and treatment. J Am Coll Surg. 2009；7(6)：504-520.

Vilarino-Varela M, et al. Current indications for postmastectomy radiation. Int Semin Surg Oncol. 2009；6：5.

V ヘルニア

Hernia

38 症状がある鼠径ヘルニア
Symptomatic Primary Inguinal Hernia

EVANGELOS MESSARIS

> **症 例**
> 55歳の男性．右鼠径部不快感で来院．4～5か月前に右鼠径部の膨隆に気づき，3か月前から右鼠径部に不快感がある．悪寒・発熱・嘔気・嘔吐・排尿障害はない．高血圧と糖尿病の既往がある．バイタルサインは異常がなく，診察では右鼠径部に腫瘤があり，陰嚢に及んでいる．還納できるが，手を離すとすぐに膨隆する．

■ 鑑別診断

鼠径部の不快感と関連があるのは，鼠径ヘルニアか大腿ヘルニア，精索か円靱帯の異常である．通常は鼠径ヘルニアであるが，同じような症候を呈する疾患はほかにもある．大腿ヘルニア・鼠径リンパ節腫大・陰嚢水腫・精巣捻転・精巣上体炎・精索静脈瘤・精液瘤・精巣上体嚢胞・精巣腫瘍などであり，頻度は低いが，鼠径部の腫瘤や不快感を訴える患者の鑑別診断に含まれる．

■ 精密診査

立位と臥位で腹部の診察を念入りに行うと，鼠径管の外鼠径輪（浅鼠径輪）に相当する場所に還納可能な腫瘤があり，圧痛は軽度であり，右鼠径ヘルニアを示唆する．

鼠径ヘルニアの診断は身体診察で決まる．鼠径ヘルニアの診断における身体診察の検査特性は，感度75％，特異度96％である．男性では，示指で陰嚢を鼠径管の開口部に陥入させ，咳やいきみを指示して腹圧をかけさせると（Valsalva法），ヘルニア内容を伴ったヘルニア嚢を指先に触れる．女性では，恥骨結合のすぐ外側にヘルニア嚢を触れることができる．

触診は鼠径靱帯の頭側で行い，鼠径靱帯の尾側に突出する腫瘤は大腿ヘルニアである．鼠径ヘルニアと大腿ヘルニアの区別は容易でないことがあり，とくに肥満の患者では容易でない．症状があるほうだけでなく反対側も診察し，両側性の鼠径ヘルニアを除外する．鼠径ヘルニアの診断に検査はいらない．

鑑別診断から診断を絞り込むのに画像検査が役立つことがまれにあり，身体診察に限界がある肥満の患者は画像検査が役立つ（図1）．超音波検査では，鼠径リンパ節腫大・陰嚢水腫・精巣捻転・精索静脈瘤・精液瘤・精巣上体嚢胞・精巣腫瘍を描出でき，熟練者が行うとヘルニア嚢を描出してヘルニア内容を確認できる．鼠径ヘルニアが非常に大きいときは，CT検査でヘルニア内容を描出して鼠径管内の組織や臓器を同定する（図2）．

補足 身体診察や血液検査は検査特性が重要であり，鼠径ヘルニアの身体診察は，感度が低いので（75％），偽陰性が多く（25％），所見がなくても除外できないが（たとえば肥満者は膨隆を触れないので見逃しやすい），特異度が高いので（96％），偽陽性が少なく（4％），所見があれば診断を確定できる．

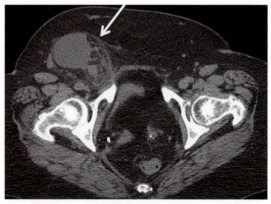

図1 骨盤CT．中等度の大きさの右鼠径ヘルニアで，ヘルニア嚢内に大網がある（矢印）．肥満の患者で，身体診察には限界があるだろう．

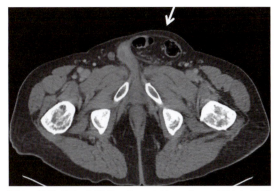

図2 骨盤CT．左鼠径ヘルニアで，ヘルニア嚢内にS状結腸がある．

診断と治療

　治療方針の意思決定には，患者の症状が鼠径ヘルニアに由来するものかどうかを確認することが重要である．無症状の鼠径ヘルニアは経過観察の方針でよい．若い患者は活動的なのでほとんど症状があるが，高齢者は身体活動度が低く，鼠径ヘルニアに煩わされておらず，手術を無期限に延期してもよい．

　鼠径ヘルニアにはいろいろな症状がある．還納できるヘルニアは，身体活動で増強する不快感で発症することが多く，嵌頓や絞扼を起こした患者は強い疼痛で発症し皮膚の発赤を伴うこともある．

　症状がある鼠径ヘルニアの治療は外科的修復である．手術の目標は症状の緩和であり，嵌頓や絞扼の予防である．手術の時期は還納できるヘルニアか，嵌頓しているヘルニアか，絞扼があるヘルニアかで決まる．還納できるヘルニアは待機的に外来手術を行い，嵌頓ヘルニアは発症から12時間以内に迅速で手術するのがよく，絞扼ヘルニアはヘルニア嚢内の臓器が虚血に陥っているので緊急で手術する．

　補足　嵌頓と絞扼の区別は重要である．嵌頓（incarceration）は還納できないが，循環障害はない．絞扼（strangulation）は還納できず，しかも循環障害がある．硬い腫瘤・強い圧痛・皮膚発赤は絞扼の所見であるが，そのような所見がないからといって絞扼を否定することはできない（感度が低い）．
　参照　『外科医のためのエビデンス』「鼠径ヘルニア：無症状でも手術は必要か」（7～11ページ）．

手術方法
到達法と修復法

　症状がある鼠径ヘルニアの手術の到達法は切開法でも内視鏡でもよく，麻酔法は局所・脊髄・全身のどれでもよい．切開法には縫合法（Bassini法・McVay法・Shouldice法）とメッシュ法（Lichtenstein法）があり，内視鏡はメッシュ法であり，完全腹膜外法（TEP）と経腹的腹膜前法（TAPP）があり，鼠径部に到達するのに腹膜前腔を利用するかどうかが異なる．

　多くの外科医は，片側性には切開法，両側性や再発性には内視鏡を勧めるが，手術法の選択は外科医の経験によって決まる．鼠径ヘルニアの内視鏡手術は急勾配の習熟曲線であり，専門家によると，熟達するには100～250例の経験が必要である．内視鏡手術に習熟していない外科医は，切開法のメッシュ法が最良の選択であり，両側性や再発性であっても切開法がよい．

　どの方法にしても，手術の目標は「緊張がない修復」（tension-free repair）であり，再発率の低下につながる．腸管が虚血に陥っていて腸切除が必要な患者を除き，すべての待機手術と大部分の緊急手術は，欠損部をメッシュでカバーすれば目標を達成できる．術野が腸内容で汚染したときは，縫合法のほうがよく，生体メッシュも使えるが，再発率が高い．

　補足　鼠径ヘルニアの手術は，古くからの縫合法（組織修復法）がヘルニア根治術（herniorrhaphy），新しいメッシュ法がヘルニア修復術（hernioplasty）である．縫合法は，横筋筋膜を鼠径靱帯（Poupart靱帯）に縫着するのがBassini法，横筋筋膜を恥骨櫛靱帯（Cooper靱帯）に縫着するのがMcVay法，横筋筋膜を腸骨恥骨靱帯に縫着し内腹斜筋を鼠径靱帯に縫着するのがShouldice法であり，メッシュ法は，皮膚を開いて修復するのが切開法（open repair），腹壁内で修復するのが完全腹膜外法（totally extra-peritoneal repair, TEP），腹腔内から修復するのが経腹的腹膜前法（trans-abdominal pre-peritoneal repair, TAPP）と腹腔内被覆法（intraperitoneal onlay mesh repair, IPOM）である．
　参照　『消化器外科のエビデンス 第2版』「ヘルニア」（348～349ページ）．

感染予防と麻酔

　手術台で仰臥位をとり，下腿に間欠的空気圧迫装置をつける．40歳以上の患者には未分画ヘパリン5,000単位を皮下注射する．執刀前1時間以内に第1世代のセファロスポリン系抗菌薬を静脈

注射し，とくにメッシュ法のときは必ず予防的抗菌薬を投与する．皮膚消毒はクロルヘキシジンで行い，手術中にヘルニア嚢を還納したり精巣を適切な位置に戻したりする必要があるときは陰囊も消毒する．

局所麻酔は腸骨鼠径神経と腸骨下腹神経の神経ブロックか切開創の浸潤麻酔で行い，必ず鎮静を併用する．局所麻酔の代わりに脊髄麻酔や全身麻酔を使ってもよい．手術前に排尿させてなかったときは，膀胱カテーテルを挿入して膀胱をへこませておく．

切開法による鼠径ヘルニア修復(表1)

切開法による鼠径ヘルニア修復の標準術式はLichtenstein法である．鼠径管に沿って皮膚切開を加え，外側に延ばすときは頭側に少しだけ曲げる．内側は恥骨結節の表面の露出が解剖学的に重要な目印になる．切開を外腹斜筋腱膜からなる腹壁筋膜まで進め，外鼠径輪を露出する．外腹斜筋腱膜を線維に沿って切開し，精索を挙睾筋や横筋筋膜から剥離し，鼠径管床から引き離す．精索を調べてヘルニア嚢や脂肪腫を探し，内鼠径輪(深鼠径輪)のレベルでヘルニア嚢を横断する．

適切なサイズのポリプロピレン製メッシュを使い，2-0 Prolene糸の連続縫合か結節縫合を行って，恥骨結節から腹横筋腱膜弓を越えて恥骨結節まで，鼠径靱帯の後壁外縁にメッシュの下縁を縫着する．同じようにメッシュの上縁を腹直筋鞘と内腹斜筋に縫着する．精索の外側でメッシュの両葉を縫合して内鼠径輪を形成する．精索をもとの位置に戻し，腸骨鼠径神経を損傷しないように気をつけながら，2-0吸収糸の連続縫合で外腹斜筋腱膜を縫合する．

内視鏡による鼠径ヘルニア修復(表2)

腹腔内から到達することで発生するTAPPの合併症を懸念して開発されたのがTEPである．まず臍の下面を切開し，腹直筋前鞘を傍正中切開する．正中から外側に向かって腹直筋を鈍的に剥離し，腹直筋後鞘の筋膜を露出する．腹直筋と腹直筋後鞘の間に剥離用バルーンを挿入し，恥骨に向ける．直視下に送気し，通常の鈍的ポートに入れ替え，12 mmHgの圧で炭酸ガスを腹膜外腔に送気する．

下腹部正中に2本の5 mmトロッカーを刺入し，上方に下腹壁動静脈，内側にCooper靱帯(恥骨櫛靱帯)，外側に腸骨恥骨靱帯(iliopubic tract)があるのを確認する．ヘルニア嚢を引き下

表1　Lichtenstein法によるヘルニア修復

1. 鼠径管に沿って皮膚切開を加え，恥骨結節を露出する．
2. 精索を挙睾筋や横筋筋膜から剥離し，鼠径管床から引き離す．
3. 精索を調べてヘルニア嚢や脂肪腫を探す．
4. ポリプロピレン製メッシュの下縁を鼠径靱帯の後壁外縁に縫着し，上縁を腹直筋鞘と内腹斜筋に縫着する．
5. メッシュの両葉を縫い合わせて内鼠径輪を形成する．
6. 精索をもとの位置に戻し，外腹斜筋腱膜を縫合する．
7. 精巣が陰囊内の正しい場所にあることを確認する．

・落とし穴
- 恥骨結節はメッシュで完全に被覆しないといけない．そうしないと再発の危険性が高い．
- 腸骨鼠径神経・腸骨下腹神経・陰部大腿神経の絞扼を避ける．
- 緊張がない状態でメッシュを固定する．
- 最後に精巣動静脈の損傷がなく，精巣が正しい位置にあることを確認する．

表2　完全腹膜外法(TEP)によるヘルニア修復

1. 臍の下面の皮膚切開から腹直筋鞘内に入る．
2. 腹直筋と腹直筋後鞘の間に剥離用バルーンを挿入し，恥骨に向ける．
3. 下腹部正中に2本の5 mmトロッカーを刺入する．
4. 上方に下腹壁動静脈，内側にCooper靱帯(恥骨櫛靱帯)，外側に腸骨恥骨靱帯(iliopubic tract)があるのを確認し，解剖学的に重要な目印を同定する．
5. ヘルニア嚢を引き下ろし，精索から剥離する．
6. 既製品か特注品のポリエステル製メッシュを使い，精索の下に内側から外側に向かってメッシュを置き，細心の注意を払いながら内鼠径輪を外側と上方から被覆し，内側でCooper靱帯の下方に押し込む．
7. メッシュの固定は不要である．

・落とし穴
- まちがった面で剥離したとき，骨盤や鼠径部の手術の既往があるときは，目印になる構造物が見えにくい．
- 下腹壁動静脈の損傷を避ける．
- ヘルニア嚢の引き下ろしや精索の剥離が不十分なときは，修復が不完全で早期に再発する．
- 内視鏡手術は切開法に比べて神経損傷が多い．

ろし，細心の注意を払いながら精索から剥離する．修復には既製品か特注品のポリエステル製メッシュを使う．

　精索の下に内側から外側に向かってメッシュを置き，細心の注意を払いながら内鼠径輪を外側と上方から被覆し，内側でCooper靭帯の下方に押し込む．メッシュを正しい場所に置き，ホッチキス（タックやステイプル）かフィブリン糊で固定するか，そのまま固定せずに置いておく．

■注意事項

　どのような患者・到達法・修復法であっても，ヘルニアの手術の成功の鍵となる最も重要なポイントは，鼠径部の解剖を熟知しておくことである．

　切開法では，腸骨鼠径神経と腸骨下腹神経の剥離と保護に注意する．神経を絞扼すると術後神経痛の原因になる．手術中に神経を損傷したときは，完全に離断したほうがよい．

　内視鏡では，鼠径部を剥離しているとき，腹膜が裂けて腹腔内の臓器が顔を出すことがある．腹膜の欠損部は2-0 Vicrylの結紮ループ（endo-loop）で閉鎖し，炭酸ガスが送気されて気腹状態になったときは，外套針を使って脱気する．

　手術中の合併症には血管や臓器の損傷があり，大腿動静脈・下腹壁動静脈・膀胱・精巣・精管・神経の損傷がある．

■術後管理

　待機手術の患者や大網が嵌頓していた患者は，術後3〜4時間で退院できる．全身状態が問題なく，自分で排尿でき，疼痛管理が適切であることを確認して退院する．鼠径部の手術ではしばしば排尿困難があり，麻薬使用・手術法・輸液量と関連がある．

　迅速手術や緊急手術の患者は，腸管に異常がなかったときは，24時間観察したあと退院できる．腸管が絞扼されていて腸切除を行った患者は，2〜3日間入院して経過を観察する．

　患者の追跡は，退院後3〜4週間の再来を予定し，創傷治癒をチェックする．頻度は低いが（< 1％），創感染の可能性があり，漿液腫や血腫も起こりうる．通常の診察を行い，早期の再発と神経絞扼や神経損傷による神経痛がないことを確認する．大部分の患者は術後2週間で仕事に復帰でき

る．内視鏡手術のときはもっと早く復帰できる．術後3か月は重い物を持ち上げないように指示する．

症例の結末

　患者は内視鏡手術を受け，右鼠径ヘルニアはメッシュで修復され，術後4時間で退院した．ポート部の傷は治癒して痛みもなく，3週間後に事務所に復帰した．再来では，右鼠径部に手術前の症状に似た膨隆があることを患者が申告したが，診察では再発はなく，超音波検査では修復部の漿液腫であった．とくに処置は行わず，術後3か月の再診で漿液腫は消失していた．

重要事項

- 鼠径ヘルニアはありふれた病気であり，腹壁ヘルニアの3/4を占め，生涯罹患率は男性15％，女性5％である．
- 症状がある鼠径ヘルニアは手術が必要であり，手術の目標は症状の緩和と嵌頓や絞扼の予防である．
- 鼠径ヘルニアの手術法は複数あり，到達法には切開法と内視鏡がある．
- 目標は「緊張がない修復」（tension-free repair）であり，手術法によらず再発率が低い．
- 術後合併症がときどき見られ，漿液腫・神経痛・再発などがある．

参考文献

Amato B, Moja L, Panico S, et al. Shouldice technique versus other open techniques for inguinal hernia repair. Cochrane Database Syst Rev. 2009；(4)：CD001543.
　論文紹介　コクラン研究はいろいろな臨床問題に対して系統的レビューやメタ分析を行い，本論文は2012年にアップデートされている．16の臨床試験のメタ分析（N＝2,565）では，鼠径ヘルニアの手術法のうち，Shouldice法は他の非メッシュ法に比べて再発率が低く，オッズ比0.62［0.45-0.85］であるが，メッシュ法に比べると再発率が高く，オッズ比3.80［1.99-7.26］であり，在院日数や慢性疼痛は差がない．

Langeveld HR, van't Riet M, Weidema WF, et al. Total extraperitoneal inguinal hernia repair compared with Lichtenstein (the LEVEL-Trial)：a randomized controlled trial. Ann Surg. 2010；251(5)：819-824.

Messaris E, Nicastri G, Dudrick SJ. Total extraperitoneal

laparoscopic inguinal hernia repair without mesh fi xation ; prospective study with 1-year follow-up results. Arch Surg. 2010 ; 145(4) : 334-338.

Neumayer L, Giobbie-Hurder A, Jonasson O, et al. ; Veterans Affairs Cooperative Studies Program 456 Investigators. Open mesh versus laparoscopic mesh repair of inguinal hernia. N Engl J Med. 2004 ; 350(18) : 1819-1827.

Nordin P, Zetterström H, Gunnarsson U, et al. Local, regional, or general anaesthesia in groin hernia repair : multicentre randomised trial. Lancet. 2003 ; 362(9387) : 853-858.

39 嵌頓や絞扼がある鼠径ヘルニア
Incarcerated/Strangulated Inguinal Hernia

MATTHEW W. RALLS and JUSTIN B. DIMICK

症例

61歳の男性．左鼠径部膨隆で救急外来を受診．3日前から便秘と左鼠径部膨隆がある．既往歴には，慢性閉塞性肺疾患（COPD）・糖尿病・肥満・高脂血症・統合失調症があり，手術歴には，左鼠径ヘルニアの手術が2回ある．統合失調症のため生活支援施設に住んでおり，介護者に付き添われて来院した．

3日間で腹痛と腹部膨満が増強しており，食事摂取が減少し，最近の2日間は尿量が非常に少ない．診察では，右下腹部のMcBurney点に手術痕があり，左鼠径部に12 cm×12 cmの大きな腫瘤がある．腫瘤は圧痛と発赤があり，還納できない．本人と介護者によると，腫瘤は間欠的に出現していて，最近2日間は大きくなって圧痛があった．血液検査では，白血球数 8,700/μL，ヘマトクリット値 42.4%である．

■ 鑑別診断

間欠的だった鼠径部の膨隆が固定し，圧痛や発赤を伴うときは，鼠径部のヘルニアの合併症を最初の鑑別診断に考える．ただし，ほかにも考えておくべき異常がいくつかあり，皮下の異常では，脂肪腫・膿瘍・鼠径リンパ節腫脹が鼠径部の腫瘤になり，精巣の異常では精巣捻転と精巣上体炎を考え，とくに病変が陰嚢に及ぶときは精巣病変を考える．血管疾患がある患者や大腿動静脈近辺に処置を受けた患者では，血管の異常として動脈瘤や仮性動脈瘤を考える．

鼠径部のヘルニアを疑ったときは，鼠径ヘルニアと大腿ヘルニアを区別することが重要である．ある程度は診察で区別でき，大腿ヘルニアは鼠径靱帯の尾側（内側端の外側）に膨隆があるが，鼠径ヘルニアは鼠径靱帯の上に膨隆がある（図1）．ただし，膨隆が大きく，圧痛や炎症があると，判定しにくい．

最も重要なのは鼠径部のヘルニアの合併症と早期に認識することであり，嵌頓と絞扼は必ず考える．嵌頓と絞扼は経時変化が異なり，嵌頓ヘルニアは還納できず，経過とともに絞扼に陥る可能性があり，絞扼ヘルニアは循環障害で臓器が虚血に陥っている．還納できる鼠径ヘルニアは手術を遅らせてよく，待機的に予定できるが，嵌頓や絞扼

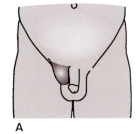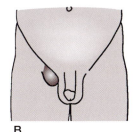

図1 鼠径ヘルニア（A）と大腿ヘルニア（B）を区別する目印．
(From Mulholland MW, et al. Greenfield's Surgery: Scientific Principles & Practice. 4th ed. Philadelphia, PA: Lippincott Williams & Wilkins, 2006, with permission.)

が疑われるときは，緊急手術が必要である．

補足 鼠径部のヘルニア（groin hernia）には，鼠径ヘルニア（inguinal hernia）と大腿ヘルニア（femoral hernia）があり，鼠径ヘルニアには，外鼠径ヘルニア（external inguinal hernia）［欧米では間接ヘルニア（indirect hernia）］と内鼠径ヘルニア（internal inguinal hernia）［（欧米では直接ヘルニア direct hernia）］がある．

■ 精密診査

嵌頓ヘルニアと絞扼ヘルニアが示唆される患者の多くは，問診と診察で診断が決まり，ほかに検査を行わなくても，ほとんど手術を決められる（図2）．

完全血球計算（CBC）・基本生化学検査（電解質・尿素窒素・クレアチニン）・乳酸値などの血液検査は，患者の脱水状態と全身性炎症反応症候群（SIRS）の有無に関する情報が得られ，絞扼の可能性を評価するのに重要である．

ただし，血液検査は感度が高く[訳注：「感度が低く」のまちがいであろう]，特異度が低く，嵌頓や絞扼がある患者の大部分は検査値が正常である．偽陰性が多いという問題を避けるには（疾患の見逃しを避けるには），嵌頓や絞扼が疑われる患者は検査しすぎるくらいのほうがよい．

診断が確実でないときは画像検査を行う．嵌頓ヘルニアで腸閉塞を生じた患者では，腹部X線で拡張した腸管ループが見られ，立位では水面形成（air-fluid level）を認めるが（図3），緊急時の評価はCT検査が標準であり（図4），問診・診察・腹部X線で臨床診断に疑問があるときはCT検査を行う．

補足 感度が高い検査は偽陰性が少なく（misdiagnosisが少なく），結果が陰性のときに診断を除外（rule out）できる（Dダイマーと肺塞栓症）．感度が低い検査は結果が陰性でも診断を否定できない（CEAと悪性腫瘍）．特異度が高い検査は偽陽性が少なく（overdiagnosisが少なく），結果が陽性のときに診断を確定（rule in）できる（トロポニンTと心筋梗塞）．特異度が低い検査は結果が陽性でも診断を確定できない（アミラーゼと急性膵炎）．

基本事項

鼠径ヘルニアの手術は世界中で最も頻繁に行われている外科手技のひとつであり，アメリカでは毎年80万件以上の鼠径ヘルニア手術が行われている．鼠径ヘルニア手術は非常にありふれた手術であるが，関連する解剖は複雑であり，学生や初心者が完全に理解するのはむずかしい．ただし，解剖を熟知するのは重要であり，とくに嵌頓ヘルニアや再発ヘルニアに対処するときは重要である．嵌頓や再発で組織に歪みがあると，修復手技は極端にむずかしくなる．

1804年にAstley Cooperは，「外科医が担当して治療する病気の中で，鼠径ヘルニアほど正確な解剖の知識と外科的手技が必要なものはない」と

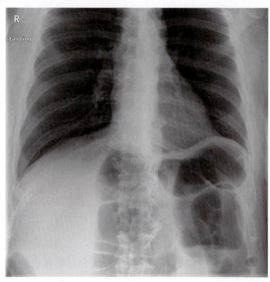

図3　胸腹部単純撮影．大腸の拡張があり遠位大腸の閉塞が疑われる．

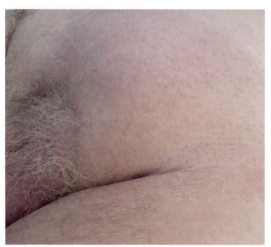

図2　嵌頓ヘルニアによる皮膚の発赤と腫脹．手術の適応は問診と診察で十分である．

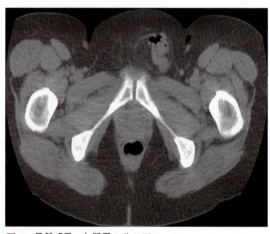

図4　骨盤CT．左鼠径ヘルニア．

述べた.

> 補足 クーパー(Astley Cooper, 1768～1841)はイギリスの外科医で解剖学者. クーパー剪刀(Cooper scissors)は先が丸く幅が広いハサミ, クーパー筋膜(Cooper fascia)は精巣を被覆し, クーパー靱帯(Cooper ligament)は乳房を吊り上げ(乳房提靱帯), クーパー鼠径靱帯(Cooper inguinal ligament)は鼠径靱帯の内側部にある(恥骨櫛靱帯).

■ 診断と治療

この臨床シナリオの患者は, 嵌頓か絞扼がある厄介な状況である. 圧痛を伴う固定した膨隆は嵌頓の典型的な所見であり, 皮膚の発赤は絞扼を示唆する. 画像検査では腹部の単純撮影で大腸閉塞の所見があり(図3), 結果として便秘と腹痛を生じ, 嘔気と嘔吐に関与している. 腸閉塞があり, 絞扼の可能性があることを考慮すると, 鼠径から到達する切開法で修復するのがよいだろう.

■ 手術方法

過去200年以上にわたって, 鼠径ヘルニア手術は多くの発展があった. 現在の外科手術で最も頻繁に行われているのは緊張がない修復(tension-free repair), すなわち, Lichtenstein法である. 腹腔鏡を使った低侵襲手術では完全腹膜外法(TEP)が新しく普及しており, さらに疼痛が軽く, 回復が早く, 熟練者が行えば再発率は同じか低く, Bassini法やMcVay法などの組織修復法を行うのはまれである. ただし, 特殊な状況, たとえば感染や腸切除で汚染した術野では, 組織修復法を行う必要がある.

還納できる鼠径ヘルニアは待機的に手術するが, 嵌頓ヘルニアは迅速に手術し, 6時間以内であれば腸切除を避けられる. 絞扼ヘルニアの緊急手術でも, 修復は待機手術とほとんど変わらない. 切開法か内視鏡かについては, ともに満足できる手術法であるが, 絞扼の懸念があるときに切開法を用いるのは外科医の好みであり, 理由は急性炎症に起因する組織の歪みと脆弱性である.

□ 切開法による嵌頓ヘルニア修復(表1)

切開法による嵌頓ヘルニア修復は, 全身麻酔・脊髄麻酔・局所麻酔のどれかに鎮静を併用して行う. 患者を仰臥位にするが, 還納しやすいように, 骨盤高位(Trendelenburg位)を勧める外科医もいる.

標準的な方法で皮膚を消毒して敷布をかける. 局所麻酔は鼠径靱帯に沿って頭側の皮下に浸潤麻酔を行い, 必要があれば神経ブロックを併施する. 鼠径靱帯に沿って頭側に6～8 cmの皮膚切開を加え, 鈍的剥離と電気メス(Bovie)で皮下組織を切開して外腹斜筋腱膜に達する. 外腹斜筋腱膜を線維に沿って外鼠径輪から内鼠径輪まで切開する.

嵌頓や絞扼が疑われる患者では, この時点で鼠径部を検索して確認する. 腸管の血行に疑問があるときは, 鼠径からの切開で腸切除を行うこともできるが, できないときは開腹が必要になる(「注意事項」を参照).

外腹斜筋腱膜の下にある腸骨鼠径神経を損傷しないように細心の注意を払い, 腱膜片を開く. 指で鈍的剥離を行って精索とヘルニア嚢を全周性に遊離し, Penroseドレーンを通す. 腸管に虚血がなければ, 合併症がないヘルニアと同じように修

表1 切開法による嵌頓ヘルニア修復

1. 右側か左側かを確認する.
2. 抗菌薬の予防投与を行う.
3. 鼠径部を切開する.
4. 外腹斜筋腱膜を露出し, 線維に沿って外鼠径輪から内鼠径輪まで切開する.
5. 腸骨鼠径神経を同定して保護する.
6. 外腹斜筋腱膜片を開く.
7. ヘルニア内容を還納し, 解剖学的な目印を明確にする.
8. 外鼠径輪のレベルで精索(女性は円靱帯)を全周性に剥離し, Penroseドレーンを通す.
9. 精索の内側前方の表面でヘルニア嚢を同定し, 周囲組織から剥離する.
10. 外鼠径ヘルニア(間接ヘルニア)のときは, ヘルニア嚢を切開して内容を腹腔内に戻し, 貫通縫合で高位結紮する.
11. 内鼠径ヘルニア(直接ヘルニア)のときは, ヘルニア嚢を周囲から遊離して内容を腹腔内に戻す.
12. 鼠径管床を評価してメッシュを準備する.
13. 内側の恥骨結節から始め, 下方で鼠径靱帯の後壁外縁に固定し, 上方で腹直筋鞘の外縁(結合腱)に固定する.
14. 内鼠径輪が狭くならないようにし, 神経が修復部に巻き込まれないようにする.
15. 止血を確認する.
16. 外腹斜筋腱膜と浅腹筋膜(Scarpa筋膜)を層別に閉鎖する.
17. 皮膚を縫合してガーゼを当てる.

復を進める．

剥離を進めてヘルニア嚢を同定したら，挙睾筋を分離して精索から剥離する．通常ヘルニア嚢は精索の内側前方にある．内鼠径輪を観察して外鼠径ヘルニア（間接ヘルニア）であることを確認し，ヘルニア内容を損傷しないように注意しながら，ヘルニア嚢を直視下に遊離させて結紮する．内鼠径ヘルニア（直接ヘルニア）が見つかったときは，ヘルニア嚢を戻して鼠径管床が脆弱であることを確認する．

次に内鼠径輪と鼠径管床をメッシュで修復する．通常はポリプロピレン製のメッシュ（事前にカットされたものか $15\,cm^2$ のもの）を使う．メッシュの内縁は恥骨結節の外側面で骨膜（骨そのものではない）に縫合して固定する．

鼠径管床をメッシュで被覆し，腹直筋鞘の外縁（結合腱）に固定する．スリットを通して精索をメッシュの外側に置き，メッシュの両葉を縫い合わせて新しい内鼠径輪を作る．メッシュの下縁は鼠径靱帯の後壁外縁に固定する（図5）．外腹斜筋腱膜と浅腹筋膜（Scarpa筋膜）を層別に閉鎖し，皮膚を縫合する．

内視鏡による嵌頓ヘルニア修復（表2）

嵌頓があっても，筆者は再発ヘルニアには内視鏡による手術のほうが好きである．嵌頓した腸管が見えても内視鏡下に戻すことができ，前回の手術で乱されていない層で修復できる．まず腹腔内に腹腔鏡を挿入し，嵌頓した腸管を戻して血行を評価する．腸管の血行に異常がないことを確認できたときは，ポートを引き抜き，TEPに移行する．

腹膜前腔に送気するには，全身麻酔で行う．患者を仰臥位にし，標準的な方法で皮膚を消毒して敷布をかける．腹腔内を観察するのに使った臍の切開部に1本目のポートを挿入し，鈍的剥離を行って腹壁正中の反対側で腹直筋前鞘を同定する．腹直筋の内縁を同定し，外側に牽引する．そっと指を挿入して腹直筋の後面から弓状線まで通し，腹膜前腔に空間を作る．

恥骨結節に向けてこの空間にバルーンつきトロッカーを挿入し，直視下に送気する．下腹部正中に2本の操作用5mmポートを刺入する．外科医は複雑な解剖を熟知しておく（図6）．鈍的把持鉗子を使い，精索とヘルニア嚢を周囲の疎性結合組織から遊離する．

この場所の剥離には2つの落とし穴があり，運命の三角（triangle of doom）と疼痛三角（triangle

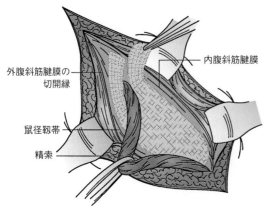

図5 切開法（Lichtenstein法）におけるメッシュの配置．
（From Mulholland MW, et al. Greenfield's Surgery: Scientific Principles & Practice. 4th ed. Philadelphia, PA: Lippincott Williams & Wilkins, 2006, with permission.）

表2 内視鏡による嵌頓ヘルニア修復

1. 右側か左側かを確認する．
2. 抗菌薬の予防投与を行う．
3. 臍下面を切開し，10mmか12mmのトロッカーを挿入する．
4. 腹壁正中の反対側で腹直筋前鞘を同定し，腹直筋の内縁を同定して外側に牽引する．
5. 指を挿入して腹直筋の後面に空間を作る．
6. 恥骨結節に向けてこの空間にバルーンつきトロッカーを挿入し，直視下に送気する．
7. 下腹部正中で恥骨結合から5cmと12cm離れた場所に2本のトロッカーを刺入する．
8. 下腹壁動静脈と閉鎖動静脈の吻合枝（死冠）を損傷しないように注意し，恥骨結節の周囲をきれいにする
  ［訳注：剥離や牽引のときに死冠（corona mortis）を損傷すると大出血を起こす］．
9. 腹膜の外側にある付着物を腹壁の前面から遊離する．
10. 精索を露出する．
11. 内鼠径ヘルニア（直接ヘルニア）のときは，ヘルニア嚢を愛護的に牽引して内鼠径輪から戻す．
12. 外鼠径ヘルニア（間接ヘルニア）のときは，ヘルニア嚢を精索から授動して腹腔内に戻す．
13. 事前にカットしたメッシュを正しい場所に置き，外鼠径部・内鼠径部・大腿部を完全に被覆する．
14. メッシュの内側を恥骨櫛靱帯（Cooper鼠径靱帯）に縫着する．
15. 腹膜がメッシュの下に引っかかっていないことを確認し，直視下に脱気する．

of pain)である．運命の三角は内側が精管，外側が精巣動静脈，下方が外腸骨動静脈であり，外腸骨動静脈と深腸骨回旋静脈があり，損傷すると大出血を起こすので損傷しないようにする．

疼痛三角は，内側が精巣動静脈，外側が腸骨恥骨靱帯，下方が皮膚切開縁であり，外側大腿皮神経と前大腿皮神経があり，損傷したり絞扼したりすると神経痛を起こすので，把持・剥離・牽引しないようにする．

ヘルニア囊を愛護的に精索から遊離し，腹膜を内側上方に押し込む．事前にカットされたメッシュを臍下のポートから挿入し，正しい場所と方向に置く．外鼠径部・内鼠径部・大腿部を完全に被覆して，メッシュの内側を恥骨櫛靱帯(Cooper 鼠径靱帯)に縫着する．腹膜がメッシュの下に引っかかっていないことを確認し，直視下に脱気する．10 mm ポートの挿入部を閉鎖し，皮膚を縫合して手術を終わる．

参照 『ゾリンジャー外科手術アトラス』「腹腔鏡手術のための鼠径部解剖」(468～469 ページ)，「鼠径ヘルニア修復[腹腔鏡，経腹的腹膜前法(TAPP)]」(470～471 ページ)．

■注意事項

一般外科の迅速手術や緊急手術と同じように，手術中の意思決定は手術の成果に重要である．嵌頓や絞扼があると腸内容が漏れる危険性が高く，腸切除を行う患者や術野が汚染した患者では，生体メッシュを利用するか組織修復法(縫合法)を行うことになる．

汚染がある鼠径ヘルニアでは，Bassini 法を選択するのがよく，腹直筋鞘の外縁(結合腱)を鼠径靱帯(Poupart 靱帯)に縫着し，緊張があるときは腹直筋前鞘に減張切開を加える．汚染がある大腿ヘルニアでは，Bassini 法は大腿管に対応できないので不適切であり，McVay 法を選択するのがよく，腹直筋鞘の外縁(結合腱)を恥骨櫛靱帯(Cooper 鼠径靱帯)に縫着する．

組織修復法(縫合法)を行う外科医は，解剖学的に組織を正確に同定しないといけない．再発ヘルニアや急性炎症で解剖がはっきりしないときは，生体メッシュを使った Lichtenstein 法を行ってもよい．ただし，生体メッシュは組織に取り込まれて弱くなるので，再発するかもしれない．

状況によっては開腹が必要になる．鼠径部を検索して腸管の血行に疑問があり，鼠径部の切開創

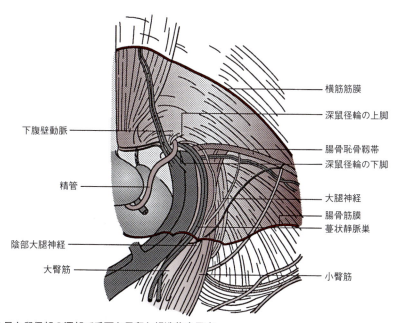

図6 腹腔内から見た鼠径部の深部で重要な目印と構造物を示す．

(From Mulholland MW, et al. Greenfield's Surgery: Scientific Principles & Practice. 4th ed. Philadelphia, PA: Lippincott Williams & Wilkins, 2006, with permission.)

から対応できないときは，開腹して腸管を観察しながら腸切除を行う．患者によっては腹腔内に強い癒着があり，鼠径部の切開から十分に戻せないことがある．

開腹するときは下腹部正中切開が多く，腹腔内に入っても腹膜前腔にとどまってもよい．開腹しても腹膜前修復を行うことは可能であり，再発ヘルニアで腹壁前面に瘢痕があり，手術手技に関連する解剖に歪みがあるときに有用である．

術後管理

嵌頓ヘルニア患者の術後ケアは大部分が支持療法であり，血液データを補正し，点滴で水分を補給し，疼痛を制御し，腸蠕動の回復を待つ．観察期間は患者の重症度で決まり，術後経過も患者の重症度で決まる．

壊死に陥った腸管を腹腔内に戻したときは，腸閉塞が継続したり増悪したりして患者の全身状態が悪化し，治療しないと腹膜炎を起こして敗血症に陥るので，未然に防ぐことが重要である．

症例の結末

この患者は切開法による修復を行うことになり，緊急で手術室に搬送した．大きなヘルニア囊内に小腸とS状結腸の一部があり，還納が困難で腸管の血行に疑問があり，下腹部正中切開で開腹した．腸管を完全に戻すと血行は問題ないことがわかった．

前回のヘルニア手術で腹壁前面に歪みがあったため，開腹創から腹膜前腔にメッシュを挿入して修復した．開腹下に行ったが，手術手技は内視鏡で到達する手術（TEP）と同じである（表2）．集中治療室で監視して初期治療を行い，術後経過は良好であった．

重要事項

- 嵌頓や絞扼が疑われるときは，緊急手術が必要である．
- 嵌頓や絞扼が疑われるときの標準手術は，鼠径部から検索して腸管の血行を評価する．
- 腸管の血行に疑問がある，腹腔内に癒着がある，ヘルニア内容を安全に戻せないなどの理由で，鼠径部の切開創から対応できないときは，下腹部正中切開で開腹する．
- 絞扼があって腸切除が必要なときは，メッシュは使うべきでなく，代わりに組織修復法（Bassini法やMcVay法）を行う．
- 再発ヘルニアには，内視鏡か開腹による腹膜前法を行えるが，手技を進める前にヘルニア内容の血行を確認することが必須である．

参考文献

Eklund AS, Montgomery AK, Rasmussen IC, et al. Low recurrence rate after laparoscopic (TEP) and open (Lichtenstein) inguinal hernia repair: a randomized, multicenter trial with 5-year follow-up. Ann Surg. 2009；249：33-38.

Ferzli G, Shapiro K, Chaudry G, et al. Laparoscopic extraperitoneal approach to acutely incarcerated inguinal hernia. Surg Endosc. 2004；18：228-231.

Kouhia ST, Huttunen R, Silvasti SO, et al. Lichtenstein hernioplasty versus totally extraperitoneal laparoscopic hernioplasty in treatment of recurrent inguinal hernia—a prospective randomized trial. Ann Surg. 2009；249：384-387.

Sevonius D, Gunnarsson U, Nordin P, et al. Repeated groin hernia recurrences. Ann Surg. 2009；249：516-518.

論文紹介 スウェーデンのヘルニア登録（1992～2006年）では，手術回数からみた患者数は，1回が12,104人（73％），2回が4,199人（25％），3回が310人（2％），4回が32人（0.2％），5回が3人（0.002％）であり，回数が多いほど再発率は高い．Lichtenstein法に比べた再発のオッズ比は，縫合修復が1.93［1.53-2.45］，腹腔鏡が0.79［0.62-0.99］，プラグ法が1.45［1.15-1.82］，開創メッシュ法が0.81［0.58-1.13］である．

40 腹壁創ヘルニア
Ventral Incisional Hernia

VIVIAN M. SANCHEZ and KAMAL M.F. ITANI

症例

　74歳の男性．腹痛で外来を受診．3か月前から間欠的な臍周囲の腹痛がある．腹痛は食事と無関係で放散痛はなく，ときに嘔気と嘔吐がある．肥満・高血圧・糖尿病があり，喫煙者である．
　バイタルサインは安定しており，BMIは41である．診察では，上腹部から下腹部まで正中に長い手術痕があり，臍周囲に6 cm×5 cmの腹壁創ヘルニア（VIH）がある（図1）．皮膚に変化はなく，ヘルニア内容は一部を戻すことができ，深い触診で圧痛があり，確かに皮下に腹壁欠損がある．
　注意すべき手術歴として，5年前に大腸憩室の穿孔で緊急手術を受け，結腸切除とS状結腸ストーマ造設になった．2年前にストーマを戻す手術を受けたが，創感染を起こして二次的に治癒した．以前は活動的な警察官であったが，退職して最近は階段を上がるときの息切れがひどくなっている．

鑑別診断

　腹部の還納できる膨隆を訴える患者では，以前に腹部手術を受けた既往があれば，創ヘルニアの診断は容易である．ただし，創ヘルニアと腹直筋離開（左右の腹直筋が正中から分離）の区別は重要である．腹直筋離開は出産後の女性や肥満の男性に比較的よく見られる異常であり，臍から剣状突起まで広がる腹部正中の膨隆である．筋膜には異常がなく，手術による修復は不要である．
　還納できる創ヘルニアや慢性的に嵌頓した状態の創ヘルニアと急に嵌頓した創ヘルニアの区別も重要である．急に嵌頓した創ヘルニアは緊急手術が必要であり，患者は腸閉塞の症状を呈し，膨隆に圧痛があり，皮膚の発赤を伴うこともあり，とくに絞扼で腸管が虚血に陥ったときは皮膚の発赤がある．

> 補足　世界の肥満の定義は「BMI ≧ 30」であり，30〜35が軽度肥満，35〜40が中等度肥満，40以上が高度肥満/病的肥満（morbid obesity）である．国別肥満率は，エジプト35％，メキシコ33％，アメリカ32％，ニュージーランド27％，オーストラリア25％，ロシア25％，イギリス25％，カナダ24％，スペイン24％，ポルトガル22％，ドイツ21％，ブラジル20％，イタリア17％，オランダ16％，フランス16％，韓国7％，中国6％，日本4％であり，日本人は肥満が少ない．

精密検査

　精密検査では，血液検査・臥位と立位の腹部単純撮影，腹部超音波検査を行い，すべて正常である．腹痛の原因を調べるため腹部CT検査を行うと，腹壁正中に6 cm×5 cmの創ヘルニアがある（図2）．ヘルニア内容は横行結腸であり，周辺に捻転や腹水はなく，閉塞と拡張の移行点もない．胆石を含めて胆道と膵臓の異常もない．

診断と治療

　この臨床シナリオの患者は以前に開腹手術を受けた場所に6 cm×5 cmの創ヘルニアを生じている．触診で還納できて圧痛はない．臍周囲の腹痛の原因として，胆石疝痛・急性膵炎・小腸閉塞を鑑別する．血液検査で白血球数・肝酵素・アミラーゼは正常であり，腹部単純撮影と腹部超音波検査も正常であった．腹部CTで腹壁欠損によるヘルニアがあったが，腸閉塞や腹腔内の病変はなかった．

基本事項

　創ヘルニアは医原性ヘルニアであり，開腹手術の2％〜11％に起こる．大部分（90％）は術後3年以内に起こるが，生涯にわたって起こり続ける．開腹術後の再手術は創ヘルニアが最も多く，次に腸閉塞である．
　創ヘルニアを手術する理由は17％が嵌頓か絞扼であるが，多くは次第に大きくなって腹壁欠損

の状態になったためであり，腹痛や構造上の異常を生じたためである．併存疾患のために禁忌でなければ，創ヘルニアそのものは手術の適応である．手術の厳密な適応は，①患者が困る症状，②QOLに影響する膨隆，③ヘルニア門が狭く絞扼の危険性が高いヘルニアである．

創ヘルニアの原因は多数あるが，最も多いのは腹壁を閉鎖するときの技術的要因であり，ほかに手術部位感染(SSI)・結合組織疾患・免疫抑制状態(ステロイド・抗腫瘍薬・放射線照射など)・糖尿病・肥満・低栄養・低酸素症(慢性閉塞性肺疾患など)・喫煙があり，腹部大動脈瘤の手術も関連がある．

この患者は喫煙者で糖尿病があり，汚染された術野で開腹する緊急手術を受けており，創ヘルニアを起こす危険性が高かったと考えられる．

創ヘルニアの再発は，メッシュを使うと有意に減少する．ランダム化比較試験では，長径6cm以下の創ヘルニアの手術をメッシュ法と縫合法に分けると，3年再発率は24%と43%，10年再発率は32%と63%であり，これまですべてのデータがメッシュ法を支持している．

メッシュの選択は，外科医の好み・技術・術野の汚染で決まる．よく使われる材質はポリプロピレン(PP)とゴアテックス(ePTFE)である．PP製メッシュは瘻孔を形成するので腸管に接触させてはいけない．この厄介な合併症を避けるため，新世代のメッシュは癒着防止剤を含ませ，腸管が接する面にゴアテックスを使っている．術野が汚染しているときやメッシュを皮膚で被覆できないときは，生体メッシュが役立ち，短期の追跡結果は良好であるが，長期の追跡結果は得られていない．

切開法によるメッシュ修復には，はめ込み(inlay)・上乗せ(onlay)・下敷き(underlay)の3つの方法がある．はめ込み法は腹壁欠損部をメッシュで橋渡しする方法，上乗せ法はメッシュで被覆して筋膜を重ねる方法，下敷き法はメッシュを腹直筋の後面に置くか，腹直筋後鞘の前面に置くか，腹腔内に置いて筋膜を重ねる方法である．

はめ込み法は再発率が高く，下敷き法は再発率が低い．切開法で勧められているのは下敷き法であり，腹腔鏡で腹腔内からメッシュを置くのは下敷き法になる．

補足「ventral incisional hernia」は日本で「腹壁瘢痕ヘルニア」と訳されてきた．incisionは「切開」であり，「腹壁の切開創に生じたヘルニア」という意味である．瘢痕は「scar」であり，皮膚や粘膜の傷が治ったあとに生じる膠原線維の増生である．創傷治癒過程で膠原線維の増生が傷害されて瘢痕にならないために生じるのがincisional herniaであり，本書では「創ヘルニア」と訳す．

参照『消化器外科のエビデンス 第2版』「ヘルニア」(349〜351ページ)．

手術方法(表1)

切開法と腹腔鏡の比較について，最近の研究では，少数の例外を除き，経験がある外科医の腹腔鏡による修復のほうが結果はよい．腹腔鏡は重症の合併症が多いものの，切開法に比べて合併症が少なく，SSIや創の合併症が明らかに少なく，結果的に入院期間が短く，入院費用が少ない．

切開法が劣るのは，皮膚片を広く持ち上げ，軟部組織が広い範囲で虚血に陥るからである．最も重要なのは，腹腔鏡の再発率がますます低くなっていることであり，腹腔鏡のほうが腹壁の可視化や観察に優れており，臨床的に症状がなく切開法

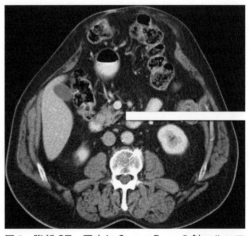

図2 腹部CT．正中に6cm×5cmの創ヘルニアがある．

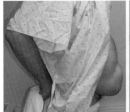 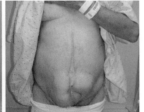

図1 患者は以前に正中切開で開腹術を受けており，臍部に6cm×5cmの創ヘルニアがある．

で見逃しやすい欠損を発見するのにも優れている．

さらに，腹腔鏡は腹腔内で広い作業空間を確保することができ，多発した欠損や大きな欠損でも修復することができ，皮膚を大きく切開する必要がない．

腹腔鏡による修復で注意しないといけないのは，重症の慢性閉塞性肺疾患（COPD）がある患者や心不全の患者であり，気腹の影響で炭酸ガスが貯留しやすく，静脈還流が減って心拍出量が減少しやすい．

高度の癒着が予想される患者や高度の臓器脱出がある患者は，作業空間を確保できないため腹腔鏡が困難であり，切開法が有利である．嵌頓や絞扼がある患者でも，腸管損傷を避けたり腸切除を行ったりするのに切開法がよい．なお，経験豊富な内視鏡外科医にとって，腹腔鏡手術に対する伝統的な禁忌は相対的な禁忌になっている．

参照『ゾリンジャー外科手術アトラス』「腹壁ヘルニア修復（腹腔鏡）」（438〜441ページ）．

注意事項

手術中に腸管損傷があれば，術後管理を変更する．腸管損傷が判明したときは，開腹か腹腔鏡で修復し，汚染に対処する（生理食塩水で腹腔洗浄）．メッシュを使えるかどうかは，汚染の程度と損傷の部位（小腸か大腸か）によって決まる．

汚染がひどいときは生体メッシュを使うのがふ

表1 腹腔鏡による創ヘルニア修復

1. 腹腔内には，直視下にHasson法で入るか，炭酸ガス気腹のあと光学式トロッカーを使って入る．Veress針を使うときは，生理食塩水を注入してテストする．
2. 腹壁のできるだけ外側にポートを刺入し，筋膜がメッシュに4cm以上重なるようにする．
3. 鋭的剝離で臓器を腹壁から遊離する．電気メスは通電や熱傷による遅発性の腸管損傷を起こす危険があるので，できるだけ使わない．
4. 腹壁欠損部の全周に4cm以上の健全な筋膜を露出する．
5. ヘルニア嚢は処理せず放置する．
6. 脊髄穿刺針を刺して欠損部の境界を同定し，気腹圧を下げて欠損部を計測する．
7. 腹直筋を中央に寄せて筋膜縁を縫い合わせておくと，術後の腹壁機能が改善する．
8. 腸管癒着がまれなメッシュを選ぶ．以前に感染があればゴアテックス製メッシュを避ける．
9. メッシュの大きさは4〜5cmの余裕をとる（欠損が10cm×4cmならメッシュは18cm×12cm）．
10. 0号か1号のProlene糸かPDS糸を用い，結び目が腸管側に向かないようにメッシュの四隅に固定糸をかける．片面に永久インクで印をつけ，腹壁に対する方向をまちがえないようにする．
11. 把持鉗子にメッシュを固く巻きつけ，縫合糸を傷つけないようにして12mmポートから挿入する．メッシュが大きくて挿入できないときは，ポートを引き抜いて皮膚切開創から挿入する．
12. メッシュを開き，縫合糸が腹壁に向くように正しい位置にする．
13. メッシュの縫合糸に対応させた4か所の腹壁に1mmの小切開を加える．同じ切開創から2か所の筋膜に糸通しを刺入し，縫合糸の両端を把持する．糸通しの先端に注意して腸管損傷を避ける．
14. 4か所で筋膜を貫通する縫合糸をかけたら，メッシュを持ち上げて欠損部を完全に被覆することを確認する．メッシュは平らで緊張がかからない状態にする．
15. メッシュの位置が正しければ縫合糸を結ぶ．
16. 5mmの円形鋲（tacker）を使い，メッシュの外縁から1cmの場所に1〜2cm間隔で打って固定する．鋲を打つ前に手で土台を作って固定を支える．
17. メッシュの辺縁に4〜5cm間隔で経腹的に縫合糸を追加する．
18. 腹腔内に臓器損傷や出血がないことを確認する．
19. 10mm以上のポート刺入部を閉鎖する．

● 落とし穴
- ヘルニアが膀胱に近いときは，手術前に膀胱カテーテル（Foley）を留置し，手術中に腹膜片を作って恥骨後腔（Retzius腔）に入り，膀胱を剝離して遊離する．メッシュは左右の恥骨櫛靭帯（Cooper鼠径靭帯）に固定する．カテーテルに生理食塩水を注入し，膀胱損傷がないことを確認する．
- 腹腔鏡手術では，腸管損傷の見逃しや遅発性の腸管損傷が1%〜3%の頻度で起こる．閉創の前に腸管をチェックする努力を怠らない．電気メスは熱傷による遅発性の腸管損傷を起こす危険性があるので，最小限にとどめるか，全く使わない．
- 大きいメッシュや高度の臓器脱出がある患者は，十分な作業空間がない．
- ポートはできるだけ外側に挿入しないと，メッシュを入れたときに機能しない．

つうであるが，外科医によっては手術を中断し，抗菌薬を4〜5日投与して汚染を消失させ，再手術で人工メッシュを使う．

術後管理

小さい創ヘルニアは外来手術で行う．ただし，広い範囲で癒着剥離を行った患者は，翌朝まで入院で観察する．腹腔鏡手術でも疼痛管理がしばしば問題になる．疼痛の原因は経腹的な縫合糸であり，術中のブピバカイン注入や術後のケトロール（NSAIDs）投与を考慮する．しばしば漿液腫を生じるが，大部分は1〜3か月で自然に治癒する．穿刺すると細菌を持ち込むので，症状がなければ穿刺しない．予防に腹帯が勧められるが，効果は不明である．ほかの術後合併症として，腸管麻痺（2%〜3%）・腹壁血腫・トロッカー部位感染・肺合併症がある．

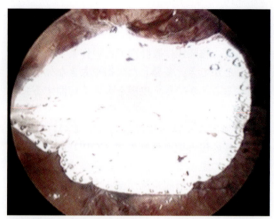

図3　腹腔鏡による修復の完成．

が短く，再発率は切開法と同程度に低い．
- 欠損部を完全に被覆するには，筋膜に4〜5cm以上重なるメッシュが必要である．
- 腸管損傷を避けることが重要である．

症例の結末

この患者は腹腔鏡手術を行った．腹壁の癒着に苦慮したが，注意して剥離した．手術中の計測で欠損は5cm×4cmであり，15cm×12cmの抗癒着性複合PP製メッシュを使った．1cm間隔で全周性に鋲を打ったあと，6cm間隔で経腹的に12本の縫合糸を追加した（図3）．
術後2日目に退院した．外来で漿液腫を生じたが，経過観察で2か月後に消失した．2年目の現在，再発なく元気に過ごしている．

重要事項

- 創ヘルニアは開腹術後のありふれた合併症である．
- 手術の理由は疼痛や不快感，増大する臓器脱出が多く，嵌頓や絞扼は少ない．
- 腹腔鏡による修復は安全に行える．欠損を詳しく観察でき，創合併症が少なく，入院期間

参考文献

Carlson MA, Frantzides CT, Laguna LE, et al. Minimally invasive ventral herniorrhaphy: an analysis of 6,266 published cases. Hernia. 2008；12：9-22.

Flum DR, Horvath K, Koepsell T. Have outcomes of incisional hernia repair improved with time? A population-based analysis. Ann Surg. 2003；237(1)：129-135.

Itani KMF, Hawn MT, eds. Advances in abdominal wall hernia repair. Surg Clin North Am. 2008；88：xvii-xix.

Itani KMF, Hur K, Neumayer L, et al. Comparison of laparoscopic and open repair with mesh for the treatment of ventral incisional hernia: a randomized trial. Arch Surg. 2010；145：322-328.

Luijendijk RW, Hop WCJ, van den Tol MP, et al. A comparison of suture repair with mesh repair for incisional hernia. N Engl J Med. 2000；343(6)：392-398.
　論文紹介　オランダの臨床試験（N=181）では，正中創ヘルニア（<6cm）の患者を縫合修復とメッシュ法に割りつけると，3年再発率は46%と23%で差があり，初回手術が43%と24%（P=0.02），2回目手術が58%と20%（P=0.10）である．再発の危険因子は縫合修復（リスク比2.5[1.2-5.0]），腹部大動脈瘤手術（リスク比3.8[1.7-8.5]），創感染（リスク比4.3[1.5-12.6]），前立腺肥大症（リスク比6.3[1.7-23.4]）である．

VI 胸部外科

Thoracic

41 孤立性肺結節
Solitary Pulmonary Nodule

JAMES HARRIS, ALICIA HULBERT and MALCOLM V. BROCK

症例

65歳の男性．息切れと頻脈で来院．肺塞栓症を除外するために胸部CTを行ったところ，肺塞栓症の所見はなかったが，偶然，右肺上葉に孤立性肺結節（SPN）が見つかった．結節は大きさ2.3cm，辺縁が棘状で，石灰化はなく，縦隔リンパ節の腫大もない．高血圧と不安障害の既往があり，今回もいつものように息切れを訴えて受診したが，肺疾患の既往はない．喫煙はタバコを25箱年（pack-year）であり，肺癌を含むがんの家族歴はない．診察では，とくに異常はない．

▌鑑別診断

孤立性肺結節（SPN）は，大きさ3cm以下の肺病変であり，孤立性で肺実質に囲まれ，無気肺やリンパ節腫大がない．3cm以上の肺病変は腫瘤（mass）であり，悪性腫瘍の可能性が高い．

孤立性肺結節の鑑別診断は，良性か悪性かという問題から始まる．肺癌の頻度は10%～70%と広く，患者の特性によって大きく異なる．肺癌と判明した孤立性肺結節の患者は，75%が非小細胞肺癌（NSCLC）であり，内訳は50%が腺癌，25%が扁平上皮癌，25%が大細胞癌・小細胞癌・カルチノイド・リンパ腫・転移性肺腫瘍である．

がんの既往がある患者は，病理学的に肺転移に一致した孤立性肺結節を経験する頻度が25%である．病理学的に良性と判明した孤立性肺結節は，大部分（80%）が感染性肉芽腫であり，10%が過誤腫，10%が外傷・動静脈奇形・リウマチ結節・サルコイドーシス・肺内リンパ節・形質細胞肉芽腫である．

▌精密診査

胸部X線や胸部CTで偶然に見つかった孤立性肺結節を正確に診断するには，臨床医がまず徹底的に問診と身体診察とともに基本的な血液検査を行い，良性病変よりも悪性腫瘍の危険性が高いかどうかを評価する．

画像検査で偶然に孤立性肺結節が見つかった無症状の患者では，評価に使える胸部X線や胸部CTが過去にあるかどうかが，最初に行う最も重要な質問である．以前の画像所見があれば，孤立性肺結節が以前からあるものか新しいものか評価するのに役立つだけでなく，腫瘍の倍加時間を決めるのにも役立つ．

腫瘍の倍加時間は悪性病変かどうかの大まかな指標にもなり，倍加時間が465日以下の腫瘍は悪性の確率が3～4倍である．例外は倍加時間が20日以下の結節であり，急性炎症の過程を示唆する．

がんは加齢による病気であり，孤立性肺結節が肺癌であるかどうかは，年齢が非常に重要であることがわかっている．70歳以上は70歳以下に比べて悪性の確率が4倍であり，60歳以上は高危険度，40～59歳は中危険度，40歳以下は低危険度と考えられる．

ある研究によると，孤立性肺結節がある35～39歳の患者は，肺癌の頻度がわずか3%であるが，患者ごとに悪性の可能性に影響する年齢以外の因子を評価することが非常に重要である．

孤立性肺結節の患者で重要なのは，タバコ20箱年以上の喫煙は肺癌の危険性が高く，タバコ20箱年以下の喫煙者は中危険度であり，非喫煙者は低危険度である．年齢と喫煙のほかに，肺癌の可能性が高くなる因子には，受動喫煙・アスベスト症・ラドン曝露・がん既往歴・がん家族歴がある．

孤立性肺結節の放射線学的な特徴は肺癌かどうかを予測するのに非常に重要である．結節の大きさは重要であり，2.2cm以上は肺癌の高危険度，1.1～2.2cmは中危険度，1.1cm以下は低危険度

である.

　結節の形状も決定的であり，辺縁が棘状の結節は肺癌の可能性が高い．Gurneyの研究によると，胸部CTで同定された孤立性肺結節では，辺縁が棘状の結節は肺癌の可能性が5〜6倍である(表1)．

　石灰化の模様も孤立性肺結節が良性か悪性かを決めるのに役立つ放射線学的な特徴である．石灰化の存在は良性結節の最も重要な特徴であり，とくに大きな中心性の石灰化と同心円状の石灰化は肉芽腫の特徴であり(図1)，ポップコーンに似たびまん性の小さな斑状の石灰化は過誤腫の特徴である(図2)．

　ただし，小さな斑状の石灰化は悪性結節にも見られ，肺癌が増大するときに近くの肉芽腫を巻き込むこともある(図3)．骨形成性腫瘍の肺転移も石灰化することがあり，石灰化の存在だけで良性の診断を保証するわけではない(図4)．

　臨床的・画像的に肺癌の可能性が低い孤立性肺結節では，連続的にCT検査を行って患者を監視し，評価すべき結節の大きさや性状に変化がないことを確認するのが妥当である．

　結節の大きさが1cm以上で肺癌の危険性が中等度の患者では，PET検査を行うのがよく，FDGの集積が増加しているかどうかによって，良性結節と悪性結節を識別するのに役立つ．PETは非侵襲性で高価な検査であり，肺癌診断の感度は95％，特異度は85％以上であるが，急性炎症過程の病変は偽陽性になる．1cm以下の孤立性肺結節は感度が低いので，連続的にCT検査を行って追跡する必要がある．

表1　孤立性肺結節の肺癌リスク

患者と病変	肺癌リスク		
	低い	ふつう	高い
年齢	＜40歳	40〜60歳	＞60歳
喫煙歴	非喫煙	＜20箱年	≧20箱年
大きさ	＜1.0cm	1.1〜2.2cm	＞2.2cm
辺縁	平滑	波状(scalloped)	棘状(spiculated)

From Pechet TT. Solitary Pulmonary Nodule. ACS Surgery: Principles and Practice. Chapter 5, 2010, with permission.

補足　BMJ Best Practiceによると，孤立性肺結節の肺癌リスク(低/中/高)は，年齢が＜45歳／45〜60歳／＞60歳，喫煙が非喫煙／喫煙≦20箱年／＞20箱年，禁煙が≧7年／＜7年／なし，大きさが＜1.5cm／1.5〜2.2cm／＞2.2cm，辺縁が平滑／波状／放射状か棘状，である(N Engl J Med 2003；348：2535-42)．

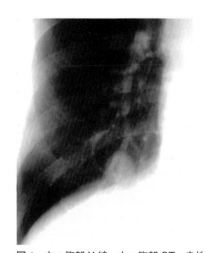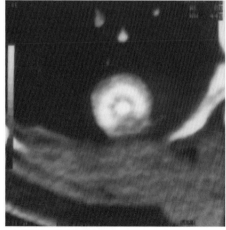

図1　左：胸部X線，右：胸部CT．良性の肉芽腫に石灰化がある．
(Image provided by Dr. S. Siegelman, Johns Hopkins Hospital, Department of Radiology.)

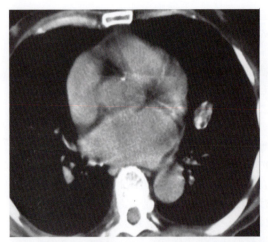 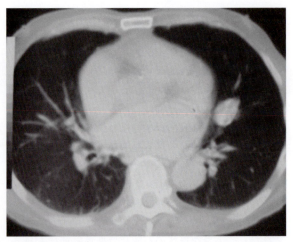

図2　胸部CT．過誤腫にポップコーンに似た石灰化がある．
(Image provided by Dr. S. Siegelman, Johns Hopkins Hospital, Department of Radiology.)

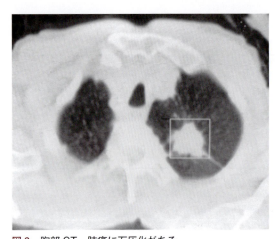 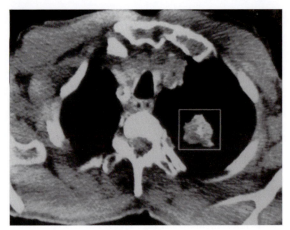

図3　胸部CT．肺癌に石灰化がある．
(Image provided by Dr. S. Siegelman, Johns Hopkins Hospital, Department of Radiology.)

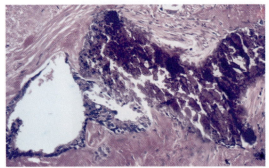

図4　病理組織．図3の病変から得られた切片に石灰化がある．
(Image provided by Dr. S. Siegelman, Johns Hopkins Hospital, Department of Radiology.)

臨床的・画像的に肺癌の危険度が高い孤立性肺結節の患者は手術することになるが，ステージ診断はCT単独よりもPET-CTのほうが優れている．

CT検査の適切な追跡時期については，文献にたくさんの推奨があるが，Fleischner協会［訳注：胸部画像診断に関する国際専門家会議］による推奨では，35歳以上で8mm以上の結節は，危険度と関係なく3か月・9か月・24か月後，6〜8mmの結節は高危険度が3〜6か月後・9〜12か月後・24か月後，低危険度が6〜12か月後と18〜24か月後，4〜6mmの結節は高危険度が6〜12か月後と18〜24か月後，低危険度が12か月後，4mm以下の結節は高危険度が12か月後の追跡

であり，低危険度は追跡が不要である[訳注：Radiology 2005；237：395-400].

　この臨床シナリオの患者は高度喫煙者であり，適切な質問によって12か月前にCT検査を受けていたことがわかり，同じ場所に孤立性肺結節を認め，大きさ1.0cmであった．球の体積は半径の2乗に比例するので[訳注：球の体積は半径の3乗に比例する]，倍加時間からは腫瘍の体積がかなり増加している[訳注：1年間で直径は2.3倍，体積は12.2倍，倍加時間は101日，1年後は5.3cm].

　原発巣の肺結節を調べて正確な腫瘍の病期を決めるためにPET-CTを行ったところ，右肺上葉に高度の集積を認めた．画像所見と患者の年齢や高度の喫煙歴を考えると，この患者の腫瘍が増殖した背景にある悪性病変の可能性は非常に高い．

補足　日本の診療ガイドラインでは，肺癌の危険因子として，喫煙・慢性閉塞性肺疾患(COPD)・吸入性肺疾患(アスベスト症)・肺癌既往歴・肺癌家族歴・年齢・肺結核が挙げられており，肺癌に見られる症状として，咳嗽・喀痰・血痰・発熱・呼吸困難・胸痛と転移巣による症状が挙げられている．Fleischner(1893～1969)はオーストリア出身の放射線科医，胸部X線の大家，Harvardの教官である．

診断と治療

　臨床的・画像的に肺癌の可能性が高い孤立性肺結節の患者は，切除しないと悪性の証拠が得られないときは全員に外科切除を行うが，悪性の可能性が中等度の孤立性肺結節の患者は，PETが陽性であれば外科切除を行い，PETが陰性であれば連続的にCT検査を行う．

　大部分の胸腔外の悪性腫瘍は，組織生検が良性病変と悪性病変を識別する確実な方法であるが，急速に増大した証拠がある孤立性肺結節は，生検で肺癌を証明せずに外科切除を行う．以前から議論されてきたことであるが，急速に増大する肺腫瘍が良性である可能性は10％以下であり，これはヘリカルCTで病変を発見された無症状の患者31,567人の前向き研究で最近確認された数値である．

　気管支鏡下や画像ガイド下の針生検が進歩し，今では多くの病変が診断に必要な組織を低侵襲な手法で採取できるようになった．ただし，肺癌の可能性が中等度から高度なのに大きさや場所によって生検できない結節と，肺癌の可能性が高いのに生検が陰性の結節は，必要に応じて開胸手術に移行する条件下に胸腔鏡手術(VATS)で切除生検を行うのがよいという指針を，多くの胸部外科医が忠実に守っている．

手術方法

　生検で非小細胞肺癌(NSCLC)と確定した孤立性肺結節の患者では，縦隔リンパ節がすべて1cm以下で腫脹がなければ，潜在的な転移の頻度は10％以下である．

　多くの胸部外科医は的確な病期診断のために縦隔鏡をルーチンに行うが，放射線学的に縦隔リンパ節腫脹がある患者にだけ縦隔鏡を行う胸部外科医もいる．唯一の例外は生検で小細胞肺癌(SCLC)と判明した孤立性肺結節の患者であり，潜在的な縦隔リンパ節転移を除外するため全員に縦隔鏡を行う．

　国際総合がん情報(NCCN)のガイドラインでは，この患者のように大きさ4cm以下でリンパ節転移陰性の非小細胞肺癌の治療は，肺葉切除だけであり，治癒切除後の5年生存率は80％以上である．大きさが4cm以上であれば手術後の補助化学療法が勧められる．たくさんの後向き研究と前向き研究によると，小細胞肺癌もステージⅠであれば，肺葉切除と補助化学療法(シスプラチン)で予後が見込まれる．

補足　日本の診療ガイドラインでは，縦隔リンパ節転移の診断特性は，CT/MRIが感度52％～75％，特異度66％～88％，PET-CTが感度71％～85％，特異度85％～91％，超音波気管支鏡ガイド下針生検(EBUS-TBNA)が感度90％～93％，特異度99％～100％であり，CTやPET-CTで腫大や集積があるときは針生検で組織診断を得たほうがよいが，腫大や集積がないときは針生検を行う意義が乏しい．ステージ分類は，原発巣がT1：≦3cm，T2：3～7cm，T3：＞7cm，T4：周囲臓器浸潤，リンパ節がN0：転移なし，N1：同側の肺門や気管支周囲，N2：同側の縦隔や気管分岐部，N3：対側の肺門や縦隔のリンパ節転移，手術適応はステージⅠとⅡ(T1/T2でN0/N1かT3N0，小細胞肺癌はステージⅠのみ)，術式は肺葉切除と領域リンパ節郭清(T1N0以外は術後化学療法)である．

胸腔鏡下生検と肺葉切除(表2)

　手術室でタイムアウトを行ったら，二重管腔チューブ(DLT)を挿入して全身麻酔を行い，健側を下にして患者を側臥位にする．圧迫がかかる場所に注意してパッドを当てて支持する．

　麻酔チームに分離肺換気の開始を要請し，健側

肺を十分に換気して患側肺を胸壁から虚脱させると，胸腔内に入るときの肺損傷を防ぐことができるだけでなく，小さい孤立性肺結節であっても含気に富む周囲の正常肺実質が虚脱して見つけやすくなる．

最初にカメラ用ポートを挿入する．腫瘍の場所に応じて第5～8肋間に2本の操作用ポートを直視下に刺入し，3本のポートが三角形の頂点になるようにする．視診で孤立性肺結節がわからないときは，開胸手術に移行する前に，把持鉗子で間接的に肺を触れるか指で直接的に触れるかして病変を探る．

孤立性肺結節が見つかったら，把持鉗子と自動切離器を使って切除する．切除標本が小さいときは，容易にポート部から摘出できるが，標本バッグの中に入れて取り出し，腫瘍細胞がポート部に散布されるのを防ぐ．

楔状切除した孤立性肺結節が凍結切片の病理診断で悪性であると確定し，患者が手術に耐えられると判断したら，胸腔鏡手術（VATS）か開胸手術で肺葉切除を行う．肺葉切除が終わったら肋間神経ブロックを直視下に行い，ポート部から胸腔ド

レーンを留置する．

補足 『日本語医学用語の読みの多様性と標準化：「楔」字を例に』（京都大学医学部 西嶋佑太郎）によると，「楔」の音読みには「セツ」と「ケツ」があり，漢和辞典は「セツ」，国語辞典は「ケツ」を優先し，新聞記事では「セツ」である．「楔状」は，『医学用語辞典』（医学書院）と『医学大辞典』（南山堂）が「ケツ」としているが，「楔入圧」は，後者が「セツ」としており，教科書は科目によって異なる（内科と放射線科は「ケツ」，循環器科と麻酔科は「セツ」，呼吸器科は「ケイ」など．本論文は平成26年度 漢検漢字文化研究奨励賞 最優秀賞，平成27年度 京都大学総長賞を受賞している．

注意事項

胸腔鏡手術で楔状切除を行うときは，開胸手術に移行する可能性があることと結節が悪性と判明したときは腫瘍学的に完全な肺葉切除を行うことについて，患者の承諾を得ておく必要がある．

そのような状況に備えてすべての患者に肺機能検査を行い，併存する肺疾患があっても，肺葉切除が必要になったときに術後合併症や手術死亡を起こさず安全に施行できることを確認しておく．

孤立性肺結節に対する胸腔鏡下肺葉切除の手技については，肺の血管系や気管支系の立体的・解剖学的な位置関係の理解，自動切離器の適切な配置や操作，的確な術野の露出や剝離中の牽引など，急勾配の習熟曲線が見られる．

開胸手術にしか慣れていない外科医には，ビデオモニターの映像は慣れない視点からの解剖であり，直線的で硬い自動切離器を胸腔内の制限された空間内で巧みに操作しないといけない．

危険のない手術を行うには，経験豊かな第一助手が絶対的に重要であり，術野の露出や牽引がよいと細かい操作や剝離が容易になり，とくに肺門リンパ節が密集しているときや葉間裂が癒着しているときは第一助手が決定的に重要である．胸腔鏡手術の経験を重ねると開胸手術への移行率は減少する．

表2 胸腔鏡下肺楔状切除

1. 患者を側臥位にしたら敷布をかける前に麻酔科医に分離肺換気の開始を依頼し，胸腔に入る前に手術側肺を十分に虚脱させておく．
2. 肺を十分に虚脱させても孤立性肺結節が見つからないときは，指で直接的に触れるか把持鉗子で間接的に触れて病変の位置を同定する．
3. 切除標本が大きくてポート部から摘出できないときは，標本バッグの中に入れて取り出し，腫瘍細胞が散布されるのを防ぐ．
4. 病変を同定できないときは開胸手術に移行し，肺を触診して切除する．
5. 手術が終わったら直視下に肋間神経ブロックを行い，手術後の疼痛を軽減する．

● 落とし穴
- 手術側肺の虚脱が不十分なときや癒着があるときは，胸腔に入るときに肺を損傷する．
- 自動切離器の配置が不適切なときや露出が不十分なときは，手術中に出血を起こす．
- 肋骨下を走行する血管束を損傷すると急性出血や遅延出血を起こし，肋間神経を損傷すると術後慢性疼痛症候群を起こす．
- 切除標本の摘出が不適切であると，ポート部に再発する．

From Flores RM. Video-assisted Thoracic Surgery. ACS Surgery : Principles and Practice. Chapter 10, 2005.

術後管理

胸腔鏡手術で楔状切除を行った大部分の患者は術後経過が順調であり，術後合併症や手術死亡は非常に少ない．排液が少なく空気漏れがなければ，大部分の患者は術後1日目に胸腔ドレーンを抜去でき，同じ日に自宅に退院できる．胸腔鏡手術で肺葉切除を行う外科医は増加しており，術後

合併症は開胸手術と同等であると報告されている.

補足 日本の診療ガイドラインでは，ステージ I の非小細胞肺癌に対する胸腔鏡補助下肺葉切除は，「科学的根拠は十分ではないが，行うことを考慮してもよい」となっている．呼吸器外科医協会(STS)の解析(N=6,323, 2002～2007年)によると，胸腔鏡手術は開胸手術に比べて胸腔ドレーンの留置期間が短く，不整脈や再挿管などの術後合併症が少ない(J Thorac Cardiovasc Surg 2010；139：366-78).

症例の結末

この臨床シナリオの患者は，孤立性肺結節で胸腔外の悪性疾患はなく，肺癌の可能性が高い．とくに 60 歳以上で喫煙がタバコ 20 箱年を超えており，腫瘍の大きさ・性状・倍加時間からも肺癌の可能性が高い．

経皮的針生検や気管支鏡的針生検ができないときは，胸腔鏡手術か開胸手術で外科的切除を行うのがよい．手術前の健康診査とともに肺機能検査を行い，開胸手術が必要なときに安全に施行できることを確認しておく．

補足 日本のガイドラインでは，手術適応の決定には，年齢・血液検査・安静時心電図・肺機能検査(スパイロメトリー)を総合的に評価することが必要であり，手術後の予測 1 秒量 800 mL 以上が肺切除の指標とされている．

重要事項

- 悪性と判明した孤立性肺結節(SPN)は 75％が非小細胞肺癌(NSCLC)である．
- 良性と判明した孤立性肺結節は 80％が感染性肉芽腫である．
- 孤立性肺結節が肺癌である可能性を高める因子は 6 つあり，年齢 60 歳以上，喫煙 20 箱年以上，がんの既往歴，大きさ 2 cm 以上，辺縁棘状(speculation)，倍加時間 465 日以下である．
- 胸部 X 線や胸部 CT の石灰化は良性を示唆するが，肺癌でも石灰化を生じるので，悪性を除外する根拠にはならない．
- 1 cm 以上の孤立性肺結節で肺癌の可能性が中等度の患者は，FDG-PET 検査を行って外科切除が必要か連続的に CT 検査で追跡するかを評価する．
- 臨床的・放射線学的に肺癌の可能性が高い患者は，全員に外科切除を行う．
- 孤立性肺結節がステージ Ia の非小細胞肺癌であれば，肺葉切除を行うだけでよい．
- ステージ I の小細胞肺癌(SCLC)であれば，肺葉切除と術後補助化学療法(シスプラチン)が勧められる．

参考文献

Cahan WG, Shah JP, Castro EB. Benign solitary lung lesions in patients with cancer. Ann Surg. 1978；187：241.

Cronin P, Dwamena BA, Kelly AM, et al. Solitary pulmonary nodules: meta-analytic comparison of crosssectional imaging modalities for diagnosis of malignancy. Radiology. 2008；246(3)：772-782.

Dewan N, Shehan C, Reeb S. Likelihood of malignancy in a solitary pulmonary nodule. Chest. 1997；112：416-422. [A description of the possible role of PET scanning in the evaluation of the solitary pulmonary nodule.]

Ettinger D, Johnson B. Update: NCCN small cell and non-small cell lung cancer Clinical Practice Guidelines. J Natl Compr Canc Netw. 2005：3(suppl 1)：S17-S21.

Flores RM. Video-assisted thoracic surgery. ACS Surgery：Principles and Practice. Chapter 10, B.C. Decker, 2005.

Gould MK, Fletcher J, Iannettoni MD, et al. Evaluation of patients with pulmonary nodules：when is it lung cancer?：ACCP evidence-based clinical practice guidelines (2nd ed.). Chest. 2007；132：108S.

Gurney GW. Determining the likelihood of malignancy in solitary pulmonary nodules with Bayesian analysis. Part I. Theory. Radiology. 1993；186：405-413.

Harris J Jr, Brock MV. Surgical treatment of small cell lung cancer. Lung Cancer: A Multidisciplinary Approach to Diagnosis and Management. Chapter 8. Demos Medical Publishing, 2010.

Henschke CI, et al. International Early Lung Cancer Action Program Investigators. N Engl J Med. 2006；355(17)：1763-1771.

Lee PC, Port JL, Korst RJ, et al. Risk factors for occult mediastinal metastases in clinical stage I non-small cell lung cancer. Ann Thorac Surg. 2007；84(1)：177-181.

Little AG, Rusch VW, Bonner JA, et al. Patterns of surgical care of lung cancer patients. Ann Thorac Surg. 2005；80：2051-2056.

MacMahon H, Austin JH, Gamsu G, et al. Guidelines for management of small pulmonary nodules detected on CT scans: a statement from the Fleischner Society. Radiology. 2005；237：395-400.

Ost D, Fein AM, Feinsilver SH. Clinical practice. The solitary pulmonary nodule. N Engl J Med. 2003；348：2535-2542.

論文紹介 N Engl J Med の「Clinical Practice」は，特定の疾患に関する最新の知見を得るのに有用である．「60 歳の男性が肺炎の検査で 1.5 cm の肺結節を指摘された．喫煙はあるが肺疾患はない．どうする？」．良性は 80％が感染性肉芽腫，10％が過誤腫，悪性の頻度は 10％～70％，CT 検査は必須であり，危険因子は年齢(> 60 歳)，喫煙(> 20 本/日)，腫瘍径(≧ 2.3 cm)，辺縁放射冠/棘状．確定診断は生検しかない．

Pechet TT. Solitary pulmonary nodule. ACS Surgery : Principles and Practice. Chapter 5, B.C. Decker, 2010.

Steele JD. The solitary pulmonary nodule: report of a cooperative study of resected asymptomatic solitary pulmonary nodules in males. J Thorac Cardiovasc Surg. 1963 ; 46 : 21-39.

Tan BB, Flaherty KR, Kazerooni EA, et al. The solitary pulmonary nodule. Chest. 2003 ; 123(suppl 1) : 89S-96S.

Trunk G, Gracey DR, Byrd RB. The management and evaluation of the solitary pulmonary nodule. Chest. 1974 ; 66 : 236-239.

42 自然気胸
Spontaneous Pneumothorax

PIERRE THEODORE

> **症 例**
> 65歳の男性．息切れで来院．1時間前に突然の息切れを生じ，ナイフで刺すような右胸部痛を伴い，吸気に増悪する．慢性閉塞性肺疾患（COPD）と高血圧の既往があり，日常的に労作時の息切れがあった．気胸・急性冠症候群・脳卒中・胸部外傷の既往はない．喫煙はタバコ50箱年であり，現在は1箱/日．診察では，頻脈・高血圧・頻呼吸があり，酸素飽和度は85％（室内気）．右肺は聴診で呼吸音が減弱し，打診で反響音があり，胸郭は膨らみが小さいが，気管は正中位である．

■ 鑑別診断

基礎疾患がない若年者の自然気胸は，肺尖部の胸膜下ブレブの破裂であり，原発性自然気胸である．典型的には，背が高くてやせた若い男性であり，身体的活動性が高く，喫煙は軽度か中等度である．

この臨床シナリオの患者は，慢性閉塞性肺疾患（COPD）に伴って生じた気胸であり［訳注：続発性気胸］，ほかの原因疾患として，嚢胞性線維症・喘息・重症肺感染症（ニューモシスチス肺炎や肺結核）があり，肺腫瘍・炎症性肺疾患・肺結合織病もある．

気胸は鎖骨下静脈穿刺・経皮的肺生検・胸腔ドレーンのクランプなどの医療処置や外傷でも起こり［訳注：医原性気胸，外傷性気胸］，深海ダイビングや機械換気などの気圧外傷でも起こる．

胸痛と息切れを生じた高齢者は，心筋梗塞・肺塞栓症・大動脈解離・肺炎を除外しないといけない．精密診査には身体診察のほかに心電図・心筋酵素・胸部X線を行い，所見に応じて胸部CTを行う．

若年女性の気胸は別に2つの原因があり，リンパ脈管筋腫症（LAM）と月経随伴性気胸である．リンパ脈管筋腫症は妊娠気胸と呼ばれ，女性ホルモンの刺激で平滑筋やリンパ管が増生すると，末梢細気管支が閉塞し，空気トラップを生じてブラを形成し，気胸を起こす．月経随伴性気胸は胸腔に子宮内膜組織がある女性に生じ，子宮内膜症で嚢胞を形成すると，月経中に破裂して気胸を起こす．

緊張性気胸は鑑別診断に常に挙げられ，縦隔偏位を起こし，静脈還流が減少し，循環虚脱を起こす．気管偏位の所見があれば，胸部X線を待たずにすぐに針を穿刺して減圧する必要がある．胸腔から圧力のかかった空気が漏れ出るのが聞ければ，診断も確定する．胸腔ドレーンは待機的に留置する．

挿管と換気による呼吸管理が必要な重症気胸の患者では，最初に細い胸腔ドレーンを挿入しておき，陽圧換気を開始したときに緊張性気胸に移行するのを防ぐ．

> **補足** 自然気胸は2/3が原発性気胸（10～30歳の男性），1/3が続発性気胸であり，危険因子は男性・やせ・高身長・基礎疾患・喫煙・気胸の既往・低栄養・結合織病であり，運動とは関連がなく，安静時に生じやすい．基礎疾患には，慢性閉塞性肺疾患（COPD）が続発性気胸の70％を占め，喘息・結核・嚢胞性線維症・エイズ・月経（開始から3日以内）・肺炎・気管支炎がある．症状は胸痛（背部や肩に放散）と呼吸困難，身体所見は頻脈（ときに唯一の所見）・呼吸音減弱・反響音増強・振盪音減弱・胸郭運動減弱であり，硬貨試験（coin test）が役立ち，胸壁に硬貨を当てて別の硬貨で打つと背部で明瞭に聞こえる．緊張性気胸の身体所見は気管偏位・低血圧・頻脈・酸素飽和度低下・チアノーゼ・頸静脈怒張である．

■ 精密診査

この患者は最初に酸素吸入を行い，末梢静脈路を確保した．心電図で洞性頻脈があったが，心筋虚血の所見はなく，胸部X線で右肺の部分的な虚脱と気胸があったが，縦隔偏位はなかった．鼻カニューレによる酸素投与で酸素飽和度は改善

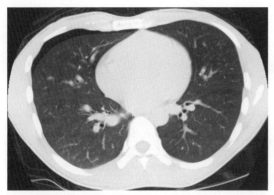

図1 胸部CT. 右側に気胸がある.

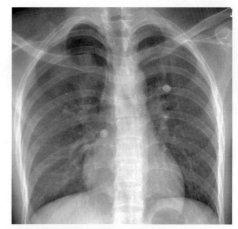

図2 胸部X線. 右側に気胸がある.

し，至急で行った胸部CTでは，右側の気胸と両肺の気腫性変化があったが，悪性所見はなかった（図1）．

立位の胸部X線は気胸が最も容易に観察できる（図2）．肺尖と天井の距離（apex-to-cupola）3cm以下は小さい気胸（small pneumothorax）である[訳注：3cm以上は大きい気胸（large pneumothorax）であり，胸腔ドレーンが必要]．

胸部X線の読影でまちがう可能性があるのは，皮膚のしわを気胸と混同することである．フィルム・ケースに当たって生じる皮膚のしわはふつう縦線であり，胸郭の輪郭をたどることはなく，フィルム上の濃度も気胸と異なり，外側には血管影も見える．

巨大ブラや嚢胞性病変と気胸は通常の胸部X線では同じように見えることがあるので，肺疾患がある患者は胸部CTを行うと，病変の識別に役立つ（図3）．胸部CTは併存する肺疾患に関する情報も得られるので，外科治療にも役立つ．原発性気胸を初めて起こした若年者では，胸部CTを省略する．

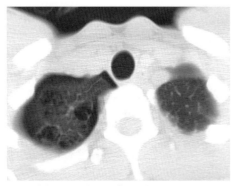

図3 胸部CT. 肺尖にブラがある.

診断と治療

米国胸部専門医学会（ACCP）が2001年に出版したガイドラインによると，診療の目標は気胸の治療と再発の危険性の減少であり，胸膜癒着か胸膜切除による臓側胸膜と壁側胸膜の癒合である．

原発性気胸を初めて起こした患者が再発する危険性は32%であり，再発を減らす外科治療や胸膜癒着は不要である．外科治療の適応は，両側気胸，胸腔内圧が大きく変化する状況に曝露されるパイロットやダイバー，医療施設にアクセスできない患者，医療施設から離れた場所に旅行する期間である．

続発性気胸を起こしたあとに再発する危険性は43%であり，最初の気胸のときに外科治療か胸膜癒着を行うが，基礎疾患の呼吸障害があるので術後合併症や手術死亡の危険性も高い．

すべての患者で気胸を起こすたびに再発する危険性が高くなり，2回目の気胸で再発する危険性は75%になり，3回目の気胸では80%を超えるので，大部分の医師は2回目の気胸で外科治療を勧める．

小さい原発性気胸で臨床的に安定している患者は経過を観察し，6時間の経過でも画像的に安定していれば，自宅に帰して1〜2日後に追跡する．大きい原発性気胸の患者は，胸腔ドレーンか細いピッグテール・カテーテルを一時的に留置して吸引する．大部分の気胸は水封式のドレナージで十分である．

気胸が改善して空気漏れがなければ，ドレーンやカテーテルを抜去する．患者を退院させて1～2日後に追跡する．ふつう16～24 Frの胸腔ドレーンで十分であるが，空気漏れが多い患者や機械換気を行っている患者は太い胸腔ドレーンが必要である．

空気漏れが3日以上続くときは，持続性気胸や再発性気胸を評価する必要があり，胸腔鏡下胸膜癒着（機械的かタルク）・ブレブ切除・胸膜被覆などの外科治療を考慮する．

別の治療法に自家血パッチがあり，大腿静脈から50 mL採血し，無菌状態で胸腔ドレーンから注入して生理食塩水で洗い流す．ドレーンを30分間クランプし，水封式ドレナージに戻す．施行中は緊張性気胸に進展しないことを監視し，肺の再膨張が不完全なときや胸腔内に感染があるときは施行しない．

高度の肺疾患がある続発性気胸の患者は，状態を迅速に評価し，酸素を投与し，細い胸腔ドレーンを至急で留置する．多腔性気胸や複雑性気胸のときは，CTガイド下に胸腔ドレーンを留置するのがよい．

気胸に対する標準的な外科治療は，胸腔鏡手術（VATS）であり，開胸手術に比べて疼痛が軽く，回復が早く，入院が短く，完遂率は95％である．手術に適しない患者や手術を拒否する患者は胸腔ドレーンで治療し，ベッドサイドでドレーンを利用して胸膜癒着を行う．

新しい治療法に気管支バルブ法があり，空気漏れがある部位に続く区域の入口部を特異的に閉鎖する手技である．化学的な胸膜癒着では，タルク（滑石粉）やドキシサイクリン（抗菌薬）を胸腔に滴下する．タルクは胸膜の慢性肥厚に有効であり，急性肺傷害（ALI）がまれであり，長期的にも合併症がほとんど見られない．

> 補足 気胸の再発率は原発性気胸が20％～60％，続発性気胸が40％～80％であり，外科治療や胸膜癒着は頻度が5％以下である．胸腔内圧は吸気時が-12 mmHg，呼気時が-4 mmHgであり，低圧持続吸引は-10 mmHg～-20 mmHgに設定する．

■手術方法（表1）

ブラやブレブの切除は胸腔鏡手術の肺楔状切除と似ている．二重管腔チューブ（DLT）を挿入して分離肺換気ができるようにする．ふつう硬膜外麻酔は不要であり，患者を側臥位にする．気管支鏡を行い，気管・気管支系を詳細に検査して手術を開始する．

肺尖に到達するには，カメラ用ポートを第5肋間の前腋窩線に留置する．病変の部位に応じて，操作用ポートを第4肋間と第7肋間に挿入する．強化型の自動縫合器を使って肺尖のブラを切除する．

手術のもうひとつの目的は胸膜を癒合した状態にすることであり，機械的方法と化学的方法がある．電気メス用のスクラッチ・パッドをポートから挿入し，横隔膜表面を含む壁側胸膜を丁寧に擦傷する．別の機械的な擦傷法として，電気メスやアルゴンビーム凝固もある．化学的方法は機械的方法の付随的な手段であり，1～5 mgの滅菌タルクを胸腔内に均等に噴霧する．

再発性気胸のときは，とくに若い患者では胸膜切除を行うことがあり，ポート部から行える．

■注意事項

手術中に起こる主な合併症は，ブラ切除後のひどい空気漏れである．閉創する前に肺を再膨張させて持続性の空気漏れを調べる．ステイプルの追加やフィブリン糊の塗布が必要になる．胸膜癒着によって空気漏れの危険性は減るかもしれない．胸腔内の出血や感染も重要な合併症であるが，肺組織切除後の空気漏れが最も頻度の高い合併症である．

術中管理で重要な問題に「閉じ込め肺」（trapped lung）がある．肺が壁側胸膜に達するまで再膨張

表1 ブラ切除と胸膜癒着

1. 二重管腔チューブで全身麻酔を行って手術に備える．
2. 気管支鏡で気管・気管支系を詳細に検査して手術を始める．
3. ブラやブレブを切除するには，分離肺換気で患者を側臥位にする．
4. カメラ用ポートを第5肋間の前腋窩線に留置する．
5. 病変の部位に応じて，操作用ポートを第4肋間と第7肋間に挿入する．
6. 楔状切除と同様，病変部を把持し，強化型の自動切離器で基部を挟んで切除する．
7. スクラッチ・パッド・電気メス・アルゴンビーム凝固などで壁側胸膜を擦傷する．
8. 1～5 mgの滅菌タルクを胸腔内に均等に噴霧して化学的な胸膜癒着を併施する．
9. 手術が終わったらポートを抜去し，後方のポート部から胸腔ドレーンを挿入する．

できない状態であり，臨床医は判断を迫られる．感染によるものは開胸して肺剥皮術を行うことがあり，がんによるものは肺被覆術を行って管理するしかない．

術後管理

手術後は 24～28 Fr の胸腔ドレーンで患者を管理する．気胸が改善するまでドレーンを水封式で管理し，空気漏れがなければ術後 3 日目に抜去する．

術後 4 日目になっても空気漏れが続くときは，逆流防止弁（Heimlich 弁）のような外来用の非吸引装置に変更する．24 時間装着でき，気胸の増大や臨床的な悪化がなければ，患者を自宅に退院させてよく，症状が悪化したときは診療所に相談するように指導する．

術後 2 週間追跡し，外来非吸引装置で無症状であれば，軽度の気胸が持続していても胸腔ドレーンを抜去してよい．抜去前に胸腔ドレーンをクランプして様子をみる必要はなく，抜去 4 時間後に胸部 X 線で気胸の状態が安定していることを確認する．

術後合併症として，不整脈・空気漏れ・胸腔ドレーン不具合・緊張性気胸などに注意する．空気漏れが持続すると膿胸になることがあり，早ければ 2 週間後に発症する．胸腔ドレーンの留置期間とともに膿胸の頻度は増加し，手術後 24 時間以上たって抗菌薬を投与しても，膿胸の危険性は減らない．

術後 7 日目から不完全に膨張した肺の表面にフィブリンが沈着し始め，線維性被膜を形成するので，剥離が必要なことがある．胸膜表面に感染を合併した患者は，閉じ込め肺を生じる危険性がある．疼痛管理に注意することも重要であり，疼痛管理がわるく低肺換気の患者は無気肺や肺炎を起こしやすい．

> **重要事項**
> - 初発の自然気胸は，気胸の程度と患者の状態によって経過観察か胸腔ドレーン挿入を行う．
> - 基礎疾患に併発した自然気胸は，全員を入院させ，再発を減らすため大部分に外科治療を行う．
> - 胸腔鏡手術（VATS）はブラ切除や胸膜癒着の標準的な手術法である．
> - 保存治療の患者も外科治療の患者も，胸腔ドレーンは水封式にして管理する．
> - 手術後に空気漏れが持続して状態が安定している患者は，外来用の非吸引装置に変更して自宅に退院させ，2 週間後に再診させてよい．

謝辞

写真を提供してくださった UCSF の Dr. Brett Elicker に感謝する．

参考文献

Baumann MH, Strange C, Heffner JE, et al. Management of spontaneous pneumothorax: An American College of Chest Physicians Delphi Consensus Statement. Chest. 2001 ; 119 : 590-602.

Cerfolio RJ, Minnich DJ, Bryant AS. The removal of chest tubes despite an air leak or a pneumothorax. Ann Thorac Surg. 2009 ; 87(6) : 1690-1694 ; discussion 1694-1696.
　論文紹介 アメリカの症例調査では，1 人の外科医が行った 6,038 人の肺切除のうち 199 人（3％）は空気漏れがあってもドレーンに簡易装置をつけて自宅に退院させたところ，中央値 16 日後の再来で 194 人中 137 人（71％）は空気漏が消失し，ドレーンを抜去した．空気漏が持続していた 57 人（19 人は気胸あり）もドレーンを抜去したが，3 か月の追跡で全員が無症状であり，ステロイド療法の 3 人（1.5％）が膿胸で再手術を行った．

VII 血管外科

Vascular

43 拍動性腹部腫瘤
Pulsatile Abdominal Mass

PAUL D. DIMUSTO and GILBERT R. UPCHURCH Jr.

> **症例**
> 70歳の男性．定期の受診で上腹部に拍動性の腫瘤を指摘された．腹痛・背部痛・間欠性跛行はない．排便は正常で，黒色便はない．既往歴は高血圧と高脂血症．喫煙はタバコ40箱年．バイタルサインは正常で，右下腹部に虫垂切除の手術痕があり，大腿動脈・膝窩動脈・足背動脈・後脛骨動脈は左右とも拍動を触知する．退職しているが，元気であり，庭仕事ができ，1階分の階段は息切れなく上がれる．

■ 鑑別診断

拍動性の腹部腫瘤は腹部の動脈瘤であり，最も多いのは腹部大動脈の動脈瘤である．腹部大動脈瘤（AAA）は，20%〜25%の患者が総腸骨動脈に進展しており，15%の患者が大腿動脈や膝窩動脈にも進展しており，ドプラ超音波で下肢の動脈瘤も調べないといけない．

■ 精密診査

この臨床シナリオの患者は，拍動性の腹部腫瘤の精密検査で腹部と骨盤の造影CTを行ったところ，腎動脈分岐部の遠位側2cmから始まる口径5.8cmの腹部大動脈瘤を認めた（図1）．総腸骨動脈は左右の両側は口径1cmで動脈瘤はなく，大腿動脈と膝窩動脈はドプラ超音波で動脈瘤はなかった．血液検査はヘモグロビン値14 g/dL，血小板数は正常，クレアチニン値0.9 mg/dLであった．

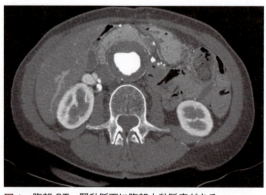

図1 腹部CT．腎動脈下に腹部大動脈瘤がある．

腹部大動脈瘤は50%以上に拡張した動脈である．正常の口径は2.0〜2.5 cmであり，口径3.0〜3.5 cm以上を動脈瘤と呼ぶ．

腹部大動脈瘤の危険因子は男性（女性の4倍）・喫煙・高血圧・慢性閉塞性肺疾患（COPD）・動脈硬化・加齢である．別の病気の画像検査で偶然に見つかることが多く，身体診察で異常があるのは30%〜40%である．

動脈の口径は破裂の危険性と手術の必要性を決めるのに使われる．腹部大動脈瘤の1年破裂率は口径4〜5 cmが0.5%〜5%，5〜6 cmが3%〜15%，6〜7 cmが10%〜20%，7〜8 cmが20%〜40%，8 cm以上が30%〜50%である．

口径以外で破裂の危険性に関与するのは，口径増加率・慢性閉塞性肺疾患（COPD）・高血圧・喫煙・女性である．平均的な患者で口径が5.5 cm以下なら，急速に増大しない限り，大部分の医師が追跡することを勧める．

> **補足** 日本の診療ガイドラインでは，大動脈壁が全周性か局所性に拡大または突出した状態が動脈瘤であり，胸部大動脈瘤（TAA）＞4.5 cm（3.0 cm×1.5），腹部大動脈瘤（AAA）＞3.0 cm（2.0 cm×1.5）である．腹部大動脈瘤の1年拡張率は，口径3〜4 cmが2.0 mm，4〜5 cmが3.4 mm，5〜6 cmが6.4 mm，破裂の危険性は，口径（＞5.0 cm）・拡張率・瘤形（嚢状）・女性・高血圧・COPD・喫煙・家族歴が関与する．

■ 診断と治療

この患者は口径5.8 cmの腹部大動脈瘤であり，修復術の適応である．ステントグラフト内挿

(EVAR)は合併症の危険性が低いため，解剖学的な基準が適合すれば，外科治療よりも好ましい治療法である．

腎動脈分岐部下端から動脈瘤の頂点までの頸部は，距離が1.0～1.5 cm以上，角度が60度以下でないとグラフトを留置できない．また，腸骨動脈に高度の蛇行がなく6～8 mm以上でないとグラフトを挿入できない．この患者は解剖学的適応を満たしており，ステントグラフト内挿が勧められた．

> **補足** 日本の診療ガイドラインでは，危険因子がある患者（≧65歳・男性・高血圧・喫煙・家族歴）と腹部に拍動性腫瘤がある患者にスクリーニングを行い，触診は感度68％，特異度75％，エコーは感度98％，特異度100％である．精密検査で腹部CTを行い，口径＜5.5 cmは6か月後に腹部CTで再検し，口径≧5.5 cmは全身状態を評価して治療を考慮する．治療法にはステントグラフト内挿と外科治療（人工血管置換）があり，選択基準はとくに示されていない．

手術方法
ステントグラフト内挿（EVAR）（表1）

適切なサイズのグラフトを選択して治療を計画するため3次元CTが必要である（図2）．中枢側の固定領域（landing zone）の口径に比べて10％～20％大きいグラフトにする．グラフトの標準的な形状は二股であり，遠位側は両側の総腸骨動脈に挿入するので，総腸骨動脈に動脈瘤がないときに使う．

片側の総腸骨動脈瘤で閉鎖する必要があるときは，片側の内腸骨動脈は遮断してよく，内腸骨動脈にコイルの留置や閉鎖を行い，内腸骨動脈の入口部を越えて末梢側に延ばす．両側の総腸骨動脈瘤では，片側に外腸骨動脈・内腸骨動脈バイパスを行い，重篤な骨盤痛や腸間膜虚血の危険性を防ぐ．

ステントグラフト内挿は，患者に禁忌がなければ，全身麻酔で行う．ただし，領域麻酔や局所麻酔で行うこともでき，必要に応じて鎮静を追加する．

血管造影用の処置台で患者を仰臥位にして，動脈ラインと末梢静脈アクセスを確保する．下肢の動脈の拍動を触知する場所に印をつけ，胸部から爪先まで消毒して敷布をかける．両側の鼠径部を露出して両側の総大腿動脈にカットダウンを行う．

全身ヘパリン化を行い，胸部大動脈までワイヤーを挿入する．腸骨大腿動脈シースを両側に挿入し，目印になるカテーテルを腹部大動脈の腎動脈の高さに留置する．血管造影を行って腎動脈と内腸骨動脈の位置を設定し，3次元CTで計測していた長さを確認する．

硬性ガイドワイヤーを介してグラフト本体を挿入し，腎動脈分岐部直下に設置する．反対側のゲートを開いてカニューレを通しておき，硬性ガ

表1 ステントグラフト内挿（EVAR）

1. 3次元CTに基づいて適切なグラフトを選択する．
2. 総大腿動脈を露出する．
3. シースとカテーテルを挿入して腹部と骨盤の動脈を造影する．
4. ヘパリンを投与する．
5. 腎動脈分岐部の直下にグラフト本体を挿入する．
6. グラフトの反対側のゲートを開いてワイヤーを通す．
7. 反対側の腸骨リムを留置する．
8. 固定部と結合部でバルーンを膨らませて血管形成を行う．
9. 最終的な血管造影を行い，瘤内漏出（endoleak）がないことを確認する．
10. プロタミンを投与してヘパリンを中和する．
11. 動脈切開部と鼠径切開部を閉鎖し，末梢動脈の拍動を調べる．
12. 中等度のケアができる病棟に移送する．

- **落とし穴**
  - 瘤内漏出があると，追加の処置が必要になる．
  - 総腸骨動脈の損傷・破裂・解離を評価する．
  - 下肢の動脈の拍動を確認して虚血や塞栓を除外する．

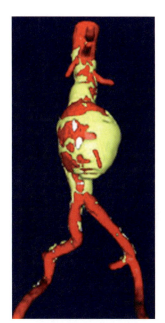

図2 3次元CT．腎動脈下に腹部大動脈瘤がある．

イドワイヤーを挿入する．ガイドワイヤーに沿って反対側の腸骨リムを挿入し，グラフト本体に結合させて展開する．

中枢側と末梢側の固定部でバルーンを膨らませて血管形成を行い，グラフト結合部位でも血管形成を行い，グラフトのしわを伸ばす．最終的な血管造影を行い，瘤内漏出（endoleak）がないことを画像上に記録し，腹部大動脈瘤が完全に隔離されたことを確認する（図3）．

ワイヤーとシースを抜去し，動脈切開部を閉鎖する．下肢の動脈の拍動を確認したあと，プロタミンを投与してヘパリンを中和する．鼠径部の切開創を層別に閉鎖し，血管内治療室を出る前にもう一度，末梢動脈の拍動を確認する．

麻酔から覚醒したら食事を開始し，ふつう術後1～2日目に自宅に退院する．

人工血管置換（表2）

解剖学的に血管内治療が不適格な患者は，人工血管置換の手術を適用する．下肢の動脈の拍動を触知する場所に印をつけ，腹部を広く消毒して敷布をかける．

ふつう正中切開で行うが，横切開や後腹膜法でもよい．とくに動脈瘤が腎動脈や臓器の動脈に及んでいる患者や複数回の開腹手術を受けた「厄介な腹」（hostile abdomen）の患者は後腹膜法がよい．複数の臨床試験では，開腹法と後腹膜法の術後合併症の頻度に明らかな差はない．

小腸を右側，横行結腸を上方に反転し，自動保持式開創器を装着する．腹部大動脈から十二指腸を剥離し，中枢側は腹部大動脈を腎動脈下まで露出し，末梢側は総腸骨動脈を露出する．腹部大動脈を十分に露出するのに必要なときは，左腎静脈を切離してもよい．

マンニトールとフロセミドを投与して活発な利尿を図る．ヘパリンを投与して活性化凝固時間（ACT）が250以上になれば，まず末梢側で総腸骨動脈を遮断し，次に中枢側で腹部大動脈を遮断する．

下腸間膜動脈（IMA）の反対側で瘤壁に縦切開を加え，壁内血栓を摘出し，腰動脈をすべて縫い込む．下腸間膜動脈は逆流が良好なら結紮してもよいが，逆流が不良のときは人工血管置換が終わったときにグラフトに吻合し（選択的IMA再建），結腸の虚血を防ぐ．

モノフィラメント糸を使い，まず中枢側，次に末梢側で所定の位置に人工血管を縫着する．下肢

表2 人工血管置換
1. 正中切開で開腹する．
2. 小腸を右側，横行結腸を上方に反転し，自動保持式開創器を装着する．
3. 腹部大動脈から十二指腸を剥離し，中枢側の遮断部を決める．
4. 交感神経を避けるように注意して腹部大動脈の末梢部と総腸骨動脈の中枢部を剥離する．
5. 適切なサイズのグラフトを選択し，ヘパリン・ラシックス・マンニトールを投与する．
6. まず末梢側で総腸骨動脈を遮断し，次に中枢側で腹部大動脈を遮断する．
7. 下腸間膜動脈（IMA）の反対側で瘤壁に縦切開を加え，壁内血栓を摘出し，腰動脈を縫い込む．
8. モノフィラメント糸を使い，まず中枢側，次に末梢側で人工血管を縫着する．
9. グラフトを通して血流を再開し，プロタミンを投与し，止血を確認する．
10. 瘤壁をグラフトに被覆し，後腹膜を閉鎖する．
11. 閉腹して下肢の動脈の拍動を調べる．

● 落とし穴
- 下肢の動脈に塞栓を起こす．
- 重症の大動脈腸骨動脈閉塞症（AIOD）を起こす．
- 解剖学的に異型の静脈がある．
- 下肢の虚血再灌流傷害を起こす．

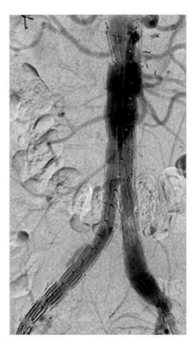

図3 血管造影．ステントグラフト内挿が終了した状態である．

表3 瘤内漏出（endoleak）の種類

- Ⅰa型：中枢側（腎動脈下）固定部の遮断障害
- Ⅰb型：末梢側（腸骨動脈）固定部の遮断障害
- Ⅱ型：腰動脈や下腸間膜動脈（IMA）からの持続性・逆行性の漏出
- Ⅲ型：グラフト本体と腸骨リムの結合部の漏出
- Ⅳ型：グラフトの小孔から瘤内に漏出
- Ⅴ型：漿液腫や水腫の形成

の血流を段階的に再開し，グラフトと患者の状態が安定していたら，ヘパリンを中和し，瘤壁をグラフトに被覆する．

後腹膜を閉鎖し，腹部大動脈・十二指腸瘻が形成されるのを防ぎ，標準的な方法で腹壁を閉鎖する．手術室を出る前に下肢の動脈の拍動を調べる．

参照 『ゾリンジャー外科手術アトラス』「腹部大動脈瘤修復」（328～335ページ）．

■注意事項
□ステントグラフト内挿（EVAR）

ステントグラフト内挿の追跡中に見つかる頻度が高い合併症は，瘤内漏出（endoleak）である．腹部と骨盤の造影CTを1か月後・6か月後・12か月後に行い，その後は1年ごとに行って瘤内漏出がないことを確認する．

瘤内漏出は5つの種類がある（表3）．Ⅰ型とⅢ型はふつう治療中の最終的な血管造影で同定でき，動脈瘤は動脈圧に晒されたままなので，すぐに修復すべきである．Ⅳ型はふつう処置をしなくても解決し，原因はステントをグラフトに縫着した場所の小孔のことが多い．

Ⅴ型の瘤内漏出はグラフトの材質が多孔性であることが原因であり，動脈瘤内に漿液腫を形成する．早期の製品に多く，最近の市場で使われている製品ではまれである．年月が経ったグラフトは，Ⅴ型の瘤内漏出を防ぐために，新しいグラフトを挿入して裏打ちする必要がある．

Ⅱ型の瘤内漏出は治療中の最終的な血管造影で常に見つかることはなく，治療後の追跡で造影CTの遅延相に見つかることが多い．動脈瘤が大きくなるときは処置が必要であり，最も多いのは血管内治療である（図4）．動脈瘤の大きさに変化がないときや小さくなるときは，CT検査で追跡すればよい．

□人工血管置換

人工血管置換の手術中には，いくつか想定外の所見に遭遇することがあり，知っていなかった大腸癌や腹腔内の悪性腫瘍が見つかることはまれではない．

この臨床シナリオの患者では，最も致命的になりそうな病気を最初に治療する．一般にグラフト感染の危険性を考慮すると，汚染手術と人工血管

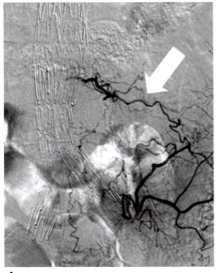
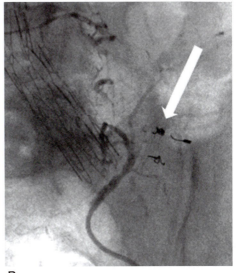

A　　　　　　　　　　　　　　B

図4　血管造影．（A）腰動脈（矢印）による瘤内漏出がある（Ⅱ型）．（B）問題を起こした腰動脈にコイル（矢印）を留置して血流を遮断した．

置換を同時に行うことは勧められない．近い将来閉塞する大腸癌でなければ，まず腹部大動脈瘤を修復し，回復を待って6～12週間後に悪性腫瘍の切除を行う．

治療前の検査で悪性腫瘍が発見され，患者が血管内治療に適格だったときは，まずステントグラフト内挿を行い，あとで悪性腫瘍の切除を行う．血管内治療は外科治療に比べて回復がずっと早く，2度の開腹手術によって生じる困難も避けられる．

腹部大動脈に血管鉗子をかけたときや既存の大動脈腸骨動脈閉塞症（AIOD）があるときは，動脈壁から粥腫斑や壁内血栓が剥離し，下肢に塞栓を起こすことがある．大動脈の手術の前後にいつも末梢動脈の拍動を触知して下肢の塞栓に留意する．

大動脈に血管鉗子をかける前に腸骨動脈に血管鉗子をかけると，下肢に塞栓を起こす頻度が減るかもしれないが，このことを支持する確かな証拠はない．下肢に脈拍喪失・冷感・変色があり，血栓による深刻な血流障害が起こっているときは，手術室を出る前に血栓除去を行わないといけない．塞栓が細い動脈で，障害が1本の指のようなときは，ふつう外科処置は不要であり，抗血小板薬を投与する．

人工血管置換の手術後は，下肢に対する手術中の虚血性侵害が原因で，虚血再灌流傷害を生じることがある．臨床的には低血圧・急性腎不全・クレアチンキナーゼ（CPK）上昇を呈し，虚血時間を最小限に抑え，下肢の血流再開を段階的に行うことによって，傷害を起こす頻度が減る．治療は保存的であり，輸液を行って尿量を確保し，必要があれば血液浄化療法を行う．

補足　急性動脈閉塞の所見は「5P」と呼ばれ，疼痛（pain）・脈拍消失（pulseless）・蒼白（pallor）・知覚鈍麻（paresthesia）・運動麻痺（paralysis）である．虚血再灌流傷害は，虚血に陥った組織の血流が再開したとき，活性酸素・一酸化窒素・サイトカイン・カリウムなどが腎臓・肝臓・肺・脳など全身の臓器に傷害（injury）を生じ，結果的に機能障害（dysfunction）や機能不全（insufficiency）を起こす．

術後管理

人工血管置換の手術後は，患者の臨床状態や併存疾患に応じて，少なくとも1～2日は集中治療室でケアする．手術後はずっと輸液量と腎機能を頻繁に監視して管理する．

左側結腸の虚血は，下腸間膜動脈の修復の有無と関係なく，人工血管置換の手術後に生じる可能性があり，とくに腹部大動脈瘤の破裂の治療後に生じる可能性が高い．下血，腹部所見に比べて強い腹痛，説明できない白血球増加があれば，至急でS状結腸鏡を行って左側結腸を評価する．腸管虚血が全層性のときは腸切除の適応である．

人工血管置換の手術後は，20%の患者に腹壁創ヘルニアを生じる．患者に腹壁創ヘルニアの合併症を説明しておき，手術後に受診したときは腹壁創ヘルニアを生じていないかどうかを調べる．

症例の結末

この臨床シナリオの患者はステントグラフト内挿を行い，合併症なく術後2日目に退院した．1か月後の追跡でCT検査を行ったところ，Ⅱ型の瘤内漏出が見られ，6か月後のCT検査でも瘤内漏出が見られ，大動脈瘤嚢腫は増大していた．

患者を血管内治療室に再搬送し，鼠径部からカテーテルを挿入し，動脈瘤に流入している内腸骨動脈の分枝に選択的にコイルを詰めて責任血管をうまく塞栓した（図4）．1か月後のCT検査では，瘤内漏出の所見はなく，大動脈瘤嚢腫は縮小していた．

重要事項

- 腹部大動脈瘤（AAA）がある患者で身体所見に異常があるのは30%～40%だけである．
- 腹部大動脈瘤で治療が必要なのは，口径が5.5cm以上のとき，口径が急速に増加するとき，患者に原因不明の新たな腹痛や腰痛を生じたときである．
- ステントグラフト内挿（EVAR）は，血管の解剖が適切な高齢者の標準治療である．
- 人工血管置換は，若い患者や血管の解剖が血管内治療に不適切な患者に行われる．
- EVARのあとは1か月後・6か月後・12か月後にCT検査を行い，その後も定期的に追跡し，瘤内漏出をチェックする．
- 左側結腸虚血・腹壁創ヘルニア・大動脈腸管瘻孔は，人工血管置換後の重篤な合併症である．

参考文献

Chaikof EL, Brewster DC, Dalman RL, et al. The care of patients with abdominal aortic aneurysm: the Society for Vascular Surgery practice guidelines. J Vasc Surg. 2009 ; 50(4 suppl) : S2-S49.

Eliason JL, Upchurch GR. Endovascular abdominal aortic aneurysm repair. Circulation. 2008 ; 117 : 1738-1744.

EVAR Trial Participants. Endovascular aneurysm repair versus open repair in patients with abdominal aortic aneurysm (EVAR trial 1) : randomized controlled trial. Lancet. 2005 ; 365 : 2179-2186.

Lederle FA, Freischlag JA, Kyriakides TC, et al. Outcomes following endovascular vs open repair of abdominal aortic aneurysm: a randomized trial. JAMA. 2009 ; 302(14) : 1535-1542.

論文紹介 アメリカの臨床試験(N=881)では，腹部大動脈瘤(外径≧5 cm，年齢≧49歳)の治療をステントグラフト内挿(EVAR)と人工血管置換に割りつけると，治療時間は2.9時間と3.7時間，出血量は200 mLと1,000 mL，入院期間は3.0日と7.0日，30日死亡率は0.5%と3.0%で短期成績はEVARがよいが，1年後の間欠性跛行は8.3%と4.6%でEVARが多く，重篤な合併症は4.1%と4.6%，2年死亡率は7.0%と9.8%で差がない．

44 腹部大動脈瘤破裂
Ruptured Abdominal Aortic Aneurysm

ADRIANA LASER, GUILLERMO A. ESCOBAR, and GILBERT R. UPCHURCH Jr.

> **症例**
>
> 65歳の男性．左腰部・鼠径部痛で救急外来を受診．夕方に発症し，強い痛みが続いている．バイタルサインは頻脈が顕著であり，意識レベルが低下している．外傷はない．冠動脈疾患と高脂血症があり，アスピリンとスタチンを服用している．喫煙歴はタバコ1日1箱である．
>
> 　診察では，神経学的な異常はないが，傾眠状態である．腹部は肥満で抵抗があるが，反跳痛はなく，中腹部に拍動性腫瘤を触れる．鼠径ヘルニアはなく，大腿動脈の拍動を触知するが，膝窩動脈と足背動脈の拍動は弱く，両下腿に網状皮斑（リベド）を認める．心電図は洞性頻脈である．

■鑑別診断（表1）
破裂の症状

　腹部大動脈瘤破裂（rAAA）はアメリカで年間10万人あたり1～3人の頻度であり，平均年齢は男性が70.6歳，女性が77.3歳である．スクリーニング・薬物療法・手術手技・術後管理の進歩にもかかわらず，死亡率は依然として高い．

　腹部大動脈瘤破裂の症状はさまざまであり，症状によって鑑別診断は異なる．腹部大動脈瘤が腹腔内に破裂したときは，突然の発症で循環動態が不安定になり，心臓血管系の虚脱を引き起こす．

　腹部大動脈瘤が後腹膜腔に穿破したときは，循環動態は安定していることがある．後腹膜への穿破は後壁であり，少なくとも一時的に凝固を経て落ち着き，排出された動脈瘤壁の血栓が穿孔を閉塞させ，大動脈周囲組織や脊椎周囲組織に圧迫止血される．

　ある研究によると，腹部大動脈瘤破裂の患者226人の破裂部位を調べると，後腹膜が85％，腹腔が7％，下大静脈が6％，腸管が2％である．

　いくつかの研究によると，腹部大動脈瘤の患者は75％が破裂するまで無症状である．前駆症状の有無にかかわらず，発症は45％が低血圧，72％が腰痛や腹痛，83％が拍動性腫瘤であり，古典的三徴である低血圧・腹痛・拍動性腫瘤が揃って見られるのは50％以下である．

　腹部大動脈瘤破裂の症状には，周囲組織の血腫による症状，循環血液量減少性ショックによる症状，たとえば発汗・嘔吐・失神・顔面蒼白・側腹部斑状出血・バイタルサイン異常などの症候も含まれる．

　囲い込み破裂（contained rupture）や封じ込め破裂（sealed rupture）では，発見されるまで慢性的に存在することがある．慢性破裂（chronic rupture）では，慢性的な腰痛や下肢末梢神経障害のほかに，無症状のこともあり，下大静脈と瘻孔を形成することもある．腹部大動脈瘤破裂の2％～6％は慢性的な破裂状態であり，下肢腫脹・うっ血性心不全・左側精索静脈瘤などを呈する．

　腹部大動脈瘤破裂の非定型的な症状には，鼠径部に放散する疼痛，急性の大腿神経ニューロパチー，十二指腸水平脚の部分的閉塞，瘤壁血栓や動脈血栓による下肢の塞栓性虚血，内臓動脈の血栓塞栓症，大動脈腸管の瘻孔形成，外傷，肉眼的血尿などがある．

　腹部大動脈瘤は多くの患者が無症状であり，腹

表1　腹部大動脈瘤破裂の鑑別疾患

消化器：	消化管出血，急性膵炎，急性胆嚢炎，消化性潰瘍穿孔，消化管穿孔，急性虫垂炎，大腸憩室炎，鼠径ヘルニア絞扼
泌尿器：	尿管結石，腎結石症，腎臓疝痛，腎盂腎炎
循環器：	大動脈解離，非破裂腹部大動脈瘤，内臓動脈瘤破裂，腸骨動脈瘤破裂，急性心筋梗塞，腸間膜虚血
運動器：	腰部神経根症，脊椎骨折，傍脊柱筋痙攣
その他：	リンパ腫

部大動脈瘤破裂は1/3〜1/2の患者が病院に到着する前に死亡し，病院内で手術前や周術期に死亡する患者は40%になる．結果的に腹部大動脈瘤破裂の患者は死亡率が50%〜94%になり，真の腹部大動脈瘤破裂で無治療の患者は死亡率が100%になる．

破裂の危険因子（表2）

腹部大動脈瘤が破裂しやすい素因に性別があり，女性は男性に比べて破裂の危険性が3〜4倍高い．喫煙も破裂の独立危険因子でオッズ比は2.7倍であり，現在喫煙者は過去喫煙者（禁煙者）に比べて破裂の危険性が高い．

大動脈の形態も破裂の素因になり，いびつな形や囊状の形態は瘤壁へのストレスが強く，屈曲が軽い動脈瘤，口径が非対称性の動脈瘤，伸展性が増加した動脈瘤は破裂しやすい．

動脈瘤が破裂しやすいそのほかの因子として，初診時の口径が大きい動脈瘤，口径が急速に増大する動脈瘤（1年に1cm以上），慢性閉塞性肺疾患（COPD）の患者，1秒量（FEV1）が低い患者，高血圧の患者，触診で痛みがある動脈瘤，真菌性動脈瘤，家族歴がある患者，保険未加入の患者もある．

腹部大動脈瘤が破裂しやすいのは冬季であり，低気圧の日も破裂しやすい．糖尿病は腹部大動脈瘤を生じにくいが，糖尿病があると小さい腹部大動脈瘤が破裂しやすい．

腹部大動脈瘤を見つけたとき，手術を計画するのに最も重要な決定因子は口径である．退役軍人病院共同研究（VACS）における大きい腹部大動脈瘤の自然史によると，大きい腹部大動脈瘤（≧5.5cm）が破裂する頻度は，口径5.5〜5.9cmが9.4%，6.5〜6.9cmが20%，7.0cm以上が29.5%である．

小さい腹部大動脈瘤（4.0〜5.4cm）が破裂する頻度は，動脈瘤発見治療（ADAM）スクリーニング計画では0.6%，英国小動脈瘤試験（UKSAT）では3.2%である．

ほかの研究でも1/3〜1/2の腹部大動脈瘤が破裂しており，前述の素因や危険因子は腹部大動脈瘤が破裂する危険性を提示しているが，大部分は一般的かつ非特異的な事項であり，管理すべき患者や治療すべき患者を特定するのには使えない．

腹部大動脈瘤が破裂する危険性は，変性した大動脈壁にかかる血行動態的なストレス，張力ストレスに耐える組織の受容力が関与する．Berguerは有限要素解析を用い，動脈壁の厚さ，動脈瘤の弾性組織を通る軟性粥腫の脱出，硬性カルシウム粥腫による局所ストレス集束装置を数値解析し，破裂の予測には経時的な口径の変化よりも血行動態的なストレスのほうが有用であることを示した．

容量解析は時間がかかるが，口径の変化に比べて破裂を予測するのに感度が高い．ただし，臨床的には依然として口径が破裂の危険性を決める因子として圧倒的に使用されている．

腹部大動脈瘤が破裂する機序には，分子レベルで多くの複雑な過程が関与している．Chokeは穿孔部で血管新生が増加し，穿孔部の辺縁では相対的低酸素状態でHIF-1α（低酸素誘導因子）が上向き調節を受けていることを示した．

破裂した腹部大動脈瘤に見られるそのほかの変化としては，エラスチンの減少，細胞外マトリックスの変化（コラーゲン代謝の増加），マトリックスメタロプロテアーゼ（MMP）と阻害因子の不均衡があり，血栓関連酵素（組織プラスミノーゲン活性化因子）・脂質（リゾホスファチジン酸）・炎症メディエーター（C反応性蛋白）も腹部大動脈瘤の増大や破裂に関与している．

精密診査

状態が不安定で診断がついていない患者は，可能であれば救急外来で超音波検査を行い，とくに循環動態が不安定で原因が不明の患者は，救急外来で超音波検査を行う．

状態が安定していて腹部大動脈瘤破裂が示唆さ

表2　腹部大動脈瘤破裂の危険因子

- 性別：　女性
- 喫煙：　あり
- 肺疾患：慢性閉塞性肺疾患（COPD），1秒量が低い
- 高血圧：未治療
- 大動脈瘤
    - 口径：大きい，増大＞1cm/年
    - 形態：囊状，屈曲が軽い，非対称性
    - 血流：張力ストレス増加，緊張増加
    - 瘤壁：強度低下，肥厚増加
    - 血栓：肥厚

れる患者は，全員にCT血管撮影（CTA）を行って腹部大動脈瘤を確認し，ステントグラフト内挿（EVAR）の適応かどうかを調べて治療を計画する．CT血管撮影では，腸骨動脈や静脈系の異常も評価でき，異常があれば開腹手術の適応である．

状態が不安定で超音波検査やCT血管撮影を行えない患者は，腹部大動脈瘤の既往や拍動性の腹部腫瘤があれば直接，血管内治療室に搬送して血管造影を行い，迅速に血管内治療か外科的修復を行うが，瘤壁は凝血が付着して外側の境界が不明瞭であり，腹部大動脈瘤の真の口径を過小評価しがちであることを認識しておく．外科的修復を行う受け入れ態勢がないときは，可能な施設にすぐに搬送する．

この臨床シナリオの患者は状態が安定しており，造影CTを行ったところ，腹部大動脈瘤破裂の診断であり（図1），破裂部と考えられる左側の境界が不明瞭であり，左腎周囲の脂肪組織は濃度が上昇し，後腹膜は混濁領域が広がっていた．動脈の解剖は血管内治療に適していると考えられた．

診断と治療

救急外来で蘇生処置を行うよりも，すぐに血管内治療室や手術室に搬送して行ったほうがよい．血圧は脳血流と終末臓器灌流を維持できれば十分であり，少々の低血圧は許容して輸液を最小限に抑える．過剰な輸液は出血を助長し，晶質液は凝固因子を希釈する．

血液型の判定と交差試験を行い，採血して完全血球計算（CBC）とクレアチニン値を調べる．末梢静脈に太いカテーテルを2本留置し，血圧を監

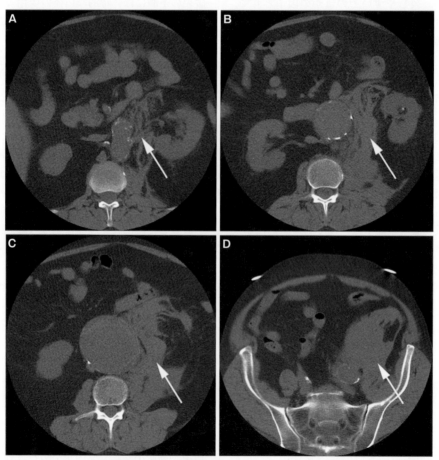

図1 CT検査．60歳の男性の腹部大動脈瘤破裂であり，（A）左腎動脈（矢印）と濃度上昇が見られ，（B）後腹膜に濃度上昇と混濁があり，（C）後腹膜に血液が貯留し，（D）大動脈から流出した血液がある．

視する動脈ラインをとる．膀胱カテーテルを留置し，予防的抗菌薬を投与する．

血管手術専属チームが最初から最後まで患者を担当する．胸部から足先まで消毒して敷布をかける．麻酔薬による血管拡張，腹壁の筋弛緩による圧迫の解除，切開による腹部の減圧によって突然の低血圧が起こるので，外科チームが執刀する準備が整ったところで麻酔の導入を始める．

伝統的に腹部大動脈瘤破裂は外科的修復しか選択肢がなく，手術死亡率（44％）と術後合併症（56％）が高かったが，今では血管内治療が好まれ，緊急手術にも対応できる施設では腹部大動脈瘤破裂の優先すべき選択肢である．

2003年の時点では，腹部大動脈瘤破裂の治療は8.8％が血管内治療であったが（腹部大動脈瘤の治療は43％が血管内治療），最近のメタ分析では，腹部大動脈瘤破裂の患者の34％～100％がCT検査で血管内治療の適用基準に合致している．

2010年の研究では，外科的修復より血管内治療を優先するアルゴリズムを実施すると，腹部大動脈瘤破裂の死亡率が低くなることが示され，別の研究では，追跡が6か月間と短いが，血管内治療に適した患者の血管内治療は，外科的修復に比べて死亡率が25％低いという利点が明らかになった．

手術方法
人工血管置換

外科的修復は，正中切開による開腹法で行うことが最も多い．手術の最初の目標は，まず血液の流入を制御して出血を減らすことであり，腹腔動脈より上側の腹部大動脈を横隔膜の高さで手指かガーゼを巻いた鉗子を使って圧迫して制御する．大動脈の制御では，胃肝間膜と横隔膜左脚を切離し，横隔膜脚から大動脈周囲を鈍的に剝離して圧挫鉗子をかけるのがよい．

十二指腸の水平脚と上行脚を右側に回して腎周囲の腹部大動脈を露出し，腎動脈下で遮断する場所を評価する．活動性出血があるときはヘパリン投与を省略するが，ラシックスとマンニトールは投与する．

腸骨動脈を剝離して遊離し，大動脈の遠位側を制御する．動脈瘤内に逆流があるときは下腸間膜動脈を結紮する．もし可能であれば，修復用の導管としてチューブ状のグラフトを選択すると，二股グラフトに比べて吻合しやすく，最短距離で吻合できる．

グラフトの近位側は3-0のモノフィラメント糸で吻合し，吻合部をチェックしたあと，遠位側も同じ方法で端端吻合する．麻酔科医に告げたあと，腸骨動脈の遮断を片方ずつ解除し，下肢への突然の血行再開による低血圧を防ぐ．

瘤壁をグラフトに被覆して閉鎖し，腹部大動脈・十二指腸瘻が形成されるのを防ぐ．ふつうは後腹膜血腫の減圧を行わない．閉腹する前に末梢動脈の拍動をチェックする．腹部コンパートメント症候群（ACS）の危険性を考慮するのに躊躇してはならず，腹壁を開放したままにしておくこともある．

参照『ゾリンジャー外科手術アトラス』「腹部大動脈瘤修復」（328～335ページ）．

ステントグラフト内挿（EVAR）（表3）

血管内治療は，患者の意向，血行動態の安定性，意識レベルによって，局所麻酔・領域麻酔・全身麻酔のどれでも行える．血管造影用の処置台で患者を仰臥位にして行うが，できればハイブリッド手術室で行うのがよい．

胸部から爪先まで消毒して敷布をかけ，両側の大腿動脈にカットダウンを行い，ヘパリンを全身投与する．腸骨大腿動脈シースを留置してワイヤーを胸部大動脈に挿入し，印がついたカテーテ

表3 ステントグラフト内挿

1. 両側の総大腿動脈を露出するか経皮的に動脈閉鎖デバイスを挿入する．
2. ワイヤーとシースを挿入する．
3. 動脈の造影を行う．
4. ヘパリンを全身投与する．
5. 腎動脈分岐部の直下にグラフト本体を挿入・展開する．
6. 反対側の腸骨リムを挿入・展開する．
7. バルーンを膨らませて血管形成を行う．
8. 最終的な血管造影を行う．
9. プロタミンを投与してヘパリンを中和する．
10. 動脈切開部を閉鎖し，末梢動脈の拍動を調べ，皮膚を閉鎖する．

- 落とし穴
  - 瘤内漏出（Ⅰ型とⅢ型）に注意する．
  - 血栓や塞栓に注意する．
  - 腸骨動脈・大腿動脈の解離や破裂に注意する．

ルをワイヤーに沿って挿入する.
　ヨード造影剤か炭酸ガスを使って血管造影を行い(炭酸ガスは腎傷害が軽い),腎動脈の解剖と位置を確認する.この時点で,チューブ状のグラフトと組み立て式の二股グラフトのどちらにするか決める.硬性ガイドワイヤーを介してグラフト本体を挿入し,腎動脈分岐部直下に設置する.
　二股グラフトを選択したときは,反対側のゲートを開いて腸骨リムを挿入し,グラフト本体内に結合させて展開する.中枢側と末梢側の固定部でバルーンを膨らませて血管形成を行い,ゲート部(結合部)でも血管形成を行う.
　最終的な血管造影を行い,漏れがなく,破裂した大動脈瘤が隔絶されたことを確認する.ワイヤーとシースをすべて抜去し,大腿動脈の切開部を閉鎖する.携帯型ドプラ超音波で末梢動脈の血流を確認し,ヘパリンを投与した患者はプロタミンを投与して中和する.鼠径の切開部を層別に閉鎖し,下肢動脈の拍動を最終チェックして血管内治療室を出る.
　動脈瘤出血が続くとき,血管アクセスが困難なとき,グラフトが固定せず移動したとき,解剖学的に処置がむずかしいときは,外科的修復に移行する必要がある.
　この臨床シナリオの患者は,全身麻酔でステントグラフト内挿を行った.治療終了時の炭酸ガス造影で漏れはなく(図2),回復のために安定した状態で集中治療室に搬送した.

注意事項

　出血により低血圧になっている患者は,外科的修復に頼るよりは,血管内治療で大腿動脈か上腕動脈からカテーテルを挿入して大動脈閉塞バルーンを利用すると,大動脈近位側の制御が迅速に行うことができ,全身麻酔時の血圧低下を最小限に抑えることができる.
　いくつかの施設では,腹部大動脈瘤破裂の患者の1/3は大動脈閉塞バルーンの利用が必須になっている.大動脈近位側を閉塞するときは,腎臓・腸間膜動脈・脊髄の虚血時間が短くなるように留意する.
　手術中に遭遇するそのほかの異常としては,穿孔に先行する感染の存在,大動脈と腸管や下大静脈との瘻孔形成があるが,このような状況はまれ

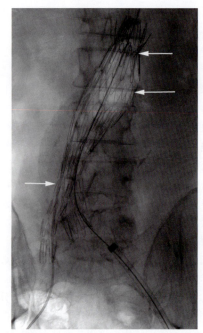

図2　術中造影.腹部大動脈瘤破裂の血管内治療でステントグラフト内挿を完了した状態であり,炭酸ガス造影で漏れがなく,動脈瘤がうまく隔絶されているのが確認された.

であり,救急治療の現場では別の腹部大動脈瘤破裂として治療する必要があるが,手術死亡や術後合併症の頻度は高い.
　腹部大動脈瘤破裂の血管内治療後は瘤内漏出(endoleak)を生じることがあり,再処置が必要になる.I型・II型・III型の瘤内出血は,血管内治療後1年で半数の患者に見られる.瘤内漏出は腹部大動脈瘤破裂の患者に多く,長期間の追跡が必要である.

術後管理
合併症

　腹部大動脈瘤破裂の術後合併症は61％の頻度であり,呼吸不全(気管切開)・腎不全・敗血症・心筋梗塞・うっ血性心不全・出血などが起こり,脳卒中・虚血性大腸炎・下肢虚血・片麻痺なども起こる.
　晩期血管合併症の頻度も高く,腹部大動脈瘤の待機手術では8％であるが,腹部大動脈瘤破裂の緊急手術では17％である.再手術の頻度は20％であり,50％は開腹手術,50％はそのほかの手術である.とくに呼吸不全や腎不全などの合併症

は，血管内治療よりも外科的修復のほうが多い．

腹部大動脈瘤の待機手術よりも腹部大動脈瘤破裂の緊急手術のほうで起こりやすい重篤な術後合併症にはS状結腸虚血があり，原因は下腸間膜動脈の結紮や被覆と思われる．血便・低血圧・血小板減少・代謝性アシドーシスなどで発症し，病室でS状結腸鏡を行い，全層性の虚血があるかどうかを調べる．

S状結腸虚血は軽症であれば抗菌薬と支持療法だけでよいが，重症であれば結腸切除が必要になる．S状結腸虚血の頻度は，外科的修復の患者が42％，血管内治療の患者が22％である．

そのほかの術後合併症として腹部コンパートメント症候群（ACS）があり，過度の緊張の下で閉腹した患者や血管内治療や外科的修復の準備で大量輸液を行った患者に起こる．

腹部コンパートメント症候群の診断基準は膀胱容量50～100 mLのときの膀胱内圧≧25 mmHgである［訳注：通常は腹腔内圧≧20 mmHg］．腹部大動脈瘤破裂では，後腹膜血腫が拡大して腹部コンパートメント症候群を起こす．

血管内治療と外科的修復のどちらが起こしやすいかは不明であり，血管内治療では血腫の原因になる腹部大動脈分枝を結紮しないので頻度は高いと思われるが，最近の研究では，腹部大動脈瘤破裂の治療後の腹腔内圧は，血管内治療よりも外科的修復のほうが高い．

腹部大動脈瘤が腹腔内に破裂してショックに陥った状態で外科的修復を敢行すると，微小血管の透過性が変化して組織の浮腫が促進する．腹腔内圧が高くなると，腸管虚血・呼吸機能障害・心機能障害・腎機能障害を引き起こすので，迅速な対処が必要であり，腹腔内圧の監視，早期診断，腹腔減圧を行うが，患者の状態が不安定なときは病室で処置を行う．

腹部大動脈瘤破裂に関する最近の研究では，腹部コンパートメント症候群になる危険性が高いのは，大動脈閉塞バルーンの使用，大量の輸血，部分トロンボプラスチン時間の延長，チューブ状グラフトの使用である．このような危険因子がある患者，腸管浮腫が広範囲の患者，後腹膜出血が広範囲の患者は，持続陰圧吸引法による一時的な閉腹かメッシュによる閉腹を手術中に考慮する．

死亡率

腹部大動脈瘤破裂の外科的修復は手術死亡率が35％～65％と高く，極限状態のときは95％である．腹部大動脈瘤の待機的修復は手術死亡率が2％～5％であり，非破裂動脈瘤のような手術死亡率の減少は破裂動脈瘤の手術では見られない．

症例調査によると，腹部大動脈瘤破裂の手術死亡の危険因子には，高齢（＞80歳），高血圧・狭心症・心筋梗塞の既往，APACHE Ⅱスコア，ヘマトクリット低値，術前心停止，術前意識消失，術前低血圧，術中低血圧，大量出血（≧6 L），大量輸液（≧12 L），術後腎不全，術後呼吸不全がある．伝統的には，手術死亡の原因は大部分が冠動脈疾患のような心臓血管系の病気である．

腹部大動脈瘤破裂でも，血管内治療が新しく最優先の標準治療になり，Veithは腹部大動脈瘤破裂を得意にしており，低血圧止血法を使って動脈造影を行っている．血管の解剖が適していれば血管内治療を行い，循環虚脱があれば腹腔動脈近位側で大動脈閉塞バルーンを使い（29人中10人に使用），結果的に死亡率はわずか13％であった．

最近の腹部大動脈瘤破裂の死亡率は，血管内治療が33％，外科的修復が41％であり，とくに高齢者（＞70歳）では36％と47％であり，血管内治療のほうが有意に低い．外科的修復の死亡率が高いのは，手技上の問題であり，全身麻酔の導入と大動脈の再開通で低血圧を起こすことと関連があり，低体温や術中出血による血液凝固異常も関与している．

治療費については，腹部大動脈瘤破裂の緊急手術は腹部大動脈瘤の待機手術の2倍であるが，外科的修復と血管内治療を比較するには今のところ情報が足りない．

補足 APACHE Ⅱスコア（acute physiology & chronic health evaluation）は慢性疾患が急性増悪したときに重症度を評価する手法であり，直腸温・平均血圧・呼吸数・心拍数・酸素化能（FiO$_2$/A-aDO$_2$）・動脈血酸素分圧（PaO$_2$）・pH・静脈血HCO$_3$・Na濃度・K濃度・Cr濃度・Ht値・WBC数・意識レベル（GCS）で急性生理スコア（APS）を計算し，年齢と臓器障害/免疫不全を加えると，推定死亡率が算出される．

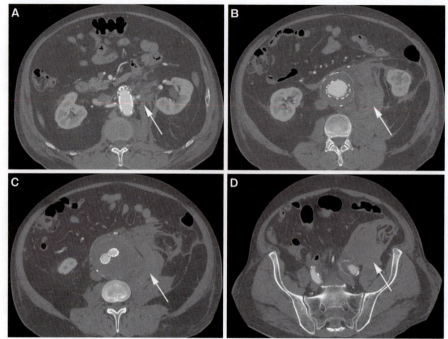

図3 CT検査．60歳の男性の腹部大動脈瘤破裂で血管内治療施行後の状態であり，(A) 動脈瘤はグラフトが所定の位置にあり，濃度上昇(矢印)が残り，(B) グラフト周囲の動脈瘤と後腹膜に遺残した血液(矢印)があり，(C) 後腹膜の血液(矢印)は破裂部であり，(D) 骨盤内にも血液(矢印)が遺残する．

症例の結末

高窒素血症を生じて軽度腎機能障害が見られたが，血液透析は不要であり，患者は順調に回復した．術後2日目にCT検査を行ったが，瘤内漏出はなかった(図3)．神経学的な問題もなく，常食を摂取し，感染の徴候もなく，血圧のコントロールも適切であり，術後5日目に自宅に退院できるようになった．禁煙に関する情報提供を行い，1か月後に追跡のためのCT検査に受診するように指導した．

重要事項

- 腹部大動脈瘤は加齢・女性・口径の増大で破裂の危険性が高まる．
- 症状はさまざまであり，古典的三徴の低血圧・腹痛・拍動性腫瘤が見られる患者は少ない．
- 状態が安定している患者はCT検査を行い，状態が不安定な患者は超音波検査か手術室である．
- 腹部大動脈瘤破裂(rAAA)修復後の重篤な合併症は腹部コンパートメント症候群(ACS)と腸管虚血である．
- 血管内治療(EVAR)は外科的修復に比べて合併症と死亡が少ない利点がある．

参考文献

Berceli SA. Ruptured Infrarenal Abdominal Aneurysm. Clinical Scenarios in Vascular Surgery. In : Upchurch GR, Henke PK, eds. Philadelphia, PA : Lippincott Williams & Wilkins, 2005.

Berguer R, Bull JL, Khanafer K. Refinements in mathematical models to predict aneurysm growth and rupture. Ann N Y Acad Sci. 2006 ; 1085 : 110-116.

Bosch JAT, Teijink JAW, Willigendael EM, et al. Endovascular aneurysm repair is superior to open surgery for ruptured abdominal aortic aneurysms in EVAR-suitable patients. J Vasc Surg. 2010 ; 52(1) : 13-18.

Boxer LK, Dimick JB, Wainess RM, et al. Payer status is related to differences in access and outcomes of abdominal aortic aneurysm repair in the United States. Surgery. 2003 ; 134 : 142-145.

Brewster DC, Cronenwett JL, Hallett JW, et al. Guidelines for the treatment of abdominal aortic aneurysms. Report of a subcommittee of the Joint Council of the American Association for Vascular Surgery and Society for Vascular Surgery. J Vasc Surg. 2003 ; 37 : 1106-1117.

Brown MJ, McCarthy MJ, Bell PR, et al. Low atmospheric pressure is associated with rupture of abdominal aortic aneurysms. Eur J Vasc Endovasc Surg. 2003 ; 25(1) : 68-71.

Champagne BJ, Darling RC, Daneshmand M, et al. Outcome of aggressive surveillance colonoscopy in ruptured abdominal aortic aneurysm. J Vasc Surg. 2004 ; 39(4) : 792-796.

Champagne BJ, Lee EC, Valerian B, et al. Incidence of colonic ischemia after repair of ruptured abdominal aortic aneurysm with endograft. J Am Coll Surg. 2007 ; 204(4) : 597-602.

Cho JS, Gloviczki P, Martelli E, et al. Long-term survival and late complications after repair of ruptured abdominal aortic aneurysms. J Vasc Surg. 1998 ; 27(5) : 813-819.

Choke E, Cockerill GW, Dawson J, et al. Hypoxia at the site of abdominal aortic aneurysm rupture is not associated with increased lactate. Ann N Y Acad Sci. 2006 ; 1085 : 306-310.

Choke E, Cockerill GW, Dawson J, et al. Increased angiogenesis at the site of abdominal aortic aneurysm rupture. Ann N Y Acad Sci. 2006 ; 1085 : 315-319.

Cowan JA Jr, Dimick JB, Henke PK, et al. Epidemiology of aortic aneurysm repair in the United States from 1993-2003. Ann N Y Acad Sci. 2006 ; 1085 : 1-10.

Duong C, Atkinson N. Review of aortoiliac aneurysms with spontaneous large vein fistula. ANZ J Surg. 2001 ; 71 : 52-55.

Fillinger MF, Marra SP, Raghavan ML, et al. Prediction of rupture risk in abdominal aortic aneurysm during observation : wall stress vs diameter. J Vasc Surg. 2003 ; 37 : 724-732.

Fillinger MF, Racusin J, Baker RK, et al. Anatomic characteristics of ruptured abdominal aortic aneurysm on conventional CT scans: implications for rupture risk. J Vasc Surg. 2004 ; 39 : 1243-1252.

Fillinger MF, Raghavan ML, Marra SP, et al. In vivo analysis of mechanical wall stress and abdominal aortic aneurysm rupture risk. J Vasc Surg. 2002 ; 36 : 589-597.

Giles KA, Hamdan AD, Pomposelli FB, et al. Population-based outcomes following endovascular and open repair of ruptured abdominal aortic aneurysms. J Endovasc Ther. 2009 ; 16(5) : 554-564.

Harkin DW, Dillon M, Blair PH, et al. Endovascular ruptured abdominal aortic aneurysm repair (EVRAR) : a systematic review. Eur J Vasc Endovasc Surg. 2007 ; 34(6) : 673-681.

Harris LM, Faggioli GL, Fiedler R, et al. Ruptured abdominal aortic aneurysms : factors affecting mortality rates. J Vasc Surg. 1991 ; 14(6) : 812-818.

Hechelhammer L, Lachat ML, Wildermuth S, et al. Mid-term outcome of endovascular repair of ruptured abdominal aortic aneurysms. J Vasc Surg. 2005 ; 41(5) : 752-757.

Kimball EJ, Adams DM, Kinikini DV, et al. Delayed abdominal closure in the management of ruptured abdominal aortic aneurysm. Vascular. 2009 ; 17(6) : 309-315.

Lambert ME, Baguley P, Charlesworth D. Ruptured abdominal aortic aneurysms. J Cardiovasc Surg (Torino). 1986 ; 27(3) : 256-261.

Lederle FA, Johnson GR, Wilson SE, et al. Prevalence and associations of abdominal aortic aneurysm detected through screening. Aneurysm Detection and Management (ADAM) Veterans Affairs Cooperative Study Group. Ann Intern Med. 1997 ; 126(6) : 441-449.

Lederle FA, Johnson GR, Wilson SE, et al. Rupture rate of large abdominal aortic aneurysms in patients refusing or unfit for elective repair. JAMA. 2002 ; 287 : 2968-2972.

Markar RR, Badger SA, O'Donnell ME, et al. The effects of abdominal compartment hypertension after open and endovascular repair of a ruptured abdominal aortic aneurysm. J Vasc Surg. 2009 ; 49(4) : 866-872.

Mehta M, Darling RC, Roddy SP, et al. Factors associated with abdominal compartment syndrome complicating endovascular repair of abdominal aortic aneurysms. J Vasc Surg. 2005 ; 42(6) : 1047-1051.

Miani S, Mingazzini P, Piglionica R, et al. Influence of the rupture site of abdominal aortic aneurysms with regard to postoperative survival. J Cardiovasc Surg (Torino). 1984 ; 25(5) : 414-419.

Nicholls SC, Gardner JB, Meissner MH, et al. Rupture in small abdominal aortic aneurysms. J Vasc Surg. 1998 ; 28(5) : 884-888.

Noel AA, Gloviczki P, Cherry KJ Jr, et al. Ruptured abdominal aortic aneurysms: the excessive mortality rate of conventional repair. J Vasc Surg. 2001 ; 34(1) : 41-46.

Riesenman PJ, Farber MA. Endovascular repair of ruptured abdominal aortic aneurysm. In: Upchurch G, Criado E, eds. Aortic Aneurysms, Contemporary Cardiology. New York, NY : Humana Press, 2009.

Starnes BW, Quiroga E, Hutter C, et al. Management of ruptured abdominal aortic aneurysm in the endovascular era. J Vasc Surg. 2010 ; 51 : 9-18.

The UK Small Aneurysm Trial Participants, Brown LC, Powell JT. Risk factors for aneurysm rupture in patients kept under ultrasound surveillance. Ann Surg. 1999 ; 230 : 289-296.

Thomas PRS, Stewart RD. Abdominal aortic aneurysm. Br J Surg. 1988 ; 75 : 733-736.

Veith FJ, Ohki T, Lipsitz EC, et al. Treatment of ruptured abdominal aneurysms with stent grafts: a new gold standard? Semin Vasc Surg. 2003 ; 16 : 171-175.

Visser JJ, van Sambeek HM, Hamza TH, et al. Ruptured abdominal aortic aneurysms: endovascular repair versus open surgery—systematic review. Radiology. 2007 ; 245(1) : 122-129.
　[論文紹介] 10の臨床研究のメタ分析(N=478)では，腹部大動脈破裂の緊急治療をEVAR(N=148)と人工血管置換(N=330)に分けると，全身合併症は28％と56％，30日死亡は22％と38％であり，人工血管置換に比べたEVARによる30日死亡のリスク比は0.45[0.28-0.72]であるが，循環動態を調整したリスク比は0.67[0.31-1.44]であり，EVARには利点があるが，統計学的に有意な差ではない．

Wakefield TW, Whitehouse WM Jr, Wu SC, et al. Abdominal aortic aneurysm rupture: statistical analysis of factors affecting outcome of surgical treatment. Surgery. 1982 ; 91 : 586-596.

45 急性腸間膜虚血
Acute Mesenteric Ischemia

BABAK J. ORANDI and JAMES H. BLACK, III

> **症例**
>
> 71歳の女性．腹痛で救急外来を受診．24時間前から腹痛・嘔気・嘔吐・下痢がある．有意な喫煙歴があり，待機的な冠動脈バイパスを受けたあと，心房細動を生じてアミオダロン静注で消失し，1週間前に退院した．バイタルサインは，体温38.1℃，脈拍101回/分，血圧148/67 mmHg，呼吸数16回/分，酸素飽和度98％（鼻カニューレ2L/分）である．

> **症例の詳細**
>
> 診察では，患者は明らかに不安な様子である．腹部に手術痕が多数あり，右季肋下切開は胆嚢摘出，左下腹部切開は虫垂切除［訳注：右下腹部でなければ内臓逆位になる］，下腹部横切開（Pfannenstiel切開）は帝王切開（2回），下腹部正中切開は子宮全摘である．腹部は肥満で膨隆し，全体に圧痛がある．直腸指診で肉眼的血便はないが，グアヤク法による便潜血検査［訳注：赤血球のヘムのペロキシダーゼ作用を検出する化学的な便潜血検査］は陽性である．

▌鑑別診断

救急外来を受診する腹痛の患者は原因がいろいろあり，症状が非特異的で複数の病気で重なるので，診断がむずかしい．

鑑別診断には，急性虫垂炎・急性胆嚢炎・急性膵炎・腹部大動脈瘤破裂・大動脈解離・心筋梗塞・大腸憩室炎・小腸閉塞・消化性潰瘍穿孔・急性胃腸炎などが挙げられる．

▌精密診査

この臨床シナリオの患者は，腹痛の原因を調べるためCT血管撮影を行ったところ，上腸間膜動脈（SMA）の大動脈分岐部から4 cmの部位に途絶があり，小腸の拡張，腸管壁（粘膜）の肥厚，骨盤内の腹水を認めた．血液検査は，乳酸値2.8 mmol/L，白血球数16,200/μL，重炭酸19 mEq/L，PT-INR 1.1, PT 13秒，APTT 22秒であった．

急性腸間膜虚血（AMI）の診断にはCT血管撮影が最も重要である．歴史的には血管造影が標準的な検査であり，検査と同時に血管内治療もできたが，CT血管撮影は利用しやすく迅速に行える利点が大きく，腸管や血行も評価でき，検査前に疑問があった腹腔内の異常を詳細に評価して鑑別することもできる．

急性腸間膜虚血で見られる血液検査の異常はいろいろあるが，心筋梗塞のときに利用できる心筋酵素のように，残念ながら迅速で利用できる血清マーカーは非特異的である．

さらにわるいことに，腸管虚血が全層性に生じたあと初めて上昇するマーカーであり，乳酸値・白血球数・アミラーゼ値の上昇は時間が経過しないと上昇せず，早期診断には役立たない．

> **補足** 急性腸間膜虚血（上腸間膜動脈血栓塞栓症，AMI）は，自覚症状に比べて他覚所見が軽く，急性膵炎と並んで「腹部所見が乏しい腹痛」と呼ばれる．問診で危険因子を拾い上げることが重要であり，循環器疾患がある患者，たとえば心房細動がある患者，心筋梗塞後の患者，血管内治療の既往がある患者は，急性腸間膜虚血を疑って造影CTを行い，動脈内血栓・小腸拡張・腸管壁肥厚・腹水貯留を調べる．

▌診断と治療

急性腸間膜虚血は比較的まれな疾患であり，入院患者10,000人に1人の頻度であるが，死亡率が非常に高く，診断と治療が遅れると致死的になるので，警戒レベルを高く維持することは重要である．

急性腸間膜虚血は，発症から24時間以内に診

断できても，死亡率は50％と高く，24時間を超えると死亡率は70％になる．臨床的に典型的な病態として，塞栓症，血栓症，非閉塞性腸間膜虚血症(NOMI)，腸間膜静脈血栓症(MVT)の4つがある．

塞栓症はふつうSMAに生じ，急性腸間膜虚血の中で最も多く約半数を占める．塞栓症の危険因子は心房細動・うっ血性心不全・塞栓症の既往・最近の心筋梗塞である．塞栓はSMAの中結腸動脈分岐部の末梢側に生じやすく(図1)，遠位側空腸・回腸・上行結腸が虚血に陥り，近位側空腸と横行結腸は虚血を免れる．

血栓症は急性腸間膜虚血の20％を占め，多くの患者は腸間膜動脈に広範囲の動脈硬化性病変がある．詳細に病歴を聴取すると，食後腹痛・体重減少・食事回避の傾向がある．塞栓症がSMAのやや末梢部に生じるのと異なり，血栓症はSMA起始部に生じ，十二指腸中部から結腸脾弯曲部まで広い範囲の腸管が虚血に陥る(図2)．

NOMIは，血管収縮や相対的に血流が減少した状態であり，腸管の酸素の需要と供給のバランスが崩れる．高度の動脈硬化性疾患がある患者や重篤な患者に生じ，腹腔動脈・SMA・下腸間膜動脈は開存している．

CT血管撮影では，SMA複数枝の狭窄，腸間膜動脈分枝の拡張と狭窄，SMA吻合枝の攣縮，腸管壁内血管の造影不良などが見られる．下大静脈が扁平化していることも多く，腸管血流低下に合致した所見である(訳注：全身性の循環血液量減少を反映している)．

MVTは急性腸間膜虚血の中では少なく，静脈閉塞に続発する虚血であり，最終的に動脈血の流入が減少するので，塞栓症や血栓症と異なり，発症がわかりにくい．上腸間膜静脈(SMV)血栓症の患者は多くが無症状であるが，画像検査で腹水があり，CT検査でSMVが閉塞している患者や身体診察で腹部所見がある患者は急性腸間膜虚血があるかもしれない．

急性腸間膜虚血の治療に不可欠なものは，大量輸液・電解質補正・抗菌薬静注・抗凝固療法・迅速な血流再開・壊死腸管切除である．NOMIとMVTの患者は，腸管壊死があるときだけ手術が必要になる．

NOMIの患者は，パパベリンのような血管拡張薬の動脈内注入が有効かもしれない．MVTの患者は，迅速な抗凝固療法が必要である．

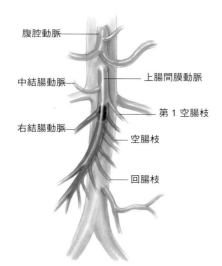

図1　上腸間膜動脈のイラスト．塞栓症は中結腸動脈分枝や第1空腸枝の末梢側に塞栓が詰まりやすく，近位側空腸と横行結腸は虚血を免れ，遠位側空腸・回腸・盲腸・上行結腸が虚血に陥る．

(From Cameron JL, Sandone C. Atlas of Gastrointestinal Surgery. Vol. 2, 2nd ed. 2011, with permission from PMPH-USA, Ltd.)

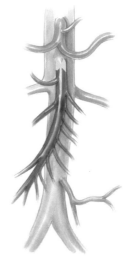

図2　上腸間膜動脈のイラスト．血栓症は上腸間膜動脈起始部に動脈硬化プラークによる内腔の閉塞を生じやすく，十二指腸中部から結腸脾弯曲部まで広い範囲の腸管が虚血に陥る．

(From Cameron JL, Sandone C. Atlas of Gastrointestinal Surgery. Vol. 2, 2nd ed. 2011, with permission from PMPH-USA, Ltd.)

この臨床シナリオの患者は，心房細動と心筋梗塞の最近の既往があり，身体診察に不釣り合いな腹痛があり，発熱・頻脈・白血球数増加・乳酸値上昇などの所見があり，緊急試験開腹の適応となった．

> 補足 日本の診療ガイドラインでは，急性腸間膜動脈閉塞症の治療は迅速な外科治療が推奨されており，血栓除去・血行再建・壊死腸管切除などがあり，必要に応じて24～48時間後の再開腹手術（second look operation）を行う．血管内治療は選択的に行うことができ，血栓溶解・バルーン拡張・ステント留置などがあるが，腸管の状態を評価するには開腹手術が必要である．NOMIは心拍出量減少と関連があり，ショック・心不全・脱水・血液透析・手術などが誘因になる．

手術方法（表1）

急性腸間膜虚血の唯一の伝統的な治療手段は，開腹手術でカテーテルによる血栓除去かSMAバイパスを行って血流を再開させることである（図3～図8）．

開腹手術が第一選択の標準治療であるが，カテーテルを使った治療が普及して経験が積み重なると，血管内治療を勧める医師が増えている．

適切な治療法の選択に関する前向きランダム化比較試験はなく，急性腸間膜虚血がまれな疾患であることを考えると，今後も臨床試験によるデータは得られそうになく，血管内治療の低侵襲性は，すでに重篤な状態に陥っている患者には利点があるかもしれない．

血管内治療に対する最大の反論は，腸管の血行を評価することができず，必要なときに腸切除を施行できないことである．血管内治療を敢行するのであれば，選択基準を厳格にして腹膜炎の症候を集中的に監視する必要がある．血管内治療を行う医師は開腹手術に移行する閾値を低くしておき，たとえ血流再開に成功しても，開腹手術で腸管虚血を評価する必要がある．

注意事項

初回手術では腸切除を最小限にとどめ，24～36時間以内に必ず再開腹手術（second look operation）を行うように勧められている．再開腹手術を支持するデータも拒否するデータもないが，再開腹手術を勧めるのは，初回手術で切除したかもしれない腸管が，血流再開後の待機時期に温存できるようになる可能性があり，切除する腸管の長さを最小限にできる利点がある．

多くの患者は手術のときに重篤な状態なので，腸切除をできるだけ避け，腹壁を閉鎖せずに開放しておくと，すぐに集中治療室に搬送して全身状

表1 上腸間膜動脈（SMA）の血流再開

1. 十分に長い正中切開で腹腔内を詳細に検索する．
2. 横行結腸を頭側に牽引したまま小腸を右側に牽引し，Treitz靱帯を切離してSMAを露出する．
3. SMAの近位側と遠位側を制御し，ヘパリンを全身投与する．
4. SMAに横切開を加えて血栓除去を行い，Fogartyカテーテルを通す．
5. 血流が再開したら切開部を縫合する．狭窄しそうなときはパッチで血管形成を行う．
6. 血流再開に失敗したときは血栓症が原因かもしれず，SMAバイパスを施行する．
7. 理想的には伏在静脈グラフトを使って遠位側の吻合から行う．
8. 近位側の吻合は腎動脈分岐部より下方の大動脈か腸骨動脈で行う．
9. 30分後に視診・ドプラ超音波・蛍光血管造影（fluorescein）で腸管の血流を評価する．

・落とし穴
- 損傷制御手術（damage control surgery）の原則を守らない．
- 腸切除が長すぎる．
- 血流再開で腸管虚血が解除されると代謝性障害を起こす．

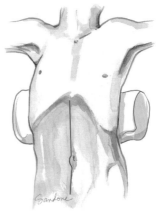

図3 手術イラスト．十分に長い正中切開で腹腔臓器を検索し，広く露出した術野で血流再開が必要な範囲を同定する．巻いたタオルで肋骨弓縁を持ち上げ，腹腔動脈分岐部より近位側の腹部大動脈を露出する．この部位は動脈硬化プラークがなく，SMAバイパスの流入部に適している．

(From Cameron JL, Sandone C. Atlas of Gastrointestinal Surgery. Vol. 2, 2nd ed. 2011, with permission from PMPH-USA, Ltd.)

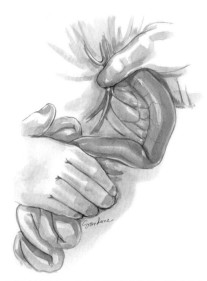

図4　手術イラスト．最初に腸間膜根部の触診を行い，腸間膜循環の状態を把握する．近位側プラークによる血栓症のときは，拍動を触れず，血行再建が必要である．塞栓症のときは，新鮮な血栓を介して拍動を触れる．

(From Cameron JL, Sandone C. Atlas of Gastrointestinal Surgery. Vol. 2, 2nd ed. 2011, with permission from PMPH-USA, Ltd.)

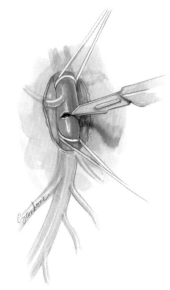

図5　手術イラスト．SMAの中央部の中結腸動脈の直下で横切開を加え，血栓を摘除する．

(From Cameron JL, Sandone C. Atlas of Gastrointestinal Surgery. Vol. 2, 2nd ed. 2011, with permission from PMPH-USA, Ltd.)

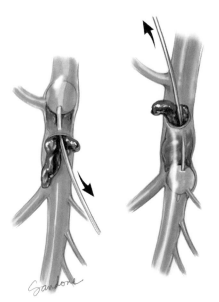

図6　手術イラスト．近位側は4Frか5Frの血栓除去用カテーテルを使い，血栓をきれいに除いて血流を回復させる．遠位側は3Frか4Frの血栓除去用カテーテルを使い，血栓を摘除する．

(From Cameron JL, Sandone C. Atlas of Gastrointestinal Surgery. Vol. 2, 2nd ed. 2011, with permission from PMPH-USA, Ltd.)

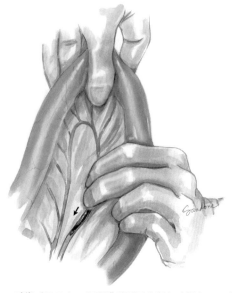

図7　手術イラスト．腸間膜動脈弓を優しく揉んで，動脈切開部に血栓を移動させて摘除する．

(From Cameron JL, Sandone C. Atlas of Gastrointestinal Surgery. Vol. 2, 2nd ed. 2011, with permission from PMPH-USA, Ltd.)

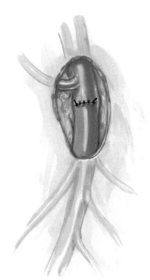

図8 手術イラスト．モノフィラメントの非吸収糸の結節縫合で閉鎖して動脈切開部の狭窄を防ぐ．

(From Cameron JL, Sandone C. Atlas of Gastrointestinal Surgery. Vol. 2, 2nd ed. 2011, with permission from PMPH-USA, Ltd.)

態の回復と安定を図れる．外科医によっては再開腹手術を選択的に利用している［訳注：ポート用のボタンを残して閉腹して腹腔鏡で観察する方法もある］．

■術後管理

手術直後はヘパリンによる抗凝固療法を継続し，全員に抗凝固薬か抗血小板薬の治療が必要である．全身性の血管病変があるので，可能なかぎり積極的に生活習慣の改善を図る必要がある．

症例の結末

この臨床シナリオの患者は試験開腹を行うと，空腸から上行結腸まで広い範囲で虚血に陥っていた．血栓除去を行い，上腸間膜動脈の塞栓を摘除すると血流が回復した．腹壁は閉鎖せず，真空装置を装着して開放しておいた．

外科系集中治療室（SICU）に搬送し，積極的に全身状態の回復を図った．36時間後に手術室に搬送して再開腹手術を行うと，虚血に陥っていた腸管は大部分が顕著に回復していたが，遠位側回腸を切除する必要があった．

このときはしっかりと閉腹し，術後7日目にリハビリ施設に退院した．抗凝固療法のワルファリン・アスピリン・スタチンを内服させ，回腸終末部を切除したので月1回ビタミンB_{12}の注射を指示した．

重要事項

- 急性腸間膜虚血は比較的まれな疾患であるが，死亡率が非常に高いので，警戒レベルを高くしておく必要がある．
- 選択すべき診断的検査法はCT血管撮影である．
- 急性腸間膜虚血の4つの主要な病態は，塞栓症・血栓症・NOMI・MVTである．
- できるだけ早期に大量輸液・ヘパリン静注・広域スペクトラム抗菌薬投与を行う．
- 急性腸間膜虚血の治療の第一選択は，開腹手術による血流再開と腸切除である．再開腹手術（second look operation）を行うと，切除が必要な腸管の長さを最小限にできる．
- 血管内治療が多くの患者で成功しているが，腸管の血流評価と切除を行うための開腹手術が不要になるわけではない．

参考文献

Arthurs ZM, Titus J, Bannazadeh, et al. A comparison of endovascular revascularization with traditional therapy for the treatment of acute mesenteric ischemia. J Vasc Surg. 2011 ; 53 : 698-705.

Brandt LJ, Boley SJ. AGA technical review on intestinal ischemia. American Gastrointestinal Association. Gastroenterology. 2000 ; 118 : 954-968.

Horton KM, Fishman EK. Multidetector CT angiography in the diagnosis of mesenteric ischemia. Radiol Clin North Am. 2007 ; 3(9) : 677-685.

Meng X, Liu L, Jiang H. Indications and procedures for second-look surgery in acute mesenteric ischemia. Surg Today. 2010 ; 40 : 700-705.
　論文紹介　日本外科学会英文誌に掲載されたレビュー論文である．11の症例調査（10編は2000年以降）の集計解析（N=728）では，急性腸間膜虚血における計画的再開腹手術（second look operation）の頻度は43％（20％〜68％），陽性所見の頻度は42％（7％〜67％）であり，3つの比較研究（N=155）では，再開腹手術の有無で死亡率は差がなく（52％ vs 53％），手術の侵襲性を考慮すると，診断的腹腔鏡が有用かもしれない．

Resch TA, Acosta S, Sonesson B. Endovascular techniques in acute arterial mesenteric ischemia. Semin Vasc Surg. 2010 ; 23 : 29-35.

Sise MJ. Mesenteric ischemia: the whole spectrum. Scand J Surg. 2010 ; 99 : 106-110.

Wasnik A, Kaza RK, Al-Hawary MM, et al. Multidetector CT imaging in mesenteric ischemia—pearls and pitfalls. Emerg Radiol. 2011 ; 18(2) : 145-156.

Wyers MC. Acute mesenteric ischemia : diagnostic approach and surgical treatment. Semin Vasc Surg. 2010 ; 23 : 9-20.

46 閉塞性動脈硬化症
Lifestyle-Limiting Claudication

EDOUARD ABOIAN and PHILIP P. GOODNEY

> **症例**
> 53歳の男性．歩行時の右下肢痛で血管が依頼を受診．右下肢痛は15m歩くと生じ，発症に再現性があり，休むと和らぐ．高血圧・高脂血症・糖尿病の既往歴があり，1日1箱の喫煙歴もある．

▌鑑別診断

　日常生活に支障がある跛行は，末梢動脈疾患(PAD)の症状で最も頻度が高く，この患者では最も考えられる症状である．重症肢虚血(CLI)は，間欠性跛行(IC)よりも末梢動脈閉塞性疾患(PAOD)が進行した状態であり，安静時痛と組織欠損である．跛行は運動時に疼痛を生じるが，下肢虚血は休息時にも疼痛を生じる．

　静脈性跛行は近位側静脈閉塞によって生じ，ふつう静脈血栓塞栓症(VTE)の既往がある．運動のあと静脈が拡張して緊満すると疼痛を生じ，破れそうな感覚を伴い，休息や下肢の挙上で和らぐ．

　糖尿病性神経症は足背や足趾に生じ，灼熱痛・知覚過敏・ピンや針で刺すような感覚と表現される．疼痛の程度は一定であり，軽快させる要因がなく，注意深く病歴を聴取すると，虚血による安静時痛と神経症の疼痛は識別できる．

　脊柱管狭窄症は脊髄や神経根の圧迫による症状であり，症状は必ずしも運動と関係なく，休息してもすぐには軽快しない．

　この臨床シナリオの患者は，運動に伴って生じる慢性的な右腓腹部の疼痛があり，発症は予測可能で再現性があり，15m歩くと生じ，休むと和らぐ．最近3か月で症状が増悪して歩ける距離が短くなり，現在は右下肢痛のために日常生活動作(ADL)を完遂できない．

　過去に何度も禁煙を試みたが，成功しなかった．下肢の処置や血管手術を受けたことはない．糖尿病はコントロールがわるく，空腹時血糖は200mg/dL，ヘモグロビンA1cは9.4%である．最近4~5か月は診察を受けておらず，アスピリンとスタチンは服用していないが，ACE阻害薬とβ遮断薬は服用しており，血圧のコントロールは妥当である．

　診察では，急迫症候はなく，頸動脈の拍動は左右差がなく，血管雑音は聴取しない．心音と呼吸音は正常で，拍動性の腹部腫瘤は触れない．右下肢は毛がなく，軽度の筋萎縮があるが，組織欠損や潰瘍はない．大腿動脈の拍動は良好で左右差がないが，膝窩動脈と足背動脈の拍動は左右とも不明瞭である．

　この患者の診断は病歴と身体所見から，日常生活に支障がある跛行(lifestyle-limiting claudication)が最も考えられる．

> **補足** 閉塞性動脈硬化症(arteriosclerosis obliterans, ASO)は末梢動脈閉塞性疾患の代表であり，特殊型にLeriche症候群(三徴は間欠性跛行・下肢筋萎縮・インポテンツ)がある．閉塞性血栓性血管炎(thromboangitis obliterans, TAO, Buerger病)は若年男性の膝窩動脈以下の閉塞による下腿や足趾の潰瘍や壊死であり，喫煙と歯周病が関与し，患者数は減っている．閉塞性動脈硬化症と脊柱管狭窄症の鑑別については，前者(血管性)が片側性の疼痛，足や下腿のしびれ感，歩行停止で軽快，皮膚温低下，動脈拍動減弱であり，後者(神経性)が両側性の疼痛，腰痛の合併，大腿や臀部のしびれ感，前傾姿勢で軽快し，前かがみなら自転車をこげる．英語のclaudicationはラテン語のclaudicareから派生した言葉であり，「limp もたつく」や「lame 足が不自由」という意味である．

▌基本事項

　アメリカでは現在，約1,000万人の末梢動脈閉塞性疾患の患者がいて，400万人に間欠性跛行がある．高齢者の間欠性跛行はよくある症状で，70歳以上の男性の13.7%に間欠性跛行がある．末梢動脈閉塞性疾患は全身性動脈硬化症の所見であり，喫煙や糖尿病などの危険因子が共通する．

末梢動脈閉塞性疾患は心臓血管疾患の危険性を示す感度の高い指標であり，末梢動脈閉塞性疾患がある患者は，心筋梗塞・脳卒中・突然死などの心臓血管イベントを早期に起こす危険性が有意に高い．

末梢動脈閉塞性疾患は全身性動脈硬化症に関する特異的な指標でもあり，足関節上腕血圧比（ABI）は 0.9 以下が末梢動脈閉塞性疾患であり，健常者のほぼ 100％が 0.9 以上である．

末梢動脈閉塞性疾患の症状は，間欠性跛行と重症肢虚血の 2 つに分類される．間欠性跛行と重症肢虚血は自然経過が劇的に異なるので，2 つの症状はきちんと区別しないといけない．

下肢切断の危険性に関しては，間欠性跛行は良性の経過をたどり，切断率は 5 年で 1％〜7％，臨床的増悪率は生涯で 25％あるが，重症肢虚血の患者は 12〜24 か月で 40％〜60％の患者が下肢切断に至る．

間欠性跛行の患者は，症状の程度に対する治療の危険性を重視して治療の必要性を考える．日常生活に支障がある跛行の患者は治療になることが多いが，日常生活に支障がない軽症の患者は侵襲的な治療が不要であり，監視下運動療法（supervised exercise）と禁煙で治療できることが多い．

間欠性跛行の典型的な症状は腓腹筋に生じる下肢の症状である．歩行時の筋肉の疲労感から疼痛までいろいろあり，疼痛はふつう灼熱痛・痙攣痛・重鈍痛であり，休むと軽快するのが特徴である．病気が進行すると，症状を生じる歩行距離が短くなり，症状を生じる頻度が増える．

症状を生じる筋肉群は，血行動態的に優位な狭窄や閉塞がある部位から末梢側である．一般に下肢の動脈枝は，大動脈腸骨動脈（aortoiliac）・大腿膝窩動脈（femoropopliteal）・脛骨腓骨動脈（tibioperoneal）の 3 つの領域に分けられ，1 つ以上の領域に狭窄や閉塞が起こると間欠性跛行を生じる．

腎動脈分岐部以下の大動脈や腸骨動脈に病変があると臀部や大腿部に症状を生じ，浅大腿動脈に病変があると腓腹部に症状を生じる．

疾患の血管造影パターンを同定するのに患者の危険因子も役立つ．たとえば大動脈腸骨動脈の病変は喫煙と関連があり，脛骨腓骨動脈の病変は糖尿病と関連がある．

補足　心臓血管疾患（cardiovascular disease, CVD）は「心臓と血管の病気」であるが，循環器疾患ではない．血管の病気は胸部大動脈解離・腹部大動脈瘤・下肢動脈閉塞だけでなく，脳血管疾患（cerebrovascular disease）が含まれており（脳梗塞・脳出血・くも膜下出血は脳血管の病気），英語の教科書や文献を読むときは，「心臓血管疾患（CVD）＝心臓病＋脳卒中」と解釈すべきである．

精密診査

問診と診察に付随して行う非侵襲的検査は，患者に危険性がなく，血管病変の部位と範囲を客観的に把握するのに役立つ．ABI は，末梢動脈疾患の部位と程度を評価する非侵襲的検査として広く利用されており，大腿・下腿・足首などで血圧を測定して上腕の血圧と比較する．

脈波形態解析は ABI の量的データを補完する質的データであり，血管病変の部位と範囲を評価できる．足趾動脈圧はとくに糖尿病患者で重要であり，趾動脈は脛骨動脈のようには石灰化しないので，下肢末梢動脈疾患の範囲を正確に把握するのに役立つ．

ABI を定期的に測定すると，末梢動脈閉塞性疾患の進行を評価するのに役立ち，治療の機会を決定するのに利用でき，治療後の結果の評価にも有用である．

ABI と足趾動脈圧は血管病変の全体的な部位と範囲を評価できるが，ドプラ超音波は非侵襲的検査の中で血管外科医が活用できる情報を最も詳細に提供できる．ドプラ超音波で動脈系の精密検査を行うと，動脈のいろいろな部位で血流速度に関する情報が得られる．

ABI・足趾動脈圧・ドプラ超音波の結果は狭窄の程度と範囲を推定できるので，治療の基準を設定したアルゴリズムが広く公開・出版されている．経皮的に酸素濃度や炭酸ガス濃度を測定できる装置も下肢の虚血の評価に役立つ．

検査にはそれぞれ制限があるが，病歴と身体所見に関連づけて利用すると，患者の症状と疾患による危険性を質的に評価できる．

この臨床シナリオの患者は，大腿動脈の拍動は左右とも触れるが，膝窩動脈と足背動脈の拍動は左右とも触れず，ABI は右が 0.65，左が 0.75 であった．ドプラ超音波では，右浅大腿動脈の中央部の閉塞が示唆された．

患者情報では，詳細な病歴と身体診察が重要な

のは明らかであり，症状（間欠性跛行）と解剖学的所見（膝窩動脈以下の拍動消失）や非侵襲検査所見（ABI）が合致していることを確認する．

なお，この患者はいくつかの危険因子があるが，変えることができるのは一部なので，たとえば喫煙のような変更可能な危険因子を改善することも重要である（以下で詳述）．

診断と治療（図1）

この時点で最も可能性が高い診断は，日常生活に支障がある跛行であり，血管外科医には治療手段がいくつかある．

危険因子の改善

間欠性跛行の治療の第一段階は危険因子の改善である．この患者の間欠性跛行の治療では，いくつかの面で注意深い配慮が必要である．

まず，喫煙は変更可能な危険因子である．末梢動脈閉塞性疾患の患者では，禁煙は心筋梗塞や死亡の危険性を減らし，下肢の症状の進行を遅らせる．下肢の血行再建手術では，喫煙者は非喫煙者に比べてグラフト不全の頻度が3倍高い．

次に，末梢動脈閉塞性疾患の患者は糖尿病が多く，ヘモグロビンA1cが1％高いと，末梢動脈疾患の頻度が28％高い．反対意見もあるが，厳密な血糖コントロールを行うと微小血管性合併症が減り，血行再建の手術成績が改善する．

3番目にアスピリンであり，末梢動脈閉塞性疾患の患者の心筋梗塞・脳卒中・死亡が減り，末梢動脈閉塞性疾患の診断がついたら服用を始めないといけない．アスピリンを服用すると末梢動脈バイパス手術のグラフト開存率も高い．抗血小板薬は末梢動脈閉塞性疾患の患者で，心筋梗塞や脳卒中の一次予防に広く推奨されているが，間欠性跛行の症状の改善に直接役立つという証拠はない．

最後にスタチンによる高脂血症の治療は動脈硬化の進展を減らすのに重要であり，米国心臓病学会（ACC）/米国心臓協会（AHA）のガイドラインによると，末梢動脈閉塞性疾患の患者はLDLコレステロール値100 mg/dL（2.59 mmol/L）以下，全身性に動脈硬化がある高リスクの患者は70 mg/dL（1.8 mmol/L）以下にコントロールするように勧めている．

監視下運動療法

監視下歩行プログラムはACC/AHAのガイドラインでも推奨されており，推奨レベルはⅠaである．監視下運動療法は末梢動脈閉塞性疾患の初期治療として，すべての患者が利用しないといけない．

最も効果的なプログラムはトレッドミルやトラックの歩行であり，跛行を生じるのに十分な運動負荷をかけては休息をとる．1セッション30～60分のコースで，ふつう週3回の運動療法を3か月継続し，粘り強く行えば一貫して効果的な結果が得られる．

薬物療法

ペントキシフィリン（微小循環改善薬）は，米国食品医薬局（FDA）が末梢動脈閉塞性疾患の治療

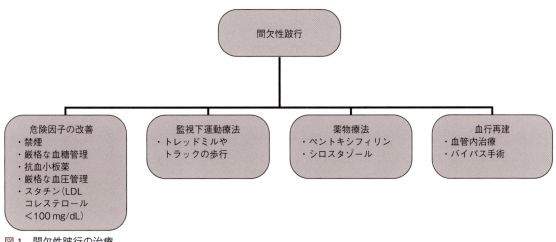

図1 間欠性跛行の治療．

で最初に承認した薬品であり，最大歩行距離が12%改善する．赤血球膜の可塑性や変形能に流体力学的効果を発揮し，最終的には血液粘性を減少させ，臓器組織への酸素供給を改善すると信じられている．

ペントキシフィリンは血小板凝集を抑制する作用もあると信じられているが，間欠性跛行においては臨床的な関連よりも統計学的な関連のほうが大きい．

臨床現場では現実的に，一部の患者はペントキシフィリンで長期的な症状の寛解が得られているが，そのほかの患者は症状の改善が得られておらず，服薬を試みてみないと薬物の効果を予測できない．

シロスタゾール（抗血小板薬，プレタール）は，FDAが末梢動脈閉塞性疾患の治療で承認したもうひとつの薬品であり，最大歩行距離が50%増え，QOL尺度も有意に改善するという結果が得られている．

シロスタゾールは，血管内皮細胞増殖因子（VEGF）の合成を調節し，慢性下肢虚血の患者の血管新生を促進する可能性がある．ただし，頭痛・下痢・腹部不快感などの副作用があり，うっ血性心不全でNYHA Ⅲ/Ⅳの患者は禁忌である．

血行再建

患者の症状が日常生活に支障を及ぼしており，危険因子を改善させる取り組み，監視下運動療法の慣行，薬物療法の導入でも改善しないときは，手術を考慮する．

どのような手術でも，行う前に患者と綿密に議論し，起こりうる危険性と得られる利益をすべて説明しておかないといけない．間欠性跛行の自然経過が良好で下肢切断の危険性が低いことを強調しておくことも重要である[訳注：その分，血管外科医は手術の結果や合併症に責任を負うことになる]．

手術を行うことが決まったら，画像検査で動脈系を可視化して病変部位を同定する必要があり，よく利用されるのは，通常のデジタル血管造影（DSA）・CT血管撮影（CTA）・MR血管撮影（MRA）である（図2）．

通常の血管造影は最も多く利用される検査法であり，利点は検査と同じ状態で治療が可能なことであるが，欠点は侵襲性であり，出血・塞栓・腎不全・感染などの合併症が起こり，死亡率が0.16%と無視できないことである．

通常の血管造影と対照的に，CTAとMRAは非侵襲性に血管系を可視化できる画像検査であるが，MRAは狭窄の程度を過大評価しやすく，金属インプラントがある患者は不適格になり，閉所恐怖症の患者は鎮静が必要になる．

CTAは精度が低いため脛骨動脈や足背動脈の開存度を描出できず，大量の造影剤が必要なので腎不全を起こしたり腎障害を悪化させたりする．さらに三次元再構築画像で石灰化が高度の小血管は，閉塞していても開存しているように見える．

この臨床シナリオの患者は，右下肢の血管造影で浅大腿動脈に区域性の閉塞があり，側副血行が

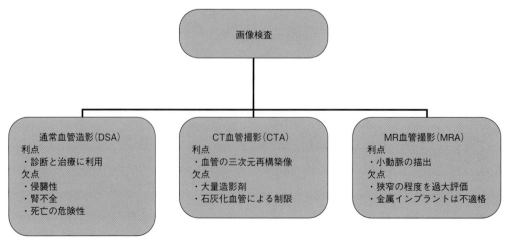

図2　間欠性跛行の画像検査．

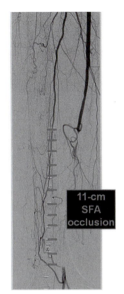

図3　血管造影．浅大腿動脈の中央部に閉塞がある．

表1　浅大腿動脈の病変部位と治療手技

病変部位	治療手技
起始部	複合的再開通か血行再建手術を行う
中央部	将来的に大腿動脈膝窩動脈バイパス手術を行える余地を残す
内転筋管部	ステントを膝窩動脈に延長できない
膝窩動脈部	ステント留置は制限がある

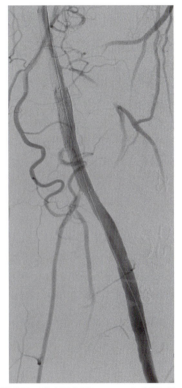

図4　血管造影．浅大腿動脈にステントを留置している．

膝上で膝窩動脈に再流入している（図3）．

手術方法
血管内治療（表1）

　血管内治療を行う前に，下肢の動脈系に関する以前の画像をすべて注意深く再検討する．病変の進行と最も効果的な治療法を決めるには，前回アクセス部位・使用デバイス・血管造影結果が必須である．

　今回の治療法は過去の治療歴によって選択肢が大幅に制限される．たとえば，以前に大動脈から両側総腸骨動脈に並列ステント（kissing stent）を留置した患者は，反対側の鼠径部から逆行性に大腿動脈に到達することができない．

　前回治療の記録を再検討することは，今回の治療計画を立てるのに役立つだけでなく，前回の治療で遭遇した解剖学的な問題を避けるのにも役立つ．たとえば，浅大腿動脈の血管形成・ステント留置・両者併施などを決めるのを制限する因子がいくつかある．

　手技は順行性か逆行性の総大腿動脈アプローチで行うが，大部分は逆行性アプローチで行っている．細径シースを留置するが，診断手技は4Frか5Fr，治療手技は6Frで十分である．大動脈と腸骨動脈を造影して十分な流入を確認したあと，選択的動脈造影を行い，病変部位を同定して治療計画を立てる．

　診断的画像を再検討したら，大西洋学会間コンセンサス（TASC）Ⅱに基づき，病変が経皮的治療に適合しているかどうかを決める．一般にA型とB型は血管内治療の適用であり，C型とD型はもっと高度の技術が必要になる．

　治療手技は血管形成であり，ステント留置を併施すると結果が改善し，とくに浅大腿動脈の血管形成ではステント留置で成績が向上するすることが，いくつかの研究で明らかになっている（図4）．

補足　大西洋学会間コンセンサスのTASCⅡ分類では，A型は単独閉塞＜5cm，B型は単独閉塞＜5cmかつ高度石灰化もしくは複数閉塞＜5cmもしくは単独閉塞＜

表2 下肢血行再建手術の心臓評価

疾患	例
不安定肝疾患	不安定狭心症，狭心痛
非代償性うっ血性心不全	夜間呼吸困難，起坐呼吸，心拡大，肺水腫，頸静脈怒張
重症不整脈	房室ブロック，上室性頻脈，新たな心室性頻脈
高度弁疾患	大動脈弁狭窄で弁口面積 < 1.0 cm^2，僧帽弁狭窄で有症状

15 cm，C型は複数閉塞 > 15 cm，D型は慢性全長閉塞 > 20 cm である．

血行再建手術（表2）

下肢の血行再建手術では，活動性の心疾患がある患者は，手術前に評価が必要である．治療前に静脈系の解剖も明らかにしておき，ドプラ超音波で静脈の口径と長さを計測して深部静脈の開存を評価し，血行再建後の十分な静脈還流を確保する．

バイパスに適した静脈は口径が3 mm 以上の同側の大伏在静脈であり，走行に沿って皮膚にマークし，予定の部位に緊張がかからない状態でバイパスできるようにする．下肢や上肢に適切な静脈が見つからないときは，人工血管のような別の代用血管を考慮しないといけない．

鼠径下バイパス手術では，病変がなく開存した流入動脈から血流を得る必要がある．流入法によって鼠径下バイパス手術を構築するときは，流入グラフトよりも本来の動脈にバイパスしたほうが開存度は改善する．以下には，段階的（step-by-step）ナビゲーションの概要を示す（図5）．

下腹部と患肢を消毒して敷布をかけて清潔状態にする．手術前の静脈の解剖に基づいて事前にマークしておいた大伏在静脈に沿って皮膚を切開する．静脈を剥離して静脈の質とバイパスの長さを評価し，大伏在静脈・大腿静脈合流部（SFJ）を露出する．静脈の分枝をすべて結紮し，中枢側と末梢側で切離して静脈を採取する．

総大腿動脈は鼠径靱帯の中点の少し内側で大腿三角に流入し，大腿三角内で深大腿動脈と浅大腿動脈に分岐している．総大腿動脈を露出するには，鼠径部の拍動点を切開し，鼠径靱帯に垂直に上方向に1/3，下方向に2/3，創を広げる．

大腿鞘を切開したあと，大腿動脈を同定して露出する．大腿動脈の内側を並走する大腿静脈を損

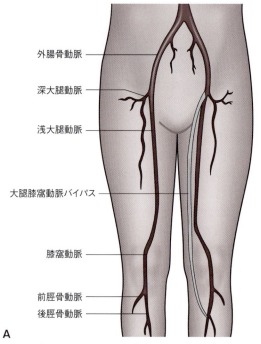
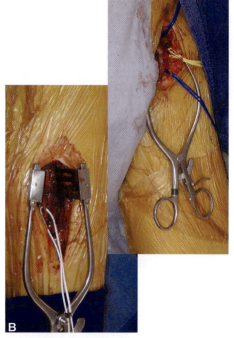

図5 （A）手術イラスト．左側の大腿動脈と膝窩動脈（膝下）のバイパス手術である［訳注：臨床シナリオの患者は右側］．（B）右上は鼠径部での大腿動脈の露出，左下は膝窩部での膝窩動脈の露出である．

傷しないように注意する．足に血流を供給するのに利用する遠位側の血管を選ぶ．間欠性跛行の患者では，足に血流を供給する血管は膝窩動脈で十分である．膝下の膝窩動脈は動脈硬化の進展の影響が少なく，バイパスに利用しやすい．

脛骨の後縁に1cmの切開を加え，膝窩動脈を露出する．この時点で伏在静脈を採取していなければ，皮膚切開のときに損傷しないように注意する．下腿筋膜を切開して腓腹筋を後方に牽引し，後脛骨神経と膝窩静脈の内側に膝窩動脈を同定する．膝窩静脈を牽引して膝窩動脈の外側に到達し，4～5cm以上の距離を注意深く遊離する．

ここで動脈の流入部から流出部までの経路をどのように作成するかを決める必要がある．上下を逆にするグラフト(reversed)，上下を逆にしないグラフト(nonreversed)，そのまま使うグラフト(in situ)は同じようによく機能し，それぞれに利点と欠点があるが，手術中に血管内視鏡で静脈弁の破壊を行う in situ グラフトが，実践では大部分を占める．

静脈グラフトを準備してトンネル部位を作成したら，ヘパリンを投与して全身を抗凝固状態にする．膝窩動脈に縦切開を加え，6-0ポリプロピレン糸(Prolene)の連続縫合で静脈グラフトを吻合し，吻合部に漏れや狭窄がないことを確認する．

近位側も同じように吻合するが，深大腿動脈の起始部に有意な石灰化があるときは，動脈内膜剥離を行い，パッチで動脈形成を行ったあと，静脈グラフトをパッチに縫着する．ドプラ超音波か動脈造影を行い，技術的に適切なバイパスが完成したかどうかを評価する．

補足 大腿三角(femoral triangle)はScarpa三角とも呼ばれ，鼠径靱帯・縫工筋内側縁・長内転筋外側縁に囲まれ，内側から大腿静脈・大腿動脈・大腿神経が並走し，奥には大腿骨頭がある．大腿鞘(femoral sheath)は，大腿動静脈の近位部と大腿管(大腿ヘルニアが脱出)を包む疎性結合組織である．3種類のグラフトの欠点を挙げると，reversedグラフトは口径を合わせにくく，nonreversedグラフトは弁を破壊しなければならず，in situ グラフトは分枝の結紮が不十分になることである．
参照『ゾリンジャー外科手術アトラス』「大腿膝窩動脈バイパス」(346～355ページ)．

術後管理

鼠径靱帯より下で血管内治療を行った患者は，全員にクロピドグレル(抗血小板薬)を投与する．最近の研究では，シロスタゾールを併用すると，再狭窄の予防に役立つ．

クマリンを使った抗凝固療法は，治療前に常用していた患者や，グラフトや血流が不完全でバイパスが何らかの方法で複雑になった患者でなければ行わない．

スタチンで短期開存と長期開存を改善するという所見が得られており，大腿動脈や脛骨動脈の処置を行った患者は，全員にスタチンを投与している．高用量スタチンが低用量スタチンに比べて利点があるかどうかは不明であり，大部分の患者は低用量スタチンで治療している．

バイパス手術後のドプラ超音波による追跡は，バイパスの術式，治療前のドプラ超音波の所見，グラフト狭窄や閉塞の危険性に基づいて行う．追跡の時期と頻度は個々の患者の特性に応じて決める．通常の追跡は，まず術後3～4週目に行い，そのあと年1～2回にする．

重要事項

- 日常生活に支障がある跛行は心臓血管疾患を起こす患者レベルの指標であり，下肢切断の危険性は低い．
- 日常生活に支障がある跛行と重症肢虚血(CLI)は区別しないといけない．
- 間欠性跛行(IC)の初期治療は危険因子の改善と監視下運動療法が重要である．
- 良好な結果を得るには，血管内治療と下肢バイパス手術を慎重に計画することが重要である．

参考文献

Barnett AH, Bradbury AW, Brittenden J, et al. The role of cilostazol in the treatment of intermittent claudication. Curr Med Res Opin. 2004 ; 20(10) : 1661-1670.

Criqui MH. Peripheral arterial disease—epidemiological aspects. Vasc Med. 2001 ; 6(3 suppl) : 3-7.

Effect of intensive diabetes management on macrovascular events and risk factors in the Diabetes Control and Complications Trial. Am J Cardiol. 1995 ; 75(14) : 894-903.

Fleisher LA, Beckman JA, Brown KA, et al. ACC/AHA 2007 Guidelines on Perioperative Cardiovascular Evaluation and Care for Noncardiac Surgery : Executive Summary: A Report of the American College of Cardiology/American Heart Association Task Force on Practice Guidelines (Writing Committee to Revise the 2002 Guidelines on Perioperative Cardiovascular Evaluation for Noncardiac Surgery) : Developed in Collaboration With the American Society of Echocardiography, American Society of Nuclear Cardiology, Heart Rhythm Society, Society of Cardiovascular Anesthesiologists, Society for Cardiovascular Angiography and Interventions, Society for Vascular Medicine and Biology, and Society for Vascular Surgery. Circulation. 2007 ; 116(17) : 1971-1996.

Gardner AW, Poehlman ET. Exercise rehabilitation programs for the treatment of claudication pain. A meta-analysis. JAMA. 1995 ; 274(12) : 975-980.

Hankey GJ, Norman PE, Eikelboom JW. Medical treatment of peripheral arterial disease. JAMA. 2006 ; 295 (5) : 547-553.

Hirsch AT, Hiatt WR. PAD awareness, risk, and treatment : new resources for survival—the USA PARTNERS program. Vasc Med. 2001 ; 6(3 suppl) : 9-12.

Jonason T, Bergstrom R. Cessation of smoking in patients with intermittent claudication. Effects on the risk of peripheral vascular complications, myocardial infarction and mortality. Acta Med Scand. 1987 ; 221 (3) : 253-260.

Kannel WB, McGee DL. Update on some epidemiologic features of intermittent claudication : the Framingham Study. J Am Geriatr Soc. 1985 ; 33(1) : 13-18.

Kannel WB, McGee DL. Diabetes and cardiovascular disease. The Framingham study. JAMA. 1979 ; 241(19) : 2035-2038.

Malmstedt J, Wahlberg E, Jorneskog G, et al. Influence of perioperative blood glucose levels on outcome after infrainguinal bypass surgery in patients with diabetes. Br J Surg. 2006 ; 93(11) : 1360-1367.

Moneta GL, Yeager RA, Antonovic R, et al. Accuracy of lower extremity arterial duplex mapping. J Vasc Surg. 1992 ; 15(2) : 275-283 ; discussion 283-284.

Newman AB, Siscovick DS, Manolio TA, et al. Ankle-arm index as a marker of atherosclerosis in the Cardiovascular Health Study. Cardiovascular Heart Study (CHS) Collaborative Research Group. Circulation. 1993 ; 88(3) : 837-845.

Norgren L, Hiatt WR, Dormandy JA, et al. Inter-society consensus for the management of peripheral arterial disease. Int Angiol. 2007 ; 26(2) : 81-157.

Porter JM, Cutler BS, Lee BY, et al. Pentoxifylline efficacy in the treatment of intermittent claudication : multicenter controlled double-blind trial with objective assessment of chronic occlusive arterial disease patients. Am Heart J. 1982 ; 104(1) : 66-72.

Samlaska CP, Winfield EA. Pentoxifylline. J Am Acad Dermatol. 1994 ; 30(4) : 603-621.

Schillinger M, Sabeti S, Loewe C, et al. Balloon angioplasty versus implantation of nitinol stents in the superficial femoral artery. N Engl J Med. 2006 ; 354(18) : 1879-1888.

Selvin E, Erlinger TP. Prevalence of and risk factors for peripheral arterial disease in the United States: results from the National Health and Nutrition Examination Survey, 1999-2000. Circulation. 2004 ; 110(6) : 738-743.
論文紹介 アメリカのコホート研究（N = 2,174）では，末梢動脈疾患の罹患率は40歳以上が4.3％，70歳以上が15％であり，年齢と性を調整した危険因子は，黒人（オッズ比2.83[1.48-5.42]），喫煙（オッズ比4.46[2.25-8.84]），高コレステロール血症（オッズ比1.68[1.09-2.57]），糖尿病合併（オッズ比2.71[1.03-7.12]），心疾患の既往（オッズ比2.69[1.63-4.42]），冠動脈疾患の既往（オッズ比2.54[1.52-4.25]）である．

Stewart KJ, Hiatt WR, Regensteiner JG, et al. Exercise training for claudication. N Engl J Med. 2002 ; 347(24) : 1941-1951.

Waugh JR, Sacharias N. Arteriographic complications in the DSA era. Radiology. 1992 ; 182(1) : 243-246.

47 急性肢虚血
Acute Limb Ischemia

PETER K. HENKE and JOHN W. RECTENWALD

> **症 例**
> 68歳の男性．右下肢の疼痛としびれで救急外来を受診．4時間前に発症し，ベッドから落ちて症状が悪化している．以前に下肢の異常はなく，間欠性跛行の既往もない．7年前に心筋梗塞を生じて冠動脈バイパス(CABG)を受けた．喫煙しており，高血圧もあり，アスピリン・カルシウム拮抗薬・スタチンを服用しているが，糖尿病と脳卒中の既往はない．歩行介助で車に乗って救急外来に来たが，現在は疼痛と神経機能障害で右下肢を動かすのがむずかしい．

■ 鑑別診断

この時点で右下肢の病因は，外傷・骨折・深部静脈血栓症・脊髄圧迫症・動脈性虚血が考えられる．

■ 精密診査

急性肢虚血(ALI)の死亡率が高いのは，大部分が併存する疾患や障害によるものであり，患者の状態が急に悪化した臨床的問題を評価することが重要である．臨床上の問題はまず心疾患と腎疾患であり，虚血再灌流傷害後の急性心筋梗塞・貧血・高脂血症が含まれる．

標準的な血液検査は，完全球計算(CBC)・電解質・尿素窒素・クレアチニン・トロポニン・クレアチンキナーゼ(CPK)であり，胸部X線も撮影しておく．

急性肢虚血は確定診断が遅れてはならず，病歴と動脈拍動で迅速に決めないといけない．すぐに利用できるならドプラ超音波を行い，動脈の血流を描出して塞栓性閉塞の部位と範囲を明らかにする．

緊急で実施できるなら心エコーを行い，心臓内血栓の存在を確認し，心臓全体の機能を評価するが，必須の術前検査ではなく，血流再開が遅くなってはいけない．足関節上腕血圧比(ABI)も行ったほうがよいが，大部分の患者は当然ゼロである．

この臨床シナリオの患者は，バイタルサインが脈拍不整で130回/分，血圧130/90 mmHg，呼吸数20回/分であり，身体診察で腹部は柔らかく圧痛はないが，下肢動脈の拍動は，左大腿動脈と左足背動脈が+2/4，右大腿動脈が+3/4，右膝窩動脈が0/4，右足背動脈が0/4である[訳注：おそらく脈拍の強さを5段階で数値化したものであろう]．

神経学的診察では，左下肢は正常であるが，右下肢は右足の背屈が減弱しており，膝から下の感覚が鈍麻して冷感を伴う．体表面に外傷はなく，下肢に腫脹はない．

> **補足** 急性動脈閉塞の初期症状は「5P徴候」であり，疼痛(pain)・拍動消失(pulseless)・皮膚蒼白(pallor)・知覚鈍麻(paresthesia)・運動麻痺(paralysis)である．下肢の急性動脈閉塞は突然の疼痛や脱力感で発症し，経過とともに知覚障害と運動障害を伴い，皮膚変色や筋肉壊死を起こして死亡する．原因は塞栓症が心房細動・僧帽弁狭窄症・心臓粘液腫・大動脈瘤，血栓症が動脈硬化や血管炎であり，外傷や血管内治療でも生じる．

■ 診断と治療（図1）

標準的な初期治療は生理食塩水の輸液である．尿量を監視し，目標を1 mL/kg/時間に設定する．経口でアスピリンを投与し，ヘパリンをまず80単位/kg静注し，続いて18単位/kg/時間で持続投与する．

急性肢虚血の患者は適切に管理すべき問題がたくさんあり，下肢よりも生命の救済のほうが圧倒的に重要である．最初に行うべき最も重要なことは，心臓の問題の評価と十分な腎血流の確保である．

急性肢虚血の原因で最も多いのは心原性塞栓であり，心原性塞栓は上肢よりも下肢に起こりやすい．ほかの原因には，血管内塞栓（グラフト塞

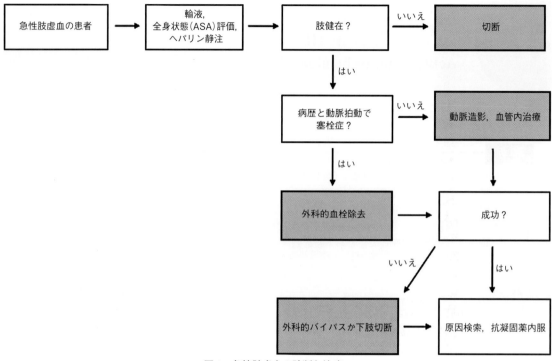

図1 急性肢虚血の診断と治療.

栓)・末梢動脈瘤・外傷・大動脈総腸骨動脈解離などがある.

初期治療の選択肢として血管造影と血栓溶解があるが,動脈血栓塞栓症の古典的な病歴がある患者,たとえば先行する心臓イベントの存在,間欠性跛行の既往の欠如,反対側健常肢の正常の拍動などは,手術ならすぐに達成できる再開通が血管造影で遅れてしまう.原因不明の患者や非塞栓性の原因が示唆される患者,たとえばグラフト血栓や閉塞性大動脈瘤の患者は,血管造影室に搬送するのがよい.

この臨床シナリオの患者は,血液検査でヘマトクリット値が38%であり,尿素窒素・クレアチニン・カリウム値も正常であったが,クレアチンキナーゼ(CPK)は1,000 IU/Lに上昇していた[訳注:基準値は男性が60〜270 IU/L,女性が40〜150 IU/L].心電図で心房細動を認めたが,ST上昇やST低下はなかった.

狭心痛はなく,迅速トロポニンI値は正常であり[訳注:心筋梗塞の診断における高感度トロポニンI<5 ng/Lの陰性的中率はほぼ100%],心筋梗塞の再発は否定的である.尿量は時間あたり30 mL以上であり,血圧に問題がなければ,頻脈にβ遮断薬かカルシウム拮抗薬を静注してもよい.

診察で大腿動脈の拍動は正常で,膝窩動脈と足背動脈の拍動が消失しており,塞栓部位は大腿動脈の末梢側と考えられる.虚血時間は4時間以上であり,1〜2時間以内に再灌流させなければ,筋肉と神経の永久的な損傷を生じ,下肢を救済できなくなるかもしれない.

この患者は受診まで時間がかかった重症肢虚血である.血栓溶解療法は十分な血流再開に4〜5時間かかることもあり,下肢の血流を迅速に再開させる方法としては,外科的血栓除去が最も適切である.

補足 日本の診療ガイドラインでは,心房細動の有病率は50代が0.5%,60代が1%,70代が2%,80代が3%,基礎疾患は高血圧が40%,弁膜症が20%,冠動脈虚血が10%である.心房細動の脳梗塞の危険性は「CHADS$_2$」で評価し,心不全・高血圧・年齢(≧75歳)・糖尿病・脳梗塞(2点)を合計すると,発症率は0点が2%,1点が3%,2点が4%,3点が6%,4点が9%,5点が12%,6点が18%である.抗凝固療法患者の出血の危険性は「HAS-BLED」で評価し,高血圧・腎障害/肝障害・脳卒中・出血・PTINR不安定・高齢(>65歳)・薬剤(抗血小板薬/NSAIDs)/アルコール依存を合計すると,大量出血は0点が1%(低リスク),1〜2点が2%〜4%(中等度リスク),3〜9点が4%以上(高リスク)である.

手術方法（表1）

鼠径部に縦切開を加える．臨床症状によっては，大腿上部の内側や膝下に縦切開を加える．大腿動脈を露出して総大腿動脈と浅大腿動脈も露出し，血管テープを通しておく．

活性化凝固時間（ACT）［訳注：正常は90～120秒］が250秒以上であることを確認したら，血管テープで動脈を緊縛し，病変がなければ動脈に横切開を加える．

近位側の血栓を除去して拍動性の血液流入を十分に確保したら，末梢側の血栓除去に移る．血栓除去用カテーテルを使い，カテーテルを血栓の先に通し，バルーンを優しく拡張させながら引き抜く操作を連続的に行う．ふつう腸骨動脈や大腿動脈などの太い動脈には4Frか5Fr，膝窩動脈や脛骨動脈などの細い動脈には2Frか3Frを使う．

動脈血の十分な逆流があり，カテーテルを通しても血栓が回収されない状態が2回以上あれば，動脈切開部からヘパリン加生理食塩水を注入し，非吸収糸の結節縫合で切開部を閉鎖する．末梢側に血流を再開し，ドプラ超音波で血流をチェックする．

病歴と動脈拍動で原因不明のときは，血管造影を行って薬物による血栓溶解やカテーテルによる血栓摘除を行うのがよい（図2，図3）．

最新式設備のハイブリッド型の血管内治療室にある用途の広い装置や器具には，血栓除去用カテーテル，血栓吸引用カテーテル，高分解能Cアーム透視装置などがあり，近代的な血管内治療や外科手術手技に役立つ．

血栓溶解に失敗したときや血管内治療に時間がかかると，下肢切断や死亡の危険性が高くなるので，患者の適切な選択が非常に重要である．

血栓溶解薬は線維素融解状態を生じ，心臓内の血栓が遊離しやすくなり，脳梗塞などの塞栓症を誘発するので，血栓溶解療法を始める前に心エコーを行い，心臓内に塞栓の原因病変がないことを調べておく．

この臨床シナリオの患者は，心拍数の制御と全身ヘパリン化のあと，患者を手術室に搬送した．左右の下肢を消毒して敷布をかけ，近位側の流入部と静脈グラフト採取部位を清潔状態にした．局所麻酔と静脈注射による鎮静を併用し，大腿動脈を切開して血栓塞栓除去術を行った．足背動脈の拍動を認め，4区画筋膜切開を併施した．

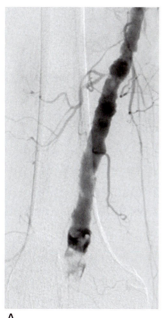
A

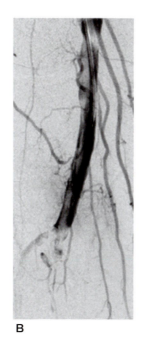
B

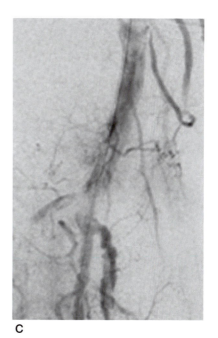
C

図2 血管造影．（A）軽度の末梢動脈疾患（PAD）がある患者が右下肢に高度の虚血を生じた．（B）動脈内にt-PA（血栓溶解薬）5mgを投与したあとの状態である．（C）血栓溶解療法の8時間後に脛骨動脈を切開して血栓除去用カテーテルを通した状態である．

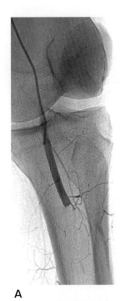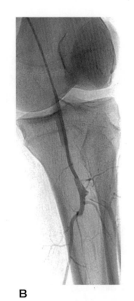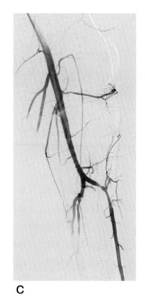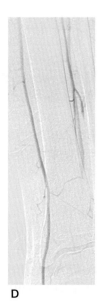

図3 血管造影．(A) 中等度の末梢動脈疾患 (PAD) がある患者が急性肢虚血を生じた．膝窩動脈の末梢側 (脛骨動脈) に塞栓による完全閉塞が見られる．(B) 5 Fr カテーテルを血栓まで進めて吸引して摘除したあと血栓溶解薬を拍動性に注入した．(C) 血管造影で脛骨腓骨動脈幹と脛骨動脈が開通している．(D) 最終的な血管造影で開通した脛骨動脈の末梢側に血栓塞栓はない．

表1 急性肢虚血の血栓除去

- 診断を誤ってカテーテルが届かない末梢動脈病変の塞栓除去を試みたときは，血栓溶解薬の投与に切り替える．
- 無尿の患者は致死的な高カリウム血症を起こすことがあるので，再灌流に注意する．麻酔科医とのコミュニケーションが重要である．
- 狭窄がある場所を通過させるときは，ワイヤー造影法 (over-the-wire) を使うのがよい．
- 最初に流入血管の血栓除去や塞栓除去を行い，あとで遠位側の血栓塞栓除去を行う．
- 再灌流のあとは筋膜切開を忘れない．

注意事項

急性肢虚血には注意すべき問題がいくつかある．まず，重大な失敗を起こすことがあり，迅速な診断，抗凝固療法の実施，術前術後の診察所見の評価に気をつけ，下肢の救済に集中し過ぎて生命の救済が犠牲にならないように注意する．

次に，上肢の急性肢虚血の患者も，下肢の急性肢虚血と同じ治療方針をとることである．治療手技はふつう上腕動脈の内側遠位部から行うか，前腕の橈骨動脈と尺骨動脈の合流部から行う．

急性肢虚血の術中再発や術後早期再発は，不十分な血栓除去や血栓塞栓巣の遺残が考えられるので，術中血管造影を行い，流入動脈の異常を調べることが重要である．

塞栓を完全に摘除して血流を再開しても末梢動脈の拍動がないときは，術中血管造影で血流を調べるが，血栓溶解薬（たとえば t-PA 10 mg）や血管拡張薬（ニトログリセリン 50～100 μg）を動脈内投与するとよいかもしれない．

動脈に解離を起こすと重大な合併症になり，しばしば血管内治療やバイパス手術が必要になるので，血栓除去用カテーテルを決して無理やり押し込んではいけない．

最後に，外傷に伴う急性肢虚血は治療がむずかしく，損傷があり制限された術野であり，軟部組織を充填することがあり，ヘパリンを全身投与できず，血栓摘除よりもバイパス手術が必要なことが多い．外傷に伴う急性肢虚血では，ヘパリンを局所に少量投与するか全く投与せずに，迅速に処置を行う．

術後管理

患者はすべて十分な輸液とともにヘパリン療法を継続することが重要である．手術後にはクレアチンキナーゼと尿中ミオグロビンの測定が下肢蘇生の評価に役立つ．

4区画の筋膜切開は合併症が少なく，急性肢虚

血が6時間以上継続した患者は，再灌流後のコンパートメント症候群を治療するのに筋膜切開を全員に施行し，創をうまく治療するには遅延一次縫合で閉鎖する．

　動脈の拍動がうまく回復したら，問診と身体診察で患側肢と健常肢をルーチンに追跡するが，特別な画像検査は不要である．心臓血管疾患の危険因子も標準治療で改善するように追跡しないといけない．

症例の結末

> この臨床シナリオの患者は，手術後もヘパリンを継続し，ビタミンK拮抗薬(ワルファリン)の内服を3か月間続けた．かかりつけの循環器内科を早期に受診し，β遮断薬で心拍数を制御した．
> 　循環器内科で塞栓の原因を再評価し，心電図で洞調律，心エコーで心臓内に血栓がないことを確認し，抗凝固薬を終了した．筋膜切開を行った場所は入院中に遅延一次縫合で閉鎖し，右足の背屈障害も回復した．

補足　遅延一次縫合(delayed primary closure)は，創感染や創離開を起こす危険性が高いときに，皮膚を縫合せずに開放して管理し，大食細胞が活発で血管新生が旺盛な5日目に縫合する方法であり，合併症なく創が治癒する．

重要事項

- 急性肢虚血(ALT)は早期診断が非常に重要である．
- 診察と検査で閉塞部位を決定すると，切開や露出の部位がわかりやすい．
- 治療の選択肢を制限してはいけない．利用できるなら術中血管造影を考慮する．
- 血栓除去用カテーテルは最初に細いものを使い，あとで太いものにするが，持続性の閉塞に遭遇したときは無理やり押し込んではいけない．
- 循環器系の負担を最小限にするには，血栓除去手技を局所麻酔で行うことも可能である．
- 塞栓症が広い範囲にあるときは，末梢側の動脈の露出を躊躇してはいけない．
- 血栓除去用カテーテルは，流入血の有無にかかわらず常に近位側から通す．近位側にある病変が血栓塞栓の原因かもしれない．

参考文献

Eliason JL, Wainess RM, Proctor MP, et al. A national and single institutional experience in the contemporary treatment of acute lower extremity ischemia. Ann Surg. 2003 ; 238 : 382-390.
　論文紹介　アメリカの症例登録(N=23,268)では，急性下肢虚血の患者は平均71歳であり，治療は血栓除去が47％，経皮的血管形成が13％，肢切断が13％，血栓溶解が11％，筋膜切開が4％，ヘパリン投与が2％である．死亡率は9.3％であり，死亡率が低いのは，63歳以下(オッズ比0.27)・ヘパリン投与(0.50)・経皮的血管形成(0.79)，死亡率が高いのは，血栓除去(1.19)・肢切断(1.66)・筋膜切開(1.87)である．

Henke PK. What is the optimum perioperative drug therapy following lower extremity vein bypass surgery? Semin Vasc Surg. 2009 ; 22 : 245-251.

Ouriel K, Veith FJ, Sarahara AA. A comparison of recombinant urokinase with vascular surgery as initial treatment for acute arterial occlusion of the legs. N Engl J Med. 1998 ; 338 : 1105-1111.

Palfreyman SJ, Booth A, Michaels JA. A systematic review of intra-arterial thrombolytic therapy for lower limb ischemia. Eur J Vasc Endovasc Surg. 2000 ; 19 : 143-157.

Panetta T, Thompson JE, Talkington CM, et al. Arterial embolectomy : a 34-year experience with 400 cases. Surg Clin N Am. 1986 ; 66 : 339-352.

Rutherford RB, Baker JD, Ernst C, et al. Recommended standards for reports dealing with lower ischemia: revised version. J Vasc Surg. 1997 ; 26 : 517-538.

48 糖尿病足感染
Diabetic Foot Infection

JEFFREY KALISH and ALLEN HAMDAN

> **症例**
> 65歳の男性．3日前からの左足痛で来院．高血圧・高脂血症・糖尿病があり，血糖のコントロールはよかったが，最近は管理が困難であった．バイタルサインは正常であり，診察で大腿動脈と膝窩動脈の拍動を触れるが，後脛骨動脈と足背動脈の拍動は触れず，ドプラ超音波で検知するだけである．左足第2趾の背側面に5mmの潰瘍があり，周囲の皮膚は発赤がある．ゾンデで探ると深い潰瘍ではない．

■ 鑑別診断

糖尿病患者が糖尿病足病変（潰瘍と壊疽）を合併する頻度は，年間罹患率が1.0%～4.1%，生涯罹患率が15%～25%である．

末梢動脈疾患（PAD）には間欠性跛行・安静時痛・潰瘍・壊疽があり，糖尿病患者は典型的な症状を呈するが，治りにくい傷，痛みがある傷，圧痛点がある傷，骨ばった突起がある傷のことのほうが多い．

糖尿病患者の神経障害性潰瘍は，圧迫部位や荷重がかかる場所に生じ，Charcot足の特徴的な所見でもあるが，糖尿病足病変がある患者は神経障害性潰瘍の存在を確認する必要もある．

補足 Charcot足は糖尿病患者の足に見られる骨関節症であり，Charcot関節とも呼ばれる．Jean-Martin Charcot（1825～1893）はフランスの神経内科医であり，①急性胆管炎のCharcot 3徴（1877）は右上腹部痛・発熱・黄疸，②多発性硬化症のCharcot 3徴（1879）は眼振・企図振戦・構語障害，③Charcot足（1883）は糖尿病患者の神経障害性関節症，④Charcot病（1874）は筋萎縮性側索硬化症（ALS），⑤Charcot-Marie-Tooth病（1886）は腓骨筋萎縮症，⑥Charcot-Leyden結晶（1872）はアレルギー反応の分泌物に出現する．

■ 精密診査

糖尿病足病変の3つの病理学的な原因は虚血・神経障害・感染であり，3病因として組み合わさって生じることが多い．糖尿病足潰瘍は，深さ・範囲・部位・原因・虚血の有無・感染の有無などを徹底的に調べないといけない（図1）．

糖尿病患者はふつう脛骨動脈や腓骨動脈に末梢動脈閉塞性疾患（PAOD）があり，足の動脈は閉塞性病変が比較的度である．糖尿病患者の足の虚血は，動脈硬化による大血管症（macroangiopathy）と糖尿病による細小血管症（microangiopathy）が合併して生じる．

糖尿病性神経症には，運動神経障害・感覚神経障害・自律神経障害が含まれており，足に多彩な症状を呈する．糖尿病患者は神経正反応と炎症性反応が鈍く，病原体に対する宿主自然免疫や一次感染防御機構が欠如しており，結果的に糖尿病足感染を生じやすい．

炎症の4徴候は発赤・腫脹・熱感・圧痛であるが，糖尿病足病変は炎症の典型的な徴候がなかったり軽かったりする．感染の全身性徴候は発熱・頻脈・白血球増加などであるが，糖尿病患者は感染所見のないことが多い．

血糖値が上昇したときは，糖尿病患者の差し迫った臨床問題の唯一の徴候かもしれず，説明できない高血糖があれば感染源の検索が必要である．

深部組織に貯留した膿瘍を同定するには，足を注意深く触診して圧痛や波動の範囲を評価することが重要である．足の潰瘍は注意深く観察してゾンデで探り，表面の痂皮を剥がして深部の膿瘍を探す．

軟部組織の表層性の感染が周囲の深部組織や骨に広がると，骨髄炎を起こす．骨髄炎の診断には，MRI・骨シンチ・白血球スキャンなど高価な放射線装置が利用されるが，滅菌した金属製ゾンデが1本あれば十分である．ゾンデが骨に当たっ

たときの骨髄炎の診断精度は，感度が66％，特異度が85％，陽性的中率が89％である．

糖尿病足感染が示唆される患者は，全員に足の単純X線撮影を行う．X線写真では，異物・空気・骨融解・関節液貯留の存在を評価し，手術を計画するための解剖学的異常を明らかにする．

間欠性跛行や安静時痛に合致する症状がある患者と四肢に潰瘍や壊疽がある患者は，全員に動脈拍動の身体診察を行い，血管の状態が不明確な患者には，足関節上腕血圧比（ABI）や脈容量記録（PVR）などの非侵襲性の検査を行う．

重症肢虚血の患者はABIが0.4以下であるが，多くの糖尿病患者は血管が圧縮できず，ABIが高値になるので，脈容積記録（容積脈波）が必要である．

デジタル血管造影（DSA）は，下肢動脈循環を評価するのに最も実践的な検査法である．最近，腎機能が低下している患者にはMR血管撮影が使われるが，腎性全身性硬化症（NSF）［訳注：腎不全患者にMRI造影剤ガドリニウムを使用すると四肢の皮膚に発赤・腫脹・硬化を起こす］の報告があり，臨床現場では伝統的な血管造影に戻っている．

血管造影は注意して行い，適切な流入動脈と末梢流出動脈が描出されてなければならず，足の血管を含む膝より下の血流が描出されてないといけない．

診断と治療

軽度の感染と小さい潰瘍は，深部感染や壊死がなければ，創傷ケアと抗菌薬で保存的に治療できる．湿潤環境を維持するには，生理食塩水含有ガーゼのような創傷被覆材を使用する．潰瘍の周囲に調節性パッドを置いて圧力を周囲組織に分散させ，創部を過剰な圧迫から保護する．

感染を伴い下肢切断の危険性がある患者は，すぐに入院させて安静にし，抗菌薬を経静脈投与する．潰瘍底の壊死物質を採取して細菌培養に提出する．綿棒による創部の拭き取り（swab）は信頼性が低いので行ってはいけない．

病院指針・局所的耐性・利便性・費用などを考慮し，広域スペクトラム抗菌薬の経験的投与から開始し，糖尿病患者に多く見られる複数菌感染をカバーする．

多くの臨床試験で多くの抗菌薬レジメンが比較されてきたが，抗菌薬を使うか使わないかという単純な比較は行われていない．糖尿病足治療の失敗率は，中等度感染が11％〜12％，重症感染が19％〜30％であり，末梢動脈疾患があると治癒しにくく，1年失敗率は31％になる（末梢動脈疾患がなければ16％）．

軽度の感染は抗菌薬を7〜10日間投与すれば十分であるが，中等度感染や重症感染は抗菌薬を3週間投与することもある．骨髄炎の伝統的な治療では抗菌薬を4〜6週間ほど静注投与するが，最近の研究では，それでも再発率が30％以上である．

この臨床シナリオの患者は，入院してインスリン点滴静注を行ったが，潰瘍と周囲の蜂窩織炎は悪化し（図1），広域スペクトラムの抗菌薬の効果

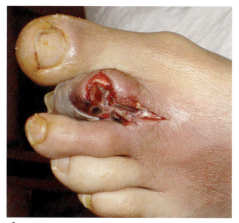

A　　　　　　　　　　　　B

図1　足の写真．（A）（B）左足第2趾に潰瘍と周囲の蜂窩織炎がある．

もなかった．血管造影では，膝下の膝窩動脈まで開存していたが，前脛骨動脈と後脛骨動脈は長い範囲に閉塞部位があり，足背動脈は拡張していた（図2）．

手術方法

この患者は左足第2趾の切断を行い，抗菌薬の静脈投与を継続し，周囲の蜂窩織炎が消退した．静脈造影では，予定の膝窩動脈・足背動脈バイパスに大伏在静脈がグラフトに使えることが確認できた．

デブリドメントとドレナージ

膿瘍形成がある患者や壊死性筋膜炎がある患者は，迅速な切開・ドレナージ・デブリドメントが必要であり，足切断の術式には，足趾切断（toe）・中足骨骨頭切断（Ray）・足前部切断（Lisfranc）がある．

腱鞘はできるだけ近位側まで検索し，感染があれば切除する．広いドレナージのための長い切開は，感染が制御されて血行が良好なら，治癒しにくいのではないかという心配とは反対に，治癒しやすい．必要な切開は最初から行うが，最終的に足切断になる可能性も念頭において，切開部位をよく考える．

切開した創部は開放したまま，生理食塩水で濡らしたガーゼを詰め，1日2～3回ガーゼを交換する．創部を毎日観察し，必要があれば病室や手術室でデブリドメントを追加し繰り返す．自然に任せた適度なドレナージがよく，小さな傷で閉鎖式吸引ドレーンやPenroseドレーンを挿入する方法は避ける．

救済可能な虚血肢に活動性感染が合併している患者は，血管外科的な治療を行う前に感染を制御する必要がある．広域スペクトルの抗菌薬を投与するとともに，デブリドメント・ドレナージ・部分的足切断などの外科的処置が選択肢になる．

活動性の感染を制御するために血行再建が少し（ふつう5日以内）遅れるのは問題ないが，無菌状態にするために長期間かけて待つのは不適切であり，壊死が広がって足を温存する機会を失うこがある．

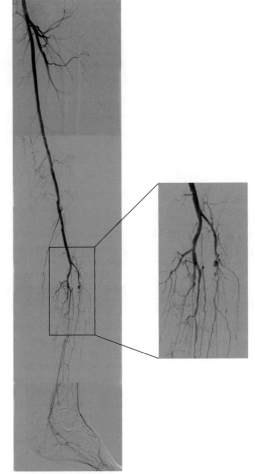

図2　左下肢血管造影．前脛骨動脈と後脛骨動脈は閉塞部位があり，足背動脈は拡張している．

補足　足前部（forefoot）は中足骨と趾骨（基節/中節/末節骨），足中部（midfoot）は楔状骨・立方骨・舟状骨，足基部（hindfoot）は距骨と踵骨がある部位であり，足前部と足中部の境界がLisfranc関節，足中部と足基部の境界がChopart関節である．
参照『ゾリンジャー外科手術アトラス』「切断の原則」（490～491ページ）．

バイパス手術（表1）

血行再建の観点から最も重要なのは，糖尿病患者の下肢病変が全身性動脈硬化による下肢病変と部位や範囲が異なることである．

喫煙習慣がある糖尿病患者は腸骨動脈や大腿動脈に閉塞性病変があるかもしれないが，糖尿病患者はふつう膝より下の動脈に有意な閉塞性病変があり，足の動脈は正常である．この「脛骨動脈疾患」は動脈再建の手法が異なり，血管外科医は特別な問題に直面する．

手術は患者によって異なり，動脈の解剖学的性

表1 下肢バイパス手術

1. 大伏在静脈を同定し，全長切開で静脈グラフトを採取する．
2. 近位側と遠位側の吻合部を露出して制御する．
3. バイパス用の皮下トンネルか筋膜下トンネルを作成する．
4. 静脈グラフトをヘパリン加生理食塩水で拡張させ，穴があれば修復する．
5. ヘパリンを全身投与する．
6. 近位側の吻合を行い，静脈グラフトをトンネルに通して拍動性の血流を確認する．
7. 遠位側の吻合を行う．
8. 遠位側の動脈と吻合部に閉塞がないことをドプラ超音波で確認する．
9. プロタミンを投与してヘパリンを中和する．
10. 創を閉鎖したら，手術室を出る前に足の拍動と血流を確認する．

- 落とし穴
  - 静脈グラフトの口径と長さが不十分である．
  - 処置を行った血管の止血が不十分である．
  - 血流を再開させるのにバイパス手術と血管内治療の併用が必要になることがある．

状や利用可能な静脈グラフトによって決まる．10％の患者では，流出動脈に適しているのは足の動脈（ふつうは足背動脈）だけであり，15％の患者では，脛骨動脈が開存しているものの病変に侵されており，足背動脈が最もよい流出動脈になる．

足背動脈バイパスは最も末梢側の血行再建であるが，大部分はうまくいき，静脈グラフトや近位側の吻合に柔軟に対応できる外科医であればうまくいく．5年短期開存率・長期開存率・下肢救済率は57％・63％・78％，10年短期開存率・長期開存率・下肢救済率は38％・42％・58％である．

外科手術は合併症が無視できず，局所の創の合併症だけでなく心筋梗塞も起こる．危険性と有益性の分析には，再入院・再手術・創傷治癒遅延・長期リハビリの要素も考慮しないといけない．

グラフトが開存して創が治癒し，追加手術は不要で，完全に回復して自立した生活が送れるという理想的な結果が得られるのは，実際は約20％である．

血管内治療

糖尿病足の血流再開は外科的な血行再建が伝統的な標準療法であるが，最近では代わりの実行可能な治療法として血管内治療が行われている．

伝統的な下肢救済手術は危険性を伴い，末梢動脈疾患の患者は全身状態がわるく余命が短いことを考慮すると，血管内治療は低侵襲で魅力的な治療である．腸骨動脈の短い範囲の狭窄や区域性の閉塞は，糖尿病患者の10％〜20％に見られるが，バルーン血管形成やステント留置が適している．

バイパス手術のグラフト開存率は糖尿病患者と非糖尿病患者で差がないが，糖尿病患者は自覚症状として致命的な下肢の虚血を伴う頻度が高く，血管内治療は糖尿病患者のほうが治療成績はわるい．

外科手術と血管内治療を科学的に比較する最もよい方法は，重症肢虚血の患者をバイパス手術と血管形成に割りつける臨床試験を行うことである．

30日以内の合併症はバイパス手術のほうが多く，6か月間の死亡率もバイパス手術のほうが高い傾向にあるが，その後の6か月間の死亡率は低い傾向にあり，無下肢切断生存率は差がない．2年後の解析では，肢切断や死亡の頻度はバイパス手術のほうが低い．

臨床試験の結果，下肢切断と死亡を含む中期的成績に関しては，バイパス手術と血管内治療は同等であるが，重症の合併疾患がある患者や余命が1〜2年以内の患者は，最初に血管形成を行うのがよい．

長期成績に関しては，適切な静脈グラフトが得られ健康状態がよい患者は，血管形成よりもバイパス手術のほうがよく，最新のレビューでは，脛骨動脈に血管内治療を行った患者は，2年経過すると1/3が再治療を必要としており，15％がバイパス手術を受けている．

下肢切断

下肢切断は治療の最後の選択肢である．足趾切断や中足骨切断のような閉鎖式小切断は，感染制御と血流再開のあとに行うと，歩行に適した機能的な足を残せる実践的な手技である（図3）．

機能的な足を残せないような広範囲の組織欠損がある患者や，グラフトは開存しているのに創が治癒せず感染を制御できない患者は，膝下切断が必要になる．

リハビリには膝関節が機能的に重要であり，外科医は膝関節を温存するように努力しないといけない．膝上切断は，衰弱して高度の組織欠損があ

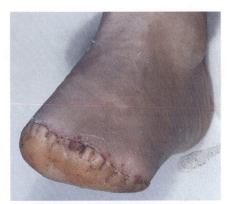

図3 足の写真．中足骨切断を行った状態である．

る患者や歩行能力のない患者に行う．

現在の装具の進歩と積極的なリハビリ技術のおかげで，下肢切断は治療の失敗ではなく，糖尿病足の合併症を治療する許容可能な手段として認めるべきである．

参照 『ゾリンジャー外科手術アトラス』「下肢切断（膝上）」(492～495ページ)．

注意事項

下肢の血行再建手術では，いろいろな想定外の状況に遭遇することがある．動脈の石灰化が強いときや内腔が狭いときは，手術前に行った血管造影写真を再評価し，適切な場所を見つけないといけない．

静脈グラフトの材質が適切でないときや，計画していたバイパスを行うのに長さが足りないときは，大伏在静脈に別の静脈を継ぎ合わせるか，健常肢の大伏在静脈，患側肢や健常肢の小伏在静脈，尺側皮静脈や橈側皮静脈，人工血管と静脈の組合せなど，全く別の方法を使わないといけない．

血流を再開させる方法として，バイパス手術と血管内治療を併用するハイブリッド型の治療があり，膝窩動脈・脛骨足背動脈バイパスに浅大腿動脈の血管形成とステント留置を併施する方法や，人工血管による大腿動脈・膝窩動脈バイパスに脛骨動脈の血管形成とステント留置を併施する方法がある．

血管外科医は利用可能な材料と手技をたくさん持ち，すべてを利用して下肢救済に努めないといけない．

術後管理

下肢の血流再開を行った患者は，翌朝まで監視下に観察し，1～2時間ごとに神経や血流をチェックする．血圧が安定して尿量が十分であれば，術後1～2日目に動脈ラインと膀胱カテーテルを抜去する．

手術の翌日にはベッドから起きて椅子に座り，術後2日目には歩行を始める．支度退院とリハビリを促すため，理学療法士（PT）に早めに相談する．血管の手術を受ける患者はふつう重篤な併存疾患があるので，心筋梗塞・肺炎・創感染・血腫などの術後合併症を用心深く監視する．

バイパス手術であっても血管内治療であっても，治療後は追跡して検査を行い，狭窄の再発や虚血の危機を監視する．詳細なアルゴリズムが検討されているが，ドプラ超音波による定期的な追跡が前提である．

たとえば最初の1年は3か月ごと，次の1年は6か月後ごと，その後は毎年行い，閉塞しそうなグラフトを同定する．必要があれば動脈造影を行い，内膜過形成や動脈硬化を同定して治療する．

症例の結末

この患者はバイパス手術を受けて順調に経過し，術後5日目にリハビリ目的で退院した．創部は局所ケアで改善し，最終的には肉芽組織を生じて二次治癒した．ドプラ超音波による追跡でグラフトは開存しており，狭窄や閉塞はない．

重要事項

- 糖尿病足病変の3つの病理学的な原因は虚血・神経障害・感染であり，3病因として組み合わさって生じることが多い．
- 糖尿病患者は典型的な局所の炎症徴候や全身の症状がなかったり軽かったりして，説明できない高血糖が足感染の唯一の徴候かもしれない．
- 救済可能な虚血肢に活動性感染が合併している患者は，血管外科的な治療を行う前に，ふつうは5日以内の短期間で感染を制御する必要がある．
- 糖尿病患者は脛骨動脈や腓骨動脈に病変があり，足の動脈には病変がないことが多く，バ

イパス手術は患者によって異なり，動脈の解剖学的性状や利用可能な静脈グラフトによって決まる．
・糖尿病足の血流再開は外科的な血行再建が伝統的な標準療法であるが，代わりの実行可能な治療法として血管内治療が行われている．

参考文献

Adam DJ, Beard JD, Cleveland T, et al. BASIL trial participants. Bypass versus angioplasty in severe ischaemia of the leg (BASIL) : multicentre, randomised controlled trial. Lancet. 2005 ; 366(9501) : 1925-1934.
[論文紹介] イギリスの臨床試験(N=452)では，閉塞性動脈硬化症による重症肢虚血の患者をバルーン血管形成とバイパス手術に割りつけると，登録から5.5年(99%は1年，74%は2年，48%は3年)の追跡で，再治療は26%と18%でバイパス手術のほうが低いが，1年無切断生存率は71%と68%，3年無切断生存率は52%と57%で差がなく，1年間の入院費用は17,419ポンドと23,322ポンドでバイパス手術のほうが高い．

Gibbons GW, Eliopoulos GM. Infection of the diabetic foot. In: Kozak GP, Campbell DR, Frykberg RG, et al., eds. Management of Diabetic Foot Problems. 2nd ed. Philadelphia, PA : WB Saunders, 1995 : 121-129.

Mills JL, Armstrong DG, Andros G. Strategies to prevent and heal diabetic foot ulcers: building a partnership for amputation prevention. J Vasc Surg. 2010;52(3 suppl):1S-103S.

Pomposelli FB, Kansal N, Hamdan AD, et al. A decade of experience with dorsalis pedis artery bypass: analysis of outcome in more than 1000 cases. J Vasc Surg. 2003 ; 37 : 307-315.

VIII 外傷外科

Trauma

49 胸部鋭的外傷
Penetrating Chest Injury

ALBERT CHI and ADIL H. HAIDER

> **症例**
> 22歳の男性．外傷で救急外来に搬送．頭部・背部・左上腕に刺創がある．救急現場（EMS）のバイタルサインは，収縮期圧100 mmHg，脈拍104回/分，呼吸26回/分，酸素飽和度（SpO$_2$）97％（室内気）．身体診察で会話は可能であるが，右側の呼吸音が減弱しており，腹部は柔らかく，末梢動脈の拍動は左右対称性に触知（2＋），四肢は動かせる．胸痛を訴え，次第に息切れが増強している．救急部（ED）に搬送されたときのバイタルサインは，血圧77/56 mmHg，脈拍126回/分，SpO$_2$ 96％（100％酸素マスク）．

鑑別診断

状態が不安定な胸部鋭的外傷の患者は，外傷チームが迅速かつ正確に介入して救命処置を行う．原因不明のショック状態の患者は，外傷のABC（気道確保・人工換気・心臓マッサージ）を協力して行う．

胸部鋭的外傷では，すぐに治療が必要な3つの病態，すなわち心タンポナーデ・緊張性気胸・持続性出血（大血管・肺門部・肺実質・肋間動脈からの出血）を考慮する．それぞれ処置や手術が異なるので，迅速な評価と判断が必要である．

精密診査

状態が不安定な患者では，バイタルサインや身体診察所見（呼吸音減弱や心音減弱）に頼るしかない．緊張性気胸が疑われるときは，胸腔ドレーン挿入や胸腔針穿刺による脱気が遅くなってはいけない．

心タンポナーデが疑われるときは，迅速超音波検査（FAST）を行い，心囊腔に貯留している液体の存在を同定できる．ただし，心囊腔に液体の貯留がなくても，心膜の損傷が胸腔に交通していて胸腔内に減圧されているときは，心損傷が存在するので注意しないといけない．

状態が安定している患者では，FASTのあとに，立位で胸部X線のポータブル撮影を行い，一次評価（primary survey）のあとには，CT検査も考慮する．

補足 外傷患者の焦点を絞った迅速超音波検査（focused assessment with sonography for trauma, FAST）は，①心窩部から心囊腔の出血，②右肋間から肝腎陥凹（Morison窩）の出血と右胸腔の出血，③左肋間から脾臓周囲と左胸腔の出血，④恥骨上部から直腸子宮窩（Douglas窩）や直腸膀胱窩（Proust窩）の出血を手際よくチェックする．

診断と治療

この臨床シナリオの患者では，胸部刺創，刺創側の呼吸音減弱，低血圧から，緊張性気胸を考える．すぐに脱気して減圧しないといけない．

補足 胸部外傷における致死性臓器損傷には，身体診察で判断する6つの損傷と画像検査で確定する6つの損傷があり，前者は気道閉塞・緊張性気胸・開放性気胸・胸壁動揺・大量血胸・心タンポナーデ，後者は胸部大動脈損傷・気管気管支損傷・横隔膜損傷・心筋挫傷・肺挫傷・食道損傷である．

手術方法

胸腔針穿刺（表1）

胸部鋭的外傷で最も多いのは単純性気胸であり，ふつう肺実質の損傷によって生じる．きちんと脱気して減圧しないと，胸腔内圧が上昇し，上大静脈が屈曲して静脈還流が減少し，心臓血管が虚脱する．

病院に到着する前の現場では，緊張性気胸が疑われる患者には針穿刺による減圧を行うことが多く，迅速に施行でき，危険性がほとんどなく，正式に胸腔ドレーンを挿入するまで十分に時間を稼

表1　胸腔針穿刺

1. 第2肋間と鎖骨中線を同定する.
2. 消毒液(クロルヘキシジン)かアルコール綿を用意する.
3. 14 G 針で穿刺する. 体格が大きく長さが足りないときは, 中心静脈穿刺キットの外筒つき穿刺針(20 Gや16 G)で穿刺する.
4. 空気が噴き出すまで穿刺針を進め, カテーテルを留置して針を抜去する.
5. 可能なら一方向弁をつける.
6. 気胸が解決したことを確認する.

● 落とし穴
- 14 G 針は長さ3cmであり, 多くの患者では胸腔に刺入するのにもっと長い針が必要である[訳注：日本人は3cmの長さがあれば十分であろう].
- 針穿刺であっても, 肺実質の損傷や肺門部の血管損傷を起こす可能性はある.

表2　胸腔ドレーン挿入

1. 患側上肢を頭上に置いて胸壁を最大限に露出する.
2. 時間があれば, マスク・ガウン・手袋をつけ, 消毒して敷布をかける.
3. 第4肋間の中腋窩線上に挿入部位を選ぶ. 男性は乳頭, 女性は乳房下溝線の高さである.
4. 挿入部に局所麻酔薬を浸潤させたあと, 第5肋骨の上縁に沿って3～4cmの皮膚切開を加える.
5. Kelly 鉗子で胸膜を破り, 第5肋骨の上縁に沿って鉗子の先端部を広げる.
6. 切開創から指を挿入して胸腔内を探り, 肝臓や脾臓ではなく肺か隙間を触れることを確認する.
7. 肋骨に凸面を向けて Kelly 鉗子で36 Fr 胸腔ドレーンの先端を挟み, 創部から胸腔内に挿入する.
8. ドレーンを胸腔内に挿入したら Kelly 鉗子を引き抜き, 手指でドレーンを後方頭側に誘導する.
9. 胸腔ドレーンを低圧持続吸引器(Pleurovac)に接続し, 壁吸引管につなぐ.
10. 非吸収糸で創を縫合閉鎖し, 閉鎖式ガーゼを当てる.

● 落とし穴
- 器具ではなく手指で肺を触れて胸腔内を確認する. 切開する場所が下になると, 胸腔内ではなく腹腔内にドレーンを挿入してしまう.
- 胸腔ドレーンを挿入するときの出血については, ドレーンを挿入するときに遠位端を鉗子で閉鎖しておくと血液が漏れず, 出血量を正確に測定するのに役立つ.
- 胸腔ドレーンを挿入する術者には二重手袋を勧め, 肋骨骨折でけがしないように注意する.

● 絶対的な適応
- 気胸(緊張性・開放性・単純性)
- 血気胸
- 外傷性心停止(両側に挿入)

● 相対的適応
- 肋骨骨折と陽圧換気
- 胸部鋭的外傷と高度の低酸素血症・低血圧
- 片側肺の身体所見と高度の低酸素血症・低血圧

げる.

胸腔ドレーン挿入(表2)

　胸部外傷の患者では, チューブで胸腔をドレナージする処置が最も多く, ほとんどが確実な治療法になる. 比較的単純な手技であるが, 合併症は2%～10%とやや多い. 大部分の合併症は軽症であるが, 肋骨下面の神経血管束の損傷など, 一部の合併症は外科的処置が必要になり, 死亡することもある.

　胸腔ドレーンは胸腔内に貯留したものを体外に排泄するために使い, ふつうは空気か血液であるが, ときに食道や胃の内容物や乳びのことがある. 開胸手術後の胸腔ドレーンのように, 胸腔内に浸出液が貯留するのを防ぐために挿入することもあれば, 人工呼吸を行っている肋骨骨折の患者の胸腔ドレーンのように, 緊張性気胸を防ぐために挿入することもある.

前側方開胸(表3)

　胸部外傷における開胸手術の適応には, 搬送時の心肺停止, ショック状態の持続, 胸腔内出血の持続がある. 胸腔ドレーンを挿入したときに1,500 mL以上の出血があった患者, ドレーンを挿入したあとに1時間あたり250 mL以上の出血がある患者, 出血が3時間以上続く患者は開胸手術を行う. 排液に胃の内容物を認めるときは食道損傷を考え, 空気漏が大量にあるときは気管や気管支の損傷を考える.

　緊急状態の開胸手術は, 心臓と縦隔に迅速に到達できる前側方切開で行う(図1). ただし, 手術計画を立てる時間があるときは, 損傷部位を露出するのに最適な切開法で行うのがよい.

緊急開胸(表4)

　救急部に搬入されたときに生命徴候があり胸部刺創による心損傷で開胸手術を行った患者の中では, 緊急開胸[訳注：resuscitative thoracotomy, 直訳は蘇生的開胸(術)]が最も生存率が高い. 救急部で緊急開胸を行うかどうかを決めるときは, 損傷機転・損傷部位・生命徴候を考慮する.

表3 前側方開胸

1. 上肢を広げて患者を仰臥位にする.
2. 患者が許容できる状態で時間があるときは, 麻酔科医は二重管腔チューブで気管内挿管を行い, 左側の胸部外傷では, 気管チューブを右本幹に挿入して左側肺を虚脱させる.
3. 胸骨縁から腋窩中線に向かって第4肋間で皮膚を切開する.
4. 第4肋間の解剖学的な目印は, 男性が乳頭, 女性が乳房下溝線の直下である.
5. 開胸術は3段階の大胆な切開からなり, 第1段階は皮膚と皮下組織, 第2段階は前方が大胸筋, 側方が前鋸筋, 第3段階は肋間筋を切開して胸腔に侵入する.

- 落とし穴
  - 構造物によっては, 標準的な前側方開胸では必ずしも適切な露出が得られない.
  - 胸骨に向けて開胸器(Finecetto)を装着すると, 胸骨を横切って切開を延ばすクラムシェル開胸が必要なときに邪魔になる.

表4 緊急開胸

1. 肋骨下縁の神経血管束を避けながら, 皮膚を切開して先が細いハサミ(Mayo)で肋間を切開する.
2. ハンドルを腹腔に向けて切開創に肋骨開創器を挿入し, 作業空間を露出する.
3. 下肺間膜を切離して肺を授動する.
4. 背側の肋骨と脊柱を手指で触れると, 最初に見える管状構造は胸部大動脈である.
5. 壁側胸膜を切開し, 血管鉗子をかけ, 下行大動脈を遮断する. 経鼻胃管(NGT)を挿入していたら, 経鼻胃管を利用して食道を同定する.
6. 心タンポナーデや心損傷を疑ったときは, 心膜(心囊)を切開する.
7. 心膜を切開するときは, 横隔神経の前方で左側面を指か鉗子でつまみ, 横隔神経と平行に心膜に沿ってハサミを滑らせる.

- 落とし穴
  - 胸部大動脈に鉗子をかけるとき, 胸部大動脈・肋間動脈・食道を損傷する.
  - 心膜を切開するとき, 横隔神経を損傷する.
- 絶対的適応
  - 胸部鋭的外傷
    現場で生存が目撃されていた外傷性心停止
    不応性低血圧(<70 mmHg)
  - 胸部鈍的外傷
    不応性低血圧(<70 mmHg)
    胸腔ドレーンから急速失血(>1,500 mL)
- 相対的適応
  - 胸部鋭的外傷
    現場で生存が目撃されていなかった外傷性心停止
  - 非胸部鋭的外傷
    現場で生存が目撃されていた外傷性心停止
  - 胸部鈍的外傷
    現場で生存が目撃されていた外傷性心停止

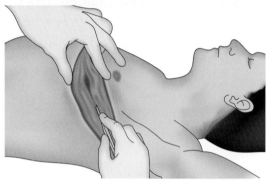

図1 手術イラスト. 左前側方切開に続いて第4肋間で開胸する.

その他の開胸法

胸部外傷の開胸法は解剖学的な損傷部位と生理学的な全身状態によって選択する. 切開法はいろいろあり, 前側方開胸, 後側方開胸, ブック開胸(胸骨上部正中切開に頸部襟状切開と前方開胸を追加), 胸骨正中切開, クラムシェル開胸(前側方開胸に胸骨横切開と対側前方開胸を追加)〔訳注:clamshell =ハマグリ, 貝殻→パカッと開く〕などがある(図2).

左前側方開胸は, 急性虚脱や心停止の状態で蘇生を目的に行う開胸法であり, 心膜切開, 開放式心臓マッサージ, 下行大動脈遮断, 心損傷修復, 左肺損傷修復などが行える.

左後側方開胸は, 左肺門を広く露出できるので, 肺動脈・肺静脈・気管支に到達しやすく, 胸部下行大動脈の露出にも適しており, 右後側方開胸は, 右肺門部の露出と胸部食道の露出に適している.

後側方切開は患者を仰臥位から側臥位にする必要があり, 循環血液量減少性ショックがある患者は, 血行動態が不安定になる危険がある. とくに適しているのは後方肺損傷や肋間血管損傷の患者である.

ブック開胸やトラップドア開胸はまれにしか行われないが, 左胸郭出口部損傷の修復に考慮することがあり, 左総頸動脈と左鎖骨下動脈の全長を露出できることが利点である. 前側方切開は乳房の上方と下方のどちらでもよいが, 内胸動脈に注

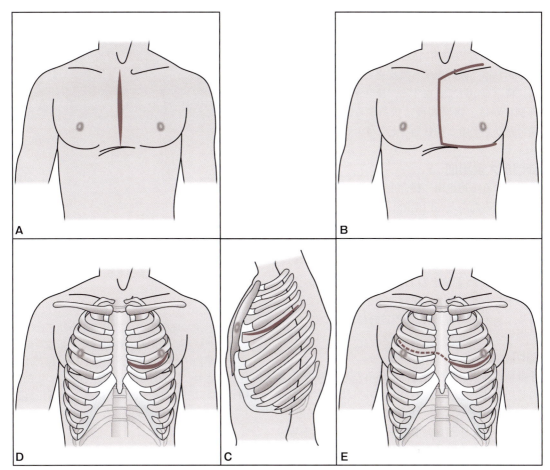

図2 手術イラスト．胸部外傷の開胸法には，(A)胸骨正中切開，(B)ブック開胸，(C)後側方開胸，(D)前側方開胸，(E)クラムシェル開胸がある．

意しないといけない．左鎖骨下動脈損傷を修復するための現在の最適な切開法は，左第3肋間の前側方開胸に鎖骨部切開を別に追加して確実に修復する方法である．

標準的な胸骨正中切開は，心臓と大血管（上行大動脈・腕頭動脈・左総頸動脈）の露出に優れており，心臓の前方単独損傷であり，ほかの臓器や血管に損傷がないと考えられるときに勧められる．鎖骨上部や頸部に切開を延ばせば，さらに広く露出できる．

クラムシェル開胸は両側胸腔をほぼ完全に露出でき，左右の胸腔臓器を修復するときに適用される．たとえば，高度虚脱や外傷性心停止で左前側方開胸して心臓（とくに右心系）をもっと露出したいとき，縦隔損傷や両側多発損傷で右胸腔も露出したいとき，右側開胸のあと心臓マッサージを行うときなどである．クラムシェル開胸で容易に到達できない唯一の場所は上縦隔であり，胸骨上部切開を追加する．

■注意事項
□肺貫通創

ナイフや銃弾による肺貫通創では，開胸したら手指か鉗子で肺門部を遮断し，出血を制御するとともに血管内に空気が入るのを防ぐ．損傷部の両側に肺鉗子をかけ，入口と出口から自動切離器を挿入して肺を切離すると貫通創を露出でき，3-0吸収糸（Vicryl）の8字縫合で血管や気管支を結紮できる．肺の切離面が広くなるので，空気漏が持続して予定外の再手術になることがある．

肋間動脈出血

損傷部位を同定し，大きな針がついた吸収糸で胸腔内から肋骨の周囲に縫合をかけて止血する．必要があれば，直針を使って皮膚と一緒に肋骨の周囲に縫合をかけて止血する．縫合糸は肋間動脈の両側にかけ，48時間後に抜糸する．肋間神経に縫合糸がかかると肋骨痛を起こす．

肺門部大量出血

手指による圧迫止血，縫合止血，迅速切除による止血を試みたあと肺門遮断しかないときは，換気を停止した状態で利き手でないほうの手で肺門部を把持し，大血管鉗子(Satinsky)を肺門全体にかける．鉗子をかけるのに状態が不安定なときは，鉗子を使わず肺をねじって肺門部を制御する．鉗子をかけるときに横隔神経を損傷することがあり，ショックの患者は肺門遮断に耐えにくい．

肺切除

呼吸循環動態の高度の変調があるため，外傷患者の肺切除は手術成績が不良であり，肺を残すことができないときに限って適用される．そうは言っても，危険性が高い手技を行うからには断固たる態度で迅速に操作を行わなければならず，もたもたしていると患者は死亡する．

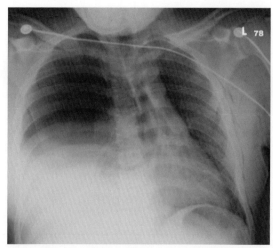

図3 胸部X線写真．針穿刺を行う前の状態であり，右側に高度の緊張性気胸がある．

症例の結末

救急現場(EMS)の報告に基づき，患者が搬送されたときに救急部(ED)のストレッチャーにフィルム板を置き，自動血圧計を装着するより早く胸部X線のポータブル撮影を行った．

損傷側の呼吸音の減弱と低血圧が判明したため，すぐに救急部のスタッフが針穿刺を行ったところ，一気に胸腔が減圧され，血圧が回復して呼吸が可能になった．搬入時の胸部X線撮影では，右側に高度の緊張性気胸があり，縦隔が左側に偏位していた．

胸腔ドレーンを挿入すると2Lの出血があり，すぐに患者を手術室に搬送した．右後側方開胸では，背側の肋間動脈から出血があり，肺損傷はなかった．肋骨の周囲に大きく縫合をかけて止血したあと，胸腔ドレーンを2本留置して閉胸した．

搬入時の動脈血pHが7.09であったことからも，迅速な開胸手術が重要であったことが確認された．手術中に赤血球濃厚液・新鮮凍結血漿・濃厚血小板液を1:1:1の比で輸血して体液を回復させ，出血性ショックから離脱し，動脈血pHは7.32に戻った．手術後は順調に経過し，4日目に自宅に退院した．

重要事項

- 胸部鋭的外傷で血行動態に異常があるときは，患者の状態を不安定にしている最も重要な原因を回復させるために迅速に行動しないといけない．
- 迅速超音波検査(FAST)が陰性であっても，心膜損傷や心損傷を除外しない．
- 胸部鋭的外傷の患者の大部分(75%)は，胸腔ドレーンの挿入で単純に治療できる．
- 胸腔ドレーンを挿入した時点で1,500mL以上の出血があれば，多くが開胸手術の適応である．
- 手術室では損傷部位によって切開法を決める．

参考文献

Mattox KL, Wall MJ Jr, LeMaire SA. Injury to the thoracic great vessels. In : More EE, Feliciano DV, Mattox KL, eds. Trauma. 5th ed. New York : McGraw-Hill, 2004 : 571-581.

Rhee PM, Acosta J, Bridgeman A, et al. Survival after emergency department thoracotomy : review of published data from the past 25 years. J Am Coll Surg. 2000 ; 190 : 288-298.

論文紹介 24の臨床研究（N＝4,620）では，救急患者の開胸手術の生存率は2％～28％であり，原因別には鈍的外傷が1％，鋭的外傷が9％（銃創が4％，刺創が17％）であり，部位別には胸部外傷が11％，腹部外傷が5％，多発外傷が1％である．患者状態別には救急搬送時に生存徴候があれば9％，なければ1％，病院搬入時に生存徴候があれば12％，なければ3％である．死亡を予測するのに有用な単一の因子はない．

Wall MJ, Hirshberg A, Mattox KL. Pulmonary tractotomy with selective vascular ligation for penetrating injuries to the lung. Am J Surg. 1994 ; 168 : 665-669.

Wall MJ Jr, Soltero E, Mattox KL. Penetrating trauma. In : Pearson FG, Cooper JD, Deslauruers J, et al., eds. Thoracic Surgery. 2nd ed. New York, NY : Churchill Livingstone, 2002 : 1858-1863.

50 腹部鈍的外傷
Blunt Abdominal Trauma

CARLA KOHOYDA-INGLIS and STEWART C. WANG

症例

32歳の男性．自動車事故で救急外来に搬送．シートベルトを着用せずに中型の古い4ドアのセダンを運転していて大木に正面衝突した（図1）．現場の目撃者によると，男性は反応がなく，自動車から引きずり出した．救急隊員（EMS）が到着したときは，疼痛に対する反応があり，努力性呼吸で口から出血があった．腹部は硬かったが，膨満はなく，腸音を聴取した．

■ 鑑別診断

けが人の治療は，救急隊員（EMS）が評価し，適切な患者を，適切な場所に，適切な時間で搬送することから始まる．交通事故のような鈍的外傷では，鋭的外傷とちがって，外部にはほとんど傷がないのに内部の多数の領域に損傷を起こす可能性がある．

救急外来における最初の評価（一次評価 primary survey）は，気道（Airway）・呼吸（Breathing）・循環（Circulation）・脳神経（Disability）に影響を及ぼし，迅速に診断して治療できる致死的損傷に焦点を絞る（表1）．

この臨床シナリオの患者は，現場トリアージ指針（FTDS）のステップ1で意識レベル低下（GCS≦13）に相当し，適切な判断で高次外傷センターに搬送された．救急隊員の報告では，自動車のハンドルに大きな損傷があり，自動式の肩ベルトは作動していたが，着脱式の腰ベルトは着用していなかった［訳注：3点式の座席ベルト sheet belt は肩ベルト shoulder belt と腰ベルト lap belt からなる］．

乗車部位で車体の陥入が30 cm以上，場所によらず45 cm以上あるときは（図2），重症外傷（ISS＞15）の可能性が高く，現場トリアージ指針のステップ3を適用する［訳注：外傷重症度スコア injury severity score は6部位を6段階（1～6）で評価して上位3部位の点数の二乗を加算］．

表1　外傷患者の一次評価

A	Airway	気道の評価と頸椎保護
B	Breathing	呼吸と換気の評価
C	Circulation	循環の評価と出血制御
D	Disability	神経学的評価
E	Exposure	脱衣露出と体温管理

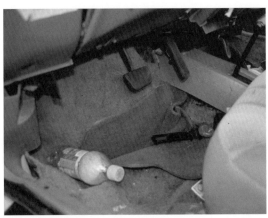

図1　現場の写真．大木に正面衝突して車の前部が大破している．

図2　現場の写真．運転席に車体の陥入が30 cm以上あり，現場トリアージ指針（FTDS）のステップ3（外傷機転）で高度外傷の危険性が高い．

この患者は一次評価では，覚醒して開眼しており，右側の下胸部から上腹部にかけて疼痛を訴えた．バイタルサインは，血圧110/80 mmHg，脈拍95回/分，呼吸12回/分，体温36.7℃であり，身体診察では，右側の呼吸音の減弱，右下胸部の圧痛，右上腹部の圧痛があったが，腹膜刺激徴候はなかった．

迅速超音波検査（FAST）では，肝腎陥凹（Morison窩）に液体の貯留があり，右腎臓に不整像があった．ポータブル撮影では右胸水があり，骨盤は正常であった．右血胸に対して胸腔ドレーンを挿入すると，最初に900 mLの出血があり，その後も少量の出血が続いている．

> 補足　現場トリアージ指針（field triage decision scheme, FTDS）は，2006年に米国の外科学会と運輸省が共同で提唱した救急隊員のトリアージ指針であり，ステップ1は意識レベルとバイタルサインを評価し，GCS≦13，血圧≦90mmHg，呼吸≧30回/分（＜10回/分，補助換気）があれば外傷センターに搬送し，ステップ2は外傷部位を評価し，頭頸/体幹/大腿/上腕の鋭的損傷，胸壁の動揺/変形，長骨複数骨折，四肢の挫滅/粉砕/無脈/脱手袋損傷や切断，麻痺，骨盤骨折，頭部開放/陥没骨折があれば外傷センターに搬送する．ステップ3は受傷機転と高エネルギー損傷（転落の高さや車の速さ），ステップ4は患者（高齢者/小児/妊婦/熱傷/抗凝固薬）を評価する．外傷患者の迅速超音波検査（focused assessment with sonography for trauma, FAST）は，心窩部で心嚢腔，右肋間で肝腎陥凹（Morison窩）と右胸腔，左肋間で脾臓周囲と左胸腔，恥骨上部で直腸子宮窩（Douglas窩）や直腸膀胱窩（Praust窩）の出血を調べる．

精密診査

循環動態が不安定でFASTの陽性所見や胸腔ドレーンの大量出血（＞1,500 mL）がある患者でなければ，すぐに手術を行う必要はなく，次にCTの三次元画像で鈍的外傷に伴う内臓の出血を検索する．

この患者はCT検査を行うと肝臓に広範囲の複雑な裂傷があり，左葉の内側区域から外側区域や右葉に広がっていた（図3A）．右腎臓は造影剤の描出が低下しており，右腎動脈は狭小して造影剤が漏出し，右腎周囲には広い範囲で血腫があった（図3B）．

初期治療

多発外傷患者の初期治療の原則は，まず迅速な全身状態の安定化と蘇生であり，次いで個々の外

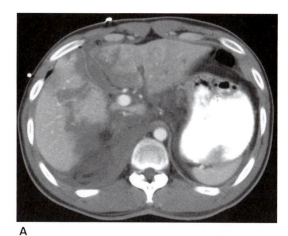

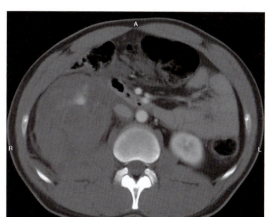

図3　腹部CT．（A）肝臓に大きな裂傷があり，（B）右腎臓周囲に造影剤漏出を伴う大きな血腫がある．

傷に対する優先順位をつけた治療である．気道確保と呼吸管理のあと最優先されるのは出血の制御であり，とくに動脈性出血の制御である．

この患者は腹部CTで，右腎動脈の造影剤漏出（活動性出血）があり，すぐに治療が必要である．過去数十年間の経験から，腹部の充実性臓器の損傷は開腹による止血操作を行わなくても制御可能であり，手術が出血の修復ではなくしばしば臓器の摘出（たとえば腎臓摘出や脾臓摘出）になるのに対して，画像ガイド下治療（interventional radiology）による出血の制御は臓器を温存できる確率が高い．

この患者は，循環動態が不安定，管腔臓器の損傷，鋭的外傷がなく，緊急開腹手術が必要な明らかな適応がないので，右腎臓と肝臓の画像ガイド下塞栓療法を行い，出血の制御に成功した（図4，

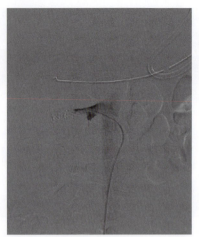

図4　血管造影．右腎動脈に5 mmのコイルと8 mmのコイルを塞栓して出血を制御した．

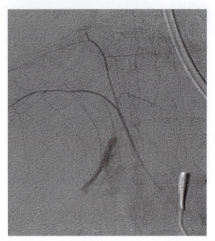

図5　血管造影．右肝動脈の下行枝から造影剤漏出があり，ゼラチン泡(gelfoam)を注入して出血を制御した．

図5)．支持療法を行うために集中治療室に入院した．

外傷患者の初期治療においては，外科治療の適応は出血の制御が主な目的であるが，その後の過程においては一連の臓器損傷を治療する必要がある．また，患者を再評価して一次評価で見落とした損傷を検索することも重要である．

大きな肝損傷では，しばしば胆汁漏があり，胆汁性腹膜炎を防ぐには，(しばしば腹腔鏡手術で)腹腔洗浄や腹腔ドレナージを行って制御しないといけない．胆道シンチ(HIDA scan)は胆汁漏に対して感度が高い(見落としが少ない)検査法である．

この患者は受傷3日後に胆道シンチを行ったところ，肝臓から胆汁漏があり，右胸腔に流入して胸腔ドレーンから体外に排泄されており，右横隔膜損傷が臨床的に診断された．

鈍的外傷における右横隔膜損傷は，左横隔膜損傷に比べてずっと少ない．右横隔膜下には大きな肝臓が控え壁のように存在しており，臓器脱出のような合併症を起こしにくいので，1か所の小さい損傷であれば，右横隔膜の外科的修復は不要である．

この患者では，胸部X線撮影で肝臓の挙上が徐々に増加しており，胆汁漏が胸腔内に流入しており，外科的修復の適応になった．

手術方法

この臨床シナリオの患者は，上腹部正中切開で手術を行うと，肝臓の一部は胸腔内に陥入していた．挫滅した肝臓を安全に腹腔内に戻すために，正中切開創を右胸部に延ばして胸腹部連続切開とし，肝臓を胸腔内から腹腔内に押し戻した(図6)．

綿撒糸(pledgetつき糸)を使って大きな横隔膜損傷を修復した(図7)．横隔膜は薄く柔らかく，損傷した横隔膜縁を修復するときは位置や方向をまちがえやすい．横隔膜を修復するときは，タグをつけ，支持糸をかけ，鉗子を使って，横隔膜縁をうまく整える．右胸腔内を洗浄し，胸腔ドレーンを続けた．

臓器損傷があり，腹腔内が内容物で汚染しているときは，発生源を制御して排液することが外科治療の重要な原則である．この患者では，肝臓の裂傷に沿って胆嚢の一部が裂けており，胆嚢を摘出した．制御するのが困難な細い肝内胆管からの胆汁漏は，腹腔内に複数のドレーンを留置して対処した．

外傷と手術の影響で腸管に浮腫があり，肝臓を腹腔内に戻した状態で一期的に腹壁を閉じるには腹腔の容積が不十分であった[訳注：右腎動脈出血による大きな後腹膜血腫の影響もある]．無理に閉腹すると腹腔内圧が高くなり，臓器損傷がある患者では腎機能と呼吸機能が低下し，創離開の危険性も高い．

この患者では腹壁を閉鎖せず，一時的にガーゼ被覆を行い，二期的に手術して閉腹することにした．腹壁開放部の一時的閉鎖法としては，陰圧療法システム(VACやABThera)があり，損傷制御手術(DCS)を受けた患者の複雑な管理が単純

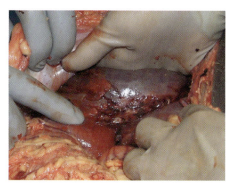

図6 手術写真．開腹すると肝臓に大きな裂傷が見られた．

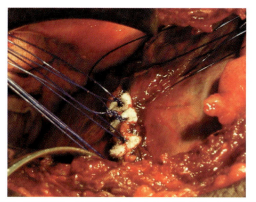

図7 手術写真．綿撒糸（pledget つき糸）を使って横隔膜を修復した．

に行える．

補足 損傷制御手術（damage control surgery, DCS）は，外傷患者の救命を目的とした手術であり，とくに外傷死の三徴候（低体温・アシドーシス・血液凝固障害）があるときは過度の手術侵襲を避け，たとえばガーゼパッキングのような最小限の処置で出血を制御する．

重要事項

- 最優先するのはABCDであり，気道（Airway）・呼吸（Breathing）・循環（Circulation）・脳神経（Disability）を評価する．
- 腹部鈍的外傷における緊急手術の適応は，腹腔内出血による不安定な循環動態と管腔臓器の穿孔による腹膜炎である．
- 緊急手術の目的は活動性出血と腹腔内汚染の制御であり，複数損傷で衰弱して循環動態が不安定な患者では，複雑で大きな手術を完遂するより部分的な損傷制御手術（damage control surgery）にとどめたほうがよい．
- 大部分の充実性臓器の損傷は開腹手術が不要であり，三次元画像診断と画像ガイド下治療（interventional radiology）の進歩によって，開腹手術の必要性は著しく減った．
- 臨床的に重要な損傷をすべて迅速に診断することは不可能であり，必ず患者を追跡して評価し，疑いの眼で観察しないといけない．

参考文献

Demetriades D, Velmahos GC. Indications for and techniques of laparotomy. In : David Feliciano, Kenneth Mattox, Ernest Moore, eds. Trauma. 6th ed. New York, NY : McGraw-Hill Professional, 2007 : 607-622.

Franklin GA, Casós SR. Current advances in the surgical approach to abdominal trauma. Injury. 2006 ; 37(12) : 1143-1156.

Lee JC, Peitzman AB. Damage-control laparotomy. Curr Opin Crit Care. 2006 ; 12(4) : 346-350.

Sasser SM, Hunt RC, Sullivent EE, et al. National Expert Panel on Field Triage, Centers for Disease Control and Prevention (CDC). Guidelines for field triage of injured patients. Recommendations of the National Expert Panel on Field Triage. MMWR Recomm Rep. 2009 ; 58(RR-1) : 1-35.

論文紹介 〔訳者推薦〕

Nishijima DK, Simel DL, Wisner DH, Holmes JF. Does this adult patient have a blunt intra-abdominal injury? JAMA 2012 ; 307 : 1517-1527.
腹部外傷は鈍的外傷が80％を占め，臓器損傷を示唆する身体所見は，シートベルト徴候（オッズ比 5.6-9.9）・反跳痛（6.5）・低血圧（5.2）・腹部膨満（3.8）・筋性防御（3.7），臓器損傷を示唆する検査所見は，塩基欠乏（オッズ比 18）・肝酵素上昇（2.5-5.2）・血尿（3.7-4.1）・貧血（2.2-3.3）・胸部X線異常（2.5-3.8）である．迅速超音波検査（FAST）は陰性所見でも臓器損傷の可能性がある（陰性尤度比 0.33）．

# IX 救命処置

Critical Care

51 気道緊急
Airway Emergency

DEREK T. WOODRUM and DAVID W. HEALY

> **症例**
> 65歳の女性．落馬で救急外来に搬送．現場に到着した救急隊員は，頸椎カラーを装着して高流量酸素マスクを当てた．救急外来では，酸素飽和度(SpO_2)は92％であり，いびき音がする部分閉塞性呼吸であった．迅速超音波検査で腹腔内出血があり低血圧を認めたため，動静脈ラインを確保して手術室に搬送した．手術室で麻酔の急速導入を行ったあと，頸椎カラーの前方部を外して輪状軟骨圧迫を加え，頸部正中位固定を維持したまま直視下に喉頭鏡を行ったが，声帯が見えず気管チューブを気管内に挿管することができず，SpO_2は80％に低下した．

鑑別診断

この患者の酸素飽和度(SpO_2)低下は，気道部分閉塞による低換気，精神状態低下，オピオイド投与が原因と思われるが，そのほかに，肋骨骨折に伴う肺挫傷・誤嚥・気胸・血胸，心筋挫傷に伴う心拍出量低下，心タンポナーデ，大動脈解離も考えられる．

気道緊急は外科医や麻酔科医が遭遇する最も危険で緊迫した状況のひとつである．この臨床シナリオの患者は，手術室という整った状況での発症であるが，外科医は生涯に気道管理が必要な患者に何度も立ち会うだろう．

小規模の病院では，病棟に24時間体制の麻酔科診療はなく，緊急気道確保は外科医チームの役割になる．援助してくれるメンバーを十分に活用できるときでも，病棟回診・救急蘇生室・放射線検査部・熱傷処置室など手術室から離れた場所では，外科医チームが最初に気道緊急に対応することになる．

さらに手術室でも，外傷患者・換気不能・挿管不能などの状況で，外科医は外科的気道確保のために呼び出されることがある．

何よりも重要なのは，医師が事前によく理解して考え抜いた気道確保の手技を身につけておくことであり，本項の目的は気道緊急に対応するときの顕著な要点を示すことである．麻酔導入前の気道評価，標準的な気道確保のための迅速気管挿管，気管挿管が不成功のときに行うべき事項，外科的気道確保について記載する．

> **補足** 頸髄損傷の評価には「カナダ頸髄ルール」(Canadian C-spine rule, CCR)）が使われており，①高危険因子：65歳以上，危険な受傷機転，四肢の感覚鈍麻，②低危険因子：単純な追突事故，坐位が可能，歩行可能，頸部痛が遅れて発症，後頸部正中に圧痛なし，③頸部回旋運動(左右に45度回せる)をチェックして頸椎X線撮影の必要性を判定する評価法であり，感度が高く，見落としが少ない．

気道評価

気道緊急では検査する時間はない．事前に撮影された胸部X線写真があれば，気胸・血胸・縦隔拡大を診断できるが，重要なのは気道の評価である．補助換気がほとんど不要の患者の低酸素状態は，下顎挙上で気道確保して酸素投与すればよく，口咽頭エアウェイを使用してもよい．

緊迫した状況での目標は，酸素化を維持しながら，同時に換気困難や挿管困難の予測因子を同定することであり，危険性の層別化は引き続きすぐに行う気道管理の方針に役立つ．気道評価を行い，マスク換気困難・チューブ挿管困難・輪状甲状膜切開困難という3つの状況を予測するのに利用する(表1)．

ガス交換を維持して患者を救命するには，マスク換気ができることが非常に重要である．挿管が成功しないときは，マスク換気をしばらく続けないといけない．

Mallampati スコアは，喉頭がどれくらい見え

表1 気道評価

マスク換気困難	チューブ挿管困難	輪状甲状膜切開困難
Mallampati 3/4	Mallampati 3/4	頸部手術
肥満	伸展制限	血腫や感染
睡眠時無呼吸	頸椎カラー	肥満や脊椎側弯症
あごひげの存在	病院ベッド	頸部照射
頸部照射の既往	下顎突出制限	腫瘍や甲状腺腫

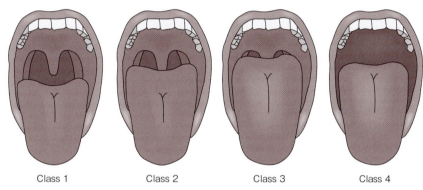

図1 Mallanpati スコア. Class 1 軟口蓋・口蓋垂・口峡・口蓋弓がよく見える. Class 2 軟口蓋・口蓋垂・口峡が見える(口蓋垂の先端が隠れる). Class 3 軟口蓋と口蓋垂基部が見える(口峡が見えない). Class 4 硬口蓋だけ見える(軟口蓋が見えない).

るかを評価する分類である(図1). クラス3は軟口蓋と口蓋垂基部が見えて口峡が見えない状態, クラス4は硬口蓋だけ見えて軟口蓋が見えない状態であり, 喉頭鏡による直視下の挿管とマスク換気がともに困難であることを警告しており, 別の気道デバイスや気道専門家の支援がすぐに得られるようにしておく.

緊急状態で勧められる簡便な気道評価法には, Mallampati スコア, 開口テスト[訳注：最大開口時の上下切歯間距離＜3cm(2横指)は開口障害], 下顎突出テスト(下顎の切歯を上顎の切歯より前に出せる)がある. 歯牙脱落の有無を調べ, 頸髄損傷のないことが明らかな患者では, 頸椎の動き, とくに伸展性を評価する.

補足 日本の診療ガイドラインでは, 気道確保困難の頻度は, マスク換気困難が5%, 喉頭展開困難(直視型喉頭鏡)が6%, 換気/展開両方困難が0.4%である. Kheterpal モデルは, 年齢(≧46歳)・男性・あごひげ・歯牙・Mallanpati 3/4・肥満(BMI≧30)・睡眠時無呼吸・太い首・短い首(甲状オトガイ間距離＜6cm)・頸部照射/腫瘍・頸椎不安定/可動制限・下顎前方移動制限の12因子を評価すると, マスク換気/喉頭展開の両方が困難の頻度は, Ⅰ(0～3個)が0.2%, Ⅱ(4個)が0.5%(2.5倍), Ⅲ(5個)が0.8%(4.2倍), Ⅳ(6個)が1.7%(9.2倍),

Ⅴ(7～11個)が3.3%(18倍)である.

気道確保

気道評価が終わり, 援助を求める救急コールを行ったら, 麻酔を導入する前に酸素化を行う. 酸素化には, リザーバーがついた非再呼吸式マスクを利用するのが最もよい. 間欠的に自発呼吸している患者では, バッグバルブマスク(BVM, Ambu bag)は自己膨張性バッグから酸素を吸入するのが困難であり, 迅速気管挿管前の酸素化には適していない.

迅速気管挿管

部分的な気道閉塞で努力性呼吸になっている患者では, 下顎挙上の手技を行う. 十分に酸素化を行って輪状軟骨を圧迫したら, 全身麻酔を導入して筋弛緩をかけ, 挿管準備状態が最適になるようにする.

麻酔導入薬と筋弛緩薬はいろいろあり, それぞれに利点と欠点があるが, 循環動態を安定させる特性があるエトミデートがよく使われている(表2).

サクシニルコリンやロクロニウムを表記の投与

表2 麻酔導入薬と筋弛緩薬

麻酔導入薬	
エトミデート	0.2〜0.3 mg/kg 静注
チオペンタール	3〜5 mg/kg 静注
プロポフォール	2〜3 mg/kg 静注
ケタミン	1〜2 mg/kg 静注
筋弛緩薬	
サクシニルコリン	1〜1.5 mg/kg 静注
ロクロニウム	0.6〜1.2 mg/kg 静注

量で静注すると，60秒以内に理想的な挿管準備状態になる．サクシニルコリンは禁忌の患者が多いので，迅速気管挿管ではロクロニウムを使うことが多い．30〜45秒間の筋弛緩状態になるが，時間がたっても自発呼吸がすぐに回復することはないので，挿管が成功しなくても患者を覚醒させる必要はない．

サクシニルコリンは比較的安全な筋弛緩薬で広く使用されているが，禁忌を知っておく必要がある．サクシニルコリンを使用する医師は絶対的禁忌を熟知していなければならず，熱傷・高カリウム血症・上位運動神経疾患・神経筋機能障害・悪性高体温症の既往歴や家族歴がある患者に使ってはいけない．

補足　迅速気管挿管（rapid sequence intubation）の手順「7P」は，①10分前に準備（preparation），②5分前に酸素化（preoxygenation），③3分前に前投薬（pretreatment），④導入と筋弛緩（paralysis with induction），⑤30秒間の保護（protection），⑥15秒で挿管（placement/intubation），⑦15秒後に挿管後処置（post-intubation management）となっている．

挿管困難

この臨床シナリオの患者では，迅速気管挿管は成功せず，直視下に喉頭鏡を行っている．このような状況では，よく考えられたバックアップ計画をすぐに活用すべきである（図2）．

挿管困難にどのように対応すればよいか，フローチャートで示されており，米国麻酔学会（ASA）の「挿管困難アルゴリズム」を改訂したものである．目標は気道確保によるガス交換と酸素飽和度の維持であり，フローチャートに従って以下に重要な点を記載する．

（1）最初の気管挿管で失敗したら，再挿管を試みるための状況を整えながら，パルスオキシメーターを見て酸素飽和度を確認する．すでに90％以下に下がっていたら再挿管を試みてはいけない．

（2）すぐにバッグマスクで換気と酸素化を行い，輪状甲状膜切開キットを持って来るように指示し，外科的気道確保の準備を行う．外科的気道確保は次の段階ではないが，並行して準備しておく．

（3）バッグマスクの換気がうまくいったときは，酸素化を十分に行ったあと，別の気道デバイスの使用に慣れた気道の専門家が別の手法を使って再挿管を試みる．

（4）バッグマスクの換気がうまくいかなかったときは，喉頭マスク（LMA）を挿入して気道を確保し，LMAによる換気を十分に行い，気道の専門家が喉頭マスクを介して挿管することを考える．

（5）LMAの挿入に失敗したときや，LMAによる換気で酸素化が不十分なときは，外科的気道確保に移行する．

最初の気管挿管で失敗したときは，すぐに熟練者の応援を要請することが非常に重要である．目標は酸素化とガス交換であり，挿管に失敗したときは，バッグマスクで換気を続ければ目標を達成できる．

ビデオ喉頭鏡・声門上器具・喉頭ファイバーなどの気道デバイスを不慣れな医師が使うのは勧められない．麻酔科医が何百例の手術を見ても虫垂切除をきちんと行えないように，外科医チームが緊迫した状況で最新の気道デバイスをうまく使えるとは限らない．気管挿管とバッグマスク換気に失敗したときにLMAの挿入を行うのは，酸素供給と気道確保に主眼を置くからである．

補足　日本麻酔科学会の気道管理アルゴリズム（JSA-AMA）では，マスク換気が可能で気管挿管を行うグリーンゾーン，声門上器具が必要なイエローゾーン，輪状甲状膜切開が必要なレッドゾーンに分けており，マスク換気を改善させる手段として，両手法，経口/経鼻エアウェイ挿入，両手による頭部後屈/下顎挙上/開口，麻酔器を利用した両手マスク保持，筋弛緩薬の投与/回復などが挙げられている．

外科的気道確保（表3，表4）

気管挿管に失敗し，別の気道デバイスを使って再挿管するのにバッグマスク換気が不十分なときは，遅滞なく外科的気道確保を行う．外科的気道確保には2つの方法があり，1つは輪状甲状膜切開キットを使ったガイドワイヤー法（表3，図3），

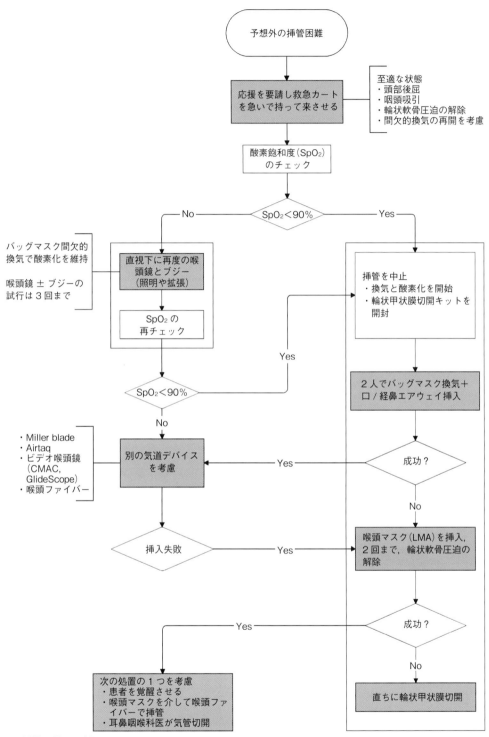

図2 挿管困難への対処.

表3 輪状甲状膜切開キットを用いたガイドワイヤー法

1. 肩枕を挿入して適切な体位をとる.
2. 短時間で皮膚を消毒する.
3. 輪状甲状膜を触れる(胸骨切痕から気管を上方にたどって最初に触れる軟骨隆起が輪状軟骨).
4. 正中縦切開を加える(経皮法ではなく,ワイヤーを使った開創法).
5. 気管前筋膜を通して輪状甲状膜に針を刺入すると,注射器に空気が引ける(注射器に生理食塩水を半分ほど入れておくと,針の先端が気管内に達したときに気泡が引ける).
6. ガイドワイヤーを気管に進める(Seldinger法による中心静脈穿刺のときのように).
7. エアウェイカテーテルに屈曲型拡張器を通したあとガイドワイヤーに通して気管に刺入する.
8. エアウェイカテーテルから屈曲型拡張器とガイドワイヤーを引き抜く.
9. バルーンを膨らませてバッグ換気を開始する.
10. 経口気管挿管と同じように固定と位置を確認する.

● 落とし穴
・頸髄損傷があるときは頸部を伸展させない.

表4 外科的輪状甲状膜切開法

1. 肩枕を挿入して適切な体位をとる.
2. 短時間で皮膚を消毒する.
3. 輪状甲状膜を触れる(胸骨切痕から気管を上方にたどって最初に触れる軟骨隆起が輪状軟骨).
4. 正中縦切開を加える.
5. 輪状甲状膜に向かって組織を短時間で剝離する(露出が困難なこともある).
6. 輪状甲状膜に横切開を加え,気管拡張器か分離式メスの把持部を挿入して間膜を開けておく.
7. 輪状甲状膜にカフつき気管チューブか通常の気管内チューブを挿入し,拡張器を取り除く.
8. コネクターを装着し,Ambuバッグや麻酔回路に接続する.
9. 呼気終末炭酸ガス濃度を確認する(十分な心拍出量が必要).

● 落とし穴
・頸髄損傷があるときは頸部を伸展させない.
・横切開で行うときは切開レベルと血管損傷に注意する(緊急時に正中縦切開にする理由である).
・気管チューブをまちがった場所に通す.

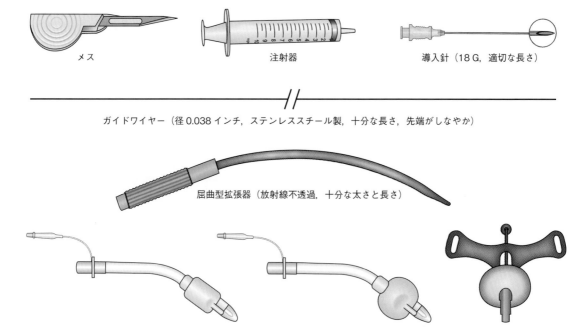

図3 輪状甲状膜切開セット(Melker).

もう1つは外科的輪状甲状膜切開法である(表4).

輪状甲状膜切開キット(Melker)を使ったガイドワイヤー法は，広く普及してふつうに行われており，どこでも利用でき，医師が使い慣れており，すぐに装着できる利点がある．外科的輪状甲状膜切開法は剝離に時間がかかるので，キットを使うより長い時間が必要である．

術後管理

カフつき気管チューブを挿入して気道を確保したら，左右の呼吸音を聴診し，呼気終末炭酸ガス濃度を計測する．呼気終末炭酸ガス濃度は，回路内の直列デバイスで色の変化を観察するか，麻酔器のガス計測器に呼気を戻して計測する．

炭酸ガス交換は血液が肺を通っている必要があり，大量出血・広範囲心筋梗塞・肺動脈塞栓症などで心拍出量が非常に低い状況や心停止で心肺蘇生をしていない状況では，気管チューブを正しく挿入しても炭酸ガスを検知しない．パルスオキシメーターと動脈血液ガス分析を補助手段として利用する．

胸部X線撮影を行い，気管チューブの位置を確認し，すべての肺葉が十分に膨らんでいることを確認する．当然のことであるが，胸部X線撮影のために緊急手術が遅くなってはいけない．

重要事項

- 緊急気道管理を成功させるには，躊躇なく気道管理の専門家に相談することが最も重要である．
- 気道確保の標準的な手法は直視下喉頭鏡による迅速気管挿管であり，頸椎安定性が不明のときは頸部正中位固定を維持したまま行う．
- 緊急気道確保を順序よく安全かつ合理的に行うには，挿管困難アルゴリズムを理解しておくことが非常に重要である(記憶せよ！)．
- 標準的な喉頭マスク(LMA)と異なる気道デバイスを使うには成功体験が必要であり，使い慣れていない医師が緊急の状況で使用するのは勧められない．

参考文献

Hung O, Murphy M. Context sensitive airway management. Anesth Analg. 2010 ; 110(4) : 982-983.

Kheterpal S, et al. Incidence and predictors of diffi cult and impossible mask ventilation. Anesthesiology. 2006 ; 105(5) : 885-891.
  論文紹介 アメリカの臨床研究(N＝22,660)では，マスク換気困難はグレード3(換気不十分/不安定，2人必要)が1.4%，グレード4(換気不能)が0.16%であり，グレード3の予測因子は高齢(≧57歳)・肥満(BMI＞30)・あごひげ・いびき・MallampatiⅢ/Ⅳ・下顎突出制限であり，グレード4の予測因子はいびきと下顎甲状軟骨間距離(＜6cm)である．あごひげは剃ったほうがよく，下顎突出度テストは行ったほうがよい．

Melker JS, Gabrielli A. Melker cricothyrotomy kit : an alternative to the surgical technique. Ann Otol Rhinol Laryngol. 2005 ; 114(7) : 525-528.

Melker kit video. http://www.cookmedical.com/cc/resources.do?id=4813. Accessed 10/1/2010.

52 副腎不全
Adrenal Insufficiency

STEVEN R. ALLEN and HEIDI L. FRANKEL

症例

67歳の女性，自動車事故で救急外来に搬送．7日前に非開放性頭部外傷によるくも膜下出血と両下腿(脛骨/腓骨)骨折があり，受傷3日後に抜管したが，24時間前に呼吸困難が悪化して再挿管が必要になり，エトミデート(麻酔導入薬)とサクシニルコリンで迅速気管挿管を行ったが，循環動態が不安定になり，十分な輸液にもかかわらず，頻脈と低血圧が進行している．

症例の詳細

バイタルサインは，体温38.6℃，脈拍130回/分，血圧85/40 mmHg，酸素飽和度(SpO_2)92%，呼吸器設定は換気回数25回/分，吸入酸素濃度60%(FiO_2 0.6)，呼気終末陽圧(PEEP)7.5 cm，圧補助(PS)10〜12 cmであった．
晶質液1Lを3回急速投与したが[訳注：日本人に急速輸液3,000 mLは過剰であろう]，反応はなく，中心静脈圧は10 cm，尿量は10 mL/時間である．年齢相応の外観で肥満があり，覚醒しているが，命令に応じ続けることはできない．高血圧・糖尿病・慢性閉塞性肺疾患・関節リウマチの既往歴があり，プレドニゾン15 mg/日を服用していた．

鑑別診断

循環動態が不安定になった原因をすべて診断して治療するには，広い範囲の鑑別診断が挙げられる．挿管された状態で肺病変があることから，人工呼吸器関連肺炎による敗血症や敗血症性ショックをまず考える．そのほかの肺病変として肺塞栓症(PE)も臨床像に合致する．
年齢と併存疾患からは，心筋梗塞のような急性心臓イベントを考えなければならず，整形外科的外傷を考慮すると，脂肪塞栓の可能性もある．エトミデートで挿管したことからは，ワンショット静注では起こりにくいものの，副腎不全(AI)を考えておく必要がある．

補足 ショック(血圧<90 mmHg)の徴候には「5P」があり，顔面蒼白(pallor)，虚脱(prostration)，発汗(perspiration)，脈拍微弱(pulseless)，呼吸不全(pulmonary insufficiency)があるが，臨床的には，意識障害・頻脈・低血圧・尿量減少・皮膚四肢冷感・毛細血管再充満遅延が重要である．病態から4つに分けられ，心原性ショック(cardiogenic)は心筋梗塞・心筋症・弁膜症・不整脈，循環血液量減少性ショック(hypovolemic)は出血・脱水・熱傷・膵炎・腹水，血液分布異常性ショック(distributive)はアナフィラキシー・敗血症・脊髄損傷，閉塞性ショック(obstructive)は緊張性気胸・心タンポナーデ・肺塞栓症を考え，最後に内分泌性ショックの副腎不全を思い出す．

精密診査

この臨床シナリオの患者では，血液培養は陰性であり，血液検査は白血球数11,000/μL，ヘモグロビン9.7 g/dL，ナトリウム131 mEq/L，カリウム5.3 mEq/Lであった．胸部CTで肺塞栓症はなく，心エコーは心拍出量65%であり，壁運動の異常もなく，心筋酵素も上昇していなかった．

補足 急性副腎不全は，原発性では自己免疫性副腎炎(出血・梗塞・壊死)，続発性では医原性(常用ステロイド薬の中断)，視床下部/下垂体の腫瘍・手術・照射が多く，そのほか下垂体腺腫による梗塞，手術や分娩の大量出血による下垂体卒中(Sheehan症候群)，Cushing症候群の手術後がある．

診断と治療

循環動態が不安定な患者で，大量輸液に反応せず，昇圧薬に依存し，敗血症・心筋梗塞・肺塞栓症を除外したときに残るのが，副腎不全である．この患者はステロイドを常用しており，事故の外傷で高度のストレスを受けたことから考えると，

副腎不全が妥当である．

この患者の副腎不全に合致する症状としては，説明できない持続性の発熱，虚脱感，人工呼吸器からの離脱が不可能，低ナトリウム血症，高カリウム血症などがある．副腎不全を示唆するほかの検査所見としては，好酸球数増加（3.5%，正常は0.9%）があるが，慢性副腎不全の患者に認めることが多い．

副腎機能の検査法は複数あるが，信頼性がとりわけ高いものはなく，随時コルチゾール値が役立つ．コルチゾールの分泌は日内リズムがあるが，重症患者はリズムが失われており，いつ測定してもよい．文献的には多くの基準値があるが（<10～34 μg/dL），随時コルチゾール値が18 μg/dL以上であれば，正常のストレス反応である．

副腎皮質刺激ホルモン（ACTH）を使った負荷試験も診断に有用であり，過去40年間利用されてきた．コシントロピン（合成ACTH）250 μgを静注か筋注で投与し，投与前・30分後・60分後にコルチゾールを測定する［訳注：18 μg/dL以上や2倍以上の反応があれば正常の反応］．日中いつ行ってもよい．

低用量の負荷試験も提案されており，コシントロピン1 μgを静注してコルチゾールを測定するが，少量なので部分的副腎不全の診断で感度が高いはずであるが，有用性は証明されておらず，標準量の250 μgが使われている．

「デルタ9」も副腎不全の診断に有用かもしれない［訳注：Δ（デルタ）は変化量のこと］．敗血症患者の多施設共同ランダム化比較試験によると，ACTH負荷試験におけるコルチゾール値の変動（30分値や60分値）が9 μg/dL以上であった患者は死亡率が低く，ACTH負荷試験は敗血症や重症疾患になったときの副腎予備能を示していると考えられるが，視床下部−下垂体−副腎皮質系が正常に機能しているわけではない．

最大限のストレスを受けている患者の副腎が最大限のコルチゾールを効果的に分泌しているかどうかについても議論があり，9 μg/dLの変動は十分ではあっても必要ではなく，変動値はもっと小さくてもよく，たぶん9 μg/dL以下であり，「デルタ9」の利用度は限られている．

最近の敗血症性ショック患者の多施設共同ランダム化比較試験では，ACTH負荷試験に反応した患者と反応しなかった患者の転帰は差がなく，ACTH負荷試験を行うことを勧めていない［訳注：正確には，ヒドロコルチゾンを投与した患者と投与しなかった患者の28日死亡率は差がなく，敗血症性ショックの患者にヒドロコルチゾン投与を行うことを勧めていない（N Engl J Med 2008；358：111-24）］．

遊離コルチゾールも副腎不全の診断に有用かもしれない．血中コルチゾールの90％以上は，コルチゾール結合グロブリンやアルブミンなどの蛋白質と結合しており，活性を示すのは遊離したコルチゾールであるが，結果が出るのに時間がかかるので，重症患者の検査としては実践的でない．利用度を高めるには，臨床的にもっと意味のある検査を開発するように研究しないといけない．

ほかにもインスリン耐性試験やメチラポン試験があるが，重症患者ではインスリン耐性試験は重篤な低血糖を誘発し，メチラポン試験は副腎不全を悪化させる［訳注：メチラポン試験はコルチゾール合成を阻害して下垂体のACTH分泌機能を評価する検査であり，Cushing症候群の鑑別診断に使う］．

ここ臨床シナリオの患者では，血行動態が不安定になる明らかな疾患はなく，鑑別診断は副腎不全に絞られた．随時コルチゾール値を測定すると10 μg/dLであり，標準的なACTH負荷試験（250 μg）では，60分値が17 μg/dLであった．随時値が低く，変動値も9 μg/dLより小さく，この患者は本当に副腎不全であった．

補足 急性副腎不全の症状は，易疲労感/脱力感，食欲不振/体重減少，筋肉痛/関節痛，腹痛/嘔吐，発熱，低血圧であり，血液検査では，低血糖（≦70 mg/dL），低ナトリウム（≦135 mEq/L），高カリウム，貧血（正球性正色素性），好酸球増多（≧8%），早朝コルチゾール低値（<4 μg/dL）が見られる．

ステロイド療法

副腎不全は急性副腎不全と続発性副腎不全に分けることができ，関節リウマチや気管支喘息で定期的に副腎皮質ホルモンを使用している患者を別にして扱わないといけない．

副腎不全に直面したときは，副腎皮質ホルモンを適切に投与する必要があり，慢性的に常用している患者が重症疾患でストレスを受けたときは，副腎皮質ホルモンを増量する必要がある．ただし，増量をどれくらい続けるか，そもそも増量が必要なのかについては，文献にも十分には記載さ

れていない．

　プレドニゾンとコルチゾンがプレドニゾンとコルチゾールの活性複合体になるにはヒドロキシル化（水酸化）が必要であり，副腎皮質ホルモンの選択薬はヒドロコルチゾン［訳注：コルチゾールの薬品名であり，糖質コルチコイドの大部分を占める］である．

　副腎不全では，糖質コルチコイドだけでなく，鉱質コルチコイドも必要であるが，ヒドロコルチゾンを使用すれば，糖質・鉱質両方のコルチコイド活性があるので鉱質コルチコイドの投与は不要である．ただし，敗血症性ショックに対する2つの大規模臨床試験はプロトコールが大きく異なっており，結果に差があった臨床試験では，ヒドロコルチゾンに鉱質コルチコイドを併用している．

　ヒドロコルチゾン150～200 mgを5～7日投与すると，昇圧薬の使用量が減少し，臓器機能が改善し，人工呼吸器装着期間が短縮し，集中治療室滞在期間も短縮し，最も重要なことでは，28日死亡率が低下する．最適な量と期間については異論があり，多くの研究で投与量や投与期間が異なり，6時間ごとに50 mgもあれば8時間ごとに100 mgもあり，1日もあれば5日もある．

　2002年のAnnaneの報告によると，敗血症性ショックで副腎不全があった患者は，ヒドロコルチゾンとフルドロコルチゾンを投与したほうが生存率は高く，プラセボに比べて有害事象は差がない［訳注：フルドロコルチゾンは糖質コルチコイドより鉱質コルチコイドの作用が強い］．

　ただし，2008年に報告されたCORTICUS試験によると，ヒドロコルチゾン投与群の死亡率はプラセボ投与群と差がなく，ACTH負荷試験に反応した患者と反応しなかった患者に分けて比べても，ヒドロコルチゾン投与群の死亡率はプラセボ投与群と差がない．ヒドロコルチゾン投与群はショックからの回復が早かったが，生存率は差がなく，この結果は2009年のAnnaneのメタ分析でも確認されている．

　補足 Annaneによる17の臨床試験のメタ分析（N＝2,138）では，重症敗血症患者を副腎皮質ステロイド投与の有無で分けると，28日死亡率は35％と39％であり（P＝0.05），副腎皮質ステロイド投与による28日死亡のリスク比は0.84［0.71-1.00］である．Wangによる8つの臨床試験のメタ分析（N＝1,063）では，敗血症性ショック患者を低用量ヒドロコルチゾン投与（≦300 mg/日）の有無で分けると，7日後ショック回復率は63％と48％，28日後ショック回復率は69％と60％で差があるが，28日死亡率は42％と45％で差がなく，低用量ヒドロコルチゾン投与による28日死亡のリスク比は0.89［0.69-1.15］である（Anesth Analg 2014；118：346-57）．
参照『消化器外科のエビデンス 第2版』「ステロイド」（311～313ページ）．

症例の結末

　この患者では，ヒドロコルチゾン50 mgを6時間ごとに5日間投与して治療した．初回投与から4～5時間すると循環動態は安定し，人工呼吸器の圧補助を順調に漸減することができ，続いて抜管できた．全身状態が改善して服薬できるようになると，ヒドロコルチゾンの静注をプレドニゾンの内服に変え，安定した状態で集中治療室を退室した．

重要事項

- 副腎不全（AI）は捉えにくい徴候で発症し，敗血症・肺塞栓症・心筋梗塞などに似た症状を呈する．
- 副腎不全は鑑別診断を広い範囲で考え，致命的な病気を一つひとつ正しく除外して診断する．
- 副腎不全の症状には，頻脈・低血圧・発熱，脱力感，人工呼吸器からの離脱不能などがある．
- AIの検査所見には，低血糖・低ナトリウム血症・高カリウム血症・好酸球増多などがあるが，慢性副腎不全の患者に認めることが多い．
- 副腎不全の診断は，随時コルチゾール値やACTH負荷試験で確定することができる．
- コルチゾールの絶対値も診断に役立つが，実際の診断では「デルタ9」ルールも役立つ．
- 副腎不全の治療は，ヒドロコルチゾン50～100 mgを6～8時間ごとに投与するのが標準的であり，投与期間は患者の反応によって決める．

参考文献

Annane D, et al. Corticosteroids in the treatment of severe sepsis and septic shock in adults: a systematic review. JAMA. 2009；301：2362-2375.

Annane D, et al. Effect of treatment with low doses of hydrocortisone and fludrocortisone on mortality in patients with septic shock. JAMA. 2002；288：862-871.

Annetta M, et al. Use of corticosteroids in critically ill septic patients : a review of mechanisms of adrenal insufficiency in sepsis and treatment. Curr Drug Targets. 2009 ; 10 : 887-894.

Cooper MS, Stewart PM. Adrenal insufficiency in critical illness. J Intensive Care Med. 2007 ; 22 : 348-362.

Cooper MS, Stewart PM. Corticosteroid insufficiency in acutely ill patients. N Engl J Med. 2003 ; 348 : 727-734.

Edwin SB, Walker PL. Controversies surrounding the use of etomidate for rapid sequence intubation in patients with suspected sepsis. Ann Pharmacother. 2010 ; 44 : 1307-1313.

Grossman AB. Clinical review# : the diagnosis and management of central hypoadrenalism. J Clin Endocrinol Metab. 2010 ; 95 : 4855-4863.

Hamrahian A. Adrenal function in critically ill patients : how to test? When to treat? Cleve Clin J Med. 2005 ; 72 : 427-432.

Johnson KL, Rn CR. The hypothalamic-pituitary-adrenal axis in critical illness. AACN Clin Issues. 2006 ; 17 : 39-49.

Marik PE, et al. Recommendations for the diagnosis and management of corticosteroid insufficiency in critically ill adult patients: consensus statements from an international task force by the American College of Critical Care Medicine. Crit Care Med. 2008 ; 36 : 1937-1949.

Nylen ES, Muller B. Endocrine changes in critical illness. J Intensive Care Med. 2004 ; 19 : 67-82.

Rivers EP, et al. Adrenal insufficiency in high-risk surgical ICU patients. Chest. 2001 ; 119 : 889-896.

Sprung CL, et al. Hydrocortisone therapy for patients with septic shock. N Engl J Med. 2008 ; 358 : 111-124.

論文紹介〔訳者推薦〕

Cooper MS, Stewart PM. Corticosteroid insufficiency in acutely ill patients. N Engl J Med. 2003 ; 348 : 727-734.
急性副腎不全の症状は倦怠感・食欲不振/嘔気/嘔吐・腹痛・筋肉/関節痛・体位めまい・塩分切望・頭痛・記憶障害・抑うつ，身体所見は頻脈・低血圧・発熱，血液検査は低ナトリウム血症・高カリウム血症・低血糖・好酸球増加がある．コルチゾール値の随時測定が15μg/dL未満では副腎不全の可能性が高く，15〜34μg/dLでもコルチコトロピン試験（ACTH負荷）で反応が9μg/dL未満のときは副腎不全の可能性が高い．

53 急性呼吸促迫症候群
Acute Respiratory Distress Syndrome (ARDS)

PAULINE K. PARK, KRISHNAN RAGHAVENDRAN, and LENA M. NAPOLITANO

> **症例**
> 65歳の女性．手術後に発症．慢性腎不全で血液透析を受けていたが，閉塞性大腸癌の診断で緊急左側結腸切除を受けたところ，術後5日目に腹痛・発熱・白血球増加があり，腹部画像検査で広範囲に気腹を認めた．緊急再開腹手術を行うと，吻合不全が明らかになり，吻合部を切除して口側断端でストーマを造設し，肛門側断端を閉鎖した（Hartmann手術）．手術室で高度の低酸素血症が悪化し，吸入酸素濃度100%（FiO_2 1.0）で動脈血酸素分圧（PaO_2）は85 mmHgであった．挿管したまま人工呼吸器につなぎ，外科系集中治療室（SICU）に移動した．

■ 鑑別診断

この臨床シナリオの患者には高度の低酸素血症と急性呼吸不全がある．高度の低酸素血症がある患者では，診断によって治療が異なるので，確定診断をつけることが重要である．

この患者の高度低酸素血症の鑑別診断には，細菌性肺炎・誤嚥性肺炎／肺臓炎・肺塞栓症・心不全・肺水腫・輸血関連急性肺傷害（TRALI）・急性呼吸促迫症候群（ARDS）が挙げられる．

両側性の肺浸潤が急激に発症して低酸素血症を生じた患者は，心原性肺水腫の所見がなければ，ARDSと考える．ARDSの診断基準は，（1）急性に発症した両側性の肺浸潤影，（2）PaO_2/FiO_2（P/F）$\leq$ 300 mmHg，（3）左房高血圧（心原性肺水腫）の所見がないことである．

> **補足** 同じ「しょうがい」でも，「傷害 injury」は臓器や組織がダメージを受けて傷つくこと，「障害 dysfunction」は臓器や組織の機能が低下することである．たとえば輸血の有害事象で「肺傷害 lung injury」を起こすと「呼吸機能障害 pulmonary dysfunction」を生じる．なお，「不全 failure」は高度の機能障害であり，心不全・呼吸不全・肝不全・腎不全があるが，「脳不全」はなく，「脳死」がある．

■ 精密診査

ARDSの精密診査は，画像検査と血液検査を行い，急性の低酸素血症や呼吸不全を起こすほかの疾患を除外する．ARDSは最終的に，ほかの疾患を除外した結果による臨床診断である．ARDSによる死亡率は40%と今でも高く，適切な治療を行うには早期の診断が非常に重要である．

この臨床シナリオの患者は，手術前の胸部X線写真が正常であり，腹膜炎が敗血症に進展して両側性の肺浸潤を生じている（図1）．一般に肺炎は両側性よりも葉浸潤のことが多い[訳注：手術中に誤嚥性肺炎は起こっても細菌性肺炎は起こらない]．

心原性肺水腫を評価するために心エコーを行うと，高心拍出量状態であり，推定心拍出量は70%で左心不全・肺高血圧・弁膜症の所見はなく，腹膜炎による敗血症を裏づける結果であり，心不全の診断ではなく，肺塞栓症に見られる右心のストレイン型や右心不全の所見もなかった．

動脈血液ガス分析は，吸入酸素濃度（FiO_2）1.0で動脈血酸素分圧（PaO_2）が85 mmHgであり，低酸素血症とともにP/F $\leq$ 200 mmHgが確認された．非代償性急性心不全で上昇する脳性ナトリウム利尿ペプチド（BNP）は低値であり，ARDSの診断が示唆された．

急性呼吸不全の患者は喀痰培養を行い，細菌性肺炎や誤嚥性肺炎の可能性を評価しないといけない[訳注：その前に敗血症があるので血液培養を行わないといけない]．

心電図は洞性頻脈であり，伝導障害はなかった．肺塞栓症や肺性心（cor pulmonale）があれば右心のストレイン型が見られ，急性心筋梗塞の可能性も評価できる．

胸部CTは肺血管撮影（CTアンギオ）が肺塞栓症の診断に有用であり，胸水・気胸・無気肺の同

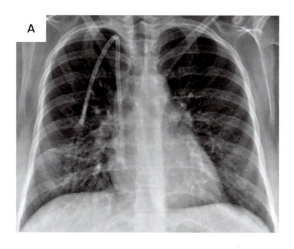

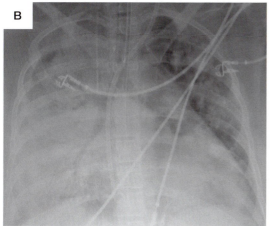

図1 胸部X線．（A）手術前は異常がない．（B）集中治療室では両側性の肺浸潤影がある．

を示しており，蛋白質と好中球に富む浸出液が浮腫となって肺間質や末梢気道に蓄積する．別の機序も加わり，肺胞浮腫液や炎症細胞浸潤を肺から除去する機構も損傷を受けている（図2）．

　ARDSの管理で最優先するのは，原因となった基礎疾患や契機となった病態の治療である．この患者は吻合不全と腹膜炎や敗血症の治療が必要であり，広域スペクトラムの抗菌薬の経験的な投与，感染源の外科的な処置，全身状態の回復蘇生，呼吸循環動態の支持療法である．

> **補足** ARDSは，1967年にAshbaughが報告した概念であり，1994年に米国胸部疾患学会と欧州集中治療医学会の合同会議による定義が発表されて世界共通の概念になったが，2012年に新しい診断基準が発表されている（ベルリン定義）．日本の診療ガイドラインでも，ARDSの診断基準はベルリン定義に従っている（表1）．

機械換気による呼吸補助

　機械換気による呼吸管理の目標は，肺損傷を最小限に抑えながら酸素化を最大にすることである．低容量換気（6 mL/kg）に設定すると，呼吸器誘発性肺傷害（VILI）が少なく死亡率が低いので，ARDSにおける人工呼吸器の標準的な管理法になっており（表2），高炭酸ガス血症は大目に見ている．

　ARDS臨床試験ネットワークが国立衛生研究所（NIH）の主催で設立され，ARDSの治療に関する大規模な臨床試験が終了した．これまでに行われてきた臨床試験では，ARDSの生存率が改善する唯一の治療法は低換気量による機械換気である．

　それでも低酸素血症が持続するときは，気道内

定にも役立ち，治療方針の選択の参考になるが，患者によっては高度の低酸素血症があるため安定した状態でCT検査室に搬送することができない．

　四肢ドプラ超音波は深部静脈血栓症の有無を評価するのに考慮し，抗凝固療法を開始する根拠になるが，高度低酸素血症の原因として肺塞栓症の診断を確定することはできない．

診断と治療

　この患者は胸部X線で両側性の肺浸潤が見られ，P/F ≦ 200 mmHgの低酸素血症があり，心原性肺水腫の所見がなく，ARDSの診断基準にすべて合致している（表1）．ARDSの原因は吻合不全で生じた腹膜炎と敗血症である．

　ARDSの特徴はびまん性の肺胞破壊と硝子膜形成であり，肺胞上皮傷害と血管内皮透過性亢進

表1 ARDSの定義（ベルリン定義）

発症時期	侵襲や呼吸器症状の増悪から1週間以内
胸部画像	胸水・虚脱/無気肺・結節/腫瘤では説明がつかない両側性の肺浸潤影
肺水腫の原因	心不全や過剰輸液では説明がつかない呼吸不全
ARDSの分類	
軽度（mild）	200 < P/F 比 ≦ 300（PEEP/CPAP ≧ 5cmH$_2$O）
中等度（moderate）	100 < P/F 比 ≦ 200（PEEP ≧ 5cmH$_2$O）
高度（severe）	P/F 比 ≦ 100（PEEP ≧ 5cmH$_2$O）

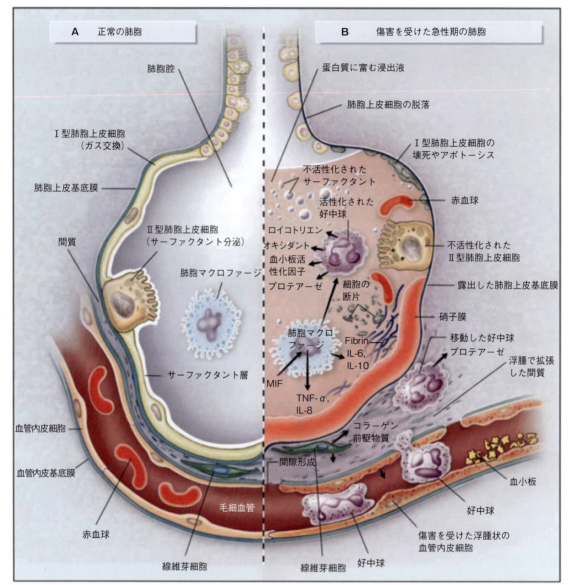

図2 病態イラスト．正常の肺胞(A)と傷害を受けた急性期の肺胞(B)を示している．(1)気管支上皮細胞と肺胞上皮細胞が脱落し，露出した肺胞上皮基底膜から蛋白質に富む浸出液が分泌されて硝子膜を形成する．(2)傷害を受けた毛細血管内皮細胞に好中球が付着し，間質を通って肺胞に移動する．(3)肺胞腔で肺胞マクロファージがサイトカイン(IL-1/IL-6/IL-8/IL-10/TNF-α)を分泌しており，局所で好中球の遊走能と貪食能を活性化する．(4) IL-1は線維芽細胞の細胞外マトリックス産生を刺激する．(5)好中球がオキシダント(酸化促進物質)・プロテアーゼ(蛋白分解酵素)・ロイコトリエン(炎症メディエーター)・炎症誘発分子(血小板活性化因子など)を放出する．(6)肺胞には抗炎症性メディエーター(IL-1受容体拮抗物質，可溶性TNF受容体，IL-8/IL-10/IL-11の自己抗体)も存在する．(7)蛋白質に富む浸出液は肺胞サーファクタントを不活性化する．

(Adapted from the Massachusetts Medical Society, with permission.)

表2 ARDSの救命戦略(http://www.ardsnet.org)

適用基準：急性に発症した ①低酸素血症でPaO$_2$/FiO$_2$≦300(適宜補正) ②肺水腫に合致した両側性(斑状，びまん性，均一)の肺浸潤影 ③左房高血圧(心原性肺水腫)の臨床所見なし パートⅠ：人工呼吸器の設定と調節 ①予測体重(EBW)を計算する 　50[女性は45.5]+2.3×[身長(インチ)-60] ②換気モードを選択する ③1回換気量(Vt)を8mL/kgに設定する ④Vtを2時間以内の間隔で1mL/kgずつ6mL/kgまで減らす ⑤1分間の換気回数(RR)を基準値に設定する(35回/分まで) ⑥VtとRRをpHとプラトー圧(Pplat)の目標に従って調整する (1) 酸素化の目標：PaO$_2$が55～80mmHgまたはSpO$_2$が88%～95% PEEPを最低5cmH$_2$Oで使う．次のどちらかの方法でFiO$_2$とPEEPを上げて目標に達する 　PEEPを低めにしてFiO$_2$を先に上げる．PEEPを先に上げてFiO$_2$を低めにする (2) プラトー圧の目標：≦30cmH$_2$O Pplatをチェックする(吸気一時停止0.5秒)．VtやPEEPを最低4時間ごとに変更 　Pplat>30cmH$_2$O：Vtを1mL/kgずつ下げる(最低4mL/kg) 　Pplat<25cmH$_2$OかつVt<6mL/kg：Vtを1mL/kgずつ上げる(Pplat>25cmH$_2$OかVt=6mL/kgまで) 　Pplat<30cmH$_2$Oで呼吸重積や非同調：Vtを1mL/kgずつ上げる(Pplat≦30cmでも7～8mL/kgまで) (3) pHの目標：7.30～7.45 　pHが7.15～7.30：RRを上げてpH>7.30かPaCO$_2$<25にする(35回/分まで) 　pH<7.15：RRを35回/分に上げてもpH<7.15のときはVtを1mL/kgずつpH>7.15まで上げる 　pH>7.45：RRを下げる(可能なら) (4) I/E比の目標：吸気時間≦呼気時間	パートⅡ：人工呼吸器の離脱 A 自発呼吸トライアル(SBT)の適用基準 ①FiO$_2$≦0.40かつPEEP≦8cmH$_2$OまたはFiO$_2$≦0.50かつPEEP≦5cmH$_2$O ②PEEPとFiO$_2$が前日値より小さい ③患者が自発呼吸の努力(RRを5分間で50%減らす)を許容できる ④昇圧薬なしで拡張期血圧≧90mmHg ⑤筋弛緩薬なし B 自発呼吸トライアル(SBT)の実施要領 上記の基準をすべて満たし，12時間以上監視できるときは，最長120分間のトライアルを始める(FiO$_2$≦0.5，PEEP≦5cmH$_2$O) ①Tピース・気管孔カラー・CPAP(≦5cmH$_2$O/PS≦5cmH$_2$O)を装着する ②次の項目について患者の許容度を評価する(最長2時間) 　a. SpO$_2$≧90%かPaO$_2$≧60mmHg 　b. 1回換気量≧4mL/kg 　c. 呼吸回数≦35回/分 　d. pH≧7.3 　e. 呼吸困難(下記2項目以上)がない 　　脈拍≧120回/分，呼吸補助筋使用，奇異呼吸(吸気時上腹部陥凹)，発汗，呼吸困難 ③30分間以上許容できれば抜管を考慮する ④許容できなければ離脱前の設定に戻す *非補助呼吸の定義(圧補助がないので自発呼吸の定義ではない) ①抜管して酸素マスク・経鼻カニューレ・室内気で呼吸している ②Tピースで呼吸している ③気管切開マスクで呼吸している ④CPAP≦5cmH$_2$Oで圧補助やIMV補助がない

[訳注：日本のガイドラインは日本呼吸療法医学会のClinical Practice Guideline(第2版)を参照(http:square.umin.ac.jp/jrcm/contents/guide/page02.html)]

圧を高く保つ肺胞リクルートメント手技(RM)があり[訳注：recruitment＝補充，元気づけ]，呼気終末陽圧(PEEP)を高くする肺開放換気(open lung)，平均気道内圧が高い気道陽圧開放換気(APRV)や高頻度振動換気(HFOV)などを考慮する．

ショックから離脱したARDSの患者では，輸液保存療法を行うと酸素化が改善し，機械換気の期間が短縮し，60日死亡率や呼吸不全以外の臓器不全にも悪影響を及ぼさない．過剰輸液を避けて，間欠的か持続的な利尿薬(フロセミドやブメタニド)の定量投与を考慮する．

肺浸潤が不均一な患者では，肺が下がって拡張するような良好な体位をとると，含気量が多い部分で換気が増加して酸素化が改善する．

補足　酸素療法については，最近の臨床試験(N＝480)によると，集中治療室の重症患者の酸素療法を保守的投与(PaO$_2$：70～100mmHg/SpO$_2$：94%～98%に維持)と伝統的投与(PaO$_2$：90～150mmHg/SpO$_2$：97%～100%

に維持)に割りつけると，集中治療室でのPaO₂の中央値は87mmHgと102mmHg，死亡率は12％と20％で差があり，保守的投与による死亡のリスク比は0.57[0.37-0.90]，ショックのリスク比は0.35[0.16-0.75]，肝不全のリスク比は0.29[0.10-0.82]，血流感染のリスク比は0.50[0.25-0.99]である（JAMA 2016；316：1583-9）．ARDSの人工呼吸器管理については，日本呼吸療法医学会のClinical Practice Guideline（第2版）がある（http:square.umin.ac.jp/jrcm/contents/guide/page02.html）．

支持療法

ARDSの患者は十分な鎮静や麻酔が必要であり，ふつう持続静注で効果を見ながら定量投与する．重症患者（P/F ≦ 100 mmHg）では，神経筋遮断薬（シサトラクリウム）を早期に投与して短期（48時間）で終わると80日生存率が高く，呼吸筋減弱を伴うことなく呼吸器装着期間が短くなる．重症患者は筋弛緩薬が必要になることが多いが，長期間使用するとミオパチーやニューロパチーなどの神経筋障害を起こす．

ARDSの患者は機械換気が長期間必要になることがあり，人工呼吸器関連肺炎（VAP）を起こす危険性が高いので，機械換気の患者は予防対策が重要であり，集中治療室での呼吸筋減弱を減らすには，早期の離床訓練と理学療法を行うことが患者ケアで重要である．

ARDSの患者は栄養療法も必要であり，経腸栄養がよい．集中治療室の患者では中心静脈栄養に比べて感染性合併症が少ない．一部の限られた研究では，特殊な経腸栄養剤で治療成績を改善し，ω-3脂肪酸（エイコサペンタエン酸やγリノレン酸）や抗酸化物質を含む経腸栄養剤を使用すると，死亡率が低く，臓器不全が少なく，呼吸器装着期間や集中治療室滞在期間が短く，酸素化が改善する．

高度ARDSの救命戦略

高度ARDSの患者（P/F ≦ 100 mmHg）で，前述のような標準的な治療に反応しない致命的な低酸素血症があるときは，次に記載するような手段を用いた救命戦略がある（表3）．

リクルートメント手技（RM）は肺の通気量を増やしてガス交換を改善させる手法であり，持続陽圧呼吸（CPAP，たとえば30 cmH₂OのPEEPを30秒間）や気道内圧を高くした調節換気によって実行でき，患者の酸素化が改善するが，低血圧・低酸素血症・気胸などの有害事象があるので，生存率は改善しない．

表3 高度ARDSの救命戦略

リクルートメント手技（RM）
腹臥位療法
一酸化窒素吸入療法（iNO）
プロスタサイクリン／プロスタグランジン吸入療法
体外式膜型人工肺（ECMO）

ARDSの患者の70％〜80％は腹臥位療法で酸素化が改善し，低酸素血症の患者は大部分が最大の効果を示す．腹臥位にすると，肺胞リクルートメントと呼気終末肺容量が増加し，結果的に換気血流比（V/P比）が改善する．ARDSの腹臥位療法に関する臨床試験のメタ分析では，低酸素血症が高度の患者（P/F ≦ 100 mmHg）において死亡率が減少していた．

一酸化窒素吸入療法（iNO）は，選択的な肺血管拡張作用があり，換気肺の血流が増えることによって換気血流比が向上して酸素化が改善する．12の臨床試験のメタ分析（N = 1,237）によると，治療後4日間の酸素化が有意に改善したが，入院死亡が減少するという効果は確認できなかった．

プロスタサイクリンは選択的に肺血管を拡張させ血小板凝集を抑制するので，プロスタサイクリンを吸入すると，肺血管拡張作用によって換気血流比が向上して酸素化が改善し，全身の動脈圧（血圧）には影響しない．安定的なプロスタサイクリン製剤であるイロプロストは，肺高血圧症の治療薬として米国食品医薬局（FDA）が承認しているが，高度の低酸素血症があるARDSの患者では，酸素化を改善する目的で一酸化窒素吸入療法の代わりに使うことができる．

体外式膜型人工肺（ECMO）は，ARDSの標準的な治療がすべて無効の難治性高度低酸素血症の患者に考慮される治療法であり，最もよく使われるのは静脈脱血／静脈送血の呼吸補助装置であり［訳注：静脈脱血／動脈送血のECMOは経皮的心肺補助装置（PCPS）］，体外式生命維持機構（ELSO）が行った人工肺によるARDSの治療（N = 1,473）では，生存率は50％と報告されている．

イギリスの多施設共同の臨床試験（CESAR）によると，高度ARDSの患者（N = 180）を伝統的な機械換気と人工肺に割りつけると，人工肺群の

75％が実際にECMOを使用し，死亡/高度障害の頻度は47％と63％で差があり，人工肺による死亡/高度障害のリスク比は0.69［0.05-0.97］であったが，低容量換気の方針が対照群で順守されておらず，ARDSの救命戦略における人工肺の役割は不明のままである．

> **補足** 腹臥位療法については，最近の臨床試験(N = 456)によると，高度ARDSの患者(P/F ≦ 150 mmHg)の機械換気は腹臥位(≧ 16 時間/日)の有無で死亡率に差があり(24％と41％)，腹臥位による死亡のリスク比は0.44［0.29-0.67］であり(N Engl J Med 2013；368：2159-68)，9つの臨床試験のメタ分析(N = 2,242)では，高度ARDSの患者(P/F ≦ 100 mmHg)に限ると(N = 508)，腹臥位による死亡のリスク比は0.71［0.57-0.89］であるが(Crit Care 2014；18：R109)，頭高位保持や自動体位変換(左右側臥位)は死亡率に影響しない．

注意事項

ARDSの患者は合併症が多いので，医師は合併症が起こりそうなときは注意して早期に発見しなければならず，とくに気胸と人工呼吸器関連肺炎(VAP)は早期発見が重要である．VAPはARDSの危険因子であるが，別の原因で発症したARDSの患者は60％がVAPを生じる．

集中治療室の重症患者では，発熱や白血球増加が見られたときは，中心静脈カテーテル関連敗血症や膀胱カテーテル関連尿路感染症などのよくある感染性合併症も考慮する．

術後管理

治療が成功したARDSの患者は，初期の回復段階で重篤な機能障害を伴っているが，大部分の患者は1年後には正常に近い肺機能に回復し，5年後も悪化せずに正常な肺機能を維持する．機能障害の大半は運動障害，身体的後遺症，心理的後遺症，身体的QOLの低下などが組み合わさって見られる．

ARDSの患者を追跡するときは，呼吸機能の回復状態を評価し，患者の臨床状態や追跡時期に応じて，胸部X線・呼吸機能検査・胸部CTを考慮する．

> **症例の結末**
>
> この患者のARDSは，低容量換気・保守的輸液・腹臥位療法・抗菌薬投与で治療し，機械換気は12日間に及んだが，人工呼吸器の離脱と抜管に成功した．気管支肺胞洗浄液の定量的細菌培養で病原性細菌は陰性になり，腹膜炎や敗血症の治療で全身性に投与した抗菌薬も終了した．
>
> 自宅に退院する段階で酸素療法の必要はなく，動脈血液ガス分析では，室内気で十分に酸素化されていることが確認された．

重要事項

- 急性呼吸促迫症候群(ARDS)の定義は，急性に発症した両側性の肺浸潤影，PaO_2/FiO_2(P/F) ≦ 300 mmHg，左房高血圧(心原性肺水腫)の所見がないことである．
- ARDSの原因は直接(肺)と間接(肺以外)がある．
- 心原性肺水腫がないのに両側性の肺浸潤影と高度の低酸素血症が急性に発症した患者は，ARDSの評価を行う．
- ARDSによる死亡率は40％と今でも高く，適切な治療を行うには早期の診断が非常に重要である．
- ARDSでは低容量換気(6 mL/kg)に設定すると死亡率が低い．
- ARDSでは利尿薬の投与を併用した保守的輸液を行うと集中治療室での成績が改善する．
- 高度ARDSの患者(P/F ≦ 100 mmHg)で標準的な治療に反応しない致命的な低酸素血症があるときは，ARDSの救命戦略を考慮する．

参考文献

Brower RG, Matthay MA, Morris A, et al. Ventilation with lower tidal volumes as compared with traditional tidal volumes for acute lung injury and the acute respiratory distress syndrome. N Engl J Med. 2000；342(18)：1301-1308.

Herridge MS, Tansey CM, Matte A, et al. Canadian critical care trials group. Functional disability 5 years after acute respiratory distress syndrome. N Engl J Med. 2011；364：1293-1304.

Napolitano LM, Park PK, Raghavendran K, et al. Nonventilatory strategies for patients with life-threatening 2009 H1N1 influenza and severe respiratory failure. Crit Care Med. 2010；38(4 suppl)：e74-e90.

Papazian L, Forel JM, Gacouin A, et al. ACURASYS study investigators. Neuromuscular blockers in early acute respiratory distress syndrome. N Engl J Med. 2010；363(12)：1107-1116.

Peek GJ, Mugford M, Tiruvoipati R, et al.；for the CE-

SAR trial collaboration. Efficacy and economic assessment of conventional ventilator support versus extracorporeal membrane oxygenation for severe adult respiratory failure (CESAR) : a multicenter randomized controlled trial. Lancet. 2009 ; 374 : 1351-1363.

Pipeling MR, Fan E. Therapies for refractory hypoxemia in acute respiratory distress syndrome. JAMA. 2010 ; 304(22) : 2521-2527.

Raghavendran K, Napolitano LM. ALI and ARDS : advances and challenges. Crit Care Clin. 2011 ; 27 : xiii-xiv.

Stewart RM, Park PK, Hunt JP, et al. ; NHLBI ARDS Clinical Trials Network. Less is more: improved outcomes in urgical patients with conservative fluid administration and central venous catheter monitoring. J Am Coll Surg. 2009 ; 208(5) : 725-735.

Wiedemann HP, Wheeler AP, Bernard GR, et al. Comparison of two fluid-management strategies in acute lung injury. N Engl J Med. 2006 ; 354 : 2564-2575.

【論文紹介】 アメリカの臨床試験(N=1,000)では,急性呼吸促迫症候群(ARDS)で人工陽圧換気を行っている患者の体液管理を保守輸液(輸液制限や利尿薬投与)と自由輸液に割りつけると,7日間の体液バランスは－136 mLと＋6,992 mLであり,60日死亡率は26％と28％で差がないが,人工呼吸器離脱日数は14.6日と12.1日,集中治療室離室日数は13.4日と11.2日で差があり,60日血液透析率は10％と14％(P＝0.06)である.

54 敗血症性ショック
Septic Shock

PAMELA A. LIPSETT

症例

68歳の男性．腹痛で救急外来を受診．2日前に急激な左下腹部痛を生じた．4日前に38.3℃の発熱があり，下痢があったが，現在は便秘である．嘔吐はないが，嘔気があり，飲食物を摂取できておらず，前日は尿がほとんど出ていない．昨年は大腸憩室炎で2回の入院があり，高血圧は服薬でコントロールされている．既往歴について聴取していたが，意識の混乱が悪化し，バイタルサインは，体温38.6℃，脈拍128回/分，血圧74/38mmHg，呼吸数32回/分である．

症例の詳細

診察では，腹痛と呼吸困難で状態が急速に悪化して見え，軽度の混乱があるが，局所的な神経症状はない．頻呼吸で浅い呼吸であるが，呼吸音は清であり，濃度60%の酸素マスクで酸素飽和度は90%である．頻脈と低血圧があるが，心電図所見は正常である．腹部は膨隆しており，腹部全体が硬く圧痛があり，とくに左下腹部が硬く圧痛が強い．直腸指診による便潜血反応（グアヤク法）は陰性であり，四肢は冷感があり，脈拍が触れない．

表1 ショックの分類

循環血液量減少性ショック (hypovolemic shock)
出血：外傷，消化管
出血以外：脱水，嘔吐，熱傷，多尿（利尿薬，尿崩症）
　　　　　サードスペースへの喪失：腹膜炎，腹水，腸閉塞

閉塞性ショック (obstructive shock)
血管外：圧迫（縦隔腫瘍）
胸腔内圧上昇：緊張性気胸，陽圧換気
血流閉塞：肺塞栓症，空気塞栓，腫瘍，大動脈解離，急性肺高血圧，心タンポナーデ，心外膜炎

心原性ショック (cardiogenic shock)
心筋疾患：心筋梗塞，心筋炎，心筋症，心抑制薬（β遮断薬，カルシウム拮抗薬）
機械的（ポンプ機能）：弁狭窄，弁不全，心室中隔欠損，心室瘤
不整脈

血液分布異常性ショック (distributive shock)
感染・炎症・組織損傷
敗血症
急性膵炎
外傷，熱傷，アナフィラキシー，ヘビ咬傷，中毒，脊髄損傷，内分泌（粘液水腫性昏睡，副腎不全）

鑑別診断

よくある事例であるが，2つの問題に同時に取り組まなければならず，この患者はショックがあり，その原因として腹痛が関与している．

全身状態が悪いことから，腹腔内の重大な事態が想定される．腹壁が硬くショック状態を呈していることから，腹膜炎を生じるすべての病気とともに，消化管穿孔による腹腔内汚染の可能性が考えられ，高齢者では，憩室炎・潰瘍穿孔・穿孔性虫垂炎が挙げられる．

大腸憩室炎の既往があるため，最も考えられるのは大腸憩室炎であるが，急性腹症に関する鑑別診断を広く考えないといけない．原因を特定して感染源を制御することが最終的な治療の要件になるが，この患者はショックを呈しているので，すぐにショックに対応しないといけない．

ショックは組織灌流が不十分な状態と定義される．ショックには多くの分類があるが，最も多いのは4つに分ける分類である（表1）．

この患者は摂食低下と下痢があり，脱水も要因であるが，高度の血圧低下はすべて循環血液量減少が原因である．注意しないといけないのは，拡張期圧が非常に低いことであり，血管収縮でなく血管拡張の状態と思われる．発熱と腹痛の組合せは腹腔内汚染による感染を示唆し，敗血症性

ショックのような血液分布異常性ショックを考える．

心原性ショックや心臓以外の原因によるショックに注意を払うべきであるが，検索に時間がかかって蘇生や回復の処置が遅れてはいけない．蘇生処置のあとで検査を行ってショックの原因を検索し，最も重要な原因を特定する．

> 補足　便潜血検査は2種類ある．化学的便潜血検査（グアヤク法）はペルオキシダーゼ反応を利用して赤血球を検出するので，上部消化管出血でも陽性になるが，肉で偽陽性，ビタミンCで偽陰性になる．免疫学的便潜血検査は抗原抗体反応を利用してヒトヘモグロビンを検出するので，上部消化管出血では感度が低く（胃酸の影響で赤いヘモグロビンが黒いヘマチンに変化），下部消化管出血では特異度が高い（日本の大腸がん検診は免疫法で2回分を提出）．

精密診査

この臨床シナリオの患者では，血液検査は白血球数 24,000/μL，ヘモグロビン 15.0 g/dL，血小板 10万/μL，ナトリウム 142 mEq/L，カリウム 3.4 mEq/L，クロール 100 mEq/L，重炭酸 20 mEq/L，血糖 180 mg/dL，尿素窒素 48 mg/dL，クレアチニン 1.8 mg/dL であり，乳酸値は 4.9 mmol/L と上昇し，血液ガス分析は pH が 7.30，$PaCO_2$ が 30 mmHg，PaO_2 が 60 mmHg であった．

腹部X線はとくに異常がなかったが，単純CTでS状結腸部に炎症性腫瘤があり，結腸周囲に液貯留があり，骨盤内に広がっており，S状結腸周囲に限局して少量の遊離ガスを認めた．心電図は洞性頻脈で急性変化はなく，胸部X線は中等度の呼吸努力が見られたが，肺野は異常がなかった．

基本事項

敗血症撲滅キャンペーン（SSC）は，敗血症性ショックの治療で試行すべき2種類の作業として，3時間以内に完遂する項目と6時間以内に完遂する項目を明記している．ガイドラインに記載している具体的な内容を示す（表2）．

SSCガイドラインの要素や項目を使うと，敗血症性ショックの死亡率が50%から37.5%に低下する．敗血症性ショックの治療に関する詳細はあとの段落で議論する．

敗血症性ショックの患者に対する初期の蘇生や安定化のあとは，腹腔内感染の発生源を制御することが重要である．この患者のCT所見はHinchey Ⅲの憩室炎であり（表3），初期治療のあとは外科的処置が必要である．

穿孔性憩室炎の治療は伝統的に開腹手術で行ってきたが，段階的な経皮ドレナージと一期的修復手術の成功率が高く，最近の報告では91%の成功率である．

表2　敗血症撲滅キャンペーン（SSC）の内容

3時間以内に完遂する項目
①乳酸値を測定する．
②抗菌薬投与の前に血液培養を行う．
③広域スペクトラムの抗菌薬を投与する．
④低血圧や乳酸値≧4 mmol/L があれば晶質液を30 mL/kgで投与する．
6時間以内に完遂する項目
⑤（低血圧が初期輸液に反応しなかったときは）昇圧薬を投与して平均血圧≧65 mmHgを維持する．
⑥低血圧が初期輸液に反応しなかったとき（平均血圧＜65 mmHg）や初期の乳酸値≧4 mmol/Lのときは，体液バランスと組織灌流を再評価し，所見を記載して書類に残す．
⑦最初の乳酸値が高値のとき再測定する．
体液バランスと組織灌流の再評価（◎か○2つで評価）
◎バイタルサイン，呼吸循環動態，毛細血管再充満，脈拍，皮膚所見を専門医が重点的に診察する．
○中心静脈圧を測定する．
○中心静脈血の酸素飽和度（$ScvO_2$）を測定する．
○ベッドサイドで心臓血管エコーを行う．
○下肢挙上か急速輸液で体液反応性を動的に評価する．

表3　憩室炎のHinchey分類

Hinchey Ⅰ
結腸周囲/腸間膜に限局した小さい膿瘍（≦4 cm）
抗菌薬と絶飲食
Hinchey Ⅱ
骨盤内に広がった大きい膿瘍（＞4 cm）
抗菌薬・絶飲食・経皮ドレナージ，感染制御のあと待機的に一期的切除再建
Hinchey Ⅲ
膿性腹膜炎を生じた穿孔性膿瘍
抗菌薬・絶飲食・経皮ドレナージで敗血症が制御できないときは開腹手術
病変部結腸切除と一期的再建±保護ストーマ，腹腔鏡手術も可能
Hinchey Ⅳ
便性腹膜炎を生じた穿孔性膿瘍
大部分は試験開腹，一期的手術か二期的手術（Hartmann手術→ストーマ解除）が可能
伝統的な三期手術（ストーマ造設→病変部切除→ストーマ解除）はほとんど行われない

診断と治療

重症敗血症の定義は，感染症と臓器機能障害・低灌流・低血圧が併存していることであり，敗血症性ショックは十分な輸液療法に反応しない治療抵抗性の低血圧や低灌流である．

この患者では，乳酸値上昇（＞4 mmol/L）・乏尿・精神的混乱・P/F比低下（60/0.6 = 100 mmHg）に全身的な低灌流の徴候が認められ，SSCガイドラインに沿った治療を行うのがよい．

患者の受診時の状態が悪いことを考慮すると，すぐに酸素投与（100％酸素マスク）による呼吸補助に焦点を絞り，努力呼吸による消耗を避けるには気管挿管と機械換気が必要であり，PaO_2/FiO_2比の顕著な低下が示す高度の低酸素血症を考慮すると，陽圧補助も必要であろう．

静脈アクセスを十分に確保し，急速輸液を行って体液量の回復を図る．この患者は，下痢，経口摂取低下，毛細血管漏出による腹腔や間質への喪失があり，代謝性アシドーシスも修正しないといけない．循環血液量と灌流圧を回復するには，等張液や晶質液を投与する．

SSCガイドラインでは，中心静脈圧を8 mmHg以上に回復させる．2009年に発表された29の臨床試験のメタ分析では，目標を明確にした量的蘇生法は，伝統的な蘇生法に比べて死亡率が低く，目標を明確にした量的蘇生法による死亡のリスク比は0.50［0.37-0.69］である．

ただし，SSCガイドラインでは，中心静脈血の酸素飽和度（$ScvO_2$）を目標に使っているが，世界的には受け入れられておらず，急性呼吸促迫症候群（ARDS）の患者を対象にした大規模臨床試験では，中心静脈カテーテルに肺動脈カテーテルを使用する利点はない．

大量輸液にもかかわらず低血圧が続くときは，次に血管作動薬を投与する．SSCガイドラインでは，ドパミンとノルアドレナリンはともに有用である．最近の臨床試験（N = 1,629）では，敗血症性ショックの患者をドパミンとノルアドレナリンに割りつけると，死亡率は差がないが，不整脈のような有害事象はドパミンのほうが多い［訳注：敗血症性ショックではノルアドレナリンが第一選択である］．

敗血症性ショックにおけるバゾプレッシンの役割は明らかでないことが多く，大規模臨床試験では，死亡率における有用性がないが，腎不全への進行は減少する可能性があり，敗血症性ショックで腎傷害を起こす危険性が高い患者では，死亡率が低下する可能性がある．

血液培養の結果を入手したら，広域スペクトラムの抗菌薬を即座に投与する（＜1時間）．この患者で想定される病原菌は，グラム陰性腸内細菌，通性好気性グラム陽性菌，嫌気性菌であり，耐性菌が存在する可能性は低い．ただし，病院内で敗血症性ショックに陥った患者，最近入院した経験がある患者，ケア施設に長期間入所していた患者は，耐性菌を保有している危険性が高い．

抗菌薬を経験的に選択するときは，注意すべき疫学的な危険因子を考慮する．敗血症性ショックを起こした原因によって適切な抗菌薬を初期に選択すると生存率が上昇するので，最初は広域スペクトラムの抗菌薬を選択する．

米国外科感染症学会（SIS）のガイドラインによると，この患者は中等度〜高度の腹腔内感染症であり，適切な抗菌薬の選択肢がいくつかある．単剤では，イミペネム/シラスタチン（商品名チエナム），メロペネム，ドリペネム，ピペラシリン/タゾバクタム（商品名ゾシン）がある．

専門家は重症患者の抗菌薬投与に関する薬物動態/薬力学（PK/PD）の詳細を熟知している必要があり，敗血症性ショックと同定された患者に適切な抗菌薬がすぐに投与されるように，病院システムを組織化しないといけない．抗菌薬を1時間以内に投与すると生存率が有意に上昇することが判明している．

敗血症性ショックの患者の治療で賛否両論あるのが，低用量ステロイド（＜300 mgヒドロコルチゾン）を投与するかどうかの問題である．臨床試験で相反する結果が得られており，SSCガイドラインでは，輸液療法と血管作動薬に反応しない敗血症性ショックの患者には，低用量ステロイドを短期間（＜7日）だけ使用することを勧めている．

現時点でのデータでは，低用量ステロイドを使用しても生存率は同じであるが，ヒドロコルチゾンを使用した患者は昇圧薬を使用する期間が短い．副腎刺激試験を行って副腎不全を確認する必要はなく，4〜7日間の範囲で使用すれば，低用量ステロイドは有用と思われ，フルドロコルチゾンは不要である．

重症度によっては，活性化プロテインC（APC）

の使用がSSCガイドラインで推奨されているが，最近の臨床試験のデータとCochrane共同研究の解析によると，重症敗血症の患者にAPCを使用しても死亡率は低下せず，APCによる死亡のリスク比は0.97[0.78-1.22]であり，出血のリスク比は1.47[1.09-2.00]である．SSCガイドラインの次の改訂では，APCは採用されないだろう[訳注：実際に最新のSSCガイドラインでは採用されていない]．

血糖コントロールも過去10年間に多くの研究が行われ，議論された．厳格な血糖コントロール（目標80〜110 mg/dL）は，重症患者の合併症や死亡の減少に有用と考えられてきたが，最近の臨床試験では，厳密な血糖コントロールは生存率が向上せず，低血糖による有害事象が有意に多く，血糖コントロールの目標を150 mmHgにするのが適切である[訳注：穏和な血糖コントロールの目標は180〜200 mg/dL]．

重症敗血症や敗血症性ショックの患者はARDSによる呼吸不全に進展しやすい．ARDSを生じたときは低容量換気（6 mL/kg）で呼吸管理を行い，吸気時のプラトー圧を30 cmH$_2$O以下に維持すると，生存率が向上する．臨床現場に応用されなかった因子であるが，生存率の向上を支持する強力なデータである．

患者が蘇生してショックから回復したら，次は腹腔内感染の発生源を制御しないといけない．穿孔性憩室炎の患者の外科的治療は別の章に記載されている（16章）．この患者の重症度を考えると，初期治療は経皮ドレナージのような一時的な処置から段階的に行うのがよいだろう．

補足　敗血症は，「感染によって発症した全身性炎症反応症候群（SIRS）」と定義され，感染は組織・体液・体腔に病原微生物が存在すること（たとえば血液培養で菌血症や毒素血症），SIRSは体温>38℃，心拍数>90回/分，呼吸数>20回/分，白血球数>12,000/μLのうち2項目以上で判定していたが，最近，「感染に対する調節不能の生体反応によって生じた致命的な臓器機能障害」と定義が変更され，臓器機能障害は簡易SOFAスコアで評価し，①呼吸数≧22回/分，②精神状態の変化，③収縮期圧≦100 mmHgのうち2項目以上で判定したあと，正式のSOFAスコアで定期的に評価する．評価項目には，①中枢神経（GCS），②循環器（平均血圧とドパミン量），③呼吸（PaO$_2$/FiO$_2$），④肝臓（ビリルビン値），⑤凝固能（血小板数），⑤腎臓（クレアチニン値），⑦尿量があり，各項目0〜4点の5段階評価である（JAMA 2016；315：801-10）．

参照　『消化器外科のエビデンス　第2版』「インスリン」（309〜311ページ），「ステロイド」（311〜313ページ）．

手術方法

穿孔性憩室炎（16章，p80）を参照．

注意事項

穿孔性憩室炎の患者の中には，Hinchey Ⅳで便性腹膜炎を起こしていることがあり，迅速な蘇生法，外科的治療，発生源の制御が必要である．ある研究によると，発症から6時間以内に発生源を制御した患者は予後がよい．

手術後に重症敗血症や敗血症性ショックを起こす患者は，術後経過を注意深く観察することによって警告症状を同定できることがある．術後合併症を起こしつつある患者は，異常なストレス反応があり，正常な体液出納が崩れ，輸液の必要量が多く，適切な尿量が得られず，精神状態変調・せん妄・発熱・白血球増加・高血糖などの感染徴候が出現するので，注意して血液検査や画像検査を行うのがよい．

臓器機能障害や臓器不全がある患者は，敗血症や敗血症性ショックを契機に死亡する危険性が高い．既知の臓器不全を慎重に考慮し適切な支持療法を選択して患者を管理する．たとえば心疾患で心拍出量が低下している患者は，早期からβ遮断薬が必要であり，正常域を超えた酸素運搬量を確保する試みは勧められない．

敗血症性ショックを生じて腎機能が悪化しつつある患者も注意が必要である．感染源の検索にはCT検査が適切であるが，造影剤によって得られる追加情報とショックで腎血流が低下した状態に造影剤が及ぼす傷害について有益性と危険性のバランスを考えると，造影剤の使用は慎重でないといけない．

とくに敗血症性ショックを肺塞栓症の症状と考えたときは，診断のために使う造影剤が問題になる．両者を識別する特徴は敗血症が突然の発症でないことであるが，前述のような敗血症の前兆があっても認識されていないことが多い．

術後管理

患者の状態が安定したら感染源を制御すべきであり，多くの患者は経皮ドレナージが可能であるが，一部の患者は開腹手術が必要である．胆管炎

や腎盂腎炎のように閉鎖腔に感染を生じた状態が不安定な患者は，早期のドレナージと減圧が必要であり，中心静脈ラインのようなデバイスが感染源のときは，治療の流れで抜去が必要になるときもある．

治療後は臓器の機能障害が回復するまで，集中治療室で支持療法を継続しないといけない．抗菌薬の投与期間は感染源の内容と制御の程度によって決まり，例外として血管内感染があるが，14日間以上の抗菌薬が必要な患者は，感染源の制御が不十分なときや続発性感染症や合併症を起こしたときである．

複雑な腹腔内感染症では，検査を行って時間経過や患者の症候（局所徴候，体温，白血球数）を指標に治療期間を決めるので，大部分の患者は5〜10日間の抗菌薬投与が必要になるだろう．

症例の結末

この患者は最初に気管挿管を行い，ARDSのプロトコールに沿って治療した．14 Lの晶質液を輸液するとともにノルアドレナリンを持続静注し，血管内容量と血圧を回復させた．

血液培養の採血を行い，発症から1時間以内にピペラシリン/タゾバクタムを投与した．尿量は5〜10 mL/時から35 mL/時に改善し，骨盤膿瘍の経皮ドレナージを行うのに画像下治療室に搬送した．

輸液を継続し，経皮ドレナージから4時間以内にノルアドレナリンを減量できたので，ステロイドを投与しなかった．機械換気を3日間続け，4日目に自発呼吸を試みたあと，人工呼吸器から離脱した．

2日半で自然利尿が始まり，ショック状態のときに貯留していた体液（合計20 L）が，利尿薬の補助で除去された．敗血症性ショックの発症から5日目に病棟に移動し，リハビリを行うことになった．

重要事項

- ショックの患者はすぐに認識し，第一選択に基づいて治療を開始する．
- 気道・呼吸・循環に基づいた優先順位を決め，酸素投与・機械換気・大量輸液・昇圧薬・抗菌薬など，機能障害や臓器不全を支持する治療を行う．
- 敗血症撲滅キャンペーン（SSC）のガイドラインは，エビデンスに基づく治療戦略を提供しており，3時間の時点と6時間の時点で完遂する項目を定めている．
- 抗菌薬投与以外の感染制御処置は初期蘇生のあとに行う．

参考文献

Acute Respiratory Distress Syndrome Network. Ventilation with lower tidal volumes as compared with traditional tidal volumes for acute lung injury and the acute respiratory distress syndrome. N Engl J Med. 2000 ; 342(18) : 1301-1308.

De Backer D, Biston P, Devriendt J, et al. Comparison of dopamine and norepinephrine in the treatment of shock. N Engl J Med. 2010 ; 362 : 779-789.

Dellinger RP, Carlet JM, Masur H, et al. Surviving Sepsis Campaign guidelines for management of severe sepsis and septic shock. Intensive Care Med. 2004 ; 30(4) : 536-555.

Dharmarajan S, Hunt SR, Birnbaum EH, et al. The efficacy of nonoperative management of acute complicated diverticulitis. Dis Colon Rectum. 2011 ; 54 : 663-671.

Ferrer R, Artigas A, Levy M, et al. Improvement in process of care and outcome after a multicenter severe sepsis educational program in Spain. JAMA. 2008 ; 299(19) : 2294-2303.

Jones AR, Brown MD, Trzeciak S, et al. The effect of quantitative resuscitation strategy on mortality patients with sepsis: a meta-analysis. Crit Care Med. 2008 ; 36(10) : 2734-2739.

Marti-Carvajal AJ, Sola I, Lathyris D, et al. Human recombinant activated protein C for severe sepsis. Cochrane Database Syst Rev. 2011 ; (4) : CD004388.

論文紹介〔訳者推薦〕

Annane D, Bellissant E, Bollaert PE, et al. Corticosteroids in the treatment of severe sepsis and septic shock in adults : a systematic review. JAMA. 2009 ; 301 : 2362-2375.

17の臨床試験のメタ分析（N=2,138）では，重症敗血症や敗血症性ショックの患者の治療をステロイド投与の有無で分けると，28日死亡率は35%と39%，ステロイドによる28日死亡のリスク比は0.84［0.71-1.00，P=0.05］であり，低用量ステロイドに限ると，28日死亡率は38%と44%，28日死亡のリスク比は0.84［0.72-0.97，P=0.05］である．ステロイド投与に多いのは，高血糖と高ナトリウム血症である．

55 重症手術患者の栄養管理
Nutritional Support in the Critically Ill Surgery Patient

KYLE J. VAN ARENDONK and ELLIOTT R. HAUT

> **症 例**
> 35歳の男性．高速バイク事故による多発外傷で救急外来に搬送．開放性骨盤骨折による出血に対して塞栓療法を行ったあと，腹部コンパートメント症候群（ACS）を起こして開腹減圧手術が必要になった．多発肝裂傷と小腸穿孔があり，一期的に修復した．その後 4〜5 日間は，全身性炎症反応症候群（SIRS）と多臓器不全症候群（MODS）を生じ，血管作動薬と機械換気が必要であった．

■ 基本事項

　この臨床シナリオの患者のように，大きな多発外傷の患者は外科の救急医療チームが担当する．患者は集中治療室に長期間滞在することが多く，その間の栄養投与法を見つけることは，外科チームが遭遇する多くの問題の 1 つであり，いつ開始するか，どの経路で投与するか，2 つの課題に直面する．

　開始時期については，重症外傷患者では早期の経腸栄養の利点が確立している．できれば集中治療室に入室して 24〜48 時間以内に経腸栄養を開始するのがよい．早期の経腸栄養によって炎症反応が抑制され，死亡率が低下し，合併症が減少し，転帰が改善する．

　投与経路については，経腸栄養の利点と静脈栄養の欠点を考えると，可能なかぎり静脈栄養より経腸栄養を優先する．経腸栄養は分泌型 IgA の産生を刺激し，上気道の免疫機能を維持し，小腸粘膜上皮の刷子縁を保持し，消化管関連リンパ組織（GALT）を温存し，細菌の組織内移行を防ぐので，集中治療室における感染性合併症が減少する．

　経腸栄養は静脈栄養に起因する多くの危険性を避けることができ，中心静脈カテーテル留置の機械的な合併症（気胸，血胸，動脈穿刺），カテーテル敗血症，電解質異常，肝機能障害を避けられる．静脈栄養を行うと，消化管粘膜の廃用萎縮，細菌の繁殖，血流の減少，消化管免疫の減弱を起こすので，細菌の組織内移行が増加する．

> **補足** 日本の診療ガイドラインでは，栄養に関する治療や管理を栄養治療（nutritional therapy）・栄養療法（nutritional support）・栄養管理（nutritional care/management）に分けている．

■ 経腸栄養
□ ルート

　経腸栄養を行うにはいくつかのルートがある．胃への投与法には経口胃管・経鼻胃管・胃瘻があり，胃瘻の造設法には外科的胃瘻造設・内視鏡的胃瘻造設（PEG）・画像下胃瘻造設がある．

　小腸への投与法には経鼻十二指腸チューブ・経鼻空腸チューブ・外科的空腸瘻造設・内視鏡的経胃瘻空腸チューブ（PEG-J）・内視鏡的空腸瘻造設（PEJ）がある．

　十二指腸チューブをベッドサイドで挿入するのは時間がかかり，むずかしいこともある．外科チームはできるだけ事前に準備しておき，手術後に経腸栄養が必要になりそうな手術患者では，手術中に直接操作して経鼻チューブを十二指腸に留置しておく．

　集中治療室で経鼻十二指腸チューブを挿入するときは 2 段階法を利用し，不用意に気道に挿入したり合併症を起こしたりしないようにする（**表1**，**図1**）．

　チューブの留置を確認したあと，少し余分な時間をかけて鼻に固定しておくと（AMT Bridle のような市販のデバイスを利用），患者が動いたり体位を変えたりしても，同じ場所に長い間留置しておくことができる．

　小腸栄養は胃内栄養に比べて死亡率が低いという証拠はなく，大部分の研究で人工呼吸器関連肺

表1 経鼻十二指腸チューブの挿入

1. チューブを挿入する前に気管分岐部直下までの長さを調べておく（ふつう30cm）[訳注：胸骨角が気管分岐部の高さ].
2. ガイドワイヤーと一緒にチューブを挿入し，事前に調べた長さで胸部X線を撮影して左右気管支でなく食道中部にあることを確認する（図1A）.
3. 胸部X線でチューブが正中にあることを確認したら，留置する位置までチューブを挿入する.
4. 腹部X線を撮影して正しい位置にあることを確認する.
5. 必要があれば位置を修正する（図1B）.
6. 正しい位置にあることを確認したら，チューブを固定してガイドワイヤーを抜去する.
7. 経腸栄養を開始する.

炎の頻度は小腸栄養と胃内栄養で差がないが，逆流や誤嚥の頻度は小腸栄養のほうが低い．誤嚥の危険性が高い患者は小腸栄養のほうがよく，とくに胃内栄養に耐えられない患者は小腸栄養のほうがよいという医師がいるが，大部分の患者は胃内栄養を安全に行える．

モニタリング

胃内栄養に耐えられるかどうか，嚥下性肺炎の危険性があるかどうかを評価する1つの方法として，胃残留量（GRV）があり，胃内栄養を施行中に6時間ごとに測定し，200～300 mL以下であれば容認できると判断する．

複数回にわたってGRVが多いときは小腸栄養に移行させたほうがよく，経腸栄養に耐えられない臨床症状が全くなくても，GRVが多いときは胃内栄養を繰り返し続けるのは勧められない．

経腸栄養を受けている集中治療室の患者では，検査室や手術室に搬送するたびに，しばしば，ときには毎日，経腸栄養を中止しないといけない問題がよくあり，24時間に分けた少量をルーチンに投与する方法では，1時間ごとの目標量を注入しても全量を投与できない．

チューブが留置されている患者や気管切開を行っている患者では，チューブを挿入するのに麻酔をかける必要がなく，栄養管理を最大限に行うために経腸栄養を続行しても危険はない［訳注：チューブは経腸栄養チューブのことであろう］．麻酔をかける必要があるときでも，小腸栄養の患者は誤嚥の危険性が非常に低いので，検査や処置を行うときも可能なかぎり経腸栄養を続行する．

特殊な患者

臨床の現場では経腸栄養を避けなければならない患者がいる．たとえば，腸管穿孔や腸閉塞の患者，損傷制御手術（damage control surgery）で消化管を離断している患者は，経腸栄養を行ってはいけない．

ただし，臨床研究によると，経腸栄養が禁忌の

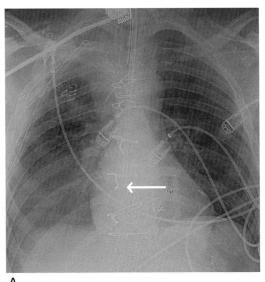
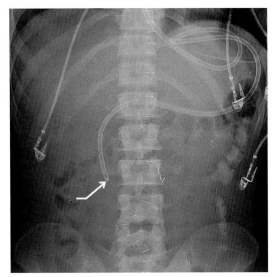

図1 胸部X線．（A）第1段階でチューブが下部食道に挿入され，気管分岐部を越えて正中にあることを確認する．（B）第2段階でチューブが幽門を越えて十二指腸に挿入されている．

患者は以前に考えられていたより少なく，急性膵炎や腸管皮膚瘻の患者，手術で腹壁を開放したままの患者は，経腸栄養を行っても危険はなく，経腸栄養を避けるべきであると伝統的に教えられてきたが，かえって利点があることもわかった．

急性膵炎の患者では，早期の経腸栄養で予後が改善するという臨床的証拠が増えている．胃内栄養と小腸栄養は同等の有用性があり，胃内栄養が膵臓を刺激して炎症反応を悪化させるという直感に反する結果である．

近位側の腸管に皮膚瘻がある患者は，瘻孔の遠位側で経腸栄養を行えばよく，遠位側の腸管に皮膚瘻がある患者は，近位側の経腸栄養が可能であり，経腸栄養が十分に行えるかどうかは瘻孔より近位側の腸管の長さで決まる．短腸症候群のように，患者によっては補完的な静脈栄養を追加する必要がある．

開腹手術では，腸音を聴取して排ガスを確認するなど，腸管の機能が回復するまで経腸栄養を伝統的に4〜5日遅らせてきたが，集中治療室の患者では，腸音や排ガスは必ずしも信頼できず，腸音の聴取や排ガス・排便がないからと言って経腸栄養の開始が遅くなってはいけない．

循環動態が非常に不安定な患者は，経腸栄養を避けたほうがよい．大量輸液・血液製剤・昇圧薬が必要な患者は，循環動態が安定して完全に回復するまで経腸栄養を控える．

腸管虚血は経腸栄養のまれな合併症であるが，理論的には心拍出量が低下していて血液供給が不十分な状態でも，経腸栄養には臓器血流量の増加が必要であり，不安定な循環動態は経腸栄養の禁忌と考えられている．ただし，低用量バゾプレシンを安定して投与している患者では，異常がないことを注意深く監視しながら経腸栄養を行うことが多い．

参照 『消化器外科のエビデンス 第2版』「急性膵炎」（237〜240ページ）．

■静脈栄養

早期の経腸栄養が不可能なときは，集中治療室に入室する前の患者の栄養状態を評価して決定する．栄養状態が良好で健常な患者は，最初の7日間は栄養を補助する必要はなく，静脈栄養は7日目以降に開始すればよい．

すでに重症疾患で集中治療が必要になる前に栄養状態が不良な患者は，できるだけ早期に静脈栄養を開始し，経腸栄養が始まったときに終了すれば，患者に必要なエネルギー量の大部分を投与できる．

経腸栄養だけでは患者に必要なカロリー量を完全に投与できない患者では，7日目以降も経腸栄養の補完的手段として静脈栄養を使える．

栄養療法の一部を腸管ルートで継続することは重要であり，1時間あたり10〜30 mL（1日あたり250〜750 mL）の少量投与や栄養投与を行うと刷子縁を温存でき，腸管粘膜の萎縮を避けることができる．

静脈栄養を行うには適切な静脈アクセスが必要である．末梢静脈栄養（PPN）は低浸透圧溶液であり，末梢静脈から安全に投与できるが，十分な栄養量を投与できることはまれである．

末梢静脈栄養は，経腸栄養や中心静脈栄養（CPN）が完全に行えるまでの橋渡し役であることが多い．中心静脈栄養は高浸透圧溶液であり，患者に必要な栄養量を完全に投与できるが［訳注：日本ではTPN（完全静脈栄養）と略している］，中心静脈ラインから投与しないといけない．

静脈栄養を行うときは，カテーテル感染を減らす工夫がいくつかある．カテーテルを挿入するときは標準予防策に従い，チェックリストを使って最適な滅菌手技の実施が守られていることを確認する．

中心静脈カテーテルは末梢から挿入し，多腔カテーテルよりも単腔カテーテルを使ったほうが感染症を起こす危険性は低く，内頸静脈や大腿静脈よりも鎖骨下静脈のほうが感染症の頻度は低い．

中心静脈カテーテルは，同じ部位でガイドワイヤーを使って挿入するよりも，新しい穿刺針で新たに挿入したほうがよい．中心静脈カテーテルは，理想的には静脈栄養を投与する専用のラインに限定し，血液採取や薬剤投与など別の目的のラインには使用しない．

■栄養必要量

エネルギー必要量は患者の状態によって異なるが，一般には1日あたり25〜30 kcal/kgである．エネルギー必要量が大きいのは，熱傷・敗血症・多発外傷である．

エネルギー必要量は，Harris-Benedict式のような予測式で計算し（表2），安静時エネルギー消費量（REE）がわかるので，活動度やストレス因子を補正して1日エネルギー必要量を計算する（表3）．

間接熱量計（calorimetry）は代謝測定器（metabolic cart）と呼ばれ，酸素消費量と二酸化炭素産生量を測定して実際のREEを計算する．間接熱量計で正確に計測するには，機械換気を行っていない患者や状態が安定している患者に限定して使用したほうがよい．

炭水化物・蛋白質・脂肪の熱量は，1gあたりそれぞれ4kcal・4kcal・9kcalであり，エタノールは7kcalである．臨床の現場では，炭水化物はブドウ糖（dextrose）の3.4kcalを使ったほうがよい．

静脈栄養では，10％脂肪製剤は1.1kcal/mL，20％脂肪製剤は2.0kcal/mLであり，集中治療室で使用されるプロポフォールは1.1kcal/mLのカロリーを供給していることを考慮しないといけない（表2）．

一般に必要カロリーの60％は炭水化物，25％〜30％は脂肪，10％〜15％は蛋白質で投与する．蛋白質は創傷治癒・免疫機能・除脂肪体重（LBM）の維持に最も重要であり，重症患者は単純な計算式を使って蛋白質を追加するか（1〜2g/kg），実際の窒素バランスを計算して蛋白質を追加する（表4）．

> 補足　基礎エネルギー消費量（BEE）は，生きるのに必要な最小のエネルギー量であり，12時間絶食・安静臥床・ストレスなしの状態で測定し，安静時エネルギー消費量（REE）とほぼ同義である．

■栄養監視

窒素バランスの概念は同化（anabolism）と異化（catabolism）のバランスに基づいたものであり［訳注：同化はエネルギー蓄積，異化はエネルギー消費］，重症患者に栄養を供給する目的は，窒素バランスを同化にシフトさせ，体蛋白質が糖新生（異化）に利用される必要がないようにすることである．

窒素バランスが正の理想的な状態では，窒素の摂取量が排泄量を上回っており，窒素バランスが負にならないようにしている．窒素バランスは摂取量から喪失量（尿・便・不感蒸泄）を引いたものである（表2）．

表2　栄養の必要量や評価

Harris-Benedict式と安静時エネルギー消費量（REE）
REE（男）＝66.5＋（13.8×体重kg）＋（5×身長cm）－（6.8×年齢） REE（女）＝655＋（9.6×体重kg）＋（1.8×身長cm）－（4.7×年齢） ［訳注：日本人の簡易式はREE（男）＝620＋14.1×体重kg，REE（女）＝620＋10.8×体重kg］
カロリー量
炭水化物4kcal/g　ブドウ糖3.4kcal/g［訳注：果糖3.7kcal/g］　蛋白質4kcal/g　脂肪9kcal/g エタノール7kcal/g　10％脂肪製剤1.1kcal/mL 20％脂肪製剤2.0kcal/mL プロポフォール1.1kcal/mL
窒素バランス
窒素バランス＝（蛋白質摂取÷6.25）－（尿中尿素窒素＋4）
呼吸商（RQ）
炭水化物1.0　蛋白質0.8　脂肪0.7　栄養不足＜0.7　過剰栄養＞1.0

表3　ストレス因子の係数

待機手術1.2 多発外傷1.3〜1.5 敗血症1.5〜1.8 熱傷1.5〜2.0

表4　カロリー量の計算

目標設定
カロリー25kcal/kg/日　蛋白質1.0g/kg/日 体重70kgの場合： カロリー：25×70＝1,750kcal/日 蛋白質：1.0×70＝70g/日
経腸栄養（EN）
経腸栄養剤：1.5kcal/mL　0.06g/mL 1,750÷1.5＝1,167mL/日 1,167mL÷24＝49mL/時 1,167×0.06＝70g/日 経腸栄養剤を1時間あたり49mLの速度で持続投与
中心静脈栄養（CPN）
CPN製剤：ブドウ糖285g/L　アミノ酸70g/L　20％脂肪製剤（250mL） 総投与量1,250mL　1,250÷24＝52mL/時 エネルギー量：糖質285×3.4＝969kcal　アミノ酸70×4＝280kcal　脂質250×2＝500kcal 　969＋280＋500＝1,749kcal/日　1,749÷70＝25kcal/kg/日 中心静脈栄養製剤を1時間あたり52mLの速度で持続投与

窒素摂取量は，蛋白質6.25 gに窒素1 gを含んでいることから計算でき，窒素喪失量は，24時間尿中尿素窒素(UUN)を測定し，便と不感蒸泄に含まれる推定窒素量を加えて算出する．

栄養療法が適切かどうかは呼吸商(RQ)から推定することも可能である．RQは酸素消費量に対する二酸化炭素産生量であり，間接熱量計で測定する．RQは栄養素によって異なり，炭水化物は1.0，蛋白質は0.8，脂肪は0.7である．

たとえば，純粋な炭水化物が酸化するとRQは1.0になるが，純粋な脂肪が酸化するとRQは0.7になる．個々の患者の理想的なRQは0.8であり，0.7以下は栄養不足で脂肪分解やケトン症になっていることを意味する．RQが1.0以上のときは栄養過多である(表2)．

栄養療法が必要量に適切に合致しているかどうかを定期的に再評価しなければならず，間接熱量計のほかにもたくさんの検査指標が栄養評価に役立つ．

アルブミンの半減期は20日，トランスフェリンの半減期は10日であり，短期間の栄養状態の変化を見る指標としては理想的でない．プレアルブミンは半減期が2日と短いので有用な指標であり，最近のレチノール結合蛋白は半減期が12時間ともっと短いが，残念なことに重症疾患に対する急性炎症反応の影響も受けるので，集中治療室の患者の栄養状態を正確には反映しない．

重症患者は血糖値を頻繁に監視する必要がある．厳密な血糖コントロールで血糖値を80～110 mg/dLに維持する手法が標準であり，大規模臨床試験では，穏和な血糖コントロール(＜200 mg/dL)に比べて，敗血症の頻度が低く，集中治療室の滞在が短く，病院死亡率が低い．

最近では，この結果に別の大規模臨床試験が疑問を投げかけており，厳密な血糖コントロールの患者は死亡率が高く，低血糖を起こしやすく，穏和な血糖コントロールのような寛大な方針を勧めている．

現在，多くの病院では，たとえば100～150 mg/dLのように，血糖コントロールの目標値をゆるく設定しているが，心臓手術のように特殊な患者では目標値が異なり，新たな研究によってしばしば変化する可能性もある．

この臨床シナリオの患者では，外科系集中治療室(SICU)で長期間の治療を行ったあと，機械換気から徐々に離脱した．プレアルブミンは25 mg/dL(基準値18～38 mg/dL)，窒素バランスは正(摂取量＞消費量)，血液代謝系は正常値であった．RQは1.1であり，経腸栄養を調節してインスリンによる血糖コントロールを持続静注から皮下注射に変更した．

補足 糖尿病患者の冠動脈バイパスでは，厳密な血糖コントロールで手術死亡が半減する(J Thorac Cardiovasc Surg 2003 ; 125 : 1007-21)．重症患者の厳密な血糖コントロールについては，外科の患者は死亡率が減るが(N Engl J Med 2001 ; 345 : 1359-67)，脳卒中の患者は死亡率に差がなく(J Trauma 2011 ; 71 : 1460-4)，内科の患者は死亡率が増える(N Engl J Med 2006 ; 354 : 449-61)．重症患者の大規模臨床試験では(N＝6,022)，厳密な血糖コントロールは死亡率が高く(28% vs 25%)，死亡のリスク比は1.14[1.02-1.28]である(N Engl J Med 2009 ; 360 : 1283-97)．
参照『消化器外科のエビデンス 第2版』「インスリン」(309～311ページ)．

過剰栄養

重症疾患では，栄養不足を避けるように，過剰栄養(overfeeding)を避けるように注意を怠らない．過剰栄養は高血糖や高トリグリセリド血症などの有害な代謝異常を起こす．

過剰栄養は患者に二酸化炭素の負荷をかけ，機械換気の離脱に有害な影響を及ぼす．機械換気の離脱に失敗した患者では，明らかな原因がほかになければ，過剰栄養を考慮しないといけない．

重症患者で栄養療法を始めるときは，急速栄養症候群(refeeding syndrome)の危険性も避けるように注意する．栄養状態が不良な患者に急速に栄養療法を始めたときに生じる病態であり，インスリン分泌が刺激され，リン・カリウム・マグネシウムが細胞内に移動することによって起こる．

長期低栄養の患者，消化液過剰喪失の患者，アルコール依存の患者，がん転移の患者，最近腹部手術を受けた患者は，リン・カリウム・マグネシウムが欠乏していることがあり，栄養療法を始めたあと低リン血症・低カリウム血症・低マグネシウム血症が見つかったときは，急速栄養症候群の診断である．

急速栄養症候群の患者は，低リン血症でATP量が減少するため，全身の筋力低下を生じ，機械管理の離脱が困難になる．急速栄養症候群を起こ

す危険性が高い患者では，栄養療法を徐々に始めると発症を避けることができる．

補足 急速栄養症候群(refeeding syndrome)は低リン血症(<0.9 mmol/L)と関連があり，心筋障害や不整脈による心不全，横隔膜傷害による呼吸不全，溶血や白血球・血小板機能不全，痙攣を起こす．

■ 免疫栄養

最近，栄養療法(nutritional support)から栄養治療(nutritional therapy)に重点が移動しており，免疫機能を強化して全身性炎症反応を減弱させる手法がとられている．

最近，危険性が高い重症患者に対して，アルギニン・グルタミン・ω-3 脂肪酸などのサプリメント，セレニウム・ビタミンC・ビタミンEなどの抗酸化物質を含む免疫調整栄養剤が研究されている．

個々の添加物については追加の研究が必要であるが，重症患者においては，免疫調整栄養剤に臨床的な利点がありそうである．

補足 日本の診療ガイドラインでは，周術期や高度侵襲期は免疫調整栄養素が強化された経腸栄養が有効な場合があり(推奨度B，レベルⅡ)，急性呼吸促迫症候群(ARDS)では，エイコサペンタエン酸(EPA)やγリノレン酸(GLA)を強化した免疫調整経腸栄養剤(IMD)を勧めている(推奨度A，レベルⅠ)．

症例の結末

この患者は機械換気から離脱し，集中治療室から一般病棟に転棟した．経腸栄養を継続し，嚥下機能は言語聴覚士(ST)の援助で回復し，経口食で栄養摂取ができるようになり，リハビリテーション施設に転院した．

重要事項

重症患者に対する適切な栄養療法は何よりも重要である．栄養を十分に供給しないと，集中治療室での死亡と合併症が増加する．重症患者の栄養療法は炎症反応を抑えて集中治療室の合併症が減少する．
- 早期栄養療法は重症患者に利益がある．
- 常に静脈栄養より経腸栄養が好ましい．
- 小腸栄養に比べた胃内栄養の危険性を考慮する．
- 栄養不足を避けるように過剰栄養も避ける．
- 栄養療法を修正するには，検査値・窒素バランス・間接熱量計などの客観的なデータを使う．

参考文献

Al-Omran M, Albalawi ZH, Tashkandi MF, et al. Enteral versus parenteral nutrition for acute pancreatitis. Cochrane Database Syst Rev. 2010 ; (1) : CD002837.

Finfer S, Chittock DR, Su SY, et al. Intensive versus conventional glucose control in critically ill patients. N Engl J Med. 2009 ; 360(13) : 1283-1297.
論文紹介 オーストラリアの臨床試験(N=6,104)では，重症患者の血糖管理を強化法(81～108 mg/dL)と従来法(≦180 mg/dL)に割りつけると，低血糖(≦40 mg/dL)は7％と1％，90日死亡率は28％と25％である．強化法による90日死亡のリスク比は1.14[1.02-1.28，P=0.02]であり，外科患者は1.31[1.07-1.61]，非外傷患者は1.17[1.04-1.32]，非敗血症患者は1.15[1.01-1.31]，非ステロイド患者は1.20[1.06-1.36]である．

Gramlich L, Kichian K, Pinilla J, et al. Does enteral nutrition compared to parenteral nutrition result in better outcomes in critically ill adult patients? A systematic review of the literature. Nutrition. 2004 ; 20(10) : 843-848.

Marderstein EL, Simmons RL, Ochoa JB. Patient safety: effect of institutional protocols on adverse events related to feeding tube placement in the critically ill. J Am Coll Surg. 2004 ; 199(1) : 39-47 ; discussion 47-50.

McClave SA, Martindale RG, Vanek VW, et al. Guidelines for the provision and assessment of nutrition support therapy in the adult critically ill patient: Society of Critical Care Medicine (SCCM) and American Society for Parenteral and Enteral Nutrition (A.S.P.E.N.). JPEN J Parenter Enteral Nutr. 2009 ; 33(3) : 277-316.

Mehanna HM, Moledina J, Travis J. Refeeding syndrome: what it is, and how to prevent and treat it. BMJ. 2008 ; 336(7659) : 1495-1498.

Ziegler TR. Parenteral nutrition in the critically ill patient. N Engl J Med. 2009 ; 361(11) : 1088-1097.

索引

欧文

A

AAA 234
abdominal mass 234
abdominal trauma 280
ABI 254
achalasia 6
ACS 84, 245
ACTH 負荷試験 293
acute appendicitis 61
acute cholangitis 135
acute cholecystitis 127
acute limb ischemia : ALI 261
acute mesenteric ischemia : AMI 248
acute respiratory distress syndrome : ARDS 296, 306
adjuvant chemotherapy 39
adrenal insufficiency 292
AI 292
air-fluid level 212
airway emergency 286
Albert-Lembert 縫合 162
angle of sorrow 33
APACHE Ⅱ スコア 245
apple core 10
arterial ligament 125
arteriosclerosis obliterans : ASO 253
Astley Cooper 213
atypical lobular hyperplasia 188

B

Barrett 腺癌 10
Bassini 法 207, 215
BCT 189, 201
BEE 311
Beger 法 147
bent inner tube 75
biliary colic 127
Billroth Ⅰ 法 33
Billroth Ⅱ 法 33, 47

bird beak 6, 76
BISAP スコア 141
bleeding gastric ulcer 23
bloddy stool 70
Boerhaave 症候群 2
Boerhaave 2
Botallo 管 125
breast cancer 200
Buerger 病 253

C

Calot 三角 131
Canadian C-spine rule : CCR 286
carbuncle 106
cardiogenic shock 303
cardiovascular disease : CVD 254
catarrhalis 64
CEGA 12
cervical motion tenderness 183
CHADS₂ 262
Chagas 病 6
chandelier sign 183
Charcot 3 徴 135, 136, 266
Charcot 足 266
Cherney 切開 184
chest injury 274
Child 法 155, 162
Child-Turcotte-Pugh 分類 116
cholangitis 127
cholecystitis 127
cholelithiasis 127
chronic pancreatitis 144
closed loop obstruction 75, 83, 95
CNB 195
coffee bean 76
colic 127
colon cancer 94
colonic band 81
colonic volvulus 75
columnar cell change 188
complicated diverticulitis 80
Conrad Ramstedt 170
COPD 229

Courvoisier 徴候 151
CPAP 300
CPN 310
criminal nerve of Grassi 32
critical view of safety : CVS 131
Crohn 病 52, 57, 63, 83
──の手術適応 59
crow's foot 34
crown stitch 33
cytoreductive surgery 46

D

D2 郭清 41
damage control surgery : DCS 283
Dance 徴候 177
delayed primary closure 265
Denonnvilliers 筋膜 103
diabetic foot infection 266
distributive shock 303
Dor 法 7, 8
DST 87
ductal carcinoma in situ : DCIS 188
ductal hyperplasia 188
Dunphy 徴候 61
dysphagia 19

E

ECMO 300
endoleak 237, 244
ER 200, 203
esophageal cancer 10
esophageal perforation 2
esophagogastric cancer 38
EVAR 235, 237, 243

F

femoral hernia 211
femoral sheath 259
femoral triangle 259
fibrocystic disease 188
field triage decision scheme : FTDS 280, 281
floppy fundoplication 20

FLR 117
FNA 195
focused assessment with sonography for trauma：FAST 274, 281
Forrest 分類 24
Fredet-Ramstedt 幽門筋切開 169
Frey 法 147
Frimann Dahl 徴候 77
fundopulication 8
furuncle 106

G

gallstone 127
gastric cancer 37
gastrinoma 158
gastroesophageal reflux disease：GERD 19
gastrointestinal stromal tumor：GIST 44
Glasgow スコア 141
Griffith 点 91
GRV 309

H

Hamman 徴候 2
Hartmann 手術 81
HAS-BLED 262
HCC 116
Heineke-Mikulicz 法 14
Heller 手術 7
hematemesis 70
hematochezia 70
HER2 200, 203
Hinchey 分類 83, 304
Howship-Romberg 徴候 49
Hutchinson 手技 179
hypovolemic shock 303

I

IACA 87
IAH 84
IAP 84, 142
IC 253
incarceration 207
incisional hernia 218
inguinal Hernia 206, 211
iNO 300
intraperitoneal onlay mesh repair：IPOM 207
intussusception 177
IOUS 119, 124
IPAA 86, 87, 88

ischemic colitis 90
Ivor-Lewis 法 12

J

Jackson-Pratt 142
Jammerecke 33
Jean-Martin Charcot 266

K

KIT 受容体チロシンキナーゼ 45
Kocher 法 13, 152

L

LAM 229
LaPlace の法則 97
large bowel obstruction 94
Latarget 神経 34
Lauren 分類 38
Leriche 症候群 253
LES 圧 6
Lichtenstein 法 208, 213, 214
lifestyle-limiting claudication 253
Littre ヘルニア 173
liver abscess 127
liver damage 118
liver mass 116
LMA 288
lobular carcinoma *in situ*：LCIS 188
lower gastrointestinal bleeding 70

M

Mackler 3 徴 2
Mallampati スコア 286
McBurney 点 61, 68
McVay 法 207, 215
Meckel 憩室シンチ 173
Meckel 憩室切除 174
Meckel 憩室 172
melena 70
MEN-1 24, 159〜161
MEN-2 159
metastatic colorectal cancer 121
Mirizzi 症候群 127
morbid obesity 53
multiple endocrine neoplasia：MEN 24, 159〜161
Murphy 徴候 127, 128
MVT 249

N

National Comprehensive Cancer Network：NCCN 189

neoadjuvant chemotherapy 38
neuroendocrine tumor：NET 64
Nissen 手術 20
Nissen 法 8
NOMI 249
Norman Barrett 10
NSAIDs 24, 25, 29
NSCLC 222, 225
nutritional support 308

O

obstructive jaundice 150
obstructive shock 303
obturator sign 61
octreoscan 160
oncoplastic surgery 202
oncotype DX 199
ovarian bevalving 185
overfeeding 312

P

PAD 266
palpable breast mass 193
pancreatic head cancer 150
pancreatitis 127
PAOD 253
Partington 法 146
PE 55
pelvic inflammatory disease：PID 183
perforated appendicitis 65
perforated duodenal ulcer 29
perianal abscess 105
per-oral endoscopic myotomy：POEM 7
Pfannenstiel 切開 184
phlegmon 57, 65
Pierre Fredet 170
PPI 19, 25
PPN 310
PR 200
predictive factor 199
primary survey 280
Pringle 法 119, 124
prognostic factor 199
Pseudo-Zollinger-Ellison syndrome 158
psoas sign 61
PTCD 136
Puestow 法 145

R

Ranson スコア　140, 141
rectal cancer　99
REE　311
refeeding syndrome　312
remnant cholecystitis　132
restorative proctocolectomy　86
resuscitative thoracotomy　275
Reynold 5 徴　135
Richter ヘルニア　173
RM　299, 300
round ligament　125
Roux-en-Y 胃バイパス患者の腸閉塞　51
Roux-en-Y 法　40, 41, 47
Rovsing 徴候　61
RQ　312
ruptured abdominal aortic aneurysm : rAAA　240

S

S 状結腸虚血　245
S 状結腸切除　77, 78
S 状結腸穿孔　83
S 状結腸捻転　75
Scarpa 三角　259
SCLC　225
sclerosing adenosis　188
septic shock　303
severe acute pancreatitis　140
shoulder sign　168
Shouldice 法　207
Siewert 分類　38
silent stone　127
Sipple 症候群　159
SIRS　306
small bowel obstruction　49
small bowel stricture　57
solitary pulmonary nodule　222
sonographic Murphy 徴候　128
SPN　222
spontaneous pneumothorax　229
SRS　160
strangulation　207
string sign　168
Sudeck 点　91
swirl　51, 76

T

TACE　118
target sign　51, 177

tarry stool　70
teniae coli　81
THE　12
thromboangitis obliterans : TAO　253
thrombosed hemorrhoids　111
TNM 分類
　——, 胃癌　38, 40
　——, 食道癌　11
totally extra-peritoneal repair : TEP　207, 208, 213
Toupet 法　8
TPN　310
trans-abdominal pre-peritoneal repair : TAPP　207
trapped lung　231
Trendelenburg 位　67
triangle of doom　214
triangle of pain　214
truncal vagotomy　26
tumescent 法　203
type & screen　172

U・V

ulcerative colitis　85
Valsalva 法　22, 206
VATS　231
venous ligament　125
ventral incisional hernia　217, 218
VIPoma　158
Virchow リンパ節　10

W

Waldeyer 筋膜　103
Wermer 症候群　159
Whipple 法　146, 161, 162
whirl sign　50
WHO 分類, 胃癌　38

Z

Zollinger-Ellison 症候群　158～161, 164

和文

あ

アカラシア　6, 19
安静時エネルギー消費量　311
安全のための決定的視野　131

い

イマチニブ　45, 46
イレウス　50, 69
胃潰瘍　23
胃癌　37
胃癌穿孔　34, 35
胃空腸吻合　33
胃残留量　309
胃十二指腸吻合　33
胃食道逆流症　19
胃全摘　39～41
胃内栄養　309
胃バイパス　54
胃瘻　308
異型小葉過形成　188
異所性胃粘膜　173
異所性妊娠　184
遺残胆嚢炎　132
遺伝性膵炎　144
一酸化窒素吸入療法　300

う

右側結腸切除　77, 96
右側結腸の穿孔　83
渦巻き　50, 76
運命の三角　214

え

エストロゲン受容体　199, 200
栄養管理　308
栄養必要量　310
腋窩リンパ節郭清　190, **202**
腋窩リンパ節転移　197
腋窩リンパ節の微小転移　190
円柱細胞変化　188
嚥下障害　6, 10, 19, 22

お

オクトレオスキャン　160
黄疸　150
嘔気　49, 65, 127
嘔吐　2, 49, 65, 127
　——, 新生児　168

か

カタル性炎　64
カテーテル感染　310
カナダ頸髄ルール　286
カラスの足跡　34
カルチノイド腫瘍　64
カルチノイド症候群　64
カロリー量の計算　311
ガイドワイヤー法,輪状甲状膜切開
　　288
ガストリノーマ　158
下肢切断　269
下肢バイパス手術　269
下垂体腺腫　159
下部消化管出血　70, 172
下部食道括約筋の弛緩　6
化学的便潜血検査　304
化膿性胆管炎　137
仮性憩室　81
過剰栄養　312
回腸嚢肛門管吻合　87
回腸嚢肛門吻合　86～88
開胸法　276
潰瘍性大腸炎　85
外痔核　111
外傷　274, 280
外傷患者の一次評価　280
外傷重症度スコア　280
悲しみの角　33
完全静脈栄養　310
肝移植　118
肝円索　125
肝硬変　116
肝細胞癌　116
　── の治療法　118
肝腫瘍　116, 121
肝障害度　116, 118
肝静脈管索　125
肝切除　118, 124
　── の適応, 肝転移　123, 124
肝転移
　──, Zollinger-Ellison 症候群　160
　──, 大腸癌　97, 121, 123
肝動脈化学塞栓療法　118
肝膿瘍　127
肝不全徴候　120
肝予備能　116
冠縫合　33
間欠性跛行　253～256
嵌頓　207, 211
嵌頓ヘルニア　221

嵌頓ヘルニア修復　213
感染性膵壊死　141

き

気管挿管　287
気胸　229, 274
気道確保　287
気道緊急　286
気道評価　286
基礎エネルギー消費量　311
機械換気　297
偽性アカラシア　6
逆流防止術　20
急性化膿性胆管炎　137
急性呼吸促迫症候群　296, 306
急性肢虚血　261
急性膵炎　127, 140
　──,経腸栄養　310
　── の診断基準　142
急性胆管炎　127, 135
　── の Charcot 3 徴　266
急性胆嚢炎　127
急性虫垂炎　61
急性腸間膜虚血　248
急性動脈閉塞　238
　── の初期症状　261
急性副腎不全　292
急速栄養症候群　312
虚血再灌流傷害　238
虚血性大腸炎　90
胸腔鏡下肺楔状切除　226
胸腔鏡手術, 気胸　231
胸腔針穿刺　274
胸腔ドレーン挿入　275
胸骨正中切開　277
胸痛　2, 229
胸部鋭的外傷　274
胸部外傷の開胸法　276
近位迷走神経切離　32, 33
筋間膿瘍　105
筋弛緩薬　288
緊急開胸　275
緊急大腸内視鏡, 下部消化管出血　71
緊張性気胸　229, 274

く

クラムシェル開胸　277
グアヤク法　304
屈曲タイヤチューブ　75

け

下血　70, 90, 172

外科的気道確保　288
外科的胆道減圧　137, 138
外科的輪状甲状膜切開法　291
経腸栄養　308～310
経鼻十二指腸チューブの挿入　308
経皮的ドレナージ　136
憩室炎　80, 304
頸髄損傷の評価　286
頸部移動痛　183
頸部食道胃管吻合　12
血液型/不規則抗体検査　172
血液分布異常性ショック　292, 303
血管内治療
　──, 間欠性跛行　257
　──, 糖尿病足　269
　──, 腹部大動脈瘤破裂　243
血行再建手術, 下肢　258
血性下痢　90
血栓性外痔核　111
血糖コントロール　306
　──, 重症患者　312
血便　70
結腸亜全摘　96
結腸全摘　73
結腸捻転　75
結腸ひも　81
月経随伴性気胸　229
現場トリアージ指針　280, 281
減黄処置　151
減量手術　54
減量手術患者の腸閉塞　51

こ

コア針生検, 乳房　195
コーヒー豆　76
コルチゾール　293
呼吸商　312
孤立性肺結節　222
肛門温存大腸全摘　86
肛門周囲膿瘍　105
後側方切開　276
喉頭マスク　288
硬化性腺症　188
絞扼　207, 211
絞扼ヘルニア　221
黒色便　70
骨盤直腸窩膿瘍　105
骨盤痛　182
骨盤内炎症性疾患　183, 184

さ

サクシニルコリン　288

索引

し

坐骨直腸窩膿瘍　105

シャンデリア徴候　183
ショック
　——の徴候　292
　——の分類　303
シロスタゾール　256
自然気胸　**229**
脂肪壊死　193
持続陽圧呼吸　300
痔核　111
痔瘻　107
軸捻転　75
腫瘍形成外科　202
腫瘍減量手術　46
十二指腸温存膵頭切除　147
十二指腸潰瘍　29
十二指腸空腸吻合　162
重症外傷　308
重症急性膵炎　**140**
重症肢虚血　254
重症敗血症　305
縦隔気腫　2, 4
出血性胃潰瘍　**23**
術後化学療法，胃癌　39
術前化学療法
　——，乳癌　196
　——，胃癌　38
術中エコー，肝切除　119, 124
術中胆管造影　132
循環血液量減少性ショック　292, 303
小細胞肺癌　225
小腸栄養　308
小腸狭窄　57
小腸の腫瘍　49
消化管間質腫瘍　**44**
消化管出血　70
消化性潰瘍
　　　23〜25, 29, 30, 158, 159
照射療法，局所進行乳癌　201
上腸間膜動脈血栓塞栓症　248
上皮成長因子受容体　200
上部消化管出血　23
静脈栄養　310
　——の欠点　308
静脈性跛行　253
食道胃接合部癌　38, 39, 41
食道癌　**10**
　——のTNM分類　11
食道筋層切開　7
食道空腸吻合　40

食道痙攣　6
食道切除　12
食道造影　3
食道内圧検査　6
食道破裂　**2**
食道裂孔ヘルニア　19
心窩部痛　140, 158
心原性ショック　292, 303
心臓血管疾患　254
心タンポナーデ　274
心房細動　262
神経障害性潰瘍　266
神経内分泌腫瘍　64
真性憩室　81
進行乳癌　200
人工血管置換　236, 237, 243
迅速気管挿管　287
迅速超音波検査　274, 281

す

スタチン　259
ステロイド療法，副腎不全　293
ステントグラフト内挿　235〜237, 243
ストーマ造設
　　　78, 83, 86, 92, 97, 101, 103
水面形成　212
膵液漏　156
膵壊死　140
膵壊死部切除　142
膵管減圧手術　145
膵空腸吻合　145, 155, 162
膵頭十二指腸切除
　　　97, 146, 152〜156, 161〜164
膵頭部癌　150
随時コルチゾール値　293

せ

センチネルリンパ節生検
　　　189, 190, 196, 197, 202
せつ　106
疝痛　127
穿孔性胃癌　34
穿孔性潰瘍　29
穿孔性憩室炎　**80**
　——の術後合併症　84
穿孔性十二指腸潰瘍　**29**
穿孔性虫垂炎　**62, 65**
穿刺細胞診，乳房　195
線維腺腫　193
線維嚢胞症　188
全幹迷走神経切離　26, 31
全身性炎症反応症候群　306

前側方開胸　275
前庭部胃切除　32

そ

ソマトスタチン受容体シンチ　160
鼠径ヘルニア　**206, 211**
挿管困難　288
創ヘルニア　**217**
総胆管結石　135, 137
足関節上腕血圧比　254
側方郭清　103
続発性気胸　229
損傷制御手術　283

た

タール便　70
タモキシフェン　204
ダンピング症候群　34
ダンピング症状　27, 34
多発外傷　308
多発性硬化症のCharcot 3徴　266
多発性内分泌腫瘍症　159
多発性内分泌腫瘍症1型　24, 159
体外式膜型人工肺　300
大腿三角　259
大腿鞘　259
大腿ヘルニア　211
大腸癌　94〜97
　——の肝転移　121〜123
大腸憩室　80, 81
大腸憩室出血　71
大腸内視鏡，下部消化管出血　72
大腸の血管　91
大腸閉塞　75, 94, 95
大網被覆　30
胆管空腸吻合　162
胆汁性嘔吐　35, 168
胆汁漏　120, 282
胆石　127
胆石イレウス　52
胆石症　127
胆石疝痛　127
胆道減圧　136〜139
胆囊外瘻チューブ　129
胆囊摘出　128〜131
胆囊部分切除　132
短腸症候群　52

ち

遅延一次縫合　265
中心静脈栄養　310
中毒性巨大結腸症　85

虫垂炎　61, 65
虫垂腫瘍　64
虫垂切除　62, 66
　——, 開腹　62, 68
　——, 腹腔鏡　63, 67
超選択的迷走神経切離　33
腸管虚血　50
腸間膜静脈血栓症　249
腸重積　177
　——の診断基準　179
腸捻転　49
腸閉塞　49, 75, 94〜97
　——の癒着の剥離　51
腸腰筋徴候　61
直腸癌　99
直腸間膜切除　103
直腸指診　99

て

デルタ9　293
低位前方切除　102
低酸素血症　296
転移性大腸癌　121

と

吐血　23, 70
閉じ込め肺　231
閉じたループの閉塞　75, 83, 95
疼痛三角　214
糖尿病性神経症　253
糖尿病足感染　266
糖尿病足病変　266
動脈管索　125
動脈瘤　234

な

内視鏡的胆道減圧　136
内分泌性ショック　292
内ヘルニア　49〜51
嘆きの神経　32

に・の

二重ステイプル法　87
二枚貝法　185
乳癌　188, 193, 200
乳管過形成　188
乳腺症　193
乳腺嚢胞　193
乳房温存療法　189, 196, 197, 201
乳房再建　196
乳房腫瘤　188, 193, 200
乳房診察　194

乳房切除　190, 201, 203
膿瘍性虫垂炎　62

は

バッグマスク　288
バリウム嚥下検査　10
バルーン拡張術　7
肺癌　222
　——の危険因子　225
肺貫通創　277
肺塞栓症　55
肺門部大量出血　278
肺葉切除　225
敗血症　296
敗血症性ショック　294, 303
拍動性腹部腫瘤　234
汎発性腹膜炎　67

ひ

ヒドロコルチゾン　294
ビリルビン　150
ピロリ菌感染　24, 30
ピロリ菌除菌　25, 34
皮下乳腺全摘　190
皮膚温存乳腺切除　190
肥厚性幽門狭窄症　168
肥満　53, 217
非開胸食道切除　12
非小細胞肺癌　222, 225
非浸潤性小葉癌　188
非浸潤性乳管癌　188
非閉塞性腸間膜虚血症　249
病的肥満　53

ふ

ブック開胸　276
ブラ切除　231
プロゲステロン受容体　200
プロスタサイクリン　300
プロトンポンプ阻害薬　19, 25
副甲状腺機能亢進症　159, 160
副腎皮質ホルモンの投与, 副腎不全　293
副腎不全　292
腹臥位療法　300
腹腔鏡下食道筋層切開　7
腹腔鏡下膵壊死部切除　142
腹腔鏡下胆嚢摘出　131
腹腔鏡下噴門形成　20
腹腔内圧　84, 142
腹腔内高血圧　84
腹直筋離開　217

腹痛　29, 49, 90, 177, 248
　——, 下腹部　182
　——, 上腹部　75, 144
　——, 心窩部痛　158
　——, 左下腹部　80
　——, 右下腹部　57, 61, 65
　——, 右上腹部　127, 135
腹部コンパートメント症候群　84, 245
腹部大動脈瘤　234, 240
腹部大動脈瘤破裂　240
　——の術後合併症　244
腹部鈍的外傷　280
腹壁創ヘルニア　217, 238
腹壁瘢痕ヘルニア　218
腹膜刺激徴候　61, 62
吻合不全　55
　——, 直腸癌の手術　103
　——, 保護ストーマ造設　103
噴門形成　7, 8

へ

ヘルニア　49〜52
ペントキシフィリン　255
閉鎖筋徴候　61
閉塞性黄疸　150, 151
閉塞性血栓性血管炎　253
閉塞性ショック　292, 303
閉塞性大腸癌　94〜96
閉塞性動脈硬化症　253
便潜血検査　304

ほ

ボツリヌス注入療法　7
蜂窩織炎　57, 65, 82, 267

ま

マンモグラフィー　188, 194, 195
麻酔導入薬　288
末梢静脈栄養　310
末梢動脈疾患　266
末梢動脈閉塞性疾患　253〜255
慢性膵炎　144
　——の診断基準　145
慢性閉塞性肺疾患　229

む

無症候胆石　127
胸焼け　19

め

メッシュ法　207, 214, 218

迷走神経切離　26, 32
免疫学的便潜血検査　304
免疫調整栄養剤　313

も

盲腸固定術　77
盲腸穿孔　97

ゆ

輸出脚症候群　35
輸入脚症候群　35
癒着　49
　── の剥離，腸閉塞　51

幽門筋切開　169, 170
幽門形成　31
幽門側胃切除　26

よ

よう　106
予後因子　199
予測因子　199
予定残肝容積　117

ら

卵管卵巣摘出　185
卵巣茎捻転　183

卵巣切開　185
卵巣囊腫摘出　184

り・ろ

リークテスト，S状結腸切除　78
リクルートメント手技　299, 300
リンパ節郭清，胃切除　39
リンパ脈管筋腫症　229
瘤内漏出　237, 244
輪状甲状膜切開セット　290
肋間動脈出血　278